国家卫生健康委员会"十三五"规划教材

全国高等学历继续教育（专科起点升本科）规划教材

供护理学类专业用

内科护理学

第 3 版

主　编　胡　荣　史铁英

副主编　李健芝　游兆媛　朱小平

人民卫生出版社

图书在版编目（CIP）数据

内科护理学/胡荣,史铁英主编. —3 版. —北京：
人民卫生出版社,2019
全国高等学历继续教育"十三五"（护理专升本）规
划教材
ISBN 978-7-117-26960-5

Ⅰ.①内…　Ⅱ.①胡… ②史…　Ⅲ.①内科学-护理
学-成人高等教育-升学参考资料　Ⅳ.①R473.5

中国版本图书馆 CIP 数据核字（2019）第 285407 号

| 人卫智网 | www.ipmph.com | 医学教育、学术、考试、健康，购书智慧智能综合服务平台 |
| 人卫官网 | www.pmph.com | 人卫官方资讯发布平台 |

内科护理学

第 3 版

主　　编：胡　荣　史铁英
出版发行：人民卫生出版社（中继线 010-59780011）
地　　址：北京市朝阳区潘家园南里 19 号
邮　　编：100021
E - mail：pmph @ pmph.com
购书热线：010-59787592　010-59787584　010-65264830
印　　刷：中农印务有限公司
经　　销：新华书店
开　　本：850×1168　1/16　印张：26　插页：5
字　　数：768 千字
版　　次：2003 年 8 月第 1 版　2019 年 1 月第 3 版
　　　　　2023 年 5 月第 3 版第 4 次印刷（总第 17 次印刷）
标准书号：ISBN 978-7-117-26960-5
定　　价：69.00 元

打击盗版举报电话：**010-59787491**　**E-mail：WQ @ pmph.com**
（凡属印装质量问题请与本社市场营销中心联系退换）

纸质版编者名单

数字负责人 胡 荣

编 者（按姓氏笔画排序）

王耀辉（中南大学湘雅医院）　　　　迟俊涛（青岛大学医学院附属烟台毓璜顶医院）

史铁英（大连医科大学附属第一医院）　林蓓蕾（郑州大学护理学院）

朱小平（武汉大学中南医院）　　　　赵振娟（哈尔滨医科大学附属第二医院）

庄嘉元（福建医科大学护理学院）　　胡 荣（福建医科大学护理学院）

刘雨佳（中国医科大学护理学院）　　游兆媛（首都医科大学附属北京朝阳医院）

杜 欣（陆军军医大学第二附属医院）　蔡小霞（海南医学院国际护理学院）

李健芝（南华大学护理学院）　　　　蔡金辉（中山大学附属第一医院）

杨 益（新疆医科大学第一附属医院）

编写秘书 庄嘉元（福建医科大学护理学院）

数字秘书 庄嘉元（福建医科大学护理学院）

在线课程编者名单

在线课程负责人 胡 荣

编 者（按姓氏笔画排序）

王耀辉（中南大学湘雅医院）　　　　林迎春（福建医科大学附属第一医院）

方一芳（福建医科大学附属第一医院）林蓓蕾（郑州大学护理学院）

申 玲（福建医科大学护理学院）　　金 爽（福建省立医院）

朱小平（武汉大学中南医院）　　　　周 喆（福建医科大学）

庄嘉元（福建医科大学护理学院）　　赵振娟（哈尔滨医科大学附属第二医院）

杜 欣（陆军军医大学第二附属医院）胡 荣（福建医科大学护理学院）

李砚咏（福建医科大学）　　　　　　翁桂珍（福建医科大学附属协和医院）

杨 益（新疆医科大学第一附属医院）游兆媛（首都医科大学附属北京朝阳医院）

陈 萍（福建省保健服务中心）　　　浦 华（福建医科大学）

陈美静（福建医科大学护理学院）　　蔡小霞（海南医学院国际护理学院）

陈毅敏（福建医科大学护理学院）　　薛 丹（福建医科大学附属协和医院）

林 碧（福建医科大学附属协和医院）穆 艳（福建省立医院）

林志萍（福建医科大学附属第一医院）

在线课程秘书 余珍珍（福建医科大学护理学院）

第四轮修订说明

随着我国医疗卫生体制改革和医学教育改革的深入推进,我国高等学历继续教育迎来了前所未有的发展和机遇。为了全面贯彻党的十九大报告中提到的"健康中国战略""人才强国战略"和中共中央、国务院发布的《"健康中国2030"规划纲要》,深入实施《国家中长期教育改革和发展规划纲要(2010-2020年)》《中共中央国务院关于深化医药卫生体制改革的意见》,落实教育部等六部门联合印发《关于医教协同深化临床医学人才培养改革的意见》等相关文件精神,推进高等学历继续教育的专业课程体系及教材体系的改革和创新,探索高等学历继续教育教材建设新模式,经全国高等学历继续教育规划教材评审委员会、人民卫生出版社共同决定,于2017年3月正式启动本套教材护理学专业(专科起点升本科)第四轮修订工作,确定修订原则和要求。

为了深入解读《国家教育事业发展"十三五"规划》中"大力发展继续教育"的精神,创新教学课程、教材编写方法,并贯彻教育部印发《高等学历继续教育专业设置管理办法》文件,经评审委员会讨论决定,将"成人学历教育"的名称更替为"高等学历继续教育",并且就相关联盟的更新和定位、多渠道教学模式、融合教材的具体制作和实施等重要问题进行了探讨并达成共识。

本次修订和编写的特点如下:

1. 坚持国家级规划教材顶层设计、全程规划、全程质控和"三基、五性、三特定"的编写原则。

2. 教材体现了高等学历继续教育的专业培养目标和专业特点。坚持了高等学历继续教育的非零起点性、学历需求性、职业需求性、模式多样性的特点,教材的编写贴近了高等学历继续教育的教学实际,适应了高等学历继续教育的社会需要,满足了高等学历继续教育的岗位胜任力需求,达到了教师好教、学生好学、实践好用的"三好"教材目标。

3. 本轮教材从内容和形式上进行了创新。内容上增加案例及解析,突出临床思维及技能的培养。形式上采用纸数一体的融合编写模式,在传统纸质版教材的基础上配数字化内容,以一书一码的形式展现,包括在线课程、PPT、同步练习、图片等。

4. 整体优化,本轮修订增加3个品种,包含我国新兴学科以及护理临床操作技能,以满足新形势下的教学培养目标与需求。

本次修订全国高等学历继续教育"十三五"规划教材护理学专业专科起点升本科教材19种,于2018年出版。

第四轮教材目录

序号	教材品种	主编	副主编
1	护理研究(第3版)	陈代娣	肖惠敏　邹海欧
2	护理管理学(第3版)	张振香	刘彦慧　陈翠萍
3	护理心理学(第3版)	史宝欣	唐峥华　孙慧敏
4	护理教育学(第3版)	李小寒　罗艳华	周　芸　马小琴
5	健康评估(第3版)	张彩虹	赵　莉　李雪萍　李雪莉　余丽君
6	内科护理学(第3版)	胡　荣　史铁英	李健芝　游兆媛　朱小平
7	外科护理学(第3版)	张美芬　孙田杰	王爱敏　尹　兵　牟绍玉
8	妇产科护理学(第3版)	张秀平	王爱华　陈　洁　周小兰
9	儿科护理学(第3版)	范　玲　沙丽艳	杨秀玲　李智英
10	急危重症护理学(第3版)	成守珍	桑文凤　甘秀妮　郝春艳
11	老年护理学(第3版)	王艳梅	尹安春　童　莉　石　蕾
12	精神科护理学(第3版)	吕春明	刘麦仙　王秀清　魏钦令
13	临床营养学(第3版)	让蔚清　于　康	施万英　焦凌梅
14	护理伦理学(第3版)	崔香淑　翟晓梅	张　旋　范宇莹
15	护理人际沟通	刘均娥　孟庆慧	付菊芳　王　涛
16	助产学	蔡文智	丁艳萍
17*	基础护理学(第2版)	杨立群　高国贞	崔慧霞　龙　霖
18*	社区护理学(第3版)	涂　英　沈翠珍	张小燕　刘国莲
19*	临床护理技能实训	李　丹	李保刚　朱雪梅　谢培豪

注：1. * 为护理学专业专科、专科起点升本科共用教材

2. 本套书部分配有在线课程，激活教材增值服务，通过内附的人卫慕课平台课程链接或二维码免费观看学习

前　言

为适应医学科技的进步及临床实际工作的快速进展,进一步提高教材质量,在教材评审委员会和人民卫生出版社的组织和规划下对本规划教材进行修订。

第3版高等学历继续教育《内科护理学》(专科起点升本科)教材在编写过程中,在遵循教材评审委员会和人民卫生出版社统一要求的基础上,内容选择及编写体例均根据专升本教育培养实用型人才的目标和专升本学生的特点进行组织和修订,以期进一步提高本教材的科学性、实用性和先进性。本教材主要特色如下。

1. 定位　本教材适用于我国高等学历护理学专业专科起点升本科的学生,也可供参加主管护师职称考试考生、临床护理教师和护理工作者使用和参考。因此,本教材在整体风格上重点突出继续教育的特点,关注继续教育学生的学习需求,教材编写所涉及的内容均以此为基准。

2. 实用性　本教材在讲授内科护理学基本知识的同时,着重培养学生的临床思维及分析问题、解决问题的能力。此外,内容及重点知识涵盖主管护师职称考试所有知识点,兼具教材及考试复习用书的功能,体现一书多用。

3. 新颖性　①本书采用"纸数融合"的创新编写模式,即在传统纸质版教材的基础上,配有数字化内容,以一书一码的形式展现,包括在线课程、PPT、同步练习等,扫描二维码即可查看;②章节前以真实临床案例为导入,并根据教学目标设置相应问题,引导学生以解决实际问题为需求进行知识的学习;③章节中引入"相关链接""理论与实践""问题与思考"介绍拓展性知识;④梳理知识框架,增加图表的应用,为求简明、扼要体现知识构架,帮助学生记忆与理解;⑤每章的最后一节为该系统疾病的"临床思维案例",并提供参考答案,以提升学生综合应用知识的能力;⑥附录对每章重点以思维导图进行小结,帮助学生对知识进行总结归纳与记忆。

4. 先进性　本教材力求反映国内外临床医学特别是临床护理的新进展、新技术、新的诊治标准及指南,更新和补充新的诊断、治疗及护理的方法和技术。

胡　荣

2018 年 12 月

目　录

第一章 绪论

第一节 内科护理学概述与发展

内科护理学是建立在基础医学(如人体解剖学、生理学、病理学、药理学等)、健康评估、护理学基础、人文社会科学基础上,解析疾病相关知识及其预防、治疗、护理,促进康复、增进健康的一门综合性应用学科,为护理学专业各层次教育的主干课程。

(一)内科护理的特点及对护士的要求

内科护理涉及临床领域宽广,从呼吸、循环、消化、泌尿、血液、内分泌、风湿与代谢性疾病至神经系统疾病,几乎涵盖了所有"非手术科"。护理工作模式从功能制转向责任制整体护理;护理实践范畴从患者扩展向全社会人群;服务对象年龄跨度大,从青少年(14周岁以上)、中年、老年直至高龄老人群体,其生理-心理-社会各种健康问题交错复杂。

随着社会经济与文化、科技的发展,人民的健康维护意识不断提高,对卫生保健需求及医疗服务水平提出了更高的要求;而同时环境污染的加重,生活工作压力的加负荷等因素,促进了威胁人类健康的疾病谱发生巨大变化,因而对护士的专业素质与涵养、知识水平和实践能力等提出了新的挑战。内科护士不仅是患者的直接照护者,还承担管理者、教育者、协作者、代言者及学科研究者等多重角色。

(二)内科护理学与相关学科的进展

近年来,基础医学、流行病学、心理学与临床医学诊疗技术均取得了较大进展;同时,循证医学的发展促进了临床实践经验与科学证据的有机结合,推动了临床诊断、治疗及护理决策的科学化,促进了内科护理学的发展,而内科护理学的发展也促进了各相关学科的进步。

1. 病因及发病机制的进展 随着分子生物学、基因蛋白组学技术等日臻成熟与广泛应用,对许多疾病的病因及发病机制有了更深入的认识。遗传学的发展,使通过对胎儿绒毛膜或羊水细胞基因中DNA的分析,可得到胎儿地中海性贫血遗传类型和血友病的产前诊断。免疫学的发展,揭示了免疫机制障碍在恶性肿瘤、肾小球疾病、Graves病、类风湿关节炎中的作用,免疫治疗在器官移植、白血病等治疗中的应用,使治疗效果显著提高。药理学的深入研究与纳米技术的结合应用,为一些疾病提供了更为有效的治疗方法。

2. 检查与诊断技术的进展 随着计算机科学技术的发展,心、肺、脑等高尖端电子监护仪器与设备广泛应用于临床,能早期、及时发现和处理病情变化,明显降低了危重症患者的死亡率,改善患者预后。内镜技术的发展为疾病的诊断和治疗带来革命性突破,可通过内镜直接观察病变部位的外观结构、夹取活组织进行病理学检查及分子生物学诊断与研究,有效地提高了呼吸道、消化道、泌尿道、腹腔内一些疾病的早期诊断和确诊率,并且可用于止血、取出结石和异物、切除息肉等局部微创治疗。多排螺旋CT、正电子发射体层显像(PET-CT)、单光子发射计算机体层成像(SPECT)、放射性核素显像及超声诊断技术等影像技术的发展,极大地提高了疾病的诊断水平。此外,随着对基因组学、蛋白组学等的研究进一步深入,基因测序技术逐渐进入临床,许多疾病建立了分子水平的诊断标准。

3. 预防与治疗技术的进展　随着干细胞技术的深入发展,初步形成了组织器官工程学与再生医学。外周血造血干细胞移植技术的发展、单克隆抗体靶向药物的研制如酪氨酸激酶抑制剂、全反式维 A 酸等为白血病的治疗取得了突破进展。血液透析、腹膜透析等血液净化技术的不断改进,使急慢性肾衰竭、高血容量状态、某些急性中毒的治疗效果明显改观,使慢性肾衰竭患者的长期生存率和生存质量明显提高。器官移植技术及术后有效的免疫治疗,使脏器严重衰竭患者的生命得以延长。心导管诊断和介入性治疗技术的发展,改变了一些心脏疾病传统治疗方式,使疗效及预后大为改善。此外,近年来精准医学的兴起,将快速推动肿瘤、心脑血管疾病、糖尿病等慢性病的精准预防与治疗。

4. 内科护理学及专业实践的进展　自 20 世纪 90 年代,内科护理逐渐由功能制疾病护理转向以人为中心的生物-心理-社会整体护理模式。近年来,随着高等护理教育的发展与完善,护理研究的广泛深入开展及医学相关学科的发展,内科护理学取得了长足进展。对疾病病因及发病机制的进一步认识,成为对患者及社会人群进行健康教育和保健指导的理论依据。心导管、射频消融术、起搏器的安置术及电子监护技术的发展促进了心内科重症护理监护水平及抢救技术的完善。化疗与放疗的护理、心脑血管介入治疗前后的护理、血液透析与腹膜透析的护理、中心静脉导管如经外周静脉穿刺中心静脉置管(PICC)、静脉输液港的置入、应用与维护等专科技术也得到了相应发展。许多医院建立了护士专科门诊,使护理走向精、专、细,促进了护理专业实践的发展。

第二节　内科护理学学习要求与方法

(一)学习要求

作为高等学历继续教育本科层次学生,前期已具备一定的专业基础与临床实践能力。本课程的学习应以课程目标为导向,以整体护理观为指导,围绕内科护士角色及任务,着力于拓宽内科护理相关专业知识,发展评判性思维与临床思维能力、自学能力,提升临床实践水平。通过本教材的学习,熟悉临床内科护理的相关专业知识,了解最新进展,能运用护理程序的科学方法及评判性思维与临床思维,对内科患者及高危人群进行生理-心理-社会-精神-文化多方面的护理评估,确定现存的及潜在的健康问题,制订且执行相应的护理措施,实施健康指导和心理护理。

(二)知识构架

内科护理学知识体系的整体性强,每个系统或专科疾病患者的护理各成一章,但知识点构架基本相同,见图 1-1。

(三)学习方法

学习过程中切忌死记硬背,要在理解的基础上记忆,在运用的过程中深化理解。针对继续教育特点,推荐以下两种学习方法供参考。

1. 思维导图法　思维导图法是英国学者托尼·巴赞基于大脑的发散性思维模式创制的有效思维工具。它要求沿着"中心→四周"的方式绘制思维导图,即从一个中心点出发,扩展出许多二级关键词,再以这些关键词为中心,扩展出更多层次的关键词。以图 1-1 的知识构架为依托,构建每章的知识导图。具体要求:①准备白纸:推荐 16 开白纸,可粘贴于书中;②充分利用图形和色彩:对于不同的知识点,可以选择自己喜爱的多种图形多种色彩来表现(最好三种以上或更多艳丽的颜色);③注意层次:构建图形要有层次感,中央的线条要粗些,字体、线条的变化可以多一些;④注意排序:使用数字顺序,间隔应尽量合理安排;⑤突出重点:重点知识可以通过"小红旗""小星星"等来展现。

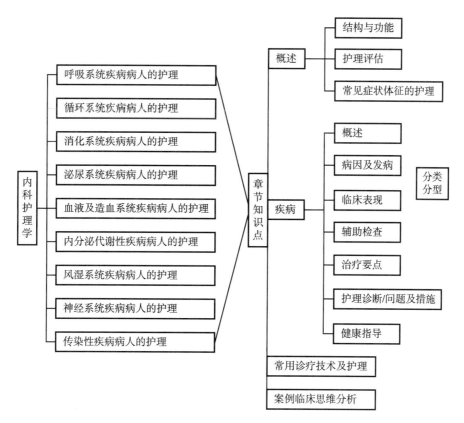

图 1-1　内科护理学知识构架

2. 线上线下相结合的混合式学习　第一步:从每节的"案例导入"着手,依据案例的设问,通读全节内容,用彩色笔标识重点知识及疑难之处,分析问题。第二步:线上学习相关视频及融合教材资料。第三步:对疑难之处上网检索,课堂听课或课后请授课教师解疑。第三步:依据每章后的案例临床思维训练,对整个系统知识进行回顾与强化,培养临床思维意识与思路及评判性思维能力。第四步:参考章小结的思维导图,温故全章知识。

(胡　荣)

第二章　呼吸系统疾病患者的护理

学习目标

掌握	常见症状体征如咳嗽咳痰、肺源性呼吸困难及咯血的评估及护理；呼吸系统常见疾病，如慢性阻塞性肺疾病、慢性肺源性心脏病、支气管哮喘、支气管扩张症、肺炎、肺结核、自发性气胸、肺血栓栓塞、呼吸衰竭等疾病的临床表现、常见护理问题及措施、健康指导。
熟悉	呼吸系统疾病患者的护理评估；上述呼吸系统常见疾病的辅助检查及治疗要点；胸腔穿刺术的术前、术中配合及术后护理；呼吸系统疾病的临床思维分析方法。
了解	呼吸系统结构与功能；呼吸系统常见疾病的病因及发病机制；胸腔穿刺术、纤维支气管镜检查术的适应证、禁忌证，术前、术中配合及术后护理。

第一节　概述

　　呼吸系统疾病是影响人体健康的常见病、多发病。由于大气污染、吸烟以及人群结构的老龄化等因素,肺癌已成为我国大城市居民的首位高发恶性肿瘤,慢性阻塞性肺疾病、弥漫性间质性肺疾病及免疫低下性肺部感染、支气管哮喘等疾病发病率日渐增多,其中,慢性阻塞性肺疾病患病率居高不下。在中国,结核病被列为重大传染病之一,2016年中国疾病预防控制中心的调查报告显示,未来数年内中国将可能出现以耐药菌为主的结核病流行态势,耐药结核病的危害日益凸显。流感在我国每年的发病率为10%～30%,其侵入体内的主要靶器官也是肺。从2002年底以来,在中国及世界范围内暴发的严重急性呼吸综合征SARS(传染性非典型肺炎),由于多发生于中青年,其传染性强、病死率高、肺功能逐渐损害,给社会和群众带来沉重的负担,这正说明了呼吸系统疾病对人体健康危害仍是很大的,已经构成影响公共健康的问题,其防治任务艰巨。

一、结构与功能

　　1. **呼吸道**　以环状软骨下缘为界分为上、下呼吸道。上呼吸道包括鼻、咽、喉,主要作用是对吸入气体进行加温、过滤、湿化,达到95%的相对湿度,使肺部的气体交换适合生理需求;下呼吸道是指从气管至终末呼吸性细支气管,是气体的传导通道,气管在隆突处(相当于胸骨角的位置)分为左右主支气管,与左主支气管相比,右主支气管较粗短而陡直,因而异物及吸入性病变如肺脓肿发生在右肺的机会较多。

气管逐渐向下分支,气道相应的横断面积总数逐渐增大,支气管口径越来越小,气体流速逐渐减慢,临床上将吸气状态下直径小于2mm的细支气管称为小气道(图2-1),小气道容易因痉挛和黏液阻塞导致通气障碍。

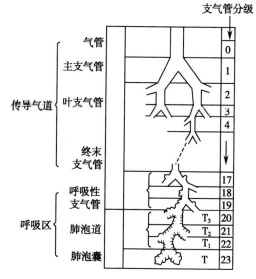

图2-1 支气管分级示意图

2. 肺 肺由肺泡、肺泡细胞、肺间质等组成。成人在静息状态下,每天约有10 000L的气体进出呼吸道,机体可通过呼吸中枢、神经反射和化学反射完成对呼吸的调节,以达到提供足够的氧气、排出二氧化碳及稳定内环境酸碱平衡的目的,这种气体交换是肺最重要的功能。肺间质包括血管和淋巴组织,主要作用是使肺泡与毛细血管间的气体交换及肺的通气顺利进行。肺有双重血供,即肺循环和支气管循环,肺循环是功能血管,具有低压、低阻及高血容量等特点。支气管循环是支气管壁、肺脏层胸膜的营养血管。

3. 胸膜和胸膜腔 胸膜可分为壁层和脏层,壁层胸膜有感觉神经分布,胸膜病变时可引起胸痛,脏层胸膜则无感觉神经分布。胸膜腔是一个由脏层胸膜和壁层胸膜构成的密闭潜在腔隙,腔内有少量浆液,具有润滑作用。正常成人平静呼气末胸腔内压呈负压状态,是吸气时肺扩张的重要条件。

4. 呼吸系统的防御功能 当各种原因引起防御功能下降或外界的刺激过强时,均可引起呼吸系统的损伤或者病变。肺与呼吸道共同构成了完善的防御机制,包括物理防御功能、化学防御功能、免疫防御功能等,防止各种微生物、变应原、毒素和粉尘等有害颗粒对呼吸系统的侵袭。

二、护理评估

(一)病史评估

1. 患病及治疗过程

(1)患病过程:了解患者患病的起始时间、主要症状及伴随症状,如咳嗽、咳痰、呼吸困难、咯血、胸痛等的表现及其特点;询问有无诱因、症状加剧和缓解的相关因素或规律性,发病有关的病因,如感染、气候变化、环境改变、情绪、起居饮食失调等。

(2)诊治经过:询问患者曾做过何种检查、结果如何。曾用药的名称、剂量、时间和疗效曾接受过或正在进行的治疗方法,如有无长期氧疗;已采取的护理措施及其效果等。

(3)目前状况:了解患者日常的休息及活动是否受影响、自理能力有无下降,如夜间频繁咳嗽、咳痰可影响睡眠质量;呼吸困难可影响患病期间的工作、学习、睡眠、进食、排泄状况等。

(4)相关病史:与呼吸系统疾病有关的疾病史,如过敏性疾病、麻疹、百日咳及心血管疾病等。了解与呼吸系统疾病有关的疾病过敏史,如支气管哮喘环境激发因素等。了解有无家族遗传史,如支气管哮喘40%的患者有家族史。

2. 心理-行为-社会状况

(1)心理状况:因呼吸功能损害如持续存在咳嗽、胸痛、呼吸困难等症状,引起工作及活动能力下降可能使患者产生不良情绪,当出现较严重的并发症时,患者会表现出忧虑和恐惧。大量咯血可造成患者的恐惧心理,肺炎起病多急骤,短期内病情严重,加之高热和全身中毒症状明显,患者及家属常深感不安。

(2)生活方式:①吸烟与呼吸系统疾病关系密切,应询问吸烟史、吸烟量及是否已戒烟或准备戒烟,家庭、工作环境中是否有被动吸烟的情况等;②询问居住地是否长期处在污染环境中,如矿区;③询问患者药物成瘾、自我保健情况,有无借助药物入睡,实际生活中活动完成情况及是否借助辅助用具或他人帮助;④询问患者日常的活动量及活动耐力,能否胜任目前的工作,衡量其活动前后心率变化及主观感觉、有无活动无耐力的相关症状等;⑤询问患病后角色功能、社会交往、性功能等是否发生改变,如慢性阻塞性肺疾病患者逐渐丧失工作能力,可能影响家庭经济来源,甚至影响到日常生活的自理能力。

（3）社会支持系统:评估患者对疾病的发生、病程、预后及健康保健是否认知;是否因病程长而产生"患病角色"习惯,有无因疾病导致角色的改变而产生自卑、悲观、抑郁。评估患者家庭主要成员对其关怀、支持程度;家庭的经济条件,有无医疗保障的支持;工作单位所能提供的支持;是否采用有效应对方式适应角色的转变;出院后的就医条件,居住地的社区保健服务等。

（二）身体评估

1. 全身状态、皮肤、淋巴结评估　呼吸系统疾病多与感染有关,观察患者有无急性病容和鼻翼扇动,呼吸频率加快和节律异常、体温变化等表现。观察热型,如肺炎球菌肺炎的热型为稽留热;观察皮肤,缺氧时会呈现出皮肤及黏膜的发绀,存在二氧化碳潴留时患者皮肤潮红,温暖多汗;观察患者意识,呼吸衰竭患者意识发生改变,伴有意识障碍可表现为烦躁、嗜睡、惊厥和表情淡漠等。观察淋巴结,肺癌淋巴结转移可触及肿大的淋巴结,锁骨上淋巴结是肺癌转移的常见部位。

2. 胸部、腹部及四肢评估　注意胸廓外形、两肺呼吸运动是否一致;患者呼吸时有无"三凹征";肺部触诊有无触觉语颤改变和胸膜摩擦感;肺部叩诊音变化;听诊呼吸音变化,有无干、湿啰音及其分布,有无胸膜摩擦音。支气管肺癌、肺脓肿可见杵状指。慢性肺心病可引起右心衰竭,表现为肝大及肝颈静脉回流征阳性。

（三）辅助检查

1. 血常规　细菌感染常表现为白细胞计数升高、中性粒细胞数量增加及核左移现象;嗜酸性粒细胞增多见于支气管哮喘;大咯血时可导致血红蛋白降低。

2. 痰培养　痰液检查是诊断呼吸系统疾病病因、进行疗效观察及判断预后的重要项目。如呼吸道化脓性感染则咳出黄脓痰;合并厌氧菌感染时痰液有恶臭味,常见于肺脓肿、支气管扩张症患者。痰涂片染色检查可查找结核分枝杆菌、肺癌患者可检查痰中脱落的癌细胞等。

理论与实践
_____

留取痰标本方法:①应尽可能在抗生素使用(或更换)前进行,采集来自下呼吸道的分泌物;②最常用自然咳痰法,留取方法简便,指导患者于晨起后首先以清水漱口数次,以减少口腔杂菌污染,之后用力咳出深部第一口痰,并留于加盖的无菌容器中;③标本留好后尽快送检,一般不超过两小时;④若患者无痰,可用高渗盐水(3%~10%)雾化吸入诱导痰液咳出;⑤经环甲膜穿刺气管吸引或经纤维支气管镜留取痰标本:可防止咽喉部定植菌污染痰标本,对肺部感染的病因判断和药物选用有重要价值。

3. 血气分析　判断机体的通气状态与换气状态,是否有 PaO_2 减低和(或) $PaCO_2$ 升高,以及机体的酸碱平衡状态、酸碱失衡的类型、代偿程度等。

4. 影像学检查　包括胸部 X 线检查、正侧位胸片、CT 检查及磁共振显像（MRI）等,这些检查可为明确病变部位、性质、气管和支气管的通畅程度等提供依据。另外,肺血管造影、支气管动脉造影和栓塞术在血管病变的诊断、咯血诊治水平的发展上意义重大。

5. 纤维支气管镜和胸腔镜　纤维支气管镜及支气管肺泡灌洗,用于组织病理学检查,有助于明确病原和得出病理诊断。胸腔镜应用于胸膜活检和肺活检。

6. 肺功能检查　临床上通过对肺功能检查的各项指标进行综合分析以评价患者的肺功能状况,为疾病的诊断和治疗提供依据。临床最常用的是肺通气功能检查。

（1）肺总容量（total lung capacity，TLC）：深吸气后肺内所能容纳的总气量，由肺活量和残气量组成。正常成年男性约为5000ml，女性约为3500ml。

（2）肺活量（vital capacity，VC）：也称慢肺活量，是尽力吸气后缓慢而完全呼出的最大气量，正常成人男性约为3500ml，女性约为2500ml。

（3）残气量（residual volume，RV）：是最大呼气末气道内残留的气量。正常成年男性约为1500ml，女性约为1000ml。

（4）用力肺活量（forced vitalcapacity，FVC）：是指尽力最大吸气后，用力呼出的气量。

三、常见症状体征的评估与护理

（一）咳嗽与咳痰

咳嗽（cough）是呼吸道受刺激后引发的紧跟在短暂吸气后的一种保护性反射动作，以清除气道分泌物。咳嗽分为干性咳嗽和湿性咳嗽两类，前者为无痰或痰量甚少，后者伴有咳痰。

咳痰（expectoration）是借助支气管黏膜上皮的纤毛运动、支气管平滑肌的收缩及咳嗽反射，将呼吸道分泌物经口腔排出体外的动作。

咳嗽与咳痰的常见原因有：①感染，以细菌、病毒最为常见，如上呼吸道感染、支气管炎、肺炎等；②变态反应性疾病，如支气管哮喘、过敏性鼻炎等；③理化因素，如吸烟、刺激性气体、粉尘刺激等；④肿瘤，如鼻咽部、气管、支气管、肺、胸膜、纵隔的肿瘤等。

1. 护理评估

（1）病史：了解患者有无反复上呼吸道感染及气喘病史，是否有慢性阻塞性肺疾病（COPD）、肺结核等疾病，症状出现与气候变化的关系。询问患者目前的祛痰、止咳治疗情况，有无吸烟史、过敏史及粉尘接触史等。

（2）身体评估

1）咳嗽：评估咳嗽的性质、音色、持续的时间。如急性发作的刺激性干咳伴有发热、声音嘶哑，常为急性喉、气管、支气管炎症；慢性支气管炎的咳嗽多在晨间出现，常年咳嗽、秋冬季加重，提示慢性阻塞性肺疾病。高亢的干咳伴有金属音多见于肿瘤压迫气管或支气管时；支气管扩张或肺脓肿的咳嗽与体位改变有明显关系。咳嗽的伴随症状常见疲乏、失眠、注意力不集中，长期剧烈、频繁的咳嗽可导致患者头痛、胸痛等。

2）咳痰：评估痰液的色、质、量、气味等因病因不同而异。支气管炎、肺炎或支气管哮喘咳白色泡沫样痰或黏痰；继发感染及支气管扩张、肺脓肿时，咳大量黄色脓性痰，若伴厌氧菌感染时，则有恶臭味；肺炎球菌性肺炎咳铁锈色痰；肺水肿咳粉红色泡沫痰；痰量增减，或伴有体温升高，多能反映肺部炎症的变化，提示支气管引流不畅。肺部听诊可有呼吸音异常及干、湿啰音。痰量在24小时超过100ml为大量痰。

2. 常用护理诊断/问题　清理呼吸道无效与痰液黏稠，或患者胸痛、意识障碍导致的无力、无效咳嗽有关。

3. 护理目标　患者咳嗽减轻或缓解，痰液能有效排除。

4. 护理措施及依据

（1）生活护理

1）环境：适宜的环境可以充分发挥呼吸道的防御功能，减少对呼吸道黏膜的刺激。适宜的室温维持在18~20℃，湿度在50%~60%，保持环境整洁、舒适，减少环境的不良刺激，特别是避免尘埃与烟雾的刺激。

2）营养和水分：给予高蛋白、高热量、高维生素饮食，不宜摄入刺激性食物，如生冷辛辣等食物，以免刺激呼吸道加重咳嗽。适当补充水分，每日保证饮水在1.5L以上，以防痰液黏稠不易咳出。

（2）采用胸部物理治疗措施，促进有效排痰。

1）有效咳嗽：适用于神志清醒、能自行咳嗽的患者。方法：①根据病情取坐位；②深而慢的腹式呼吸5~6次，深吸气后屏气3~5秒，继而缩唇，缓慢经口呼气；③用手按压上腹部再用力咳嗽将痰排出；④患者侧卧时应取屈膝位，有利于膈肌、腹肌收缩和增加腹压，并经常变换体位有利于痰液咳出；⑤胸、腹部有伤口时，嘱患者轻轻按压伤口部位，亦可用枕头按住伤口，以避免咳嗽引起伤口局部的牵拉和疼痛。

2）胸部叩击：适用于久病卧床、体弱、排痰无力的患者。禁用于未经引流的气胸、肋骨骨折、有病理性骨折史、咯血、低血压及肺水肿等患者。方法：①患者取侧卧位或坐位，叩击者两手手指弯曲并拢，掌侧呈杯状，指关节微屈；②以手腕的力量，从肺底自下而上、由外向内迅速而有节律地叩拍胸壁，边拍边鼓励患者咳嗽，以进一步促进痰液排出；③叩击时应避开乳房和心脏，勿在骨突起部位进行，如胸骨、肩胛骨及脊柱；④叩击的力量要适中，以患者不感疼痛为宜；⑤每侧肺叶叩击1~3分钟，每分钟叩击120~180次，叩击时间以15~20分钟为宜；⑥叩击安排在餐前30分钟或餐后2小时为宜，以免引起患者呕吐。

3）气道湿化：适用于痰液黏稠不易咳出者。湿化治疗是通过湿化器装置提高吸入气体的湿度，达到湿润气道、稀释痰液的目的。注意事项：①呼吸形式：深而慢的呼吸有利于气溶胶的沉积；②控制湿化温度：一般在35~37℃，避免温度过高灼烧呼吸道；③避免降低吸入的氧浓度，使血氧浓度降低；④防止呼吸道交叉感染；⑤防止窒息。

4）体位引流：适用于支气管扩张、肺脓肿等痰液较多且排痰不畅者。是利用重力作用使病变部位处于高处，引流支气管开口向下排出肺及支气管内分泌物的方法。禁用于呼吸困难明显、近期内有大咯血病史、严重心血管疾病或年老体弱患者等。具体方法参见本章第六节"支气管扩张症"。

5）机械吸痰：适用于咳嗽反射减弱、痰液黏稠、意识不清及排痰困难者。可经患者的口、鼻腔、气管插管或气管切开处进行负压吸痰。注意事项：①吸痰时动作轻柔、迅速；②每次吸引时间不超过15秒，两次吸引间隔应大于3分钟；③在吸痰前后适当提高吸氧的浓度，防止吸痰引起低氧血症；④严格进行无菌技术操作，避免呼吸道交叉感染。

问题与思考

咳嗽、咳痰是呼吸系统疾病患者的常见症状，而通过有效的促进排痰方法，可以保持气道通畅、促进患者的早日康复。呼吸系统疾病常用的胸部物理治疗措施包括深呼吸、有效咳嗽、胸部叩击、体位引流和机械吸痰等。

1. 支气管扩张、肺脓肿等痰液较多且排痰不畅的患者适用哪种有效的排痰方法？
2. 咳嗽反射减弱、痰液黏稠、意识不清及排痰困难的患者适用哪种有效的排痰方法？

5. 评价
（1）患者咳嗽减轻或消失，痰液能有效排出。
（2）能正确运用体位引流等胸部物理治疗排出痰液。

（二）肺源性呼吸困难

呼吸困难（dyspnea）是患者主观上感到空气不足、憋气、呼吸费力，并伴有呼吸频率、深度与节律的异常。肺源性呼吸困难是由于呼吸系统疾病引起通气和（或）换气功能障碍，造成机体缺氧和（或）二氧化碳潴留所致。根据临床特点分为：①吸气性呼吸困难：见于气管异物、喉头水肿、肿瘤等引起上呼吸道狭窄、梗阻等；特点为吸气明显困难伴干咳或高音调的吸气喘鸣音，严重患者吸气时可出现锁骨上窝、胸骨上窝及肋间隙向内凹陷，称"三凹征"；②呼气性呼吸困难：常见于下呼吸道梗阻或痉挛，如支气管哮喘、阻塞性肺气肿等；特点为呼气时间延长、呼气费力、常伴有哮鸣音；③混合性呼吸困难：见于重症肺炎、肺不张，特点为吸气和呼气均费力、呼吸浅而快。出现端坐呼吸、鼻翼扇动等。

1. 护理评估

（1）病史：①评估患者的呼吸频率、节律、深度，是否感到胸闷、憋气、呼吸费力及喘息；②了解呼吸困难的发生与时间、环境或病情加重的关系，询问患者对治疗的反应；③详细询问有无呼吸系统疾病，如支气管哮喘、支气管扩张症、肺炎等，发作可与过敏性诱因有关；④是否伴有咳嗽、咳痰、胸痛、发热及神志改变等；⑤有无紧张、注意力不集中、失眠、抑郁等心理反应。

（2）身体评估：①神志：意识有无烦躁、模糊、嗜睡、昏迷；②面容：观察面色、口唇颜色；③呼吸状况：呼吸的频率、节律、深度，护理困难的类型以及严重程度；④胸部：观察是否有桶状胸，听诊双肺呼吸音、啰音。

（3）呼吸困难的严重程度：分为轻、中、重度。

理论与实践

呼吸困难的严重程度判断

临床上常以完成日常生活活动情况评定呼吸困难的程度。①轻度：可在平地行走，登高及上楼时气急，中度或中度以上体力活动后出现呼吸困难；②中度：平地慢步行走中途需休息，轻体力活动时出现呼吸困难，完成日常生活活动需他人帮助；③重度：洗脸、穿衣，甚至休息时也感到呼吸困难，日常生活活动完全依赖他人帮助。

2. 常用护理诊断/问题

（1）气体交换受损：与肺部病变使肺组织有效呼吸面积减少、肺弹性减退、换气功能障碍有关。

（2）低效型呼吸型态：与上呼吸道梗阻或肺气肿有关。

3. 护理目标

（1）患者呼吸困难程度减轻，呼吸平稳。

（2）缺氧状况改善。

4. 护理措施及依据

（1）环境：保持环境安静、舒适，空气新鲜，温湿度适宜，居室内避免存在过敏原，如尘螨、花粉、刺激性气体等。

（2）体位：采取半卧位或端坐位，以减轻呼吸困难。必要时设置跨床小桌，以便患者伏桌休息。因为半卧位或端坐位有利于膈肌活动，使肺活量比卧位时增加 10%~30%。

（3）保持呼吸道的通畅：鼓励和教会患者有效咳嗽，补充液体以稀释痰液；按医嘱给予支气管舒张剂，缓解呼吸困难的症状，重度呼吸困难者可通过面罩加压吸氧或使用呼吸机辅助呼吸；气道分泌物较多者，应协助患者翻身拍背，充分排出痰液，以增加肺泡通气量，必要时应机械吸痰，以保持呼吸道通畅。

（4）氧疗：按医嘱给予合适的氧疗，以纠正缺氧，缓解呼吸困难（见本章第十二节"呼吸衰竭"）。

5. 评价

（1）患者无发绀，呼吸频率、深度趋于正常或呼吸平稳。

（2）患者日常活动量增加且不感疲乏。

（三）咯血

咯血（hemoptysis）指喉及喉以下呼吸道或肺组织的血管破裂导致的出血经口腔咯出，包括大量咯血、血痰或痰中带血。我国引起咯血最主要的病因是呼吸系统疾病，如肺结核、支气管扩张和支气管肺癌。其他如肺炎、肺脓肿及心血管疾病（风湿性心脏病二尖瓣狭窄、急性肺水肿）可引起小量咯血或痰中带血；血液病、系统性红斑狼疮等亦可引起咯血。突发胸痛及呼吸困难，而后出现咯血者应警惕肺血栓栓塞。

1. 护理评估

（1）病史：评估患者有无支气管扩张、肺结核等病史以及其他全身疾病；注意咯血的时间、性质、量、次数及治疗的经过。询问患者有无感染、过度疲劳、屏气动作等诱因。

（2）身体评估

1）症状：咯血前患者常有胸闷、喉痒和咳嗽等先兆症状，或突发胸痛、呼吸困难而后出现咯血，咯出的血色多数鲜红、混有泡沫或痰，呈碱性。咯血持续时间长短不一，患者可有精神紧张、坐卧不安、焦虑，常伴有呛咳、脉搏细速、出冷汗、呼吸急促、面色苍白、紧张不安和恐惧感等。

2）并发症：咯血的并发症有窒息、失血性休克、肺不张、肺部感染等。窒息是咯血的直接死亡原因。如果大咯血过程中咯血突然减少或中断，继之患者表情惊恐、张口瞪目，出现气促、胸闷、烦躁不安、大汗淋漓、颜面青紫，重者意识障碍的情况，应考虑患者发生了咯血窒息，立即进行急救处理。

相关链接

判断咯血患者易发生窒息的情况：极度衰竭无力咳嗽者；急性大咯血者；情绪高度紧张者，因极度紧张可导致声门紧闭或支气管平滑肌痉挛；应用镇静剂或镇咳药使咳嗽反射受到严重抑制者。

3）咯血量：一次咯血量少于100ml或仅为痰中带血为小量咯血，100～500ml为中等量咯血，一次咯血大于300ml或24小时内咯血量超过500ml为大量咯血。

2. 常用护理诊断/问题

（1）有窒息的危险：与大咯血引起的气道阻塞有关。

（2）潜在并发症：窒息

3. 护理目标　患者咯血量、次数减少或咯血停止；无窒息发生。

4. 护理措施及依据　咯血的护理及急救措施见本章第六节"支气管扩张症"。

5. 评价

（1）患者咯血量、次数减少或咯血停止。

（2）患者无窒息发生。

（四）胸痛

胸痛是胸腔内脏器或胸壁组织病变累及壁层胸膜时引起的疼痛。呼吸系统病因常见于肺炎、肺结核、肺脓肿、气胸、肺癌、胸膜炎等。自发性气胸是由于胸膜粘连处撕裂而产生突发性胸痛。非呼吸系统疾病中常见的胸痛是心绞痛、心肌梗死、主动脉夹层、纵隔或食管病变、肋间神经痛及其他脏器病变引起的放射性疼痛。

（杨　益）

第二节　急性呼吸道感染

案例导入

患者，男，22岁，以"咳嗽、咽部疼痛3天，发热1天"为主诉入院。

病史评估：患者既往身体健康，经常锻炼身体。2天前由于气候突变转凉，患者感觉咽部发痒和烧灼感，咽痛不明显，1天前开始咳嗽、痰量少许，伴有全身酸痛、乏力、发热。

身体评估：T 39℃　P 106次/分　BP 110/70mmHg　R 28次/分，体检：咽部明显充血和水肿，颌下淋巴结肿大且有触痛。

辅助检查：血常规：白细胞15×10^9/L，中性粒细胞84%，胸部X线检查：双肺肺纹理增粗。

请思考：该患者是病毒感染还是细菌感染？最可能的诊断是什么？如何做好此类患者的健康指导？

急性呼吸系统感染主要通过患者喷嚏和含有病毒的飞沫经空气传播，或经污染的手和用具接触传播。多发于冬春季节，为散发，且可在气候突变时小规模流行。发病不分年龄、性别、职业和地区，且人体对其感染后产生的免疫力较弱、短暂，病毒间也无交叉免疫，故可反复发病。通常病情较轻、病程短、可自愈，预后良好。但由于发病率高，不仅影响工作和生活，有时还可伴有严重并发症，并具有一定的传染性，应积极防治。临床上分为急性上呼吸道感染和急性气管-支气管炎两种类型。

一、急性上呼吸道感染

急性上呼吸道感染（acute upper respiratory tract infection）简称上感，为外鼻孔至环状软骨下缘包括鼻腔、咽或喉部急性炎症的总称，是呼吸道最常见的感染性疾病。急性上呼吸道感染不仅传染性强，而且可引起严重并发症，必须积极预防和治疗。

（一）病因和发病机制

主要病原体是病毒，70%~80%由病毒引起，主要有鼻病毒、流感病毒（甲、乙、丙型）、副流感病毒、呼吸道合胞病毒、腺病毒、埃可病毒、柯萨奇病毒、麻疹病毒、风疹病毒等。少数由细菌所致，常见致病菌为溶血性链球菌，其次为流感嗜血杆菌、肺炎链球菌和葡萄球菌等，偶见革兰氏阴性杆菌。淋雨、受凉、气候突变、过度劳累或者直接接触含有病原体的患者喷嚏、空气以及污染的手和用具等诱发本病。病原体主要通过飞沫传播，也可由于接触被病毒污染的用具而传播。病情是否加重，取决于传播途径和人群易感性，当机体或呼吸道局部防御功能低时，原先存在于上呼吸道或外界侵入的病毒和细菌迅速繁殖致病。老幼体弱、免疫功能低下或有慢性呼吸道疾病如鼻窦炎、扁桃体炎者更易发病。

（二）临床表现

根据临床表现可分为普通感冒；以咽喉炎为主要表现的急性病毒性咽炎、急性病毒性喉炎、急性疱疹性咽峡炎、急性咽结膜炎、急性咽-扁桃体炎等。

1. 症状和体征

（1）普通感冒：俗称"伤风"，以鼻咽部卡他症状为主要表现。潜伏期短（1~3天），起病较急。初期出现咳嗽、咽干、喉痒，继而出现鼻塞、喷嚏、流涕，2~3天后鼻分泌物变稠。可伴咽痛，也可出现流泪、声音嘶哑、味觉迟钝、呼吸不畅等。一般无发热及其他全身症状，或仅有低热、轻度头痛、全身不适等症状。体检可见鼻腔黏膜充血、水肿、有分泌物，咽部轻度充血。如无并发症，一般经5~7天可痊愈。

相关链接

流行性感冒

流行性感冒（influenza）简称流感，是由流行性流感病毒引起的急性呼吸道传染病。起病急，高热、头痛、乏力、眼结膜炎和全身肌肉酸痛等中毒症状明显，而呼吸道卡他症状较轻，主要通过接触及空气飞沫传播。甲型流感病毒常引起大流行，病情较重；乙型和丙型流感病毒引起流行和散发，病情较轻。

（2）咽喉炎症状：咽部发痒和烧灼感，咽痛不明显，当有吞咽疼痛时，常提示有链球菌感染，偶有咳嗽、发热和乏力，体检咽部明显充血和水肿，颌下淋巴结肿大且有触痛，腺病毒感染时可伴有眼结膜炎。急性病毒性喉炎常以声音嘶哑、说话困难、咳嗽伴咽喉疼痛为特征，常有发热。体检可见喉部水肿、充血，局部淋巴结轻度肿大和触痛，可闻及喘息声。急性扁桃体炎起病急，多由溶血性链球菌引起，咽痛明显，吞咽时加剧，伴畏寒、发热，体温可达39℃以上。体检咽部充血明显，扁桃体充血肿大、表面有脓性分泌物，颌下淋巴结肿大，有压痛。

2. 并发症　可并发急性鼻窦炎、中耳炎、气管-支气管炎。部分患者可继发溶血性链球菌感染引起的风湿病、肾小球肾炎、心肌炎等。

（三）辅助检查

1. 血常规检查　病毒感染时白细胞计数正常或偏低，淋巴细胞比例升高。细菌感染时白细胞计数可偏高，中性粒细胞增多或核左移。

2. 病原学检查　主要采用咽拭子进行微生物检测。细菌培养可判断细菌类型和进行药敏试验。病毒分离、病毒抗原的血清学检测等以判断病毒的类型，区别病毒和细菌感染。

（四）治疗要点

呼吸道病毒感染，一般以对症处理为主，辅以中医治疗，并防治继发细菌感染。

1. 对症治疗　对有急性咳嗽、咽干、发热、头痛及全身肌肉酸痛的患者可适当加用解热镇痛类药物。鼻塞可用1%麻黄碱局部滴鼻，以减轻鼻部充血。频繁喷嚏、流涕者给予抗过敏药物。

2. 病因治疗　如有白细胞数量增多、咯黄脓痰、发热等细菌感染证据，常选用青霉素类、头孢菌素、大环内酯类抗菌药物口服，极少需要根据病原菌和药敏试验选用抗菌药物。免疫缺陷的病毒感染者，可考虑早期应用抗病毒药物。广谱抗病毒药利巴韦林对流感病毒、呼吸道合胞病毒等均有较强的抑制作用；吗啉胍对流感病毒、腺病毒和鼻病毒有一定疗效。由于目前有滥用造成流感病毒耐药现象，所以如无发热，免疫功能正常，发病超过2天一般无需应用。

3. 中药治疗　可选用具有清热解毒和抗病毒作用的中药，有助于改善症状，缩短病程。

（五）常用护理诊断/问题及措施

舒适度减弱：头痛、鼻塞、流涕、咽痛为主，与病毒、细菌感染有关。

1. 生活护理

（1）环境和休息：保持室内温、湿度适宜和空气流通，应适当休息，病情较重或年老者以卧床休息为主。指导患者咳嗽或打喷嚏时应用双层纸巾捂住口鼻，减少探视，以避免交叉感染。患者使用的餐具、痰盂等用品应按规定及时消毒。

（2）饮食护理：选择清淡、富含维生素、易消化的食物，保证足够热量。鼓励患者多饮水，避免刺激性食物。进食后漱口或给予口腔护理，防止口腔感染。

2. 病情观察　观察生命体征及主要症状，尤其是体温、咳嗽、咳痰等的变化。

3. 用药护理　解热镇痛剂或抗过敏药可引起头晕、嗜睡等不良反应，应遵医嘱使用，并指导患者在临睡前服用，驾驶员和高空作业者应避免使用。

（六）其他护理诊断/问题

体温过高：与病毒、或细菌感染有关。

（七）健康指导

1. 疾病预防指导　保持室内空气流通，避免受凉、淋雨、过度疲劳等诱发因素，生活规律、劳逸结合、加强体育锻炼，坚持耐寒训练，增强体质，吸烟者应戒烟。

2. 疾病知识指导　在流行季节注意隔离患者，采取适当的措施避免本病传播，防止交叉感染。室内用食醋加热熏蒸，也可用贯众、板蓝根、野菊花、桑叶等中草药熬汤饮用。患病期间注意休息，多饮水，并遵医嘱用药。

二、急性气管-支气管炎

急性气管-支气管炎（acute tracheobronchitis）是在无慢性肺部疾病基础上发生的一种急性病症，由生物、物理、化学刺激或过敏等因素引起，也可由急性上呼吸道感染迁延不愈所致。常发生于寒冷季节或气候突变时，多为散发，无流行倾向，年老体弱者易感。临床症状主要为咳嗽和咳痰。

（一）病因和发病机制

主要病因是感染,过度劳累、受凉、冷空气、粉尘、刺激性气体或烟雾等是常见诱因。常见的病毒有腺病毒、呼吸道合胞病毒、流感病毒等。细菌以肺炎球菌、流感嗜血杆菌、链球菌和葡萄球菌常见。近年来支原体和衣原体感染引起的急性气管-支气管炎比例有所上升。花粉、有机粉尘的吸入或对细菌蛋白质过敏等,均可引起本病。

（二）临床表现

好发于寒冷季节或气候突变时,临床主要表现为咳嗽和咳痰。

1. 症状 起病较急,先有鼻塞、流涕、咽痛等上呼吸道感染症状,全身症状较轻,可有发热。初为干咳或少量黏液痰,2~3天后痰由黏液性转为黏液脓性,痰量亦增多,偶有痰中带血。咳嗽、咳痰可延续2~3周,如迁延不愈,可演变成慢性支气管炎。伴支气管痉挛时,可出现程度不等的胸闷气促。

2. 体征 查体可无明显阳性表现。也可以在两肺听到散在干、湿啰音,咳嗽后可减少或消失。支气管痉挛时可闻及哮鸣音。

（三）辅助检查

周围血白细胞计数多正常。由细菌感染引起者,可伴白细胞总数和中性粒细胞百分比升高,血沉加快。痰涂片或培养可发现致病菌。X线胸片检查大多为肺纹理增强。

（四）治疗要点

1. 对症治疗 咳嗽无痰或少痰,可用氢溴酸右美沙芬、喷托维林镇咳。咳嗽有痰而不易咳出,可选用盐酸氨溴索、溴己新,复方氯化铵合剂化痰,同时可雾化帮助祛痰,也可选用中成药止咳祛痰,不宜使用可待因等强力镇咳药。喘息时加用氨茶碱等止喘药。发热可用解热镇痛药对症处理。

2. 病因治疗 有细菌感染证据时应及时使用。可给予青霉素类、头孢菌素、大环内酯类等,多数患者口服抗菌药物即可,少数患者需要根据病原体培养结果指导用药。

（五）常用护理诊断/问题及措施

清理呼吸道无效:与呼吸道感染、痰液黏稠有关。护理措施见本章第一节"咳嗽与咳痰"的护理。

（六）健康指导

预防急性上呼吸道感染等诱发因素。室内通风,防止空气污染。患病期间增加休息时间,避免劳累;增强体质,饮食宜清淡、多饮水,防止感冒。按医嘱用药,症状加重应及时就诊。

（杨　益）

第三节　肺炎

案例导入

患者,男,19岁,大学生,以"发热、咳嗽伴右侧胸痛两天"为主诉入院。

病史评估:患者一周前参加篮球比赛后冲凉水澡,出现咳嗽、咳痰,开始痰量不多,易咳出,1天前体温骤然升高,面色潮红,咳嗽加剧,痰量增多并呈铁锈色痰,同时出现全身肌肉酸痛伴有右侧胸痛,自服抗感冒药物,效果不佳。

身体评估:T 39.8℃　P 112次/分　BP 100/70mmHg　R 28次/分,患者身体健壮、神志清楚、面色潮红、口周有疱疹。触诊右下肺呼吸运动减弱,叩诊浊音,听诊可闻及支气管呼吸音及少量湿啰音,深吸气时有胸膜摩擦音。

辅助检查:血常规检查:白细胞$22×10^9$/L,中性粒细胞85%;胸部X线检查:右下肺大片浸润阴影。

请思考:该患者最可能的诊断是什么？分析其临床表现及特点。如果病情发展严重会出现什么情况？如何治疗及护理？

肺炎(pneumonia)指终末气道、肺泡和肺间质的炎症,可由多种病原体引起,如细菌、病毒、真菌、寄生虫等,其他如放射线、化学、过敏因素等亦能引起肺炎。细菌性肺炎是最常见的肺炎,也是最常见的感染性疾病之一。发病率和病死率高的原因与社会人口老龄化、吸烟、伴有基础疾病和免疫功能低下有关,如慢性阻塞性肺疾病、心力衰竭、糖尿病等。近年来,肺炎的发病与医院获得性肺炎发病率增加、病原学诊断困难、不合理使用抗菌药物导致细菌耐药性增加等有关。

(一)病因和发病机制

正常的呼吸道免疫防御机制(支气管内黏液-纤毛运载系统、肺泡巨噬细胞等细胞防御的完整性等)使气管隆突以下的呼吸道保持无菌。如果病原体数量多,毒力强和(或)宿主呼吸道局部和全身免疫防御系统损害,即可发生肺炎。病原体可通过下列途径引起肺炎:①空气吸入;②血行播散;③邻近感染部位蔓延;④上呼吸道定植菌的误吸。

肺炎链球菌是上呼吸道正常菌群,当机体防御功能下降或有免疫缺陷时,肺炎链球菌可进入下呼吸道而致病。肺炎链球菌的致病力是荚膜中的多糖体对组织的侵袭作用,典型病理改变分为充血期、红色肝变期、灰色肝变期和消散期,炎症消散后肺组织结构多无破坏,不留纤维瘢痕,极少数患者由于机体反应性差,纤维蛋白不能完全吸收而形成机化性肺炎。

(二)分类

1. 按解剖分类

(1)大叶性肺炎:致病菌以肺炎链球菌最为常见。典型者表现为肺实质炎症,通常并不累及支气管病,X线胸片显示肺叶或肺段的实变阴影。

(2)小叶性肺炎:致病菌有肺炎链球菌、葡萄球菌、病毒、肺炎支原体以及军团菌等。病变起于支气管或细支气管,继而累及终末细支气管和肺泡,又称支气管性肺炎。X线显示为沿肺纹理分布的不规则斑片状阴影,边缘密度浅而模糊,无实变征象,肺下叶常受累。

(3)间质性肺炎:可由细菌、支原体、衣原体、病毒或肺孢子菌等引起。是以肺间质为主的炎症,病变主要累及支气管壁及其周围组织。X线通常表现为肺下部的不规则条索状阴影。

2. 按病因分类

(1)细菌性肺炎:是最常见的肺炎,病原菌为肺炎链球菌、金黄色葡萄球菌、甲型溶血性链球菌等需氧革兰氏阳性球菌;肺炎克雷伯菌、流感嗜血杆菌、铜绿假单胞菌等需氧革兰氏阴性杆菌;棒状杆菌、梭形杆菌等厌氧杆菌。

(2)非典型病原体所致肺炎:常由支原体、军团菌和衣原体等引起。

(3)病毒性肺炎:由冠状病毒、腺病毒、呼吸道合胞病毒、流感病毒等引起。

(4)真菌性肺炎:由白念珠菌、曲霉菌、隐球菌、肺孢子菌等引起。

(5)其他病原体所致肺炎:由立克次体、弓形虫、原虫(如卡氏肺囊虫)、寄生虫(如肺包虫、肺吸虫)等引起。

(6)理化因素所致肺炎:见于放射性损伤引起的放射性肺炎;胃酸吸入、刺激性气体、液体等吸入引起的化学性肺炎。

3. 按患病环境分类

(1)社区获得性肺炎(community acquired pneumonia,CAP):是指在医院外罹患的感染性肺实质炎症,包括有明确潜伏期的病原体感染而在入院后平均潜伏期内发病的肺炎。常见病原体为肺炎链球菌、支原体、衣原体、流感嗜血杆菌和呼吸道病毒等,传播途径为吸入飞沫、空气或血源传播。

社区获得性肺炎的诊断标准

主要标准:①需要气管插管行机械通气治疗;②脓毒血症休克经积极液体复苏后仍需要血管活性药物治疗。

次要标准:①呼吸频率≥30次/分;②氧合指数≤250mmHg(1mmHg=0.133kPa);③多肺叶浸润;④意识障碍和(或)定向障碍;⑤血尿素氮≥7.14mmol/L;⑥收缩压<90mmHg需要积极地液体复苏。

符合以上1项主要标准或≥3项次要标准者可诊断为重症肺炎。

(2)医院获得性肺炎(hospital acquired pneumonia,HAP):简称医院内肺炎,指患者在入院时既不存在、也不处于潜伏期,而是在住院48小时内发生的感染,也包括在老年护理院、康复院等发生的肺炎。其中以呼吸机相关肺炎最为多见。常见病原体为铜绿假单胞菌、大肠杆菌、肺炎克雷伯菌、金黄色葡萄球菌、肺炎链球菌、流感嗜血杆菌等。误吸口咽部定植菌是HAP最主要的发病机制。

(三)临床表现

1. 肺炎链球菌肺炎 是肺炎链球菌引起的肺炎,居社区获得性肺炎的首位,约占半数以上。患者多为原来健康的青壮年、老年或婴幼儿,男性较多见。发病前常有淋雨、受凉、醉酒、疲劳、病毒感染和生活在拥挤环境等诱因,多有数日上呼吸道感染的前驱症状。临床起病急骤,以高热、寒战、咳嗽、血痰和胸痛为特征。患者体温可在数小时内达39~40℃,呈稽留热,高峰在下午或傍晚。咳嗽、咳痰,可痰中带血,典型者痰呈铁锈色;可伴患侧胸痛并放射至肩部或腹部,深呼吸或咳嗽时加剧,故患者常取患侧卧位。患者呈急性病容,鼻翼扇动,面颊绯红,口角和鼻周有单纯疱疹,严重者可有发绀、心动过速、心律不齐。早期肺部无明显异常体征,随病情加重可出现患侧呼吸运动减弱,叩诊音稍浊,听诊可有呼吸音减弱及胸膜摩擦音;肺实变期有典型实变体征;消散期可闻及湿啰音。

2. 葡萄球菌肺炎 起病多急骤,体温达39~40℃,伴有寒战、高热、胸痛、咳黄脓痰或脓血痰,重症患者胸痛和呼吸困难进行性加重,并出现血压下降、少尿等周围循环衰竭表现。通常全身中毒症状突出,表现为全身乏力、大汗、衰弱、关节肌肉酸痛等。

3. 革兰氏阴性杆菌肺炎 由革兰氏阴性杆菌感染引起的肺炎中毒症状较重,早期即可出现休克、肺脓肿,甚至心包炎的表现。

4. 肺炎支原体肺炎 约有1/3病例症状不明显。起病初可有乏力、头痛、咽痛、咳嗽、发热、食欲缺乏、腹泻、肌肉酸痛等;发热持续2~3周,体温恢复正常后可能仍有咳嗽,偶有胸骨后疼痛。肺外表现更为常见,如皮炎等。

5. 病毒性肺炎 婴幼儿及老年人易发生重症病毒性肺炎,表现为呼吸困难、发绀、嗜睡、精神萎靡,严重者可发生休克、心力衰竭、急性呼吸窘迫综合征、呼吸衰竭等并发症。

6. 休克型或中毒性肺炎 为肺炎严重并发症。一般多在肺炎早期发生,有高热或体温不升、血压降到80/50mmHg以下、四肢厥冷、多汗、少尿或无尿、脉快、心音弱,伴烦躁、嗜睡及意识障碍等表现。

常见肺炎的临床表现见表2-1。

表2-1 常见肺炎的症状、体征和X线特征

病原体	病史、症状和体征	X线征象	首选抗生素
肺炎链球菌	起病急、寒战、高热、咳铁锈色痰、胸痛、肺实变体征	肺叶或肺段实变,无空洞,可伴胸腔积液	青霉素
金黄色葡萄球菌	起病急、寒战、高热、脓血痰、气急、毒血症状、休克	肺叶或小叶浸润,早期空洞,脓胸,可见液气囊腔	半合成青霉素或头孢菌素

病原体	病史、症状和体征	X线征象	首选抗生素
肺炎克雷伯菌	起病急、寒战、高热、全身衰竭、咳砖红色胶冻状痰	肺叶或肺段实变，蜂窝状囊肿，叶间隙下坠	头孢菌素或氨基糖苷类
铜绿假单胞菌	毒血症症状明显，脓痰，可呈蓝绿色	弥漫性支气管炎，早期肺脓肿	β-内酰胺类、氨基糖苷类和喹诺酮类
流感嗜血杆菌	高热、呼吸困难、衰竭	支气管肺炎，肺叶实变，无空洞	二、三代头孢
军团菌	高热、肌痛、相对缓脉	下叶斑片浸润，进展迅速，无空洞	红霉素
支原体	起病缓，可发生小流行，乏力、肌痛、头痛	下叶间质性支气管肺炎，3~4周可自行消散	红霉素
念珠菌	慢性病史，畏寒、高热、黏痰	双下肺纹理增多，支气管肺炎或大片浸润，可有空洞	氟康唑等
曲霉	免疫抑制宿主，发热、干咳或棕黄色痰、胸痛、咯血、喘息	以胸膜为基底的楔形影、结节或团块影，内有空洞；有晕轮征和新月体征	伏立康唑等

（四）辅助检查

1. 血常规检查　白细胞计数增加，多在 $(10\sim30)\times10^9/L$，中性粒细胞比例多 $>80\%$，休克型肺炎、年老体弱、酗酒、免疫功能低下者白细胞计数常不增高，只是存在中性粒细胞的比例增高，有核左移现象，胞浆内常有中毒颗粒。病毒性肺炎白细胞计数正常、稍高或偏低。

2. 痰液检查　最常用的是下呼吸道病原学标本，采集后在室温下2小时送检。痰培养24~48小时可确定病原体。部分患者合并菌血症，应做血培养，标本采集应在抗生素治疗前。

相关链接

痰培养意义

痰定量培养分离的致病菌或条件致病菌浓度 $\geq107cfu/ml$，可以认为是肺部感染的致病菌；$\leq104cfu/ml$ 则为污染菌；介于两者之间建议重复痰培养；如连续分离到相同细菌，$105\sim106cfu/ml$ 连续两次以上，也可以认为是致病菌。

3. 胸部X线检查　早期仅见肺纹理增多。典型表现为与肺叶、肺段分布一致的片状、均匀、致密的阴影。好发于右肺上叶、双肺下叶，在病变区可见多发性蜂窝状小脓肿，叶间隙下坠。病变累及胸膜时，可见肋膈角变钝的胸腔积液征象。葡萄球菌肺炎可表现为片状阴影伴空洞及液平。常见肺炎的X线检查指征见表2-1。

4. 血清学检查　是确诊肺炎支原体感染最常用的检测手段，病毒性肺炎患者的血清抗体可呈阳性，如恢复期血清抗体较急性期滴度增高4倍以上有诊断意义。血培养检出肺炎链球菌有确诊价值。

5. 血气分析　休克型肺炎可出现呼吸性酸中毒合并代谢性酸中毒。病情加重可出现动脉血氧分压下降和（或）二氧化碳分压增高。

（五）治疗要点

抗感染治疗是肺炎治疗的关键环节。辅以对症治疗和支持疗法，如止咳化痰、补充营养和水分等。

1. 抗感染治疗　治疗原则为初始采用经验治疗（根据HAP或CAP选择抗生素），初始治疗后根据临床反应、细菌培养和药物敏感试验，给予特异性的抗生素治疗见表2-1。抗生素治疗后48~72小时应对病情进行评价，治疗有效表现为体温下降、症状改善、白细胞逐渐降低或恢复正常，而X线胸片病灶吸收较迟。

2. 支持及对症治疗　包括祛痰、降温、吸氧、维持水电解质平衡、改善营养及加强机体免疫功能等治疗。

3. 并发症治疗　休克型肺炎除早期使用足量有效的抗生素外，尚需补充血容量、纠正酸中毒、应用血管活性药物和肾上腺皮质激素。

（六）常用护理诊断/问题及护理措施

1. 体温过高　与肺部感染有关。

（1）病情观察：注意患者呼吸频率、节律、深度和型态的改变；观察皮肤黏膜的色泽和意识状态；监测并记录生命体征，体温骤变时应随时测量并记录。重点观察儿童、老年人、久病体弱者的体温变化。心脏病或老年人应注意补液速度，避免过快导致急性肺水肿。对痰量较多且不易咳出者，可遵医嘱应用祛痰剂，指导患者进行有效的咳嗽，协助排痰，采取翻身、拍背、雾化吸入等措施。

（2）高热护理：高热患者可采用温水擦浴、冰袋、冰帽等物理降温措施，以逐渐降温为宜，防止虚脱。必要时遵医嘱使用退烧药，患者退热时，出汗较多，应勤换床单、衣服，保持皮肤干燥清洁。

（3）生活护理：维持室内空气流通，避免交叉感染。室内通风每日2次，每次15~30分钟，避免患者受凉。室温应保持在18~20℃，湿度在55%~60%为宜。高热患者应卧床休息，以减少氧耗量，缓解头痛、肌肉酸痛等症状。对早期干咳而胸痛明显者，宜采取患侧卧位。饮食补充足够热量、蛋白质和维生素丰富、易消化的流质或半流质饮食。多饮水，以保证足够的入量并有利于稀释痰液。做好口腔护理，保持口腔的清洁湿润，在清晨、餐后及睡前协助患者漱口，口唇干裂可涂润滑油保护。

（4）用药护理：遵医嘱使用抗生素，观察疗效和不良反应。如头孢唑林钠可出现发热、皮疹、胃肠道不适等不良反应；喹诺酮类药物（氧氟沙星、环丙沙星）偶见皮疹、恶心等不良反应；氨基糖苷类抗生素有肾、耳毒性，老年人或肾功能减退者应特别注意有无耳鸣、头晕、唇舌发麻等不良反应，患者一旦出现严重不良反应，应及时与医生沟通，并作相应处理。

（5）心理护理：耐心讲解有关疾病的知识，指导各种检查、治疗和护理的配合，解除患者紧张、焦虑等心理担忧，使之身心愉快，促进疾病的迅速康复。

2. 清理呼吸道无效　参见本章第一节"咳嗽与咳痰"的护理。

3. 潜在并发症：感染性休克

（1）病情监测：注意观察生命体征变化，精神、意识、尿量等指标。如出现心率加快、脉搏细速、血压下降、脉压变小、体温不升或高热、肢端湿冷、呼吸困难等症状时，需进行心电监护。疑有休克应监测每小时尿量。

（2）感染性休克抢救配合：发现异常情况，立即通知医生，并备好物品，积极配合抢救。

1）体位：抬高头胸部20°和下肢约30°，取仰卧中凹位，以利于呼吸和静脉血的回流，增加心输出量。

2）吸氧：给予中高流量吸氧，维持$PaO_2 > 60mmHg$，必要时给予机械通气辅助呼吸，改善组织器官的缺氧状态。及时清除气道内分泌物，保证呼吸道通畅。

3）补充血容量：扩容是抗休克的最基本措施。快速建立两条静脉通道，遵医嘱补液，以维持有效血容量。输液速度应先快后慢，输液量宜先多后少，可以中心静脉压作为调整补液速度的指标，中心静脉压$<5cm\,H_2O$可适当加快输液速度；中心静脉压达到或超过$10cm\,H_2O$时，输液速度则不宜过快，以免诱发急性心力衰竭。

下列证据提示血容量已补足：口唇红润、肢端温暖、收缩压$>90mmHg$、尿量$>30ml/h$以上。在血容量已基本补足的情况下，尿量仍$<20ml/h$，尿比重<1.018，应及时报告医生，警惕急性肾衰竭的发生。

4）用药护理：在补充血容量和纠正酸中毒后，末梢循环仍无改善时可应用血管活性药物，如多巴胺、去甲肾上腺素等；常用5%碳酸氢钠溶液静脉滴注，纠正酸中毒；重症患者常需联合使用广谱抗生素控制感染。病情严重、经以上药物治疗仍不能控制者，可使用糖皮质激素，以解除血管痉挛，改善微循环。

用药注意事项：滴注多巴胺、去甲肾上腺素时，要注意药液不得外溢至组织中，以免引起局部组织的缺血坏死。血管活性药物若滴注速度太快或浓度过高，患者就会出现剧烈头痛、头晕、恶心呕吐及烦躁不安的表现。

（七）健康指导

1. 疾病预防指导　预防上呼吸道感染，避免受凉、过度劳累或酗酒等诱因。加强身体锻炼，增强营养，保证充足的休息睡眠时间,指导患者多饮水,以增加机体的抵抗力。老年人及久病卧床的慢性患者,应注意经常改变体位、翻身、拍背,随时咳出气道内痰液。必要时可接种流感疫苗、肺炎疫苗等,以预防发病。

2. 疾病知识指导　指导患者遵医嘱按疗程用药,出院后定期随访。出现高热、心率增快、咳嗽、咳痰、胸痛等症状及时就诊。

（杨　益）

第四节　肺结核

案例导入

患者,女,25岁,职员,以"低热、夜间出汗、乏力1个月,气短1周"为主诉入院。

病史评估:患者1个月前开始出现低热、乏力,以午后明显,近一周感到活动后气短。

身体评估:T 37.8℃　P 96次/分　BP 105/75mmHg　R 27次/分,触诊(-),叩诊浊音,听诊呼吸音减弱,未闻及啰音。

辅助检查:X胸片检查:右侧上叶呈现斑片状渗出影。PPD实验强阳性。

初步诊断:肺结核。入院后给予HRZ联合化疗。

请思考:结核杆菌致病的特点有哪些? 结核毒性症状有何表现? 肺结核化疗用药应注意哪些副作用? 做好临床护理及健康指导的要点是什么?

肺结核(pulmonary tuberculosis)是结核分枝杆菌引起的肺部慢性传染性疾病。结核病是全球流行的传染性疾病之一。结核菌可累及全身多个脏器,但以肺结核最为常见。临床常有低热、乏力、盗汗、消瘦等全身中毒症状和咳嗽、咳痰、咯血、胸痛等呼吸系统表现。WHO估算2010年全球有850万~920万新增病例,每年死于结核病的人数为120万~150万,结核病在传染性疾病死亡中占第二位。更值得关注的是,印度和中国占到全球病例的40%。我国2010年流行病学估算,结核病年发病例100万,每年5.4万人死于结核病。因结核病的疫情呈现感染率高、患病率高、死亡人数多和地区患病率差异大的特点,结核病的防治仍是一个需要高度重视的公共卫生问题。

（一）病因及发病机制

1. 结核分枝杆菌　人肺结核的致病菌90%以上为结核分枝杆菌。牛型结核菌感染较少见。典型的结核分枝杆菌,涂片染色具有抗酸性,故俗称抗酸杆菌,对干燥、冷、酸、碱等抵抗力强。在干燥环境中存活数月或数年,在阴湿环境数月不死。结核分枝杆菌对紫外线敏感,10W紫外线灯距0.5~1米,照射30分钟具有明显杀菌作用,在烈日下曝晒2小时以上、70%乙醇接触2分钟或煮沸1分钟均能被杀灭。将痰吐在纸上直接焚烧是最简易的灭菌方法。

2. 肺结核的传播　飞沫传播是肺结核最重要的传播途径。传染源主要是排菌的肺结核患者(尤其是痰涂片阳性、未经治疗者)通过咳嗽、喷嚏、大笑、大声谈话等方式把含有结核分枝杆菌的微滴排到空气中而传播。消化道感染和接触感染较少见;结核菌随血行播散还可并发脑膜、心包、泌尿生殖系统及骨结核。

问题与思考

1. 对排菌的肺结核患者应如何隔离?

2. 患者痰菌检查转阴后,是否还需要隔离?

3. 肺结核的发生与发展　人体感染结核菌后并不一定发病,其感染后所获得的免疫力能杀灭入侵的结核菌,防止发病,或使病情减轻。结核病的免疫主要是细胞免疫,表现为淋巴细胞的致敏与吞噬细胞功能的增强。在结核菌侵入人体后4~8周,机体组织对结核菌及其代谢产物可发生Ⅳ型(迟发性)变态反应。而生活贫困、年老、糖尿病、矽肺及有免疫缺陷等情况,由于机体免疫力低下而易患结核病。

(1) 原发感染:人体初次感染后,若结核杆菌未被吞噬细胞完全清除,并在肺泡巨噬细胞内外生长繁殖,这部分肺组织即出现炎性病变,称为原发病灶。原发病灶中的结核分枝杆菌沿着肺内引流淋巴管到达肺门淋巴结,引起肺门淋巴结肿大。原发病灶和肿大的气管、支气管、淋巴结称为原发综合征。原发病灶继续扩大,可直接或经血流播散到邻近组织器官,发生结核病。

(2) 继发感染:继发感染是指初次感染后再次感染结核分枝杆菌,多为原发感染时潜伏下来的结核菌重新生长、繁殖所致,称内源性复发,也可以受分枝杆菌的再感染而发病,称为外源性感染。继发性结核病有明显的临床症状,容易出现空洞和排菌,有传染性,是防治工作的重点。肺结核的发生发展过程见图2-2。

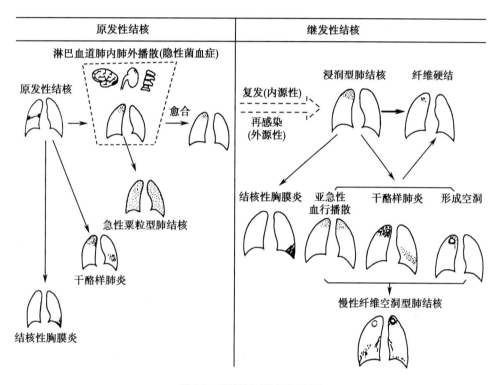

图2-2　肺结核自然过程示意图

(3) Koch 现象:1890 年 Koch 观察到,将结核分枝杆菌注射到未感染的豚鼠,10~14 天后注射局部红肿、溃烂,形成深的溃疡,不愈合,最后豚鼠因结核分枝杆菌播散到全身而死亡。将同量结核分枝杆菌注射到3~6 周前已受少量结核分枝杆菌感染且结核菌素皮肤试验阳性的豚鼠,2~3 天后注射局部皮肤出现剧烈反应,但不久即愈合且无局部淋巴结肿大和全身播散,亦不致死亡。这种机体对结核分枝杆菌再感染和初感染所表现不同反应的现象称为 Koch 现象。较快的局部红肿和表浅溃烂是由结核分枝杆菌诱导的迟发性变态反应的表现。结核分枝杆菌无播散,引流淋巴结无肿大以及溃疡较快愈合是免疫力的反映。

4. 结核的基本病理改变　结核病的基本病理改变为炎性渗出、增生和干酪样坏死。在结核病的病理过程中,破坏与修复常同时进行。渗出性病变通常出现在结核炎症的早期或病灶恶化时;增生性病变多发生于病变恢复阶段,多在菌量较少而机体抵抗力较强时发生,典型的改变是结核结节形成,为结核病的特征性病变;变态反应过于强烈时,干酪坏死组织发生液化经支气管排出形成空洞,其内含有大量结核菌,肉眼下见病灶呈黄灰色,质松而脆,状似干酪,故称干酪样坏死。故上述三种基本病变可同时存在于一个病灶中，多以某一病变为主，且可相互转变。

（二）临床表现

1. 症状

（1）呼吸系统症状：①咳嗽、咳痰两周以上且痰中带血是肺结核最常见可疑症状；②有空洞形成时，痰最增多；合并细菌感染时，痰呈脓性且量增多；合并支气管结核时表现为刺激性咳嗽；合并厌氧菌感染时有大量脓臭痰；③约1/3～1/2患者有不同程度的咯血，患者常有胸闷、喉痒和咳嗽等先兆，以少量咯血多见，少数严重者可大量咯血；④炎症波及壁层胸膜时可引起胸痛，为胸膜炎性胸痛，随呼吸运动和咳嗽加重；⑤当病变广泛和（或）患结核性胸膜炎大量胸腔积液时，可有呼吸困难。多见于干酪样肺炎和大量胸腔积液患者，也可见于纤维空洞型肺结核的患者。

（2）全身症状：发热最常见，多为长期午后低热。部分患者有乏力、食欲减退、盗汗和体重减轻等全身毒性症状。育龄女性可有月经失调或闭经。若肺部病灶进展播散时，可有不规则高热、畏寒等。

2. 体征　取决于病变性质和范围。渗出性病变范围较大或干酪样坏死时可有肺实变体征。如触觉语颤增强、叩诊浊音、听诊闻及支气管呼吸音和细湿啰音。较大的空洞性病变听诊也可以闻及支气管呼吸音。结核性胸膜炎早期有局限性胸膜摩擦音，出现典型胸腔积液体征。慢性纤维空洞型肺结核或胸膜粘连增厚时，纵隔及气管向患侧移位，患侧胸廓塌陷、叩诊浊音、听诊呼吸音减弱并可闻及湿啰音。

3. 并发症　咯血窒息是最严重的并发症。患者突然停止咯血，并出现呼吸急促、面色苍白、口唇发绀、烦躁不安等症状时，常为咯血窒息征象，应及时抢救。其他可并发自发性气胸、脓气胸、支气管扩张症、慢性肺源性心脏病等。结核分枝杆菌随血行播散可并发淋巴结、脑膜、骨及泌尿生殖器官等肺外结核。

4. 肺结核分类标准　新的分类标准将结核病分为六种类型。

（1）原发型肺结核：包括原发综合征及胸内淋巴结结核，多见于少年儿童、无症状或症状轻微、多有结核病家庭接触史，结核菌素试验多为强阳性。X线胸片表现为哑铃形阴影，即原发病灶、引流淋巴管炎和肿大的肺门淋巴结，形成典型的原发综合征。

（2）血行播散型肺结核：急性粟粒性肺结核多见于婴幼儿和青少年，特别是营养不良、患传染病和长期应用免疫抑制剂导致抵抗力明显下降的小儿，多同时伴有原发性肺结核。起病急、持续高热、中毒症状严重，约一半以上患者并发结核性脑膜炎。X线显示双肺满布粟粒状阴影。

（3）继发型肺结核：包括浸润型肺结核、纤维空洞型肺结核和干酪样肺炎等。其中浸润型肺结核为肺结核中最常见的一种类型。多见于成年人。

1）浸润型肺结核：多发生在肺尖和锁骨下。X线显示为片状、絮状阴影，可融合形成空洞。

2）空洞型肺结核：临床表现为发热、咳嗽、咳痰和咯血，患者痰中经常排菌。

3）结核球：干酪样病变吸收，周围形成纤维包膜或空洞阻塞性愈合形成。

4）干酪样肺炎：发生于免疫力低下、体质衰弱、大量结核分枝杆菌感染的患者，或有淋巴结支气管瘘，淋巴结内大量干酪样物质经支气管进入肺内。

5）纤维空洞型肺结核：空洞长期不愈，反复进展恶化，双侧或单侧的空洞壁增厚和广泛纤维增生，造成肺门抬高，肺纹理呈垂柳样，纵隔向患侧移位，健侧可发生代偿性肺气肿。

（4）结核性胸膜炎：包括结核性干性胸膜炎、结核性渗出性胸膜炎、结核性脓胸，以结核性渗出性胸膜炎最常见。

（5）其他肺外结核：按部位和脏器命名，如骨关节结核、肾结核、肠结核等。

（6）菌阴肺结核：即三次痰涂片及一次培养阴性的肺结核。

（三）辅助检查

1. 痰结核分枝杆菌检查　痰中找到结核菌是确诊肺结核病的主要依据。直接涂片镜检最常用，能快速找到结核杆菌。痰培养则更精确，且可鉴定菌型，作药物敏感试验。

2. 结核菌素试验　WHO 和国际防痨和肺病联合会推荐使用的结核菌素为纯化蛋白衍生物(purified protein derivative,PPD),以便于国际间结核感染率的比较。结核菌素试验常作为结核感染的流行病学指标,也是卡介苗接种后效果的验证指标。方法:通常取 0.1ml(5IU)结核菌素,在左前臂屈侧作皮内注射,注射 48~72 小时后测量皮肤硬结的横径和纵径。判断:硬结直径≤4mm 为阴性(-);5~9mm 为弱阳性(+);10~19mm 为阳性(++);≥20mm 或虽<20mm 但局部出现水疱、坏死或淋巴管炎为强阳性(+++)。结核菌素试验对婴幼儿的诊断价值较成人为大,其阳性结果仅表示曾有结核分枝杆菌感染,并不一定患结核病,试验阴性除提示没有结核菌感染外,还见于初染结核菌 4~8 周内,机体变态反应尚未充分建立等。

3. 影像学检查　胸部 X 线检查是诊断肺结核的常规首选方法。不同类型肺结核的 X 线影像具有各自特点,不但可早期发现肺结核,而且可对病灶部位、范围、性质、病情发展和治疗效果作出判断,有助于决定治疗方案。

4. 纤维支气管镜检查　常用于支气管结核和淋巴结支气管瘘的诊断,对于肺内结核病灶,可以采集分泌物或冲洗液标本做病原体检查,也可以经支气管肺活检获取标本检查。

5. 其他检查　结核患者血象一般无异常。严重病例可有贫血,血沉增快,白细胞数量减少或类白血病反应。血清中抗体检查、纤维支气管镜检查、浅表淋巴结活检对结核病诊断有帮助。

(四)治疗要点

肺结核治疗原则主要是抗结核化学药物治疗和对症治疗。早期、联合、适量、规律和全程治疗是化学治疗的原则。整个化疗方案分强化和巩固两个阶段。化学治疗的主要作用在于迅速杀死病灶中大量繁殖的结核分枝杆菌,使患者由传染性转为非传染性,中断传播、防止耐药性产生,最终达到治愈的目的。

1. 常用抗结核药物　抗结核药物依据其抗菌能力分为杀菌剂与抑菌剂。常规剂量下药物在血液中(包括巨噬细胞内)的浓度能达到试管内最低抑菌浓度 10 倍以上时才能起杀菌作用,否则仅有抑菌作用(表 2-2)。

表 2-2　常用抗结核药的用法、不良反应和注意事项

药名(缩写)	成人每日用量(g)	抗菌特点	主要不良反应	注意事项
异烟肼 (H,INH)	0.3~0.4 空腹顿服	全杀菌剂	周围神经炎 偶有肝功能损害	避免与抗酸药同时服用,注意消化道反应,肢体远端感觉及精神状态
利福平 (R,RFP)	0.45~0.6* 空腹顿服	全杀菌剂	肝功能损害 过敏反应	体液及分泌物呈橘黄色,监测肝脏毒性及过敏反应会加速口服避孕药、口服降糖药、茶碱、抗凝血等药物的排泄,使药效降低或失效
链霉素 (S,SM)	0.75~1.0 一次肌内注射	半杀菌剂	听力障碍 眩晕 肾功能损害	注意听力变化及有无平衡失调(用药前、用药后 1~2 个月复查一次) 了解尿常规及肾功能的变化
吡嗪酰胺 (Z,PZA)	1.5~2.0 顿服	半杀菌剂	胃肠道不适 肝功能损害 高尿酸血症 关节痛	监测肝功能,注意关节疼痛、皮疹等反应; 定期监测血尿酸浓度
乙胺丁醇 (E、EMB)	0.75~1.0** 顿服	抑菌剂	视神经炎	检查视觉灵敏度和颜色的鉴别力(用药前、用药后每 1~2 个月复查一次)

* 体重<50kg 用 0.45,≥50kg 用 0.6　** 前 2 周 25mg/kg,其后 15mg/kg

2. 对症治疗　结核中毒症状重者,可在应用有效抗结核药的基础上短期加用糖皮质激素,以减轻中毒症状和炎性反应。咯血量少时,嘱卧床休息,患侧卧位;大量咯血患者可用垂体后叶素缓慢静脉推注或静脉输注;垂体后叶素收缩小动脉,使肺循环血量减少而达到对大咯血的较好止血效果,但高血压、冠状动脉粥样硬化性心脏病、心力衰竭患者和孕妇禁用。

(五)常用护理诊断/问题及措施

1. 知识缺乏　缺乏结核病治疗的相关知识。

（1）指导患者合理休息、坚持用药：①休息可以调整新陈代谢，使机体耗氧量减低，有利于病灶愈合。恢复期可适当增加户外活动，以提高机体的抗病能力；②向患者说明化疗药的用法、疗程、了解药物不良反应，定期检查肝功能，发现不适及时与医生联系；③督促患者按医嘱服药，不要自行停药，坚持完成规则、全程化疗，以提高治愈率、减少复发。

（2）正确留取痰标本：通常初诊患者应留3份痰标本（即时痰、清晨痰和夜间痰），夜间无痰者，应在留取清晨痰后2~3小时再留1份。复诊患者应每次送检2份痰标本（夜间痰和清晨痰）。

2. 营养失调：低于机体需要量　与机体消耗增加、食欲减退有关。

肺结核是一种慢性消耗性疾病，宜给予高热量、高蛋白、富含维生素的易消化饮食，忌烟酒及辛辣刺激食物。蛋白质可增加机体的抗病能力及机体修复能力，建议每天蛋白质摄入量为 1.5~2.0g/kg，其中鱼、肉、蛋、牛奶等优质蛋白摄入量占一半以上；多进食新鲜蔬菜和水果，以补充维生素。注意食物合理搭配，色、香、味俱全；维生素 B 对神经系统及胃肠神经有调节作用，可促进食欲；维生素 C 有减轻血管渗透性作用，可促进渗出病灶的吸收。鼓励患者多饮水，每日不少于 1500~2000ml，既保证机体代谢的需要，又有利于体内毒素的排泄。

3. 潜在并发症：大咯血、窒息　护理措施详见第六节"支气管扩张症"的护理。

（六）健康指导

1. 疾病预防指导

（1）控制传染源：控制传染源的关键是早期发现和彻底治愈肺结核患者。长期随访及结核病防治机构的统一管理对于确诊的结核患者实行全程督导治疗非常必要。

（2）切断传播途径：结核菌主要通过呼吸道传播，患者咳嗽或打喷嚏时应用双层纸巾遮掩；严禁随地吐痰，痰液须经灭菌处理，如将痰吐在纸上直接焚烧是最简易的灭菌方法。接触痰液后用流动水清洗双手。衣物、寝具、书籍等污染物可在烈日下曝晒进行杀菌。每天紫外线消毒病室，开窗通风，保持空气新鲜。

（3）保护易感人群：对未受过结核菌感染的新生儿、儿童及青少年及时接种卡介苗，使人体对结核菌产生获得性免疫力。

2. 疾病知识指导　高度重视休息，保证营养的摄入，戒烟酒；避免情绪波动及呼吸道感染，恢复期加强活动以提高机体免疫力但避免劳累。保持居室通风、干燥，按要求对痰液及污染物进行消毒处理。与涂阳肺结核患者密切接触的家属必要时应接受预防性化学治疗。

3. 用药指导与病情监测　抗结核用药时间至少半年，有时长达一年半之久，强调坚持规律、全程、合理用药的重要性，督促患者治疗期间定期复查胸片和肝、肾功能，指导患者观察药物疗效和不良反应，若出现药物不良反应及时就诊，定期随访。

（杨　益）

第五节　支气管哮喘

案例导入

患者，男，17岁，学生。以"发作性喘息伴咳嗽、咳痰2年，加重1天"为主诉入院。

病史评估：患者因一周前进入新粉刷的教室上课，出现频繁咳嗽、咳白色泡沫样痰伴有喘息，离开教室未得到缓解，症状逐渐加重，出现呼吸困难。

身体评估：T 37℃　P 86次/分　BP 120/75mmHg　R 28次/分，患者神志清楚，指端及口唇皮肤轻度发绀，触诊胸廓饱满、叩诊清音，听诊双肺呼吸音粗且呼气延长，可闻及散在哮鸣音。

辅助检查:血常规检查:白细胞$12×10^9$/L,中性粒细胞85%;胸部X拍片检查:双肺透明度增加,肺纹理增多并紊乱。

请思考:该患者哮喘发作的诱因是什么？应如何选择哮喘治疗药物？如何做好疾病的监测及预防？

支气管哮喘(bronchial asthma)简称哮喘,是以嗜酸性粒细胞、肥大细胞、T淋巴细胞、中性粒细胞等多种炎症细胞参与的气道慢性炎症性疾病。这种慢性炎症与气道高反应性相关,随着病程的延长可产生气道不可逆性狭窄和气道重塑。临床表现为反复发作的喘息、气急、胸闷或咳嗽等症状,常在夜间及清晨发作或加重,多数患者可自行缓解或经治疗后缓解。全球约有3亿哮喘患者,我国哮喘发病率为0.5%～5%,且呈逐年上升趋势。本病患者约40%有家族史。儿童发病率高于成人,发达国家高于发展中国家,城市高于农村。

(一)病因和发病机制

1. 病因　哮喘是一种复杂的、具有多基因遗传倾向的疾病,其发病具有家族集聚现象,亲缘关系越近,患病率越高。患者个体过敏体质及外界环境的影响是发病的危险因素。同时也与变态反应、气道炎症、气道反应性增高及神经学因素相互作用有关。环境因素包括以下几种。

(1)变应原性因素:①吸入变应原,如花粉、尘螨、真菌、动物毛屑、二氧化硫、刺激性气体等;②食物,如鱼、虾、蟹、蛋、牛奶等;③感染,如细菌、病毒、支原体、原虫、寄生虫等;④药物,如普萘洛尔、阿司匹林等。

(2)非变应原性因素:气候变化、运动、妊娠、精神紧张等都可能是哮喘的激发因素。

2. 发病机制　哮喘的发病机制不完全清楚,可概括为气道免疫-炎症机制、神经机制和气道高反应性及其相互作用(图2-3)。

(1)气道免疫-炎症机制:哮喘的炎症反应是由多种炎性细胞、炎症介质(前列腺素、白三烯等)和细胞因子参与的相互作用的结果。体液介导和细胞介导免疫均参与发病过程。炎症细胞在介质的作用下又可分泌多种介质,使气道病变加重,炎症浸润增加,产生哮喘的临床症状,这是一个典型的变态反应。

(2)神经调节机制:支气管受复杂的自主神经支配,有胆碱能神经、肾上腺素能神经和非肾上腺素能非胆碱能(NANC)神经系统。支气管哮喘与β-肾上腺素受体功能低下和迷走神经张力亢进

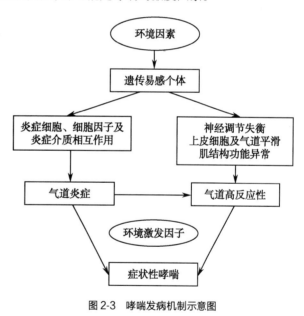

图2-3　哮喘发病机制示意图

有关。NANC能释放舒张和收缩支气管平滑肌的神经介质,两者平衡失调,则可引起支气管平滑肌收缩。

(3)气道高反应性(airway hyperresponsiveness,AHR):是指气道对各种刺激因子如变应原、理化因素、运动、药物等呈现高度过敏状态,表现为气道对各种刺激因子出现过强或过早的收缩反应,是哮喘发病的另一个重要因素。目前普遍认为气道炎症是导致AHR的重要机制之一,而AHR则为支气管哮喘患者的共同病理生理特征。

(4)气道重构(airway remodeling):是哮喘的重要病理特征。气道重构的发生主要与持续存在的气道炎症和反复的气道上皮损伤/修复有关。气道重构使哮喘患者对吸入激素的敏感性降低,出现不可逆的气流受限以及持续存在的AHR。

支气管哮喘的早期病理变化不明显,随疾病发展可出现肺泡高度膨胀,支气管及细支气管内含有黏稠的痰液和黏液栓,支气管壁增厚,黏膜及黏膜下血管增生、黏膜水肿。支气管壁有肥大细胞、嗜酸性粒细

胞、中性粒细胞和淋巴细胞浸润,上皮脱落,基膜显著增厚。若长期反复发作可使气管壁增厚与狭窄,逐渐发展为阻塞性肺气肿。

（二）临床表现

1. **症状** 典型表现为发作性伴有哮鸣音的呼气性呼吸困难。可在数分钟内发作,持续数小时至数天,应用平喘药物治疗后缓解或自行缓解。发作时有胸闷、咳嗽,严重者被迫采取坐位或呈端坐呼吸,甚至出现发绀等,有时咳嗽为唯一症状。哮喘症状在夜间及凌晨发作和加重常为哮喘的特征之一;有些青少年在运动时出现,称为运动性哮喘。

2. **体征** 发作时胸廓饱满,双肺可闻及广泛的哮鸣音,呼气音延长。严重者常出现心率增快、奇脉、胸腹反常运动和发绀。

3. **支气管哮喘的分期及控制水平分期** 根据临床表现可分为急性发作期和非急性发作期。

（1）急性发作期:常因接触刺激物或治疗不当所致。以喘息、气促、咳嗽、胸闷等症状突发,伴有呼吸性呼吸困难为特征。哮喘急性发作时可按病情的严重程度分级（表2-3）。

表2-3 哮喘急性发作时病情严重程度的分级

病情程度	临床表现	血气分析	血氧饱和度	支气管舒张剂
轻度	对日常生活影响不大,可平卧,说话连续成句,步行、上楼时有气短。 呼吸频率轻度增加,呼吸末期散有哮鸣音。脉率<100次/分。可有焦虑	PaO_2正常 $PaCO_2<45mmHg$	>95%	能被控制
中度	日常生活受限,稍事活动便有喘息,喜坐位,讲话常有中断。 呼吸频率增加,哮鸣音响亮而弥漫。 脉率100~120次/分,有焦虑和烦躁	$PaO_2<60~80mmHg$ $PaCO_2>45mmHg$	91%~95%	仅有部分缓解
重度	日常生活受限,喘息持续发作,只能单字讲话,端坐呼吸,大汗淋漓。 呼吸频率>30次/分,哮鸣音响亮而弥漫。 脉率>120次/分。常有焦虑和烦躁	$PaO_2<60mmHg$ $PaCO_2>45mmHg$	≤90%	无效
危重	患者不能讲话,出现嗜睡、意识模糊,哮鸣音明显减弱或消失。脉率>120次/分或变慢和不规则	$PaO_2<60mmHg$ $PaCO_2>45mmHg$	<90%	无效

（2）非急性发作期:患者在非急性期表现有不同程度的哮喘症状。长期评估哮喘的控制水平是可靠的严重性评估方法,对哮喘的评估和治疗指导意义更大。控制水平分为3级（表2-4）。

表2-4 哮喘控制水平分级

临床特征	完全控制 （满足以下所有条件）	部分控制 （任何一周出现以下1~2项特征）	未控制 （任何一周内）
白天症状	无（或≤2次/周）	>2次/周	出现≥3项部分控制特征
活动受限	无	有	
夜间症状/憋醒	无	有	
需要使用缓解药物的次数	无（或≤2次/周）	>2次/周	
肺功能（PEF/FEV_1）	正常或≥80%预计值	<80%正常预计值或本人最佳值≥1次/年	任何一周出现1次
急性发作	无		

4. **并发症** 可并发阻塞性肺气肿、慢性肺源性心脏病、慢性呼吸衰竭及自发性气胸等。

（三）辅助检查

1. **痰液检查** 痰涂片可见较多嗜酸性粒细胞。

2. **呼吸功能检查**

（1）通气功能检测:发作时呈阻塞性通气功能改变,呼气流速指标显著下降,FEV_1、FEV_1/FVC 和呼气流量峰值（peak expiratory flow,PEF）均减少;肺容量指标可见用力肺活量减少、残气量、功能残气量和肺总量增加。缓解期上述通气功能指标逐渐恢复。病变迁延、反复发作者，其通气功能可逐渐下降。

（2）支气管激发试验：用以测定气道反应性，常用吸入激发剂为醋甲胆碱、组胺。激发试验只适用于 FEV_1 占正常预计值 70% 以上的患者，使用吸入激发剂后如 FEV_1 下降 ≥20% 为激发试验阳性。

（3）支气管舒张试验：用以测定气道的可逆性，常用吸入的支气管舒张药如沙丁胺醇、特布他林等。舒张试验阳性诊断标准：①FEV_1 较用药前增加 ≥12%，且绝对值增加 ≥200ml；②PEF 较治疗前增加 60L/min 或 ≥20%。

（4）PEF 及其变异率测定：PEF 可反映气道通气功能的变化。哮喘发作时 PEF 下降。昼夜 PEF 变异率 ≥20%，则符合气道可逆性改变的特点。

3. 血气分析　哮喘发作时可有不同程度的缺氧，PaO_2 降低，过度通气使 $PaCO_2$ 下降，pH 上升，表现为呼吸性碱中毒。如果重症哮喘发作，气道阻塞进一步发展，可出现 $PaCO_2$ 上升，呼吸性酸中毒。若缺氧明显，可合并代谢性酸中毒。

4. 胸部 X 线检查　早期哮喘发作时双肺透亮度增加，呈过度充气状态，缓解期多无异常。合并肺部感染时，可见肺纹理增粗及炎症的浸润阴影。

5. 特异性变应原检测　哮喘患者大多数伴有过敏体质，对众多的变应原和刺激物敏感。血清 IgE 常升高 2~6 倍。

（四）治疗要点

目前无特殊的治疗方法。长期规范化治疗可使大多数患者达到良好或完全的临床控制。治疗目标是长期控制症状、预防未来风险的发生，即在使用最小有效剂量药物治疗或不用药物的基础上，能使患者与正常人一样生活、学习和工作。

1. 脱离变应原　脱离变应原的接触是防治哮喘最有效的方法。

2. 药物治疗　治疗哮喘的药物分为控制药物和缓解药物。控制药物指需要长期每天使用的药物，达到减少发作的目的；缓解药物指按需使用的药物，能迅速解除支气管痉挛、缓解哮喘症状（表 2-5）。

表 2-5　哮喘治疗药物分类

缓解性药物	控制性药物
短效 $β_2$ 受体激动剂（SABA）	吸入型糖皮质激素（ICS）
短效吸入型抗胆碱能药物（SAMA）	白三烯调节剂
短效茶碱	长效 $β_2$ 受体激动剂（LABA，不单独使用）
全身用糖皮质激素	缓释茶碱
	色甘酸钠
	抗 IgE 抗体
	联合药物（如 ICS/LABA）

（1）糖皮质激素：简称激素，是当前控制哮喘发作最有效的药物。常用吸入药物有倍氯米松、氟替卡松、莫米松等，通常需规律吸入 1 周以上方能生效。给药途径包括吸入、口服和静脉应用等。吸入剂量：轻度持续者一般每天 200~500μg、中度持续者每天 500~1000μg、重度持续者每天 >1000μg（不宜超过 2000μg）。口服给药为泼尼松、泼尼松龙等，用于吸入激素无效或需要短期加强治疗的患者。泼尼松的起始剂量为每天 30~60mg，症状缓解后逐渐减量至每天 ≤10mg。严重哮喘发作时，经静脉给予琥珀酸氢化可的松（每天 100~400mg）或甲泼尼龙（每天 80~160mg）。不主张长期口服激素用于维持哮喘控制的治疗。

（2）$β_2$ 肾上腺素受体激动剂：为控制哮喘急性发作的首选药物。常用药物服用方法有定量气雾剂（metered dose inhaler，MDI）吸入、干粉吸入、持续雾化吸入等。也可口服或静脉注入，首选定量吸入。

1）短效 $β_2$ 受体激动剂：作用时间 4~6 小时，常用吸入的短效 $β_2$ 受体激动剂包括沙丁胺醇、特布他林。

2）长效β₂受体激动剂:作用时间10~12小时,常用药物有沙美特罗(经气雾剂或碟剂装置给药)、福莫特罗(经都保给药)。吸入法适用于哮喘(尤其是夜间哮喘和运动诱发哮喘)的预防和治疗。

3）缓释型及控释型β₂受体激动剂:疗效维持时间较长,用于防治反复发作性哮喘。

4）注射用药:用于严重哮喘。

（3）白三烯(LT)调节剂:具有抗炎和舒张支气管平滑肌的作用,通常口服给药。常用白三烯受体拮抗剂有扎鲁司特或孟鲁司特。

（4）茶碱类:具有舒张支气管平滑肌的作用,仍为目前控制哮喘症状的有效药物,与糖皮质激素合用具有协同作用。口服控(缓)释茶碱尤适用于夜间哮喘。缓慢静脉滴注适用于哮喘急性发作且近24小时未用过茶碱类药物的患者。

（5）抗胆碱药:有舒张支气管及减少痰液的作用。常用的吸入胆碱能受体(M受体)拮抗剂有溴化异丙托品和溴化泰乌托品。

（6）其他:口服酮替酚、阿司咪唑、曲尼司特具有抗变态反应作用。

3. 急性发作期的治疗 治疗目的是尽快缓解气道阻塞,纠正低氧血症,恢复肺功能,预防进一步恶化或再次发作,防止并发症。

（1）轻度:每天定时吸入糖皮质激素(倍氯米松)200~500μg,出现症状时可间断吸入短效β₂受体激动剂。效果不佳时可加服β₂受体激动剂控释片或小量茶碱控释片(每天200mg),或加用抗胆碱药如异丙托溴胺气雾剂吸入。

（2）中度:吸入倍氯米松每天500~1000μg,规则吸入β₂受体激动剂或联合抗胆碱药吸入,或口服长效β₂受体激动剂。也可加服LT拮抗剂,若不能缓解,可持续雾化吸入β₂受体激动剂(或联合用抗胆碱药吸入),或口服糖皮质激素(每天<60mg),必要时静注氨茶碱。

（3）重度至危重度:持续雾化吸入β₂受体激动剂,或合用抗胆碱药,或静脉滴注氨茶碱或沙丁胺醇,加服LT拮抗剂。静脉滴注糖皮质激素。

4. 慢性持续期的治疗 哮喘一般经过急性期治疗后症状可以得到控制,但哮喘的慢性炎症改变仍然存在,必须进行长期治疗。哮喘患者长期治疗方案分为5级(表2-6)。对未经规范治疗的持续性哮喘患者,初始治疗可选择第2级治疗方案;初始评估提示哮喘处于严重未控者,治疗应从第3级方案开始。

表2-6 哮喘长期治疗方案

	治疗级别				
	第1级	第2级	第3级	第4级	第5级
	哮喘教育、环境控制				
	按需使用短效β₂受体激动剂				
控制性药物	选用1种	选用1种	加用1种或以上	加用1种或2种	
	低剂量的ICS	低剂量的ICS加LABA	中剂量的ICS加LABA	口服最小剂量的糖皮质激素	
		白三烯调节剂	中高剂量的ICS	白三烯调节剂	抗IgE治疗
		低剂量的ICS加白三烯调节剂	缓释茶碱		
		低剂量的ICS加缓释茶碱			

注:ICS,吸入型糖皮质激素　　LABA,长效β₂受体激动剂

5. 免疫疗法 分为特异性和非特异性两种,前者又称脱敏疗法。通常采用特异性变应原(如螨、花粉、猫毛等)作定期反复皮下注射,剂量由低至高,以产生免疫耐受性,使患者脱敏。非特异性疗法如注射卡介苗、转移因子等生物制品抑制变应原反应的过程。

6. 哮喘管理 通过有效的哮喘管理,实现对哮喘的控制。哮喘管理目标:①达到并维持症状的控制;②维持正常活动,包括运动能力;③维持肺功能水平尽量接近正常;④预防哮喘急性加重;⑤避免因哮喘药

物治疗导致的不良反应;⑥预防哮喘导致的死亡。

（五）常用护理诊断/问题及措施

1. 气体交换受损　与支气管痉挛、气道炎症、气道阻力增加有关。

（1）生活护理:应尽快脱离过敏原。保持室内清洁、空气流通、温湿度适宜。病室不宜摆放花草,避免使用皮毛、羽绒或蚕丝织物等。呼吸困难者提供舒适体位,以减少体力消耗。饮食清淡、易消化、足够热量的,避免进食硬、冷、油煎食物。避免食用与哮喘发作有关的食物,如鱼、虾、蟹、蛋类、牛奶等。有烟酒嗜好者戒烟酒。

（2）氧疗护理:重症哮喘患者常伴有不同程度的低氧血症,应遵医嘱给予鼻导管或面罩吸氧,吸氧流量为每分钟1~3L,吸入氧浓度一般不超过40%。为避免气道干燥和寒冷气流的刺激而导致气道痉挛,吸入的氧气应尽量温暖湿润。如哮喘严重发作,经一般药物治疗无效,或患者出现神志改变,$PaO_2 < 60mmHg$,$PaCO_2 > 50mmHg$ 时,应准备进行机械通气。

（3）病情观察:观察哮喘发作的前驱症状,如鼻咽痒、喷嚏、流涕、眼部发痒等黏膜过敏症状。哮喘发作时,观察患者意识状态、呼吸频率、节律、深度,是否有辅助呼吸肌参与呼吸运动等,监测呼吸音、哮鸣音变化,监测动脉血气分析和肺功能情况,了解病情和治疗效果。哮喘严重发作时,如经治疗病情无缓解,需做好机械通气的准备工作。加强对急性期患者的监护,尤其夜间和凌晨是哮喘易发作的时间,应严密观察有无病情变化。

（4）用药护理:观察药物疗效和不良反应。

1）糖皮质激素:口服用药宜在饭后服用,以减少对胃肠道黏膜的刺激。指导患者不得自行减量或停药。气雾吸入糖皮质激素可减少其口服量,当用吸入剂替代口服剂时,通常需同时使用2周后再逐步减少口服量。吸入治疗可减少全身不良反应,但雾化后应漱口、洗脸。

2）β_2受体激动剂:用药过程观察有无心悸、骨骼肌震颤、低血钾等不良反应。指导患者正确使用雾化吸入器,以保证药物的疗效。因长期应用可引起 β_2 受体功能下降和气道反应性增高,出现耐药性,故指导患者按医嘱用药,不宜长期、规律、单一、大量使用。

3）茶碱类:静脉注射时浓度不宜过高,速度不宜过快,注射时间宜在10分钟以上,以防中毒症状发生。不良反应有恶心、呕吐、心律失常、血压下降和呼吸中枢兴奋,严重者可致抽搐甚至死亡。茶碱缓（控）释片有控释材料,不能嚼服,必须整片吞服。

4）其他:抗胆碱药吸入后,少数患者可有口苦或口干感。酮替芬有镇静、头晕、口干、嗜睡等不良反应,对高空作业人员、驾驶员、操纵精密仪器者应予以强调。

（5）心理护理:哮喘新近发生和重症发作的患者,通常会出现紧张甚至惊恐不安的情绪,应耐心解释病情,给予心理疏导和安慰,消除过度紧张情绪,对减轻哮喘发作的症状和控制病情有重要意义。

2. 清理呼吸道无效　与支气管黏膜水肿、分泌物增多、痰液黏稠、无效咳嗽有关。

（1）促进排痰:指导患者进行有效咳嗽,协助叩背,以促进痰液排出。痰液黏稠者可定时给予蒸汽或氧气雾化吸入。无效者可用负压吸引器吸痰。

（2）补充水分:应鼓励患者每天饮水 2500~3000ml,以补充丢失的水分,稀释痰液。重症者应建立静脉通道,遵医嘱及时、充分补液,纠正水、电解质和酸碱平衡紊乱。

（3）病情观察:观察患者咳嗽情况、痰液性状和量。

3. 知识缺乏　缺乏正确使用定量雾化吸入器用药的相关知识。

（1）定量雾化吸入器（MDI）:正确使用是保证吸入治疗成功的关键（图2-4）。

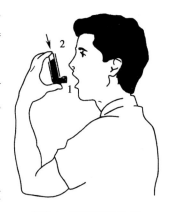

图2-4　定量雾化吸入器

方法:打开盖子,摇匀药液,深呼气至不能再呼时张口,将 MDI 喷嘴置于口中,双唇包住咬口,以慢而深的方式经口吸气,同时以手指按压喷药,至吸气末屏气 10 秒,使较小的雾粒沉降在气道远端,然后缓慢呼气,休息 3 分钟后可再重复使用 1 次。特殊 MDI 的使用:可在 MDI 上加储药罐,简化操作,增加吸入到下呼吸道和肺部的药物量,减少雾滴在口咽部沉积引起刺激,增加雾化吸入疗效,适宜对不易掌握 MDI 吸入方法的儿童或重症患者。

（2）干粉吸入器:常用的有都保装置和准纳器。

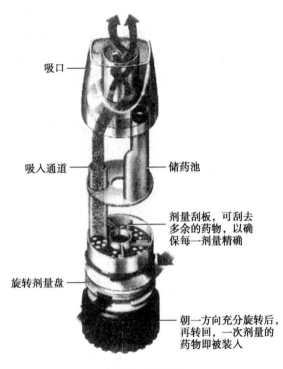

1）都保装置(turbuhaler)(图 2-5):即储存剂量型涡流式干粉吸入器,如布地奈德福莫特罗粉吸入剂。指导患者使用都保装置的方法:①旋转并拔出瓶盖,确保红色旋柄在下方;②拿直都保,握住底部红色部分和都保中间部分,向某一方向旋转到底,再向反方向旋转到底,即完成一次装药。可听到一次"咔嗒"声;③先呼气(勿对吸嘴呼气),将吸嘴含于口中,双唇包住吸嘴用力深长地吸气,然后将吸嘴从嘴部移开,继续屏气 5 秒后恢复正常呼吸。

2）准纳器(图 2-6):常用的有沙美特罗替卡松粉吸入剂等。指导患者准纳器的使用方法:①一手握住准纳器外壳,另一手拇指向外推动准纳器的滑动杆直至发出咔嗒声,表明准纳器已做好吸药的准备;②握住准纳器并使远离嘴,在保证平稳呼吸的前提下,尽量呼气;③将吸嘴放入口中,深深地平稳地吸气,将药物吸入口中,屏气约 10 秒;④拿出准纳器,缓慢恢复呼气,关闭准纳器(听到咔嗒声表示关闭)。

吸口

吸入通道　　储药池

剂量刮板,可刮去多余的药物,以确保每一剂量精确

旋转剂量盘

朝一方向充分旋转后,再转回,一次剂量的药物即被装入

图 2-5　都保装置

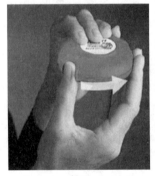　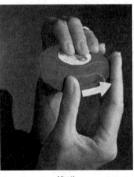　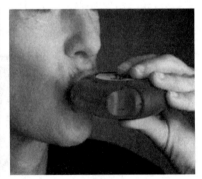

打开　　　　　　　　推进　　　　　　　　吸入

图 2-6　准纳器

（六）健康指导

1. 疾病预防指导　指导患者增加对哮喘的激发因素、发病机制、控制目的和效果的认识,有效控制可诱发哮喘发作的各种因素,如避免摄入引起过敏的食物;避免接触刺激性气体及预防呼吸道感染;避免接触宠物或动物皮毛;在缓解期应加强体育锻炼、耐寒锻炼及耐力训练,以增强体质,提高患者的治疗依从性。

2. 病情监测指导　指导患者识别哮喘发作的先兆表现和病情加重的征象,学会哮喘发作时进行简单的紧急自我处理方法。学会利用峰流速仪来监测最大呼气峰流速(PEFR),峰流速仪的使用方法:①取站

立位,尽可能深吸一口气,然后用唇齿部分包住口含器后;②以最快的速度,用1次最有力的呼气吹动游标滑动,游标最终停止处的刻度,就是此次峰流速值。峰流速测定是发现早期哮喘发作最简便易行的方法,在没有出现症状之前,PEFR下降,提示将发生哮喘的急性发作。如果PEFR经常有规律地保持在80%~100%,为安全区,说明哮喘控制理想;PEFR 50%~80%为警告区,说明哮喘加重,需及时调整治疗方案;PEFR<50%为危险区,说明哮喘严重,需要立即到医院就诊。

3. 用药指导　指导患者或家属掌握正确的药物吸入技术,遵医嘱使用β_2受体激动剂和(或)糖皮质激素吸入剂。

(杨　益)

第六节　支气管扩张症

案例导入

患者,女,46岁,以"寒战、高热、咳大量黄色黏稠痰1天"为主诉入院。

病史评估:患者于10年前诊断为"支气管扩张",一周前淋雨后咳嗽、流涕3天,近1天来出现寒战、高热、咳大量黄色黏稠痰,急诊入院治疗。

身体评估:神志清楚,T 39.8℃　P 112次/分　BP 100/70mmHg　R 28次/分,左侧肺部可闻及固定性湿啰音。

辅助检查:Hb:95g/L,WBC:20×10⁹/L,中性粒细胞87%,核左移。胸部X线检查:表现为左肺纹理增多,左肺下叶有大片均匀致密阴影。

初步诊断:支气管扩张

入院后,患者痰液多且黏稠,不肯接受体位引流。

请思考:还需要进一步评估哪些资料?为该患者进行身体评估的重点是什么?如何指导患者进行有效的体位引流?

支气管扩张(bronchiectasis)是由于急、慢性呼吸道感染和支气管阻塞后,反复发生支气管炎症,致使支气管壁结构破坏,引起的支气管异常和持久性扩张。病程多呈慢性经过,多见于儿童和青年,患者出现慢性咳嗽、咳大量脓痰或反复咯血等症状。

(一)病因和发病机制

支气管扩张的发病基础多为支气管-肺组织感染和支气管阻塞。炎症造成阻塞,阻塞又导致感染,互相影响,管壁的慢性炎症破坏了管壁的平滑肌、弹力纤维,甚至软骨,从而削弱了支气管管壁的支撑结构。引起感染的常见病原体为铜绿假单胞菌、流感嗜血杆菌、卡他莫拉菌、肺炎克雷伯杆菌、金黄色葡萄球菌等。婴幼儿期支气管肺组织感染是支气管扩张最常见的原因。各种阻塞因素如肿瘤、呼吸道异物、感染、支气管周围肿大的压迫等导致炎症造成阻塞,阻塞又导致感染,互相影响。支气管先天发育障碍及遗传因素也是导致气管和主支气管扩张原因,但较少见。当吸气和咳嗽时管内压增高并在胸腔负压的牵引下引起支气管扩张,而呼气时却又因管壁弹性削弱而不能充分回缩,久之,则逐渐形成支气管的持久性扩张。

(二)临床表现

1. 症状

(1)慢性咳嗽、大量脓痰:咳嗽多发生于早晚晨起,痰量与体位改变有关,这是由于分泌物积蓄于支气管的扩张部位,改变体位时分泌物刺激支气管黏膜引起咳嗽和排痰。痰量估计:少于10ml/d为轻度;

10~150ml/d 为中度;多于 150ml/d 为重度。急性感染发作时,黄绿色脓痰量每天可达数百毫升。如有厌氧菌感染,痰有恶臭。感染时痰液静置后出现分层的特征:上层为泡沫,下悬脓性成分;中层为混浊黏液;下层为坏死组织沉淀物。

（2）反复咯血:多因感染而诱发,50%~70%的患者为本病常见症状。可痰中带血,多者咯血达数百毫升,常由支气管动脉和肺动脉的终末支气管扩张及吻合形成的血管瘤破裂所致。部分患者平时可无咳嗽,唯一症状为反复咯血,即所谓"干性支气管扩张症",其病变多位于引流良好的上叶支气管。

（3）全身症状:同一肺段反复发生肺部感染并迁延不愈。当合并继发感染且支气管引流不畅时,可出现发热、乏力、消瘦、肌肉酸痛等全身中毒症状。在疾病晚期多伴有营养不良,因并发慢性支气管炎、阻塞性肺气肿而呼吸困难、心悸等肺功能严重障碍的表现。

2. 体征　早期无异常肺部体征。病情严重或继发感染时,病变部位可闻及固定而持久的局限性粗湿啰音。慢性病例可有杵状指(趾),发绀。

（三）辅助检查

1. X 线胸片　胸部平片检查时,囊状支气管扩张的气道表现为显著的囊腔,腔内可存在气液平面,气道壁可增厚,患侧肺纹理增多及增粗现象。支气管柱状扩张的典型 X 线表现为"双轨征"。胸部 CT 检查显示管壁增厚的柱状或成串成簇的囊性扩张。

2. 其他　支气管碘油造影、纤维支气管镜检查、痰培养、肺功能测定等可协助辅助检查。

（四）治疗要点

支气管扩张的治疗原则是保持呼吸道引流通畅,控制感染,处理咯血,改善气流受限、清除呼吸道分泌物、必要时手术治疗。

（五）常用护理诊断/问题及措施

1. 清理呼吸道无效　与痰多黏稠和无效咳嗽有关。

（1）生活护理:保持环境舒适、室内空气新鲜、洁净。室内每日通风 2 次,每次 30 分钟,但避免患者直接吹风,以免受凉。充分供给营养物质,给以高蛋白、高维生素膳食,少量多餐。保持口腔卫生,及时清理痰杯、痰液。为保证呼吸道黏膜的湿润与黏膜病变的修复,鼓励多饮水,有利于痰液的排出。

（2）体位引流:体位引流是利用重力的作用促使呼吸道分泌物流入气管、支气管排出体外。①引流前准备:向患者解释体位引流的目的、过程和注意事项,监测生命征,肺部听诊,明确病变部位。引流前 15 分钟遵医嘱给予支气管扩张剂。备好排痰用的纸巾或可弃去的一次性容器;②引流体位:引流体位的选择取决于分泌物潴留的部位和患者的耐受程度(图 2-7)。原则上抬高病变部位,引流支气管开口向下,有利于分泌物随重力作用流入支气管和气管排出。首先引流上叶,然后引流下叶后基底段,因为自上到下的顺序有利于痰液完全排出。如果患者不能耐受,应及时调整姿势。头外伤、胸部创伤、咯血、严重心血管疾病和病情不稳定者,不宜采取头低位进行体位引流;③引流时间:根据病变部位、病情和患者状况,每天 1~3 次,每次 15~20 分钟。一般于饭前 1 小时,饭后或鼻饲 1~3 小时内进行,进餐后马上引流易导致胃内容物反流致呕吐;④引流的观察:引流时应有护士或家人协助,观察患者有无出汗、脉搏细弱、头晕、疲劳、面色苍白等症状。评估患者对体位引流的耐受程度,如患者出现心率超过 120 次/分、心律失常、高血压、低血压、眩晕或发绀,应立即停止引流并通知医生。在体位引流过程中,鼓励并指导患者作腹式深呼吸,使用震动排痰仪辅以胸部叩击或震荡等措施;⑤引流后护理:协助患者保持引流体位进行咳嗽,然后帮助患者采取舒适体位,处理污物。协助漱口,保持口腔清洁,观察患者咳痰的情况,如性质、量及颜色,并记录。听诊肺部呼吸音的改变,评价体位引流的效果。

（3）病情观察:详细观察咳嗽和咳痰的情况,准确记录痰量和痰的外观,痰液静置后是否有分层现象。病情严重者需观察缺氧状况的改善。使用抗生素、祛痰剂和支气管舒张剂药物的,观察用药效果及不良反应。

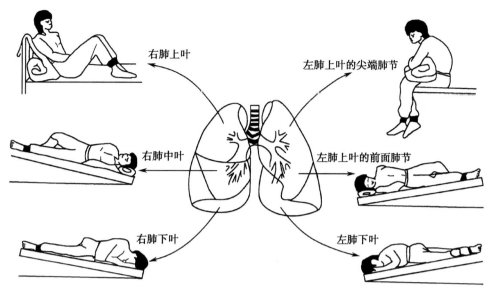

右肺上叶

左肺上叶的尖端肺节

右肺中叶

左肺上叶的前面肺节

右肺下叶

左肺下叶

图 2-7 体位引流

2. 潜在并发症:大咯血、窒息

（1）生活护理:小量咯血者以静卧休息为主,大量咯血患者绝对卧床休息。取患侧卧位,头偏一侧。尽量避免搬动患者,减少肺活动度。小量咯血者宜进少量温、凉流质,因过冷或过热食物均易诱发或加重咯血;大量咯血者应禁食;多饮水,多吃富含纤维素食物,以保持大便通畅,避免排便腹压增加而引起再度咯血。保持口腔清洁、舒适,咯血后嘱患者漱口,擦净血迹,防止因口咽部异味刺激引起剧烈咳嗽而诱发再度咯血。

（2）病情观察:观察患者有无窒息发生,有无胸闷、气促、呼吸困难、发绀、面色苍白、出冷汗、烦躁不安等窒息征象;观察咯血频次、量、性质及出血的速度,生命体征及意识状态的变化;有无阻塞性肺不张、肺部感染及其他合并症表现。记录 24 小时咯血量。

（3）保持呼吸道通畅:痰液黏稠无力咳出者,可经鼻腔吸痰。重症患者在吸痰前后应适当提高吸氧浓度,以防吸痰引起低氧血症。鼓励患者将气管内痰液和积血轻轻咳出,保持呼吸道通畅。咯血时协助轻轻拍击健侧背部,嘱患者不要屏气,以免诱发喉头痉挛,使血液引流不畅形成血块,导致窒息。对精神极度紧张、咳嗽剧烈的患者,可建议给予小剂量镇静剂或镇咳剂。

（4）窒息的抢救:①对大咯血及意识不清的患者,应在病床边备好急救的物品;②一旦患者出现窒息的征象,应立即取头低脚高位,头偏向一侧,轻拍背部,迅速清除口咽部的血块,或直接刺激咽部以咳出血块;③必要时用吸痰管进行机械吸引;④给予高流量吸氧;⑤做好气管插管或气管切开的准备和配合工作,以解除呼吸道阻塞。

（六）健康指导

1. 疾病预防指导　支气管扩张症与感染相关,积极防治呼吸道感染和治疗呼吸系统慢性疾病。保证充足的休息时间,增加营养的摄入,注意锻炼身体,加强耐寒锻炼,天气变化随时增减衣物,避免受凉、酗酒以及吸烟,以预防上呼吸道感染。

2. 疾病知识指导　指导患者自我监测病情,强调清除痰液对减轻症状、预防感染的重要性,指导患者及其家属学习和掌握有效咳嗽、胸部叩击、雾化吸入及体位引流的排痰方法,长期坚持,以控制病情的发展。目前在临床上也可以采用振动排痰仪替代传统的叩背排痰。

震动排痰术

国内研究表明,震动排痰仪排痰效果优于传统叩背排痰,减轻肺部感染。传统的手法叩背排痰法是通过手掌叩击振动患者背部,使附着在肺泡周围或支气管壁的痰液松动脱落而易被咳出。而手部叩击的作用仅限于肺部的浅表层。且频率难以控制。力量不均匀、不持久,不能使痰液做定向移动,因此排痰效果欠佳,同时也增加了护士的工作强度。振动排痰仪是根据物理定向叩击原理设计的,对排除和移动肺内部支气管等小气道分泌物和代谢废物有明显作用,它同时提供2种力:一种是垂直于身体表面的垂直力,该力对支气管黏膜表面黏液及代谢物起松弛作用;另一种是平行于身体表面的水平力,该力帮助支气管内液化的黏液按照选择的方向排出体外。

方法:患者侧卧位,头尽量放低,待引流的病变部位在上,调节振动强度一般为20~30CPS(每秒转速 cycle per second,CPS),转速为25~35圈/秒,叩击头从外向内,自下而上向着主支气管的方向移动进行叩击、振动,每次5~15分钟,每日治疗2~4次。注意事项:①排痰治疗宜在餐前1~2小时或餐后2小时进行;②排痰时叩击头应避开胃肠、心脏;③叩击头要外套塑料或一次性纸制叩击罩,治疗不同患者时更换,避免交叉传染;④治疗完毕指导深呼吸及有效咳痰,必要时负压吸痰,观察痰液排出情况,听诊肺部痰鸣音的变化。

(杨 益)

第七节 慢性阻塞性肺疾病

案例导入

患者,男,58岁,以"气喘加重、伴咳嗽、咳痰三天"为主诉入院。

病史评估:患者9余年前无明显诱因出现间断咳嗽、咳痰,为白色黏痰,不易咳出,于春秋季节发作。近5年来咳嗽、咳痰症状发作频繁,伴气喘,活动耐力逐渐下降,诊断为"慢性阻塞性肺疾病"。3天前受凉后自感气喘加重,伴咳嗽、咳痰,痰量较前增加,为白色黏痰,不易咳出。发病以来饮食差,睡眠可,体重无明显变化。

身体评估:神志清楚,T 36℃ P 60次/分 BP 145/85mmHg R 21次/分,口唇稍发绀,桶状胸、肋间隙增宽,呼吸运动正常,叩诊呈过清音,双肺呼吸音粗,双肺可闻及广泛哮鸣音,触诊双侧触觉语颤减弱。

辅助检查:血气分析 PaO_2 52mmHg,$PaCO_2$ 48mmHg。胸部 X 线检查:双肺纹理增重、模糊,肺气肿。

初步诊断:慢性阻塞性肺疾病急性加重,阻塞性肺气肿给予抗生素治疗7天后症状缓解,但患者仍有气短,医生嘱其进行家庭氧疗。

请思考:该患者目前主要的一个护理诊断是什么?家庭氧疗的给氧方式、给氧浓度和时间是什么?呼吸锻炼的两种方法及其目的是什么?

慢性阻塞性肺疾病(chronic obstructive pulmonary disease,COPD)简称慢阻肺,是以持续气流受限为特征的可以预防和治疗的疾病,其气流受限多呈进行性发展,与气道和肺组织对香烟、烟雾等有害气体或有害颗粒的异常慢性炎症有关。慢阻肺是呼吸系统疾病中的常见病和多发病,其患病率和死亡率居高不下。慢阻肺现已成为全世界死亡原因的第四位,且在逐年增加。研究显示,至2020年慢阻肺所致死亡成为全世界第三位。慢阻肺与慢性支气管炎及肺气肿密切相关。慢性支气管炎(简称慢支)是指在除外慢性咳嗽的其他已知原因后,患者每年咳嗽、咳痰3个月以上并持续2年者。肺气肿是指肺部终末细支气管远端气腔出现异常持久的扩张,并伴有肺泡壁和细支气管的破坏而无明显肺纤维化。当慢性支气管炎、肺气肿患者肺功能检查出现持续气流受限时,则诊断为慢阻肺。如患者只有慢性支气管炎和(或)肺气肿,而无持续气流受限,则不能诊断为慢阻肺。支气管哮喘也会出现气流受限,但支气管哮喘是一种特殊的气道炎症性疾病,其气流受限具有可逆性,故不属于慢阻肺。

(一)病因和发病机制

确切的病因尚不清楚,可能是多种环境因素与机体自身因素长期相互作用的结果。

1. 吸烟 是最为重要的环境发病因素。吸烟者慢性支气管炎的患病比率比不吸烟者高2~8倍。被动吸烟也会致使出现呼吸道症状和慢阻肺。

2. 职业性粉尘和化学物质 职业性粉尘及化学物质,如有机与无机粉尘、烟雾、过敏原、工业废气及室内空气污染等,浓度过大或接触时间过长,均可导致与吸烟无关的慢阻肺。

3. 空气污染 大气中的二氧化硫、二氧化氮、氯气等有害气体可损伤气道黏膜和其细胞毒作用,使纤毛清除功能下降,黏液分泌增多,为细菌感染增加条件。

4. 感染 感染是慢阻肺发生发展的重要原因之一。病毒、细菌和支原体是本病急性加重的重要因素。主要病毒为流感病毒、鼻病毒和呼吸道合胞病毒等;细菌感染常继发于病毒感染,常见病原体为肺炎链球菌,流感嗜血杆菌、卡他莫拉菌及葡萄球菌等。

5. 蛋白酶-抗蛋白酶失衡 慢阻肺患者肺组织中蛋白酶与抗蛋白酶表达失衡。蛋白水解酶对组织有损伤、破坏作用;抗蛋白酶对弹性蛋白酶等多种蛋白酶具有抑制功能。蛋白酶与抗蛋白酶维持平衡是保证肺组织正常结构免受损伤和破坏的主要因素。蛋白酶增多或抗蛋白酶不足均可导致组织结构破坏产生肺气肿。有害物质和气体的暴露对蛋白酶和抗蛋白酶的产生均造成影响。

6. 其他 机体的内在因素、自主神经功能失调、营养、气温的突变等都可能参与慢阻肺的发生、发展。

(二)临床表现

1. 症状 起病缓慢、病程较长。

(1)慢性咳嗽:慢性咳嗽通常是慢阻肺的首发症状。常晨间咳嗽明显,睡眠时有阵咳或排痰。随病程发展可终身不愈。

(2)咳痰:一般为白色黏液或浆液性泡沫痰,偶可带血丝,清晨排痰较多。急性加重伴有细菌感染时,痰量增多,可有脓性痰。

(3)气短或呼吸困难:早期在较剧烈活动时出现,后逐渐加重,以至日常活动甚至休息时也出现明显的呼吸困难,是慢阻肺的标志性症状。感染时呼吸困难加重,晚期可出现呼吸衰竭。

(4)喘息和胸闷:重度患者或急性加重时出现喘息。

(5)其他:晚期患者常有乏力、体重下降和食欲减退。长时间的剧烈咳嗽可导致咳嗽性晕厥。

2. 体征 早期可无异常,随着疾病进展可出现:桶状胸,呼吸浅快,严重者可有缩唇呼吸等;触觉语颤减弱或消失;叩诊呈过清音,心浊音界缩小,肺下界和肝浊音界下降;两肺呼吸音减弱,呼气延长,部分患者可闻及干性啰音和(或)湿性啰音。

3. 慢阻肺的严重程度分级 慢阻肺对患者的影响要进行综合评估,包括症状评估(表2-7)、肺功能分级(表2-8)、急性加重的风险等。

表2-7 mMRC问卷

mMRC 分级	呼吸困难症状
0级	剧烈活动时出现呼吸困难
1级	平地快步行走或爬缓坡时出现呼吸困难
2级	由于呼吸困难,平地行走时比同龄人慢或需要停下来休息
3级	平地行走100m左右或数分钟后即需要停下来喘气
4级	因严重呼吸困难而不能离开家,或在穿衣脱衣时即出现呼吸困难

表 2-8　慢阻肺患者气流受限严重程度的肺功能分级

肺功能分级	患者肺功能 FEV_1 占预计值的百分比（FEV_1% pred）
GOLD 1 级：轻度	FEV_1% pred≥80%
GOLD 2 级：中度	50%≤FEV_1% pred<80%
GOLD 3 级：重度	30%≤FEV_1% pred<50%
GOLD 4 级：极重度	FEV_1% pred<30%

4. 慢阻肺病程分期　急性加重期指咳嗽、咳痰比平时加重或痰量增多，或咳黄痰，或者是需要改变用药方案。稳定期指咳嗽、咳痰、气短等症状稳定或轻微。

5. 并发症　慢阻肺可并发慢性呼吸衰竭、自发性气胸、慢性肺源性心脏病。

（三）辅助检查

1. 肺功能检查　是判断气流受限的主要客观指标，吸入支气管舒张药 FEV_1/FVC<70% 可确定为持续气流受限。肺总量（TLC）、功能残气量（FRV）、和残气量（RV）增高，肺活量（VC）减低，表明肺过度充气。

2. X 线检查　早期胸片可无变化，可逐渐出现肺纹理增粗、紊乱等非特异性改变，也可出现肺气肿改变，即胸廓前后径增大，肋间隙增宽，肋骨平行，膈低平，两肺透亮度增加，肺血管纹理减少或有肺大疱征象。

3. 动脉血气分析　早期无异常，随病情进展可出现低氧血症、高碳酸血症、酸碱平衡失调等，用于判断呼吸衰竭的类型。

4. 其他　慢阻肺并发细菌感染时，血白细胞增高，核左移。痰培养可能检出病原菌。

（四）治疗要点

1. 稳定期治疗

（1）支气管扩张剂：依据症状评估、肺功能改变以及急性加重的风险等，即可对稳定期慢阻肺患者的严重程度做出综合性评估，并依据评估结果选择主要治疗药物（表 2-9）。

表 2-9　稳定期慢阻肺患者病情严重程度综合性评估及其主要治疗药物

患者综合评估分组	特征	肺功能分级	上一年急性加重次数	mMRC 分组	首选治疗药物
A 组	低风险，症状少	GOLD1~2 级	≤1 次	0~1 级	SAMA 或 SABA，必要时
B 组	低风险，症状多	GOLD1~2 级	≤1 次	≥2 级	LAMA 或 LABA
C 组	高风险，症状少	GOLD3~4 级	≥2 次	0~1 级	ICS 加 LABA，或 LAMA
D 组	高风险，症状多	GOLD3~4 级	≥2 次	≥2 级	ICS 加 LABA，或 LAMA

注：SABA：短效 β_2 受体激动药；SAMA：短效抗胆碱能药；LABA：长效 β_2 受体激动药；LAMA：长效抗胆碱能药；ICS：吸入糖皮质激素

（2）祛痰药：对痰不易咳出者可选用盐酸氨溴索等。

（3）糖皮质激素：对高风险（C 组和 D 组）患者，有研究显示长期吸入糖皮质激素和长效 β_2 肾上腺素受体激动剂的联合制剂可增加运动耐量、减少急性加重发作频率、提高生活质量。

（4）长期家庭氧疗（LTOT）：对慢阻肺合并慢性呼吸衰竭患者可提高生活质量和生存率。持续低流量吸氧，1~2L/min，每天 10~15 小时，使患者在静息状态下 PaO_2≥60mmHg 或 SaO_2 升至 90% 以上。LTOT 的指征：①PaO_2≤55mmHg 或 SaO_2≤88%，有或没有高碳酸血症；②PaO_2 55~60mmHg 或 SaO_2<89%，并有肺动脉高压、心力衰竭所致的水肿或红细胞增多症。

2. 急性加重期治疗

（1）根据病情严重程度决定门诊或住院治疗。

（2）支气管舒张药的使用同稳定期。有严重喘息症状者可给予较大剂量雾化吸入治疗。发生低氧血症可用鼻导管持续低流量吸氧，避免吸入氧浓度过高导致二氧化碳潴留。

（3）根据病原菌种类及药物敏感试验,选用抗生素积极治疗。如出现持续气道阻塞,可使用糖皮质激素。

（五）常用护理诊断/问题及措施

1. 气体交换受损　与气道阻塞、通气不足、呼吸肌疲劳、分泌物过多和肺泡呼吸面积减少有关。

（1）休息与活动:患者采取舒适的体位,如可取半卧位或坐位,以利呼吸。视病情进行适当的活动,以不感到疲劳、不加重症状为宜。室内保持合适的温湿度,秋冬季注意保暖,避免直接吹冷风或吸入冷空气。

（2）病情观察:观察咳嗽、咳痰,呼吸困难的程度,监测动脉血气分析和水、电解质、酸碱平衡情况。

（3）氧疗护理:呼吸困难伴低氧血症者,遵医嘱给予氧疗。一般采用鼻导管持续低流量吸氧,氧流量1~2L/min,应避免吸入浓度过高而引起二氧化碳潴留。提倡长期家庭氧疗。长期持续低流量吸氧不但能改善缺氧症状,还有助于降低肺循环阻力,减轻肺动脉高压和右心负荷。氧疗有效的指标:患者呼吸困难减轻、呼吸频率减慢、发绀减轻、心率减慢、活动耐力增加。

（4）用药护理:遵医嘱应用抗生素、支气管舒张药和祛痰药物,注意观察疗效及不良反应。

（5）呼吸功能锻炼:慢阻肺患者需要增加呼吸频率来代偿呼吸困难,这种代偿多依赖于辅助呼吸肌参与呼吸,即胸式呼吸,而非腹式呼吸。然而胸式呼吸的有效性低于腹式呼吸,患者容易疲劳。因此,护理人员应指导患者进行缩唇呼吸、腹式呼吸等呼吸锻炼,以加强胸、膈呼吸肌肌力和耐力,改善呼吸功能。

1）缩唇呼吸:缩唇呼吸的技巧是通过缩唇形成的微弱阻力来延长呼气时间,增加气道压力,延缓气道塌陷。患者闭嘴经鼻吸气,然后通过缩唇(吹口哨样)缓慢呼气,同时收缩腹部(图2-8)。吸气与呼气时间比为1∶2或1∶3。缩唇大小程度与呼气流量,以能使距口唇15~20cm处,与口唇等高点水平的蜡烛火焰随气流倾斜又不至于熄灭为宜。

2）膈式或腹式呼吸:患者可取立位、平卧位或半卧位,两手分别放于前胸部与上腹部。用鼻缓慢吸气时,膈肌最大程度下降,腹肌松弛,腹部凸出,手感到腹部向上抬起。呼气时用口呼出,腹肌收缩,膈肌松弛,膈肌随腹腔内压增加而上抬,推动肺部气体排出,手感到腹部下降(图2-9)。可以在腹部放置小枕头、杂志或书锻炼腹式呼吸。如果吸气时,物体上升,证明是腹式呼吸。缩唇呼吸和腹式呼吸每天训练3~4次,每次重复8~10次。腹式呼吸需要增加能量消耗,因此呼吸训练需要在疾病稳定期进行,需要护理人员在疾病恢复期如出院前对患者进行指导训练。膈式或腹式呼吸可与缩唇呼吸联合起来练习。

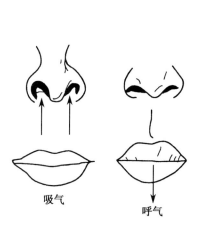

图2-8　缩唇呼吸

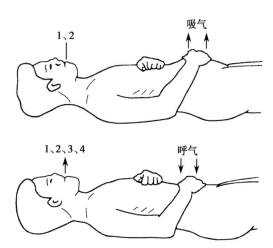

图2-9　膈式或腹式呼吸

2. 清理呼吸道无效　与分泌物增多而黏稠、气道湿度减低和无效咳嗽有关。

（1）病情观察:密切观察咳嗽咳痰的情况,包括痰液的颜色、量及性状,以及咳痰是否顺畅。

（2）用药护理：注意观察药物疗效和不良反应。如止咳药、祛痰药、抗生素等。

（3）保持呼吸道通畅：指导患者进行有效咳嗽咳痰。痰多黏稠的患者鼓励多饮水，以湿化气道，稀释痰液。也可遵医嘱每天进行雾化吸入。嘱患者注意口腔的清洁卫生，咳痰后漱口。护士或家属可给予胸部叩击和体位引流协助排痰，具体方法见本章第一节"常见症状体征的评估与护理"。

（六）健康指导

1. 疾病知识　向患者讲解慢阻肺的相关知识，识别使病情恶化的因素。戒烟是预防慢阻肺的重要措施，应劝导患者戒烟；避免粉尘和刺激性气体的吸入；避免和呼吸道感染患者接触，在呼吸道传染病流行期间，尽量避免去人群密集的公共场所。指导患者要根据气候变化，及时增减衣物，避免受凉感冒。

2. 心理疏导　引导患者适应慢性病并以积极的心态对待疾病，培养生活兴趣，如听音乐、养花种草等爱好，以分散注意力，减少孤独感，缓解焦虑、紧张的精神状态。

3. 饮食指导　呼吸次数的增加可使热量和蛋白质消耗增多，导致营养不良，应制订高热量、高蛋白、高维生素的饮食计划。正餐进食量不足时，应安排少量多餐，避免在餐前和进餐时过多饮水。餐后避免平卧，有利于消化。腹胀的患者应进软食，细嚼慢咽。避免进食产气食物，如汽水、啤酒、豆类、马铃薯和胡萝卜等；避免易引起便秘的食物，如油煎食物、干果、坚果等。

4. 康复锻炼　通过延续护理加强患者理解康复锻炼的意义，充分发挥患者进行康复的主观能动性，制订个体稳定的锻炼计划，选择空气新鲜、安静的环境，进行步行、慢跑、太极拳等体育锻炼。教会患者和家属依据呼吸困难与活动之间的关系，判断呼吸困难的严重程度，以便合理安排工作和生活。

5. 家庭氧疗　护理人员应指导患者和家属做到以下几点：①了解氧疗的目的、必要性及注意事项；②注意安全：供氧装置周围严禁烟火，防止氧气燃烧爆炸；③氧疗装置定期更换、清洁、消毒。

相关链接

美国老年协会对延续性护理的定义是，通过一系列的行动设计，确保患者从医院的不同科室到家庭受到协作性与连续的护理，包括经由医院制订的出院计划、转诊、患者回归家庭或社区后的持续随访与指导。国外及我国香港特别行政区从20世纪90年代开始广泛开展对高危早产儿、老年慢性病及器官移植的出院患者的延续护理，取得了较好的后期治疗效果。将延续护理作为整体护理的一部分和住院护理的延伸，使患者回到家中仍能得到持续的肺康复指导。护士对患者进行反复的、有针对性的健康教育，可提高患者对自身疾病的认知；护士在随访过程中监测患者完成出院处方的肺康复内容，可以延缓患者的肺功能持续下降的情况，改善患者的生存质量。

（游兆媛）

第八节　慢性肺源性心脏病

案例导入

患者，女，76岁，以"咳嗽咳痰、呼吸困难"为主诉入院。

病史评估：患者间断咳嗽咳痰40年，胸闷、气喘2年，再发5天。10年前诊断慢性阻塞性肺疾病。5天前出现呼吸困难，伴活动耐力下降，步行100米即感喘憋咳嗽，咳黄白脓痰，黏稠，不易咳出，夜间不能平卧。

身体评估：神志清楚，T 36.0℃　P 102次/分　BP 134/83mmHg　R 26次/分，自主体位，结膜轻度水肿，双肺叩诊呈清音，双肺可闻及湿性啰音，下肢中度指凹性水肿。

辅助检查：血 WBC 12.30×10^9/L，血气分析：血 pH 7.31，PaO_2 56mmHg，$PaCO_2$ 82mmHg。

初步诊断:慢性阻塞性肺疾病急性发作,慢性肺源性心脏病。

给予抗生素治疗2天后患者仍有呼吸困难,家属反映患者已两夜未眠,要求给予安眠药。

请思考:患者是否可以用镇静药物? 患者目前主要的护理诊断是什么? 目前患者病情观察、饮食、给氧、排痰的护理措施有哪些?

肺源性心脏病(corpulmonale)是指支气管-肺组织、胸廓或肺血管病变致肺血管阻力增加,产生肺动脉高压,继而右心室结构或(和)功能改变的疾病。根据起病缓急和病程长短,可分为急性和慢性肺心病两类。临床上以后者多见。农村患病率高于城市,随年龄增加而增高。吸烟人群患病率高于不吸烟人群。冬春季节、气候骤变是慢性肺源性心脏病急性发作的诱因。

慢性肺源性心脏病(chronic pulmonary heart disease)简称慢性肺心病(chronic corpulmonale),是指由肺组织、肺血管或胸廓的慢性病变引起肺组织结构和(或)功能异常,产生肺血管阻力增加,肺动脉压力增高,使右心室扩张和(或)肥厚,伴或不伴右心功能衰竭的心脏病。

(一)病因和发病机制

1. 病因

(1) 慢性支气管、肺疾病:以慢阻肺最多见,其次为支气管哮喘、支气管扩张等。

(2) 胸廓运动障碍性疾病:如严重的脊柱后、侧凸,类风湿关节炎、胸廓成形术后等。

(3) 肺血管疾病:反复发生的多发性肺小动脉栓塞及肺小动脉炎,此病因少见。

(4) 其他:睡眠呼吸暂停综合征等亦可引起肺动脉高压而发展成为肺心病。

2. 发病机制 支气管、肺、胸廓或肺动脉的长期慢性病变,导致一系列的体液因子和肺血管的变化,使肺血管阻力增加,肺动脉血管的结构重构,产生肺动脉高压。缺氧、高碳酸血症和呼吸性酸中毒是肺血管阻力增加的功能性因素,可使肺血管收缩痉挛,在肺动脉高压的形成中占有重要地位;另外缺氧引起血液黏稠度增高,血流阻力加大,导致肺动脉压力进一步增高,同时使肾动脉收缩,肾血流量减少,由此导致水钠潴留而加重肺动脉高压。另一方面,反复感染造成的血管炎,肺气肿导致肺泡内压的增高压迫肺毛细血管和肺泡壁的破裂造成肺泡毛细血管床的损伤等,这些因素使肺血管解剖结构重塑,是肺血管阻力增加的解剖学因素。长期肺动脉高压使右心室后负荷增加,早期右室代偿性肥厚、扩大,晚期出现失代偿性心脏扩大、右心室肥厚,发生右心衰竭。

(二)临床表现

本病病程缓慢,临床上除原有肺、胸疾病的各种症状和体征外,主要是逐步出现肺、心功能衰竭以及其他器官损害的表现。按其功能可分为代偿期和失代偿期。

1. 肺、心功能代偿期

(1) 症状:咳嗽、咳痰、气促,且反复发作,活动后加重,活动后心悸、呼吸困难、乏力和活动耐力下降。急性感染可加重上述症状。少有胸痛或咯血。

(2) 体征:可有不同程度的发绀和原发肺脏疾病体征。偶有干、湿啰音,心音遥远。三尖瓣区可闻及收缩期杂音和剑突下心脏搏动增强,提示右心室肥厚。部分患者因肺气肿时胸内压升高,阻碍腔静脉回流,可有颈静脉充盈,呼气期尤为明显,吸气期充盈减轻。

2. 肺、心功能失代偿期

(1) 呼吸衰竭

1) 症状:呼吸困难加重,夜间为甚,常有头痛、失眠、食欲下降、白天嗜睡,甚至出现表情淡漠、神志恍惚、谵妄等肺性脑病表现。

2) 体征:明显发绀、球结膜充血、水肿,严重时出现颅内压升高的表现,如视网膜血管扩张和视乳头水肿等。腱反射减弱或消失,出现病理反射。因高碳酸血症可出现周围血管扩张的表现,如皮肤潮红、多汗。

（2）右心衰竭：

1）症状：气促更明显、心悸、食欲缺乏、腹胀、恶心等。

2）体征：发绀更明显，颈静脉怒张，心率增快，可出现心律失常，剑突下可闻及收缩期杂音，甚至舒张期杂音。肝大并有压痛，肝-颈静脉回流征阳性，下肢水肿，重者可有腹水。少数可出现肺水肿及全心衰竭的体征。

（3）并发症：肺性脑病、酸碱失衡及电解质紊乱、心律失常、休克、消化道出血和弥散性血管内凝血（DIC）等。

（三）辅助检查

1. X线检查　除肺部原发病及肺部急性感染特征外，尚有右下肺动脉干扩张、肺动脉段突出等肺动脉高压征及右心室增大。

2. 心电图检查　主要表现有电轴右偏、肺性P波，也可见右束支传导阻滞及低电压图形，可作为慢性肺心病的参考条件。

3. 动脉血气分析　PaO_2降低或同时伴有$PaCO_2$增高。

4. 血液检查　红细胞计数和血红蛋白计数增高；合并感染时，白细胞计数和中性粒细胞增高。可有电解质失衡和肝肾功能异常的变化。

5. 其他　超声心动图检查可见肺动脉内径增大、右心室流出道增宽、右心室增大和室间隔增厚。痰培养可找到致病菌。

（四）治疗要点

1. 急性加重期

（1）积极控制感染，针对性选用抗生素。

（2）保持呼吸道通畅，改善呼吸功能，给予氧疗，纠正缺氧和二氧化碳潴留。

（3）控制呼吸衰竭和心力衰竭。慢性肺源性心脏病患者一般在积极控制感染，改善呼吸功能后心力衰竭能得到改善，但对治疗后无效的较重者，可适当选用利尿剂、正性肌力药或血管扩张药。对于有心律失常的患者，根据心律失常的类型选用药物。

（4）抗凝治疗，防止肺微小动脉原位血栓形成。

（5）积极处理并发症。

2. 缓解期原则上采用中西医结合的综合治疗措施，目的是增强免疫功能、去除诱发因素，减少或避免急性发作，如长期家庭氧疗、营养疗法和调节免疫功能等。

（五）常用护理诊断/问题及措施

1. 气体交换受损　与低氧血症、二氧化碳潴留、肺血管阻力增高有关。

（1）氧疗与机械通气治疗：持续低流量吸氧（1~2L/min）、低浓度（25%~29%）吸氧，以免高流量吸氧因缺氧状态解除而抑制呼吸，加重二氧化碳的潴留，导致肺性脑病。在吸氧过程中，注意观察氧疗效果，监测动脉血气分析结果。严重呼吸困难者要做好机械通气的准备工作，必要时进行机械通气并做好相关的护理配合。

（2）病情观察：观察患者咳嗽、咳痰、呼吸困难进行性加重的程度，全身症状、体征和并发症情况。监测动脉血气分析和水、电解质、酸碱平衡状况。

（3）选择适当体位：协助患者取半坐卧位，使膈肌下降，以增强肺通气量，减少回心血量，减轻呼吸困难。必要时予双足下垂位，也可减少回心血量从而减轻肺淤血，有利于呼吸。

（4）呼吸功能锻炼：见第二章第七节"慢性阻塞性肺疾病"。

（5）心理护理：呼吸困难者心情紧张，甚至出现焦虑与恐惧，应给予精神上的安慰，根据呼吸困难程度用恰当的沟通方式，及时了解病情。

2. 清理呼吸道无效　与呼吸道感染、痰液过多而黏稠有关。

（1）观察咳嗽和咳痰的情况，准确记录痰量和痰的外观。

（2）积极排痰，保持呼吸道通畅：①卧床患者嘱定期进行深呼吸，并协助其翻身、拍背，或用震动排痰机协助排痰；②教会患者进行有效咳嗽、咳痰。③对痰液黏稠的患者进行氧气雾化吸入、适量饮水，使痰液稀释易于咳出；④有大量脓性痰液者，可做体位引流；⑤必要时协助医生通过纤维支气管镜、气管插管甚至气管切开等解除严重、顽固的痰液阻塞，保持呼吸道通畅，挽救生命；⑥遵医嘱给予祛痰、止咳药；⑦对年老、体弱或神志不清患者予负压吸痰。

（3）补充营养和水分：依据出入量而定，量出为入。

3. 活动无耐力　与心肺功能减退有关。

（1）休息与活动：让患者认识充分休息有助于心肺功能恢复的重要性。在心肺功能失代偿期应绝对卧床休息，协助采取舒适体位，如半卧位或坐位，以减轻心肺负担，以减少机体耗氧量，减慢心率和减轻呼吸困难。肺、心功能代偿期鼓励患者进行适当量活动，活动量以不引起疲劳、不加重症状为度。对于卧床的患者应协助定时翻身、更换姿势，并保持舒适安全的体位。依据患者的耐受能力指导患者在床上进行缓慢的肌肉松弛活动，如上肢交替前伸、握拳，下肢交替抬离床面，使肌肉保持紧张5秒后，松弛平放床上。鼓励患者进行呼吸功能锻炼，提高活动耐力。

（2）减少体力消耗：指导患者采取既有利于气体交换又能节省能量的姿势，如站立时，背倚墙，使膈肌和胸廓松弛，全身放松。坐位时凳高合适，两足正好平放地，身体稍向前倾，两手摆在双腿上或趴在小桌上，桌上放软枕，使患者胸椎与腰椎尽可能在一直线上。卧位时抬高床头，并略抬高床尾，使下肢关节轻度屈曲。注意保持大便通畅，必要时按医嘱予通便药物，协助患者大小便时，尽量避免患者过度用力。

（3）病情观察：观察患者的生命体征及意识状态；注意有无发绀和呼吸困难，及其严重程度；观察有无心悸、胸闷、腹胀、尿量减少、下肢水肿等右心衰竭的表现；定期监测动脉血气分析，密切观察患者有无头痛、烦躁不安、神志改变等肺性脑病表现。

4. 体液过多　与心输出量减少、肾血流灌注量减少有关。

（1）皮肤护理：注意观察全身水肿情况、有无皮损、压疮发生。因肺心病患者常有营养不良，身体下垂部位水肿，若长期卧床，极易形成压疮。指导患者穿宽松、柔软的衣服；定时更换体位，使用气垫床。评估皮肤情况，必要时填写患者压疮风险评估表，制订预防措施。

（2）饮食护理：给予高纤维素、易消化清淡饮食，防止因便秘、腹胀而加重呼吸困难。避免含糖高的食物，以免引起痰液黏稠。如患者出现水肿、腹水或尿量减少时，应限制钠水摄入。少食多餐，减少用餐时的疲劳，进餐前后漱口，保持口腔清洁，促进食欲。必要时遵医嘱静脉补充营养。

（3）用药护理：①对二氧化碳潴留、呼吸道分泌物多的重症患者慎用镇静剂、麻醉药、催眠药，如必须用药，使用后注意观察是否有抑制呼吸和咳嗽反射的情况出现；②应用利尿剂后易出现低钾、低氯性碱中毒而加重缺氧、过度脱水引起血液浓缩、痰液黏稠不易排出、使用排钾利尿剂时易出现低钾等不良反应，应注意观察和预防，督促患者遵医嘱补钾。利尿剂尽可能在白天给药，避免夜间频繁排尿而影响患者睡眠；③使用洋地黄类药物时，应询问有无洋地黄用药史，遵医嘱准确用药，注意观察药物毒性反应；④应用血管扩张剂时，注意观察患者心率及血压情况。血管扩张药在扩张肺动脉的同时也扩张体动脉，往往造成体循环血压下降，反射性心率增快、氧分压下降、二氧化碳分压上升等不良反应；⑤使用抗生素时，注意观察感染控制的效果、有无继发性感染；⑥根据患者病情，严格控制输液量和输液速度，准确记录24小时出入量。

5. 潜在并发症：肺性脑病

（1）吸氧护理：持续低流量、低浓度给氧，氧流量 1~2L/min，浓度在 25%~29%。防止高浓度吸氧抑制呼吸，加重二氧化碳潴留，加重肺性脑病。

（2）病情观察：定期监测动脉血气分析，密切观察患者的病情变化，出现头痛、烦躁不安、表情淡漠、神志恍惚、精神错乱、嗜睡和昏迷等症状时,及时通知医生并协助处理。

(3)用药护理:遵医嘱使用呼吸兴奋剂,观察药物的疗效和不良反应。出现心悸、呕吐、震颤、惊厥等症状,立即通知医生给予对症治疗。

(4)休息与安全:患者绝对卧床休息,呼吸困难者取半卧位。对有肺性脑病先兆症状者,予床挡和约束带进行安全保护,必要时专人护理。

(六)健康指导

1. 疾病预防指导　向患者和家属讲解疾病发生、发展过程及防治原发病的重要性,预防复发,预防感染,戒烟,疫苗接种。积极防治原发病,避免诱因。坚持家庭氧疗等。加强饮食营养,以保证机体康复的需要。

2. 疾病知识指导　病情缓解期应根据肺、心功能及体力情况进行适当的体育锻炼和呼吸功能锻炼,如散步、气功、太极拳、腹式呼吸、缩唇呼吸等,改善呼吸功能,提高机体免疫力。

3. 疾病监测指导　告知患者及家属病情变化的征象,如体温升高、呼吸困难加重、咳嗽剧烈、咳痰不畅、尿量减少、水肿明显或家人发现患者神志淡漠、嗜睡、躁动、口唇发绀加重等,均提示病情变化或加重,需要及时就医诊治。

(游兆媛)

第九节　自发性气胸

案例导入

患者,男,18岁,以"突发左侧胸痛、咳嗽"为主诉入院。

病史评估:患者于入院1天前无明显诱因突然出现左侧胸痛,咳嗽,立即到医院急诊就诊。

身体评估:神志清楚,T 37℃　P 98次/分　BP 109/73mmHg　R 26次/分,身高:180cm,体重:67kg。

辅助检查:左侧少量气胸,左肺被压缩约40%,左肺下叶实变影。

于急诊行左侧胸腔闭式引流术。查体:可见左胸部留置胸腔闭式引流管,淡黄色,可见波动,咳嗽时可见气体溢出,伤口周围未触及皮下气肿。

初步诊断:自发性气胸。

患者为行手术治疗收入胸外科,在全麻下行胸腔镜下左肺大疱切除术,术后安返病房,予以补液、抗炎治疗。术后患者主诉伤口疼痛,不敢咳嗽。

患者生命体征平稳,于术后3天拔除胸腔闭式引流管,遵医嘱通知患者出院。

请思考:该患者目前主要的两个护理诊断是什么?如何进行胸腔闭式引流的护理?胸腔闭式引流拔管后的注意事项有哪些?

胸膜腔为不含气体的密闭潜在腔隙,当气体进入胸膜腔,造成积气状态时,称为气胸(pneumothorax)。气胸可分为自发性、外伤性和医源性3类。自发性气胸(spontaneous pneumothorax)指肺组织及脏层胸膜的自发破裂,或靠近肺表面的肺大疱、细小气肿疱自发破裂,使肺及支气管内气体进入胸膜腔所致的气胸,可分为原发性和继发性,前者发生于无基础肺疾病的健康人,后者发生于有基础疾病的患者。自发性气胸为内科急症,男性多于女性。外伤性和医源性气胸见《外科护理学》。

(一)病因和发病机制

气胸发生后,肺脏被压缩20%以上时,胸腔内压变大,失去了负压对肺的牵引作用,肺膨胀受限,表现为肺容量缩小、通气功能降低的限制性通气功能障碍,通气/血流比例变小,动静脉分流,出现低氧血症。大量气胸尤其是张力性气胸时,由于失去胸腔负压吸引静脉血回心,甚至产生胸腔内正压压迫血管和心脏,阻碍静脉血回心,心搏出量减少,引起心率加快,血压降低甚至休克。大量或张力性气胸可引起纵隔移位或摆动,导致心律失常、休克甚至窒息死亡。

1. 根据有无原发疾病分类 自发性气胸可分为原发性和继发性气胸两种类型。

(1)原发性气胸:是指常规 X 线检查肺部无显著病变的气胸。多见于瘦高体型的男性青壮年。

(2)继发性气胸:是在肺部疾病如慢性阻塞性肺疾病等基础疾病上引起肺大疱,咳嗽、打喷嚏或肺内压增高时,导致大疱破裂引起气胸。月经性气胸仅在月经来潮前后 24～72 小时内发生,发病机制未明,可能是胸膜上有异位子宫内膜破裂所致。妊娠期气胸可因每次妊娠而发生,可能与激素的变化和胸廓的顺应性改变有关。

从高压环境突然进入低压环境,航空、潜水作业时防护措施不当,以及机械通气压力过高时均可发生气胸。

2. 根据临床表现、脏层胸膜破口的情况和气胸发生后对胸膜腔内压力的影响,自发性气胸一般分为闭合性、交通性和张力性气胸三类。

(1)闭合性(单纯性)气胸:胸膜破裂口较小,随着肺脏萎缩而关闭,停止空气继续进入胸膜腔。胸内压的正负取决于进入胸膜腔的气体量,抽气后胸内压下降不复升,病程中气体逐渐吸收。

(2)交通性(开放性)气胸:胸膜破裂口较大,或因胸膜粘连妨碍肺脏回缩而使裂口常开放,气体经裂口随呼吸自由出入胸膜腔。抽气后可呈负压,但很快复升,压力变化不大。

(3)张力性(高压性)气胸:胸膜破裂口呈单向活瓣或活塞作用,吸气时胸廓扩大,胸内压变小,活瓣开放,空气进入胸膜腔;呼气时,胸廓变小,胸内压升高,压迫活瓣使之闭合。气体不能排出,胸膜腔内积气越来越多,胸内压持续升高。此类型气胸引起的病理生理改变最大,可发生严重呼吸和循环功能障碍,需积极抢救。

(二)临床表现

1. 症状

(1)胸痛:患者突感胸痛,常为针刺样或刀割样,持续时间短暂。继之有胸闷和呼吸困难。部分患者有剧烈咳嗽、屏气大便、提举重物、大笑等诱因,也可在正常活动或安静休息时发病。

(2)呼吸困难:严重程度取决于是否有肺基础疾病及肺功能状态、气胸发生的速度、胸膜腔内积气量及压力。年轻健康成人的少量气胸很少发生呼吸困难。积气量大或伴肺部原有疾病较重者,则气促明显。有肺气肿的老年人,肺压缩不到10%,也可产生明显的呼吸困难。张力性气胸时胸膜腔内压持续升高使患侧肺受压,纵隔向健侧移位,造成严重呼吸及循环功能障碍。患者常表现精神高度紧张、胸闷、气促、窒息感、发绀、出汗,烦躁不安及脉速、心律失常、休克、昏迷等。

(3)咳嗽:可有刺激性咳嗽,因气体刺激胸膜所致。

2. 体征 呼吸加快,呼吸运动减弱,患侧胸廓饱满,肋间隙膨隆,语音震颤及呼吸音均减弱或消失,叩诊呈鼓音或过清音,心或肝浊音区消失。气管和纵隔向健侧移位。张力性气胸有时可在左心缘处听到与心跳一致的气泡破裂音,称 Hamman 征。液气胸时可闻及胸内振水音。

如自发性气胸患者的呼吸频率<24 次/分,心率 60～120 次/分,血压正常,呼吸室内空气时 $SaO_2 > 90\%$,两次呼吸间说话成句,此时称为稳定型气胸,否则为不稳定型。

(三)辅助检查

1. X 线检查 为诊断气胸最可靠的方法。可显示肺压缩的程度、肺部情况、有无胸膜粘连、胸腔积液及纵隔移位等。可见压缩的肺组织。气胸合并胸腔积液时,见液气面。

2. 胸部 CT 表现为胸膜腔内出现极低密度的气体影,伴有不同程度的肺组织压缩改变。CT 对于小量气胸、局限性气胸以及肺大疱与气胸的鉴别比 X 线胸片更敏感和准确。

（四）治疗要点

自发性气胸治疗的目的在于促使肺复张,消除病因及防止复发。基本治疗原则包括保守治疗、排气疗法、预防复发、手术疗法及并发症防治等。

1. 保守治疗　适用于稳定型小量闭合性气胸,应严格卧床休息、给氧、酌情给予镇静和镇痛等药物。由于胸膜腔内气体的吸收有赖于胸膜腔内气体分压与毛细血管内气体分压的压力梯度,高浓度吸氧可加大压力梯度,因而能加快胸膜腔内气体的吸收。保守治疗需密切监测病情改变。

2. 排气疗法　适用于呼吸困难明显、肺压缩程度较重的患者,特别是张力性气胸需紧急排气者。

（1）紧急排气:张力性气胸患者病情危急,在紧急情况下可将无菌粗针头经患侧肋间插入胸膜腔排气。也可在粗针头的尾部套扎一顶端剪有小裂缝的橡胶指套,使气体排出至胸腔内压减为负压时,裂缝关闭,空气不能进入胸膜腔。

（2）胸膜腔穿刺抽气法:适用于少量气胸、呼吸困难较轻的闭合性气胸患者。穿刺点常选择患侧锁骨中线第 2 肋间。皮肤消毒后用气胸针穿刺入胸膜腔,连接 50ml 或 100ml 的注射器进行抽气并测压。一般一次抽气不宜超过 1000ml。每日或隔日抽气一次。

（3）胸腔闭式引流:对于呼吸困难明显、肺压缩程度较大的不稳定型气胸患者,包括交通性气胸、张力性气胸和气胸反复发作的患者,无论气胸容量多少,均应尽早行胸腔闭式引流。常选择锁骨中线外侧第 2 肋间或腋前线第 4～5 肋间插入引流管;局限性气胸或有胸膜粘连者宜 X 线定位;液气胸需排气排液者,多选择上胸部插管引流。插管后连接胸腔闭式引流瓶进行引流,胸膜腔内压力保持在 1～2cmH$_2$O 以下。肺复张不满意可采用持续负压吸引。

3. 胸膜粘连术　对于持续或反复发作的气胸、合并肺大疱、不宜手术的患者,可胸腔内注入粘连剂如滑石粉、多西环素等。使脏层和壁层胸膜粘连封闭胸膜腔,使空气无处积存。

4. 手术疗法　对反复发作的气胸、长期肺不张、张力性气胸引流失败、双侧气胸、血气胸、或支气管胸膜瘘的患者,可行胸腔镜直视下处理肺或肺大疱破口、支气管胸膜瘘、结核穿孔等,或通过开胸手术行肺叶肺段切除术。

5. 并发症及处理　气胸患者常见的并发症包括纵隔气肿与皮下气肿、血气胸及脓气胸,根据临床情况给予相应处理。

（五）常用护理诊断/问题及措施

低效性呼吸型态:与胸膜腔内积气限制肺扩张、疼痛有关。

1. 一般护理

（1）休息与卧位:气胸患者应绝对卧床休息,少讲话,避免用力、屏气、咳嗽等增加胸腔内压的活动。血压平稳者取半坐位,有利于呼吸、咳嗽排痰及胸腔引流。协助做好皮肤的清洁护理,防止压疮。翻身时应注意防止胸腔引流管脱落。

（2）吸氧:给予鼻导管或面罩供氧,调节氧流量使 SaO$_2$>90%,高浓度氧气吸入可提高胸膜腔内气体的吸收,促进肺复张。

（3）缓解胸痛:取舒适的卧位,减轻压迫、牵拉所致的疼痛;变换体位时固定引流管,避免其刺激胸膜引起疼痛;咳嗽咳痰、深呼吸时,用手按住胸壁及伤口两侧,有效咳嗽。保持大便通畅,避免用力排便引起胸痛和伤口疼痛。剧烈胸痛者遵医嘱给予镇痛剂。

（4）保持呼吸道通畅:评估患者的咳嗽、排痰能力,观察痰液的性质、颜色、量及黏稠度,鼓励和协助患者有效咳痰,痰液黏稠不易咳出时,可饮少量温水或给予祛痰剂、雾化吸入稀释痰液;必要时负压吸痰。

2. 排气治疗患者的护理

（1）术前准备:①向患者简要说明排气疗法的目的、基本过程及注意事项,以取得患者的理解与配合;

②严格检查引流管是否通畅,胸腔闭式引流装置是否密闭,各接合口牢固。胸腔闭式引流装置有单瓶、双瓶和三瓶,其中一次性三腔型引流装置瓶体部分由积液腔、水封腔和调压腔三个腔组成(图 2-10a、b);③水封瓶或一次性引流瓶内注入适量无菌蒸馏水或生理盐水,标记液面水平;④将连接胸腔引流管的玻璃管一端置于水面下 1~2cm,使胸腔内压力保持在 1~2cmH₂O(图 2-10c)。如同时引流液体时,需在水封瓶之前增加一贮液瓶,使液体引流入贮液瓶中,确保水封瓶液面的恒定。负压引流时,需调节好压力,确保胸腔所承受的吸引负压(图 2-10d)。

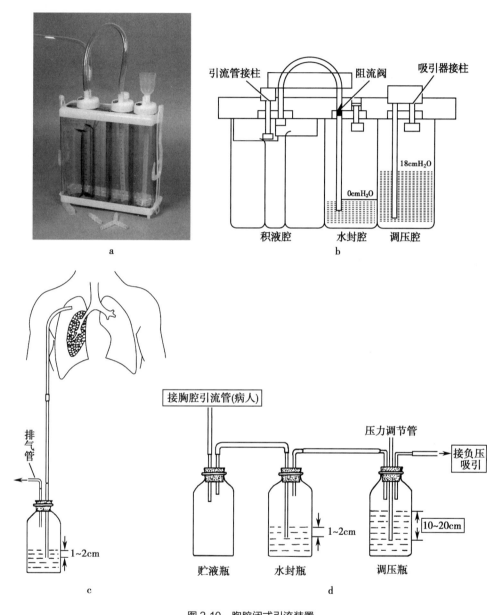

图 2-10　胸腔闭式引流装置
a. 一次性胸腔闭式引流装置;b. 一次性三腔胸腔闭式引流装置模式图;
c. 单瓶水封瓶闭式引流装置;d. 三瓶贮液、水封、调压瓶闭式引流装置

(2)维持有效的引流:①水封瓶要始终低于患者胸腔。②妥善固定引流管,长度宜便于患者翻身活动,但要避免过长扭曲、反折或受压。③密切观察引流管内的水柱波动情况,有无气泡逸出。水柱随呼吸波动表明引流通畅;若水柱波动不明显,液面无气体逸出,深呼吸或咳嗽后无改变,患者无胸闷、呼吸困难,可能肺组织已复张;若患者呼吸困难、发绀、胸闷加重,可能是引流管不通畅或部分脱出胸膜腔,应通知医生立即处理。④引流液体时,应观察和记录引流液的量、色和性状,引流是否通畅。防止引流液或血块堵

塞引流管,经常由近心端向远心端方向捏挤引流管。⑤脱管处理:胸腔引流管不慎脱出时,在患者呼气时迅速用凡士林纱布及胶布封闭引流口,并立即通知医生进行处理。

（3）预防感染:保持管道密闭,在插管、伤口护理及更换引流瓶时均应严格执行无菌操作。

（4）肺功能锻炼:教会患者促进肺扩张的深呼吸方法,根据病情做有效咳嗽和吹气球练习,慢慢增加气球的大小,加速胸腔内气体排出,促进肺尽早复张。

（5）拔管护理:拔管后,用凡士林覆盖伤口。注意观察患者有无胸闷、呼吸困难、切口处漏气、渗出、出血、皮下气肿等情况,有异常应及时处理。

3. 病情观察　密切观察患者的呼吸频率、呼吸困难和缺氧的情况及治疗后的反应,治疗后患侧呼吸音的变化等;有无心率加快、血压下降等循环衰竭的征象;大量抽气或放置胸腔引流管后,如呼吸困难缓解后再次出现胸闷,并伴有顽固性咳嗽、患侧肺部湿性啰音,应考虑复张性肺水肿的可能,立即报告主管医生进行处理。

4. 心理支持　患者由于疼痛和呼吸困难会出现紧张、焦虑和恐惧等情绪反应,导致耗氧量增加、呼吸浅快,从而加重呼吸困难和缺氧。因此当患者呼吸困难严重时应尽量在床旁陪伴,解释病情和及时满足患者的需求。在做各项检查、操作前向患者解释其目的和效果,即使在非常紧急的情况下,也要在实施操作的同时用简单明了的语言进行必要的解释,不应只顾执行医疗性护理而忽视患者的心理状态。

（六）健康指导

1. 疾病预防指导　指导患者避免气胸诱发因素:①避免抬举重物、剧烈咳嗽、屏气、用力排便,采取有效措施预防便秘;②注意劳逸结合,在气胸愈合后的 1 个月内,不进行剧烈运动,如打球、跑步等;③保持心情愉快,避免情绪波动;④劝导吸烟者戒烟。

2. 管路维护　留置胸腔闭式引流的患者,要防止引流管受压、扭曲及脱管;保持引流瓶低于引流管;外出检查治疗时暂时把引流管夹紧,防止空气或引流瓶内水倒流入胸腔。每日进行数次手臂的全范围活动,防止肩关节粘连。

3. 病情监测指导　告诉患者一旦出现突发性胸痛,随即感到胸闷、气急时,可能为气胸复发,应及时就诊。

（游兆媛）

第十节　肺血栓栓塞

案例导入

患者,女,61 岁,以"活动后胸闷、气短一年余"收入院。

病史评估:患者于 1 年前劳累、活动后胸闷、气短,经休息后可缓解,后胸闷、气短进行性加重,伴有全身乏力、胸背部疼痛,胸痛以左侧及背部疼痛为著,半年前活动后上述症状较前加重,伴晕厥 2 次。既往高血压病史 19 年,冠状动脉粥样硬化性心脏病史 11 年。

身体评估:T 35.7℃　P 68 次/分　R 20 次/分　BP 103/70mmHg,患者神志清楚,双侧腿围:左侧髌骨上缘 15cm 周径为 45cm,髌骨下缘 10cm 周径为 33cm;右侧髌骨上缘 15cm 周径为 46cm,髌骨下缘 10cm 周径为 32cm。未见其他异常体征。

辅助检查:血气分析（未吸氧）:pH7.45,$PaCO_2$ 33mmHg,PaO_2 79mmHg,$HCO3^-$ 22.9mmol/L,SpO_2 96%。

初步诊断:肺栓塞,冠状动脉粥样硬化性心脏病,高血压 3 级。

请思考:肺栓塞常见临床症状有哪些?肺栓塞的辅助检查有哪些?肺栓塞的护理要点是什么?

肺栓塞(pulmonary embolism,PE)是以各种栓子阻塞肺动脉或其分支为其发病原因的一组疾病或临床综合征的总称,以肺循环和呼吸功能障碍为其主要临床和病理特征。肺血栓栓塞症(pulmonary thromboembolism,PTE)是肺栓塞的最常见类型,其他还包括脂肪栓塞综合征,羊水栓塞,空气栓塞等。肺动脉发生栓塞后,若其支配区的肺组织因血流受阻或中断而发生坏死,称为肺梗死(pulmonary infarction,PI)。

引起 PTE 的血栓主要来源于深静脉血栓形成(deep venous thrombosis,DVT)。DVT 与 PTE 实质上为一种疾病过程在不同部位、不同阶段的表现,两者合称为静脉血栓栓塞症(venous thromboembolism,VTE)。目前,VTE 已成为世界性的重要医疗保健问题,其发病率和病死率均较高,欧美国家 DVT 和 PTE 的年发病率分别约为 1.0‰ 和 0.5‰。美国的年新发病例超过 60 万,其中 DVT 患者 37.6 万,PTE 患者 23.7 万,每年因 VTE 死亡的病例数超过 29 万。我国住院患者中 PTE 的比例为 1.45‰,随着诊断意识和检查技术的提高,PTE 已不再视为"少见病"。

(一)病因和发病机制

引起 PTE 的血栓可以来源于下腔静脉、上腔静脉或右心腔,其中大部分来源于下肢深静脉,特别是从腘静脉上端到髂静脉的下肢近段深静脉(占 50%~90%)。近年来,由于颈内静脉和锁骨下静脉内插入或留置导管和静脉内化疗的增加,使来源于上腔静脉的血栓较以前增多。

1. 危险因素　DVT 和 PTE 具有共同的危险因素,即 VTE 的危险因素,包括任何可以导致静脉血液淤滞、静脉系统内皮损伤和血液高凝状态的因素。危险因素包括原发性和继发性两类。

(1)原发性因素:主要由遗传变异引起,包括 V 因子突变、蛋白 C 缺乏、蛋白 S 缺乏和抗凝血酶缺乏等,常以反复静脉血栓形成和栓塞为主要临床表现。

(2)继发性因素:是指后天获得的易发生 DVT 和 PTE 的病理生理改变、医源性因素及患者自身因素,如创伤和(或)骨折、脑卒中、恶性肿瘤、外科手术、口服避孕药、制动/长期卧床和高龄等,这些因素可单独存在,也可同时存在并发挥协同作用。

2. 发病机制　外周静脉血栓形成后,当血栓脱落,可随静脉血流移行至肺动脉内,形成 PTE(图 2-11)。急性肺栓塞发生后,由于血栓机械性堵塞肺动脉及由此引发的神经、体液因素的作用,可以导致一系列呼吸和循环功能的改变。

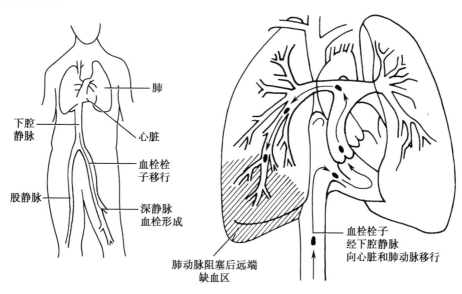

图 2-11　血栓形成机制

(1)呼吸功能不全:PTE 发生后可导致一系列病理生理改变,主要变化包括:肺组织通气/血流比例失调;心内右向左分流;间质和肺泡内液体增多或出血;栓塞部位肺泡萎陷;胸腔积液等。以上因素导致呼吸功能不全,出现低氧血症,代偿性过度通气(低碳酸血症)或相对性低肺泡通气。

（2）肺梗死：肺组织接受肺动脉、支气管动脉和肺泡内气体弥散等多重氧供，故 PTE 患者很少出现 PI，只有当患者同时存在基础心肺疾病或病情严重，影响到肺组织的多重氧供时，才可能导致 PI。

（3）对循环功能的影响：栓子阻塞肺动脉及其分支达一定程度后，通过各种作用引起肺动脉收缩，肺循环增加，导致肺动脉高压。若急性 PTE 后肺动脉内血栓未完全溶解，或反复发生 PTE，则可能形成慢性血栓栓塞性肺动脉高压（CTEPH），继而出现慢性肺源性心脏病，右心代偿性肥厚和右心衰竭。

（二）临床表现

1. 症状　PTE 的症状多种多样，缺乏特异性。症状的严重程度亦有很大差别，可从无症状、隐匿，到血流动力学不稳定，甚至发生猝死。

（1）不明原因的呼吸困难及气促：尤以活动后明显，为 PTE 最为多见的症状。

（2）胸痛：包括胸膜炎性胸痛或心绞痛样胸痛。

（3）晕厥：可为 PTE 的唯一或首发症状。

（4）烦躁不安、惊恐甚至濒死感：为 PTE 常见症状。

（5）咯血：常为少量咯血，大咯血少见。

（6）咳嗽，心悸等。

当呼吸困难、胸痛和咯血同时出现时称为"肺梗死三联征"。

2. 体征

（1）呼吸系统体征：呼吸急促、发绀；肺部可闻及哮鸣音和（或）细湿啰音，肺野可闻及血管杂音；合并肺不张和胸腔积液时出现相应的体征。

（2）循环系统体征：心动过速，血压变化，严重时可出现血压下降甚至休克，颈静脉充盈或异常搏动，肺动脉瓣区第二心音亢进或分裂，三尖瓣区收缩期杂音。

（3）发热：多为低热，少数患者体温可达 38℃ 以上。

3. DVT 的症状和体征　特别注意下肢 DVT 形成的症状和体征。其主要的表现为患肢肿胀，周径增粗，疼痛或压痛，皮肤色素沉着，行走后患肢易疲劳或肿胀加重，特别是双下肢不对称性肿胀。测量双侧下肢的周径可评价其差异；大、小腿周径的测量点分别为髌骨上缘 15cm 处，髌骨下缘 10cm 处。双侧相差大于 1cm 有临床意义。但半数以上的下肢 DVT 患者无自觉症状和明显体征。

4. 临床分型　按照血栓形成时间，14 天以内称为急性肺血栓栓塞症，14 天~3 个月为亚急性肺血栓栓塞症，大于三个月称为慢性肺血栓栓塞症。

（1）急性肺血栓栓塞症：根据 2014 年欧洲心脏学会（ESC）发布的第 3 版急性肺栓塞诊断和管理指南，确定患者的危险分层：①高危：以休克和低血压为主要表现；②中危：血流动力稳定，但存在右心功能不全和（或）心肌损伤；③低危：血流动力学稳定，且不存在右心功能不全和心肌损伤。

（2）慢性血栓栓塞性肺动脉高压：以慢性、进行性肺动脉高压为主要表现，后期出现右心衰竭，影像学检查证实肺动脉阻塞。

（三）辅助检查

1. 实验室检查

（1）血浆 D-二聚体（D-dimer）：敏感性高而特异性差。可作为 PTE 的初步筛选指标，急性 PTE 时升高。若其含量低于 $500\mu g/L$，有重要的排除诊断价值。

（2）动脉血气分析：常表现为低氧血症，低碳酸血症，肺泡-动脉血氧分压差［$P(A-a)O_2$］增大，部分患者的结果可以正常。

2. 心电图与超声心动图

（1）心电图：最常见的改变为窦性心动过速。当有肺动脉及右心压力升高时，可出现 V_1~V_4 的 T 波倒置和 ST 段异常，$S_1Q_{\mathbb{II}}T_{\mathbb{II}}$ 综合征（即 I 导联 S 波加深，III 导联出现 Q/q 波及 T 波倒置）等。对心电图的改变，需做动态观察。

（2）超声心动图：在提示诊断和除外其他心血管疾患方面有重要价值。对于严重的 PTE 病例，可以发现右心室壁局部运动幅度降低；右心室和（或）右心房扩大等。若存在慢性血栓栓塞性肺动脉高压，可见右心室壁肥厚。

3. 下肢深静脉超声检查　为诊断 DVT 最简便的方法，若阳性可以诊断 DVT，同时对 PTE 有重要提示意义。

4. 影像学检查　螺旋 CT 是目前最常用的 PTE 确诊手段。采用特殊操作技术进行 CT 肺动脉造影（CTPA），能够准确发现段以上肺动脉内的血栓。此外，X 线胸片、放射性核素肺通气/血流灌注扫描、磁共振显像（MRI）肺动脉造影（MRPA）、肺动脉造影均有助于诊断。

（四）治疗要点

1. 一般处理　对高度怀疑或确诊 PTE 的患者，应进行严密监护，监测生命体征、心电图及动脉血气等；卧床休息，保持大便通畅，避免用力，以免促进深静脉血栓脱落；必要时可适当使用镇静、镇痛、镇咳等对症治疗。

2. 呼吸循环支持　应用鼻导管或面罩吸氧，以纠正低氧血症。对于出现右心功能不全且血压下降者，可使用多巴酚丁胺、多巴胺、去甲肾上腺素等。

3. 抗凝治疗　抗凝治疗能够有效预防血栓再形成和复发，为机体发挥自身的纤溶机制溶解血栓创造条件，是 PTE 和 DVT 的基本治疗方法。常用药物包括肝素和华法林，当临床疑诊 PTE 时，即可开始使用肝素进行抗凝治疗。

（1）肝素：包括普通肝素和低分子肝素。普通肝素首剂负荷量 80IU/kg 或 3000～5000IU 静脉滴注，继以 18IU/（kg·h）持续静脉滴注，应用时根据活化部分凝血活酶时间（APTT）调整剂量，尽快使 APTT 达到并维持于正常值的 1.5～2.5 倍。低分子肝素根据体重给药，每天 1～2 次皮下注射，不需监测 APTT 和调整剂量。

（2）华法林：在肝素开始应用后的第 1 天加用华法林口服，初始剂量为 3.0～5.0mg。由于华法林需要数天才能发挥作用，因此需与肝素至少重叠使用 5 天，当国际标准化比值（INR）达到 2.0～3.0 时，或凝血酶原时间（PT）延长至正常值的 1.5～2.5 倍并持续 24 小时，方可停用肝素，单独口服华法林治疗，并根据 INR或 PT 调节华法林的剂量。口服华法林的疗程至少为 3 个月。对于栓子来源不明的首发病例，至少治疗6 个月；对复发性 VTE、并发肺心病或危险因素长期存在者，应延长抗凝治疗时间至 12 个月或以上，甚至终生抗凝。

4. 溶栓治疗

（1）适应证：溶栓治疗可迅速溶解部分或全部血栓，恢复肺组织灌注，降低 PTE 患者的病死率和复发率，主要适用于大面积 PTE 患者。对于急性 PTE，若无禁忌可考虑溶栓；而对于血压和右心室运动功能均正常的患者，则不宜溶栓。溶栓的时间窗一般为 14 天以内，近期新发 PTE 征象可适当延长。溶栓应尽可能在 PTE 确诊的前提下慎重进行，但对有明确溶栓指征的患者宜尽早开始溶栓。

（2）禁忌证：溶栓治疗的主要并发症为出血，以颅内出血最为严重，发生率为 1%～2%，发生者近半数死亡。用药前应充分评估出血风险。绝对禁忌证有：活动性内出血、近期自发性颅内出血。相对禁忌证有：近期大手术、分娩、器官活检或不能压迫止血部位的血管穿刺、胃肠道出血、严重创伤；以及血小板计数减少、缺血性脑卒中、难控重度高血压、妊娠等。对于致命性大面积 PTE，上述绝对禁忌证亦可视为相对禁忌证。

（3）常用溶栓药物：①尿激酶（UK）：负荷量 4400IU/kg，静注 10 分钟，随后以 2200IU/（kg·h）持续静脉滴注 12 小时，或以 20000IU/kg 剂量，持续静脉滴注 2 小时（称 2 小时溶栓方案）；②链激酶（SK）：负荷量250 000IU，静注 30 分钟，随后以 100 000IU/h 持续静脉滴注 24 小时。链激酶具有抗原性，故用药前需肌内注射苯海拉明或地塞米松,以防止过敏反应,且 6 个月内不宜再次使用;③重组组织型纤溶酶原激活剂（rt-PA）:50mg 持续静脉滴注 2 小时。

5. 肺动脉血栓摘除术　适用于经积极内科治疗无效的紧急情况(如大面积 PTE)或有溶栓禁忌证者。

6. 肺动脉导管碎解和抽吸血栓　适用于肺动脉主干或主要分支的大面积 PTE,且有溶栓和抗凝治疗禁忌,或经溶栓或积极的内科治疗无效而又缺乏手术条件者。

7. 放置腔静脉滤器　为预防再次发生栓塞,可根据 DVT 的部位放置下腔静脉或上腔静脉滤器,置入滤器后如无禁忌,宜长期服用华法林抗凝,定期复查有无滤器上血栓形成。

8. 慢性血栓栓塞性肺动脉高压的治疗　若阻塞部位处于手术可及的肺动脉近端,可考虑行肺动脉血栓内膜剥脱术;每天口服华法林 3.0~5.0mg,根据 INR 调整剂量,保持 INR 为 2.0~3.0;反复下肢深静脉血栓脱落者,可放置下腔静脉滤器。

（五）常用护理诊断/问题及措施

1. 气体交换障碍　与肺血管阻塞所致通气/血流比例失调有关。

(1) 一般护理:①给氧:患者呼吸困难时,应立即根据缺氧严重程度选择适当的给氧方式给予氧疗,以提高肺泡氧分压 PaO_2;②休息:活动、呼吸运动加快、心率加快、情绪紧张和恐惧均可增加氧气消耗,加重缺氧。因此,患者应绝对卧床休息,抬高床头或取半卧位;③心理:指导患者进行深慢呼吸,并通过采用放松术等方法减轻恐惧心理,降低耗氧量。

(2) 监测呼吸及重要脏器的功能状态:对高度怀疑或确诊 PTE 的患者,需住监护病房,对患者进行严密监测。包括:①呼吸:当出现呼吸浅促,动脉血氧饱和度降低,心率加快等表现,提示呼吸功能受损、机体缺氧。②意识:监测患者有无烦躁不安、嗜睡、意识模糊、定向力障碍等脑缺氧的表现。③循环:监测患者有无颈静脉充盈、下肢水肿等右心功能不全的表现。当较大的肺动脉栓塞后,可使心排血量减少,需严密监测血压和心率的改变。④心电活动:肺动脉栓塞时可致心电图的改变,监测到心电图的动态改变,有利于肺栓塞的诊断。溶栓治疗后,如出现胸前导联 T 波倒置加深可能是溶栓成功、右室负荷减轻、急性右心扩张好转的表现。另外,严重缺氧的患者可致心动过速和心律失常,需严密监测患者的心电图改变。

(3) 溶栓剂应用护理:按医嘱给予溶栓剂,应注意对临床及相关实验室检查情况动态观察,评价溶栓疗效。溶栓治疗的主要并发症是出血,最常见的出血部位为血管穿刺处,严重的出血包括腹膜后出血和颅内出血,后者发生率为 1%~2%,一旦发生,预后差,约半数患者死亡。因此对溶栓治疗患者应:①密切观察出血征象:如皮肤青紫、血管穿刺处出血过多、血尿、严重头痛、神志改变等;②严密监测血压,当出现低血压或血压过高时及时报告医生进行适当处理;③给药前宜留置外周静脉套管针,以方便溶栓过程中取血监测,避免反复穿刺血管。静脉穿刺部位压迫止血需加大力量并延长压迫时间;④用尿激酶或链激酶溶栓治疗后,应每 2~4 小时测定 PT 或 APTT,当其水平降至正常值的 2 倍时按医嘱进行肝素抗凝。此外,部分患者会出现过敏反应、表现为寒战、发热、皮疹等。

(4) 抗凝剂应用的护理:①肝素:开始治疗后的 24 小时内每 4~6 小时监测 APTT,达稳定治疗水平后,改为每天监测 APTT。肝素治疗的不良反应包括出血和肝素诱导的血小板减少症(HIT)。HIT 的发生率较低,但一旦发生,常较严重,因此在治疗的第 1 周应每 1~2 天、第 2 周起每 3~4 天监测血小板计数,若出现血小板迅速或持续降低达 30% 以上,或血小板计数<$100×10^9$/L,应报告医生停用肝素;②华法林:华法林的疗效主要通过监测 INR 是否达到并保持在治疗范围进行评价,因此,在治疗期间需要定时监测 INR。在INR 未达到治疗水平时需每天监测,达到治疗水平时需每周监测 2~3 次,监测 2 周,以后延长到每周监测1 次或更长。华法林的主要不良反应是出血。发生出血时用维生素 K 拮抗。在用华法林治疗的前几周还可能引起血管性紫癜,导致皮肤坏死,需注意观察。

(5) 消除再栓塞的危险因素:①急性期:患者除绝对卧床外,还需避免下肢过度屈曲,一般在充分抗凝的前提下卧床时间为2~3周;保持大便通畅,避免用力,以防下肢血管内压力突然升高,使血栓再次脱落形成新的危及生命的栓塞;②恢复期:需预防下肢血栓形成,如患者仍需卧床,下肢须进行适当的活动或被动关节活动,穿抗栓袜或气压袜,不在腿下放置垫子或枕头,以免加重下肢循环障碍;③观察下肢深静脉血栓形成的征象:由于下肢深静脉血栓形成以单侧下肢肿胀最为常见,因此需测量和比较双侧下肢周径,并观察有无局部皮肤颜色的改变,如发绀。检查是否存在 Homan 征阳性(轻轻按压膝关节并取屈膝、踝关节急速背曲时出现腘窝部、腓肠肌疼痛)。

(6)右心功能不全的护理:如患者出现右心功能不全的症状,需按医嘱给予强心剂,限制水钠摄入,并按肺源性心脏病进行护理。

(7)低排血量和低血压的护理:当患者心排血量减少出现低血压甚至休克时,应按医嘱给予静脉输液和升压药物,记录液体出入量,当患者同时伴有右心功能不全时尤应注意液体出入量的调整,平衡低血压需输液和心功能不全需限制液体之间的矛盾。

2. 恐惧 与突发的严重呼吸困难、胸痛有关。

(1)增加患者的安全感:当患者突然出现严重的呼吸困难和胸痛时,医务人员需保持冷静,避免引起紧张慌乱的气氛而加重患者的恐惧心理。护士应尽量陪伴患者,告诉患者目前的病情变化,用患者能够理解的词句和方式解释各种设备、治疗措施和护理操作,并采用非言语性沟通技巧,如抚摸、肢体接触等增加患者的安全感。

(2)鼓励患者充分表达自己的情感:应用适当的沟通技巧促使患者表达自己的担忧和疑虑。

(3)用药护理:按医嘱适当使用镇静、镇痛、镇咳等相应的对症治疗措施,注意观察疗效和不良反应。

(六)健康指导

1. 疾病预防指导

(1)对存在 DVT 危险因素人群,应指导其避免可能增加静脉血流淤滞的行为:如长时间保持坐位,特别是坐时跷二郎腿以及卧位时膝下放置枕头;穿束膝长筒袜;长时间站立不活动等。

(2)对于卧床患者应鼓励其进行床上肢体活动,不能自主活动的患者需进行被动关节活动,病情允许时需协助早期下地活动和走路。不能活动的患者,将腿抬高至心脏以上水平,可促进下肢静脉血液回流。

(3)卧床患者可利用机械作用如穿加压弹力抗栓袜、应用下肢间歇序贯加压充气泵等促进下肢静脉血液回流。

(4)指导患者适当增加液体摄入,防止血液浓缩。由于高脂血症、糖尿病等疾病可导致血液高凝状态,应指导患者积极治疗原发病。

(5)对于血栓形成高危患者,应指导其按医嘱使用凝制剂,防止血栓形成。

2. 病情监测 向患者介绍 DVT 和 PTE 的表现。对于长时间卧床的患者,若出现一侧肢体疼痛、肿胀,应注意 DVT 发生的可能;若突然出现胸痛、呼吸困难、咳血痰等表现时应注意 PTE 的可能性,需及时告诉医护人员并及时就诊。

3. 用药指导 由于 PTE 的复发率高,出院后常需要口服华法林进行抗凝治疗,指导患者需注意以下方面:①按医嘱服用华法林,不可擅自停药;②定期监测 INR 值;③观察出血表现,如:皮肤青紫、血尿、严重头痛等,应及时就诊;④没有医生处方不可服用阿司匹林以及其他非处方药。

相关链接

2014 年欧洲心脏学会(ESC)急性肺栓塞诊断和管理指南首次就新型口服抗凝药在急性肺栓塞中的应用作了全面推荐:

达比加群、利伐沙班、阿哌沙班、依度沙班均可替代华法林用于初始抗凝治疗(IB)。利伐沙班和阿哌沙班可作为单药治疗(利伐沙班:15mg 2 次/天,3 周后改为 20mg 1 次/天;阿哌沙班:10mg 2 次/天,7 天后改为 5mg 2 次/天);达比加群和依度沙班必须在急性期胃肠外抗凝治疗至少 5 天后才能予以应用(达比加群:150mg 2 次/天,>80 岁患者:110mg 2 次/天)。

指南同时强调,这四种新型口服抗凝药物均不能用于严重肾功能损害的患者。对于肿瘤患者,低分子肝素(6 个月)后可安全有效地替代华法林。新型口服抗凝药物无相关循证依据,尚无明确建议。

(游兆媛)

第十一节 原发性支气管肺癌

案例导入

患者,男,54 岁,以"拟行下一周期化疗"收入院。

病史评估:患者确诊右肺鳞状细胞癌 6 月余,拟行下一周期化疗入院。

身体评估:神志清楚,T 36℃ P 90 次/分 BP 104/67mmHg R 24 次/分,听诊右肺呼吸音低,未闻及干湿啰音。

初步诊断:右肺鳞状细胞癌。

入院后患者诉右侧肩背部及右侧胸部灼痛,遵医嘱给予患者奥施康定 40mg Q12h 口服。患者接受吉西他滨+顺铂方案化疗后,复查血常规,白细胞 $2.82*10^9$/L;医嘱给予患者重组人粒细胞刺激因子注射液 150μg 皮下注射。患者神情抑郁,非常担心预后。

请思考:癌痛相关的宣教重点是什么?骨髓抑制的护理措施有哪些?帮助患者缓解恐惧情绪的方法有哪些?

原发性支气管肺癌(primary bronchogenic carcinoma),简称肺癌(lung cancer),为起源于支气管黏膜或腺体的恶性肿瘤。根据世界卫生组织 2008 年公布的资料显示:肺癌无论是年发患者数还是年死亡人数,均居全球癌症首位。在我国,肺癌已成为癌症死亡的首要病因,过去 30 年登记的肺癌死亡率已增加了 464.8%,且发病率和死亡率还在增长。英国著名肿瘤学家 R.Peto 预言:如果我国不及时控制吸烟和空气污染,到 2025 年,我国每年肺癌发病人数将超过 100 万,成为世界第一肺癌大国。

（一）分类

1. 按解剖学部位分类 中央型肺癌:发生在段支气管以上至主支气管的肺癌,约占肺癌的 3/4,多为鳞状上皮细胞癌和小细胞肺癌。周围型肺癌:发生在段支气管以下的肺癌,约占 1/4,以腺癌多见。

2. 按组织病理学分类 ①非小细胞肺癌:包括鳞状上皮细胞癌(以中央型肺癌多见)、腺癌(腺癌早期即可侵犯血管、淋巴管,常在原发瘤引起症状前即已转移)、大细胞癌、腺鳞癌、类癌、肉瘤样癌、唾液腺型癌等。②小细胞肺癌:典型的小细胞癌位于肺中心部,偶尔见于周边部,支气管镜活检常为阳性;在其发生发展早期多已转移到肺门和纵隔淋巴结,并由于其易侵犯血管,在诊断时大多已有肺外转移。

（二）病因和发病机制

今尚未完全明确,一般认为肺癌的发病与下列因素有关:①吸烟:吸烟是肺癌死亡率进行性增加的首要原因。吸烟量与肺癌之间存在着明显的量-效关系。被动吸烟与环境吸烟也是肺癌的病因之一;②职业因素:包括接触石棉、烟尘、无机砷化合物、氯甲醚、铬、镍、氡、芥子体、氯乙烯、煤烟、沥青和大量电离辐射的人,肺癌发病率高,且与吸烟有协同致癌作用;③空气污染:污染主要来自汽车废气、工业废气、公路沥青等。室内小环境污染如被动吸烟、烹调时的烟雾等,可能为肺癌的危险因素;④饮食与营养:β 胡萝卜素能够减少肺癌发生的危险性,这一保护作用对于正在吸烟的人或既往吸烟者特别明显。此外,遗传和基因改变、肺结核、病毒感染、真菌毒素等,对肺癌的发生可能也起到一定作用。

(三)临床表现

肺癌的临床表现与肿瘤发生部位、大小、类型、发展阶段、有无并发症或转移有密切关系。

1. 原发肿瘤引起的症状和体征

(1)咳嗽:早期症状,为无痰或少痰的刺激性干咳。当肿瘤引起支气管狭窄后,咳嗽持续,呈高调金属音或刺激性呛咳。当继发感染时,痰量增多,呈黏液脓性。

(2)咯血:肿瘤向管腔内生长可出现间歇或持续痰中带血,表面糜烂严重侵蚀大血管可出现大咯血。

(3)气短或喘鸣:肿瘤向支气管内生长或肿大的淋巴结压迫主支气管或隆突,引起气道阻塞时可出现。

(4)发热:肿瘤组织坏死可引起发热;肿瘤引起的阻塞性肺炎也可引起发热,且抗生素治疗效果不佳。

(5)体重下降:肿瘤发展到晚期,由于肿瘤毒素、长期消耗、感染及疼痛导致食欲减退,患者消瘦明显,表现为恶病质。

2. 肺外胸内扩展引起的症状和体征

(1)胸痛:肿瘤细胞侵犯所致,也可由于阻塞性炎症波及胸膜或胸壁引起。

(2)声音嘶哑:喉返神经受压迫所致。

(3)咽下困难:食管受侵犯或压迫所致。

(4)胸腔积液:提示肿瘤转移累及胸膜或肺淋巴回流受阻。

(5)上腔静脉阻塞综合征:上腔静脉被转移性淋巴结压迫或右上肺原发性肺癌侵犯,或腔静脉内癌栓阻塞静脉回流所致。表现为头面部和上半身淤血水肿,颈部肿胀,颈静脉扩张,前胸壁可见扩张的静脉侧支循环。

(6)Horner 综合征:肺尖部肺癌又称肺上沟瘤,易压迫颈部交感神经,引起病侧眼睑下垂,瞳孔缩小,眼球内陷,同侧额部与胸壁少汗或无汗。若压迫臂丛神经,可引起以腋下为主、向上肢内侧放射的火灼样疼痛,夜间尤甚。

3. 胸外转移引起的症状和体征　可转移至中枢神经系统、骨骼、腹部或淋巴结,出现相应的临床表现。

4. 胸外表现　肺癌非转移性胸外表现,又称为副癌综合征。

(四)辅助检查

1. 影像学检查　是发现肺癌最主要的方法之一。通过胸透或 X 线胸片发现块状阴影,配合 CT 检查明确病灶。胸部 CT、磁共振(MRI)、放射性核素扫描、正电子发射体层显像等检查,用于了解肿瘤的部位、大小、淋巴结肿大等情况。

2. 痰脱落细胞学检查　保证标本新鲜、及时送检,3 次以上的系列痰标本可使中央型肺癌的诊断率提高到 80%,周围型肺癌的诊断率达 50%。

3. 纤维支气管镜检查　可见支气管内病变,诊断率可达 90% 以上。经支气管镜肺活检可提高周围型肺癌的诊断率。

4. 其他　经皮肺活检、淋巴结活检、胸腔积液检查等。

(五)治疗要点

治疗方案主要根据肿瘤组织学类型决定。小细胞肺癌主要依靠化疗,广泛期小细胞肺癌应采用化疗为主的综合治疗。非小细胞肺癌可为局限性,可通过手术或放疗根治,但对化疗的反应性较差。晚期非小细胞肺癌在一线治疗前应先获取肿瘤组织,明确病理分型和分子遗传学特征,根据检测结果决定治疗方案。所有晚期患者都应全程接受姑息医学的症状筛查、评估和治疗,还应进行生活质量评价。

（六）常用护理诊断/问题及措施

1. 疼痛　与癌细胞浸润、肿瘤压迫或转移有关。

（1）评估：遵循"常规、量化、全面、动态"原则。疼痛的评估要在入院后8小时内完成，实施全面、动态评估。疼痛量化评估通常使用数字分级法、面部表情评估量表法及主诉疼痛程度分级法3种方法。评估患者疼痛的部位、性质、程度和持续时间，疼痛加重或减轻的因素，影响其表达疼痛的因素以及疼痛疼痛对其睡眠、进食、活动等日常生活的影响程度。

（2）疼痛用药护理：遵循综合治疗原则，方法包括病因治疗、药物镇痛治疗和非药物治疗。疼痛治疗的目标是使疼痛强度降至轻度以下，甚至无痛，同时要尽可能实现镇痛效果和副作用间的最佳平衡。癌痛药物治疗遵循 WHO 三阶梯镇痛治疗指南，五项基本原则如下：①口服给药；②按阶梯给药：轻度疼痛选用非甾体类抗炎药，中度疼痛选用弱阿片类药物合用非甾体类抗炎药，重度疼痛选用强阿片类药物合用非甾体类抗炎药；2012 年欧洲肿瘤内科学会（European Society for Medical Oncology, ESMO）癌痛治疗指南推荐低剂量强阿片类药物联合非阿片类镇痛药应被考虑作为弱阿片类药物的替代药物；③按时给药：按时服用控缓释阿片类药物，滴定和出现爆发痛时可临时给予速释阿片类药物；④个体化给药；⑤注意细节：镇痛治疗是肿瘤综合治疗的重要部分，忍痛无益；在医师指导下规律服药，不宜自行调整剂量及方案；吗啡类药物在镇痛治疗中引起成瘾的现象极为罕见；观察疗效及不良反应。

（3）心理护理：倾听患者的诉说，教会患者正确描述疼痛程度及转移注意力的技术，帮助患者找出适宜的减轻疼痛方法。疼痛剧烈时可引起患者烦躁不安、恐惧，而不良情绪又会加重疼痛，因为需及时予以干预。为患者提供一个舒适和安静的环境，避免精神紧张，消除恐惧，与患者家属配合做好患者的心理护理，分散注意力，调整好患者的情绪和行为。

（4）患者自控镇痛（patient-controlled analgesia, PCA）：该方法是用计算机化的注射泵，经由静脉、皮下或椎管内连续性输注镇痛药，并且患者可自行间歇性给药。晚期患者疼痛严重而持续、应用常规给药方法不能有效控制疼痛及有条件的患者可建议采用 PCA，并指导患者掌握操作方法。

2. 营养失调：低于机体需要量　与癌肿致机体过度消耗、压迫食管致吞咽困难、化疗反应致食欲下降、摄入量不足有关。

①评估患者的营养状态：皮肤的弹性，是否有脱水、体重的变化。向患者及家属宣传增加营养与促进健康的关系，安排品种多样化饮食；②饮食：根据患者的饮食习惯，给予高蛋白、高热量、高维生素、易消化饮食，动、植物蛋白应合理搭配，注意食物的色、香、味，以刺激食欲；③口服营养补充剂；④有吞咽困难者应给予流质饮食，进食宜慢，取半卧位以免发生吸入性肺炎或呛咳，甚至窒息；⑤病情危重者应采取喂食、鼻饲，或静脉输入高营养液体；⑥创造清洁、舒适、愉快的进餐环境。如患者易疲劳或食欲不佳，应少量多餐，进餐前休息片刻，尽量减少餐中疲劳。

3. 潜在并发症：化疗药物毒性反应　护理措施见第六章第四节"白血病"。

（七）健康指导

1. 疾病预防指导　提倡健康的生活方式，劝导戒烟，避免被动吸烟。改善工作和生活环境，减少或避免吸入致癌物质如污染的空气和粉尘。对肺癌高危人群定期进行体检，以早期发现，早期治疗。对40岁以上长期重度吸烟有下列情况者应怀疑肺癌，并进行有关排除检查：①无明显诱因的刺激性干咳2~3周，治疗无效；②原有慢性肺部疾病，咳嗽性质改变者；③持续或反复无其他原因可解释的短期内痰中带血者；④反复发作的同一部位的肺炎；⑤原因不明的肺脓肿，无明显症状，无异物吸入史，抗炎治疗效果不佳者；⑥原因不明的四肢关节疼痛及杵状指（趾）；⑦X 线示局限性肺气肿或段、叶性肺不张；⑧孤立性圆形病灶和单侧性肺门阴影增大者；⑨原有肺结核的病灶已稳定，而形态或性质发生改变者；⑩无中毒症状的胸腔积液，尤其是血性，且进行性增加者。

2. 随访与自我管理　鼓励患者坚持治疗，及时就医。加强营养支持，劳逸结合，保持良好的精神状态，避免呼吸道感染。

3. 心理护理　为终末期患者做好安宁护理,帮助患者及家属尽量平静、有尊严地度过患者的最后时光。

（游兆媛）

第十二节　呼吸衰竭

案例导入

病人,男性,60 岁,以"发热、咳嗽、喘憋、大量脓痰"为主诉入院。

病史评估:病 10 余年前无明显诱因出现间断咳嗽、咳痰,为黄粘痰,不易咳出,4 月前三亚度假时受凉出现发热,最高体温达 38.4℃,当地医院就诊给予抗感染、化痰、平喘等治疗一周后仍有发热,且症状加重,患者咳嗽、大量脓痰,喘憋明显,为进一步治疗,来我院就诊。

身体评估:神志不清,T 37.8℃　P 116 次/分　BP 132/86mmHg　R 36 次/分,皮肤红润,温暖多汗,口唇发绀,颈静脉怒张,桶状胸,双肺可闻及较多湿啰音,心音正常,肝、脾未触及,腹软,无压痛,双下肢水肿。

辅助检查:血气分析:pH 7.33,$PaCO_2$ 64mmHg,PaO_2 55mmHg,心电图示肺性 P 波。

初步诊断:入院诊断为慢性阻塞性肺疾病急性加重、支气管扩张、肺源性心脏病、右心功能不全。

请思考:根据血气分析,该病人的呼吸衰竭是什么类型?该病人当前的氧疗原则是什么?该病人的主要护理诊断与护理措施有哪些?

呼吸衰竭(respiratory failure)简称呼衰,是指各种原因引起的肺通气和(或)换气功能严重障碍,以致在静息状态下亦不能维持足够的气体交换,导致低氧血症伴(或不伴)高碳酸血症,从而引起一系列病理生理改变和相应临床表现的综合征。因其临床表现缺乏特异性,明确诊断需依据动脉血气分析。

（一）病因和发病机制

常见的病因有:①气道阻塞性病变;②肺组织病变;③肺血管疾病;④胸廓与胸膜病变;⑤心脏疾病;⑥神经肌肉病变等。

1. 低氧血症和高碳酸血症的发生机制

（1）肺泡通气不足:各种原因导致肺泡通气量减少时,引起肺泡氧分压 PaO_2 降低和肺泡二氧化碳分压 $PaCO_2$ 升高,从而导致缺氧和 CO_2 潴留。

（2）弥散障碍:肺内气体交换是通过弥散过程来实现的。弥散过程取决于弥散面积、肺泡膜的厚度和通透性、气体和血液接触的时间和气体分压差等。由于 O_2 的弥散能力仅为 CO_2 的 1/20,故弥散障碍通常以低氧血症为主。

（3）通气/血流比例失调:主要见于两种情况:①部分肺泡通气不足:肺部病变如肺泡萎陷、肺炎、肺不张、肺水肿等引起病变部位的肺泡通气不足,而血流未减少,通气/血流<0.8,流经该区肺动脉的静脉血未经充分氧合便进入肺静脉中,形成肺动-静脉分流或称功能性分流,使 PaO_2 降低;②部分肺泡血流不足:肺血管病变如肺栓塞,使部分肺泡血流量减少,通气/血流>0.8,肺泡通气不能被充分利用,形成无效腔样通气。通气/血流比例失调常仅产生缺氧而无 CO_2 潴留。

（4）肺内动-静脉解剖分流增加:肺动脉里的静脉血未经氧合直接进入肺静脉,是通气/血流比例失调的特例。正常肺内存在少量解剖分流。肺动-静脉瘘等疾病可致肺内解剖分流增加,此时提高吸入氧浓度(FiO_2)并不能提高 PaO_2。

2. 低氧血症和高碳酸血症对机体的影响

（1）对中枢神经系统的影响:脑组织耗氧量大,对缺氧十分敏感。通常完全停止供氧4~5分钟可引起不可逆的脑损害。缺氧对中枢神经系统的影响程度取决于缺氧的程度(表2-10)和发生速度。

表2-10　缺氧程度对中枢神经系统的影响

PaO₂（mmHg）	临床表现
<60	注意力不集中、视力和智力减退
<40~50	头痛、烦躁不安、定向力和记忆力障碍、精神错乱、嗜睡、谵妄
<30	意识丧失,甚至昏迷
<20	数分钟可致神经细胞不可逆性损伤

轻度 CO_2 增加,对皮质下层刺激加强,间接引起皮质兴奋;CO_2 潴留可影响脑细胞代谢,降低脑细胞兴奋性,抑制大脑皮质活动,表现为嗜睡、昏迷、抽搐和呼吸抑制,这种由于缺氧和 CO_2 潴留导致的神经精神障碍症候群称为肺性脑病,又称 CO_2 麻醉。严重缺氧和 CO_2 潴留均会使脑血管扩张,其通透性和脑血流增加,引起脑细胞、脑间质水肿,导致颅内压增高,压迫脑血管,继而加重脑缺氧,形成恶性循环。

（2）对循环系统的影响:缺氧和 CO_2 潴留均可引起反射性心率加快、心肌收缩力增强、心排血量增加。严重缺氧和 CO_2 潴留可直接抑制心血管中枢,造成心脏活动受抑和血管扩张、血压下降和心律失常等严重后果。急性严重缺氧可导致心室颤动或心脏骤停。长期慢性缺氧可导致心肌纤维化、心肌硬化、肺动脉高压,最终发展为肺源性心脏病。

（3）对呼吸系统的影响:缺氧和 CO_2 潴留对呼吸的影响都是双向的,既有兴奋作用又有抑制作用:$PaO_2<60mmHg$,主要通过颈动脉窦和主动脉体化学感受器,反射性兴奋呼吸中枢,但若缺 O_2 缓慢加重,反射作用会较迟钝;缺氧对呼吸中枢产生的直接作用是抑制作用,$PaO_2<30mmHg$,抑制作用占优势。CO_2 是强有力的呼吸中枢兴奋剂,$PaCO_2$ 增加时,通气量可明显增加,但 $PaCO_2>80mmHg$,会对呼吸中枢产生抑制和麻醉作用,通气量反而下降,此时呼吸运动主要靠缺氧的反射性兴奋呼吸作用维持。

（4）对消化系统和肾功能的影响:严重缺氧可使胃黏膜屏障作用降低,而 CO_2 潴留可使胃酸分泌增多,出现胃肠黏膜糜烂、坏死、溃疡和出血。缺氧可直接或间接损害肝细胞,使丙氨酸氨基转移酶升高;也使肾血管痉挛、肾血流量减少,导致肾功能不全。

（5）对酸碱平衡和电解质的影响:严重缺氧可抑制细胞能量代谢的中间过程,产生大量乳酸和无机磷,引起代谢性酸中毒。能量不足可导致钠泵功能障碍,使细胞内 K^+ 转移至血液,而 Na^+ 和 H^+ 进入细胞内,造成高钾血症和细胞内酸中毒。急性 CO_2 潴留使血 pH 迅速下降,加重酸中毒。慢性 CO_2 潴留时,肾减少 HCO_3^- 排出,pH 不致明显减低,机体为维持血中主要阴离子的相对恒定,增加 Cl^- 排出,造成低氯血症。

（二）分类

临床上呼吸衰竭主要有几种分类方法:

1. 按照动脉血气分析分类　①Ⅰ型呼吸衰竭:$PaO_2<60mmHg$,$PaCO_2$ 降低或正常,见于换气功能障碍的疾病,如急性呼吸窘迫综合征(acute respiratory distress syndrome, ARDS)等;②Ⅱ型呼吸衰竭:$PaO_2<60mmHg$,伴 $PaCO_2>50mmHg$,系肺泡通气不足所致,若仅存在通气不足,则缺氧和 CO_2 潴留的程度是平行的,若还伴有换气功能障碍,则缺氧更为严重,如慢阻肺。

2. 按照起病急缓分类　①急性呼吸衰竭:某些突发致病因素使通气和(或)换气功能迅速出现严重障碍,在短时内发展为呼吸衰竭,如不及时抢救将危及生命;②慢性呼吸衰竭:由于呼吸和神经肌肉系统的慢性疾病,导致呼吸功能损害逐渐加重,经较长时间发展为呼吸衰竭,以慢阻肺为最常见,早期虽有缺氧或 CO_2 潴留,但机体尚可代偿,称代偿性慢性呼吸衰竭,若在此基础上并发呼吸系统感染或气道痉挛等,使病情加重,短时内 PaO_2 明显下降、$PaCO_2$ 明显升高,称慢性呼吸衰竭急性加重,此时则兼有急性呼吸衰竭的特点。

3. 按照发病机制分类　①泵衰竭:由呼吸泵(驱动或制约呼吸运动的神经、肌肉及胸廓)功能障碍引起,主要表现为Ⅱ型呼吸衰竭;②肺衰竭:由肺组织、气道阻塞和肺血管病变引起,主要表现为Ⅰ型呼吸衰竭。

(三)临床表现

除呼吸衰竭原发疾病的症状、体征外,主要是缺氧引起的呼吸困难和多脏器功能障碍。

1. 呼吸困难　多数患者有明显的呼吸困难。急性呼吸衰竭早期表现为呼吸频率加快,重者出现"三凹征"。慢性呼吸衰竭轻者表现为呼吸费力伴呼气延长,重者呼吸浅快,并发 CO_2 麻醉时转为浅慢呼吸或潮式呼吸。

2. 发绀　缺氧的典型表现　$SaO_2<90\%$ 时,在口唇、甲床等处出现发绀。因其程度与还原血红蛋白含量相关,故红细胞增多者发绀更明显,贫血者则不明显。

3. 精神神经症状　急性呼吸衰竭可迅速出现精神错乱、狂躁、昏迷、抽搐等症状。慢性呼吸衰竭随 CO_2 潴留表现为先兴奋后抑制现象。兴奋可表现为烦躁不安、失眠、昼夜颠倒。此时忌用镇静或催眠药,以免诱发肺性脑病,出现神志淡漠、肌肉震颤、间歇抽搐、昏睡、昏迷等抑制症状及腱反射减弱或消失,锥体束征阳性等体征。

4. 循环系统表现　多数患者有心动过速,严重缺氧、酸中毒可致心肌损害,甚至周围循环衰竭、血压下降、心律失常、心搏停止。CO_2 潴留使外周浅表静脉充盈、皮肤充血、温暖多汗;早期心率增快、血压升高、心输出量增多致洪脉,慢性呼吸衰竭可并发肺心病出现右心衰的表现;因脑血管扩张可致搏动性头痛。

5. 消化和泌尿系统表现　严重呼吸衰竭可损害肝、肾功能。并发肺心病时出现少尿。部分患者可致应激性溃疡而发生上消化道出血。

(四)辅助检查

1. 动脉血气分析　在海平面、标准大气压、静息状态、呼吸空气条件下,$PaO_2<60mmHg$,伴或不伴 $PaCO_2>50mmHg$。

2. 影像学检查和肺功能检测　胸部 X 线、CT 和放射性核素肺通气/灌注扫描等有助于分析呼吸衰竭的原因。肺功能检测有助于判断原发病的种类和严重程度。

(五)治疗要点

治疗原则:在保持呼吸道通畅前提下,迅速纠正缺氧、CO_2 潴留和酸碱失衡所致代谢紊乱,积极治疗原发病,消除诱因及防治多器官功能损害。

1. 保持呼吸道通畅　是最基本、最重要的治疗方法:①清除呼吸道分泌物及异物;②缓解支气管痉挛;③建立人工气道。

2. 氧疗　是重要治疗措施,原则是保证 PaO_2 迅速提高到 60mmHg 或脉搏容积血氧饱和度(SpO_2)>90%的前提下,尽量减低吸氧浓度。Ⅰ型呼吸衰竭可给予较高浓度($FiO_2>35\%$)吸氧;Ⅱ型呼吸衰竭应给予低浓度($FiO_2<35\%$)、低流量持续吸氧。

3. 增加通气量、改善 CO_2 潴留　①呼吸兴奋剂:应用原则是保持气道通畅,适当提高 FiO_2 ,不可突然停药。主要用于以中枢抑制为主、通气量不足所致的呼吸衰竭;不宜用于以换气功能障碍为主所致的呼吸衰竭。常用药有尼可刹米、洛贝林和多沙普仑;②机械通气:用于经上述处理不能有效地改善缺氧和 CO_2 潴留的严重呼吸衰竭患者。

4. 抗感染　因感染是慢性呼吸衰竭急性加重的常见诱因,且某些非感染因素诱发的呼吸衰竭也易继发感染,故需积极抗感染治疗。

5. 纠正酸碱平衡失调　急性呼吸衰竭较慢性呼衰更易合并代酸,应积极纠正。慢性呼吸衰竭常因 CO_2 潴留致呼吸性酸中毒,宜采用改善通气的方法纠酸。因为呼吸性酸中毒多缓慢发生,故靠增加碱储备来代偿,但应注意呼吸性酸中毒迅速纠正后,已增加的碱储备使 pH 升高而严重危害机体,故在纠酸的同时给予盐酸精氨酸和氯化钾以防产生代谢性碱中毒。

6. 病因治疗　病因治疗是治疗呼吸衰竭的根本所在。

7. 重要脏器功能监测与支持　重症患者需转入 ICU 进行积极抢救和监测,预防和治疗肺动脉高压、肺源性心脏病、肺性脑病、肾功能不全和消化道功能障碍。

（六）常用护理诊断/问题及措施

1. 清理呼吸道无效　与呼吸道阻塞、分泌物过多或黏稠、无效咳嗽有关。

（1）清除呼吸道分泌物:方法有:①神清者,指导其深吸气而有效的咳嗽、咳痰;②咳嗽无力者应定时协助其翻身、拍背、促使痰液排出;③病情严重、意识障碍者可因舌后坠致分泌物堵塞气道,应立即仰卧位,头后仰,托起下颌,用无菌多孔导管经鼻或口吸痰,以保持呼吸道通畅;④行气管插管或气管切开等机械通气者可给予气管内吸痰,必要时可用纤维支气管镜吸痰并冲洗;⑤严重 ARDS 的患者宜在使用密闭系统进行呼吸治疗的同时吸痰,防止因呼吸末正压(positive end expiratory pressure,PEEP)中断致严重低氧血症和肺泡内分泌物重新增多;⑥多饮水、口服或雾化吸入祛痰药可稀释痰液,便于痰液咳出或吸出,行机械通气患者注意加强气道湿化以稀释痰液。

（2）应用抗生素的观察与护理:指导患者正确留取痰液检查标本;观察痰的色、质、量、味及痰培养加药敏试验结果,以便合理选择抗生素,并观察药效和不良反应,采取综合措施预防院内感染的发生。

2. 潜在并发症:重要器官缺氧性损伤

（1）吸氧:氧疗可提高 PAO_2 ,使 PaO_2 和 SaO_2 升高,从而纠正缺氧和改善呼吸功能,减轻组织损伤,恢复脏器功能。①根据其基础疾病、呼吸衰竭的类型和缺氧的严重程度选择适当的给氧方法和 FiO_2 ;②常用鼻导管、鼻塞、面罩给氧或配合机械通气行气管内给氧。鼻导管和鼻塞法使用简单方便,不影响咳痰和进食;但吸入氧分数不稳定,高流量时对局部黏膜有刺激,故氧流量不能大于 7L/min,用于轻度呼吸衰竭和 Ⅱ 型呼吸衰竭的患者;面罩包括普通面罩、无重复呼吸面罩和文丘里面罩等。普通面罩(图 2-12)以 5~8L/min 的氧流量给氧时,FiO_2 约分别为 40%~60%,用于缺氧较严重的 Ⅰ 型呼吸衰竭和 ARDS 患者;无重复呼吸面罩(图 2-13)带有储氧袋,在面罩和储氧袋之间有一单向阀,患者吸气时允许氧气进入面罩内,而呼气时避免呼出废气进入储氧袋。面罩上还有数个呼气孔,并有单向皮瓣,允许患者呼气时将废气排入空气中,并在吸气时阻止空气进入面罩内,因此,这种面罩的吸入氧分数最高,可达 90% 以上,用于有严重低氧血症、呼吸状态极不稳定的 Ⅰ 型呼吸衰竭和 ARDS 患者;文丘里面罩(图 2-14)能够提供准确的吸入氧分数,在面罩的底部与供氧源之间有一调节器,可以准确控制进入面罩的空气量,并通过调节氧流量精确地控制空气与氧气混合的比例,因此能够按需要调节吸入氧分数,对于慢性阻塞性肺疾病引起的呼吸衰竭尤其适用;③效果观察:如吸氧后呼吸困难缓解、发绀减轻、心率减慢,表示氧疗有效;如果意识障碍加深或呼吸过度表浅、缓慢,可能为 CO_2 潴留加重。应根据动脉血气分析结果和患者的临床表现,及时调整吸氧流量或浓度,保证氧疗效果,防止氧中毒和 CO_2 麻醉。如通过普通面罩或无重复呼吸面罩进行高浓度氧疗后,不能有效地改善患者的低氧血症,应做好气管插管和机械通气的准备,配合医生进行气管插管和机械通气。

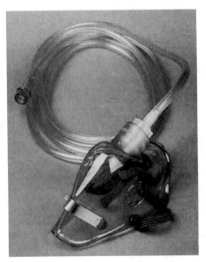

图 2-12　普通面罩

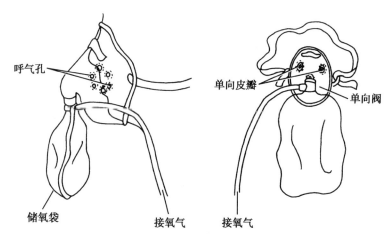

呼气孔

单向皮瓣

单向阀

储氧袋　　　　接氧气　　　　接氧气

图 2-13　无重复呼吸面罩

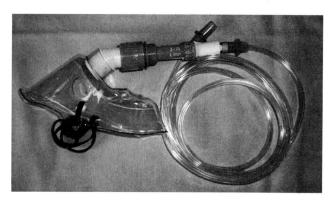

图 2-14　文丘里面罩

（2）体位、休息与环境：患者取半卧位或坐位，趴伏在床桌上，以利于增加肺泡通气量。患者需卧床休息以降低氧耗量。病情严重者应置于 ICU 以及时观察病情变化。

（3）用药护理：及时准确用药，并观察疗效和不良反应。静脉滴注呼吸兴奋剂的速度不宜过快，注意患者神志、呼吸频率、节律、幅度及血气分析结果的变化。若出现恶心、呕吐、烦躁、面色潮红、皮肤瘙痒、肌肉颤动等现象，提示药物过量，及时减量或停药。

（七）健康指导

1. 疾病预防指导　积极避免各种引起呼吸衰竭的诱因：①鼓励患者进行耐寒锻炼以预防呼吸道感染，如用冷水洗脸等；②鼓励患者改进膳食结构，加强营养以增强体质；③避免吸入刺激性气体，劝告吸烟者戒烟；④避免劳累、情绪激动等不良刺激，以免加重气急而诱发呼吸衰竭；⑤少去客流量较大的公共场所，减少与呼吸道感染者接触的机会。

2. 疾病知识指导　向患者及家属介绍本病的诱因、发生、发展和转归。教会患者有效咳嗽、咳痰和缩唇、腹式呼吸等肺功能锻炼方法。

3. 用药和氧疗　嘱患者坚持正确用药，掌握药量、用法和注意事项。对出院后仍需吸氧的低氧血症者，指导患者和家属学会合理的家庭氧疗方法及其注意事项。

4. 休息与活动　据活动耐力制订合理的休息与活动计划，以避免耗氧量较大。

5. 病情监测指导　发现异常，及时就诊。若有气急、发绀加重等变化，及时就医。

体外膜肺氧合(extracorporeal membrane oxygenation,ECMO)又称体外生命支持系统,是指将患者的静脉血引流至体外经人工肺氧合器氧合后再输回患者动脉或静脉的中短期心肺辅助治疗,使心肺得到充分休息,为心肺功能的恢复赢得时间。按照治疗目的和血液转流方式,ECMO可分为静脉-静脉方式ECMO(V-V ECMO)和静脉-动脉方式ECMO(V-A ECMO)两种。V-V ECMO适用于仅需要呼吸支持的患者,V-A ECMO可同时支持呼吸和循环功能,为患者提供足够的氧供和有效的循环支持。对于呼吸衰竭患者,V-V ECMO是最常用的方式,可部分替代肺脏功能以维持基本的氧合和通气,让肺脏充分休息,最大限度地降低呼吸机支持水平,以预防和减少呼吸机相关肺损伤的发生,为原发病的治疗争取时间。目前,ECMO在发达国家已成为一项床旁可及的重要生命支持技术,但在国内则起步较晚,前期主要应用于心脏病领域,在呼吸衰竭领域的应用始于2009年新型甲型H1N1流感在国内的流行和重症病例的集中出现,目前多家医院已开始将ECMO应用于重症呼吸衰竭的救治。

(游兆媛)

第十三节　呼吸系统疾病患者常用诊疗技术及护理

一、胸腔穿刺术

胸腔穿刺术是从胸腔内抽取积液或积气的操作。

（一）适应证

1. 胸腔内大量积液或气胸者,排除积液或积气,以缓解压迫症状,避免胸膜粘增厚。

2. 胸腔积液性质未明者,抽取积液检查,协助病因诊断。

3. 脓胸抽脓灌洗治疗,或恶性胸腔积液需胸腔注入药物者。

（二）禁忌证

1. 有严重出、凝血倾向,血小板明显减少或用肝素、双香豆等进行抗凝治疗者。

2. 大咯血、严重肺结核及肺气肿等。

3. 不能合作的患者也相对禁忌,必要时可给予镇静剂或行基础麻醉后进行胸膜腔穿刺。

（三）操作前准备

1. 患者准备　向患者及家属解释穿刺目的、操作步骤以及术中注意事项,协助患者做好精神准备,以配合穿刺,胸腔穿刺术是一种有创性操作,术前应签署知情同意书。

2. 患者指导　操作前指导患者练习穿刺体位,并告知患者在操作过程中保持穿刺体位,不要随意活动,不要咳嗽或深呼吸,以免损伤胸膜或肺组织。必要时给予镇静药。

（四）操作中配合

1. 患者体位　抽液时,协助患者反坐于靠背椅上,双手平放椅背上;或取坐位,使用床旁桌支托;亦可仰卧床上,举起上臂,完全暴露胸部;如患者不能坐直,还可采用侧卧位,床头抬高30°。抽气时,协助患者取半坐卧位。

2. 穿刺部位　一般胸腔积液的穿刺点在肩胛线或腋后线第7~8肋间隙或腋前线第5肋间隙。气胸者取患侧锁骨中线第2肋间隙或腋前线第4~5肋间隙进针。

3. 抽液抽气量　每次抽液、抽气时,不宜过快、过多,防止抽吸过多过快使胸腔内压骤然下降,发生复张后肺水肿或循环障碍、纵隔移位等意外。首次总抽液量不宜超过700ml,抽气量不宜超过1000ml,以后每次抽吸量不应超过1000ml。如为了明确诊断,抽液50~100ml即可,置入无菌试管送检。如治疗需要,抽液抽气后可注射药物。

4. 病情观察 穿刺过程中密切观察患者的脉搏、面色等变化,以判定患者对穿刺的耐受性。注意询问患者有无异常的不适,如有异常,应减慢或立即停止抽吸。抽吸时,若患者突觉头晕、心悸、冷汗、面色苍白、脉细、四肢发凉,提示患者可能出现"胸膜反应",应立即停止抽吸,患者平卧,密切观察血压,防止休克。

（五）操作后护理

1. 患者静卧,24小时后方可洗澡,以免感染穿刺部位。

2. 记录穿刺的时间、抽液抽气量、胸水的颜色以及患者在术中状态。

3. 鼓励患者深呼吸,促进肺膨胀。

4. 监测患者穿刺后的反应,观察患者的脉搏和呼吸状况,注意血胸、气胸、肺水肿等并发症的发生。观察穿刺部位,如出现红、肿、热痛,体温升高或液体溢出等及时通知医生予以处理。

二、纤维支气管镜检查术

纤维支气管镜检查是利用光学纤维内镜对气管支气管管腔进行的检查。它具有管径细、视镜弯曲度可调节和可见度广等优点,因而使用方便、安全、有效。通过纤维支气管镜不但能直接观察气管、支气管的病变,还可在直视下行活检或刷检,钳取异物、吸引或清除阻塞物,并可作支气管肺泡灌洗,行细胞系或液体成分的分析,另外利用支气管镜可注入药物,或切除气管内腔的良性肿瘤等。纤维支气管镜检查成为支气管、肺和胸腔疾病及治疗不可缺少的手段。

（一）适应证

1. 原因不明的咯血或痰中带血,需明确病因及出血部位,或需局部止血治疗者。

2. 疑有支气管肿物、支气管内膜结核、异物等病变者。

3. 胸部X线占位改变或阴影而致肺不张、阻塞性肺炎、支气管狭窄或阻塞、刺激性咳嗽经抗生素治疗不缓解者。

4. 用于清除黏稠的分泌物、黏液栓或异物。

5. 行支气管肺泡灌洗及用药等治疗。

6. 引导气管导管,进行经鼻气管插管。

（二）禁忌证

1. 严重心脏病,心肺功能不全,心律失常者。

2. 肺功能严重损害,重度低氧血症,不能耐受检查者。

3. 严重肝、肾功能不全,全身状态极度衰竭者。

4. 出凝血机制严重障碍者。

5. 哮喘发作或大咯血者,及近期上呼吸道感染或高热者。

6. 主动脉瘤和重症高血压患者。

7. 对麻醉药过敏,不能用其他药物代替者。

（三）操作前准备

1. 患者准备 向患者及家属说明检查目的、操作过程及有关配合注意事项,以消除紧张情绪,取得合作。纤维支气管镜检查是有创性操作,术前患者应签署知情同意书。术前4小时禁食禁水,以防误吸。患者若有活动性义齿应事先取出。

2. 物品准备 准备好病历、X线胸片、CT片等资料。备好吸引器和复苏设备以防术中出现喉痉挛和呼吸窘迫,或因麻醉药物的作用抑制患者的咳嗽和呕吐反射,使分泌物不易咳出。

3. 术前用药评估 患者对消毒剂、局部药或术前用药是否过敏,防止发生过敏反应。术前半小时遵医嘱给予阿托品 1mg 或地西泮 10mg 肌内注射,以减少呼吸道分泌和镇静。

（四）操作中配合

护士密切观察患者的生命体征和反应,按医生指示经纤维镜滴入麻醉剂作黏膜表面麻醉,根据需要配合医生做好吸引、灌洗、活检、治疗等相关操作。

（五）操作后护理

1. 检查后患者应在检查室休息 10 分钟。核对标本和申请单并及时送检。

2. 密切观察患者有无发热、胸痛、呼吸困难;观察分泌物的颜色和特征。

3. 向患者说明术后数小时内,特别是活检后会有少量咯血及痰中带血,不必担心,对咯血者应通知医生,并注意窒息的发生。

4. 避免误吸,术后 2 小时内禁食禁水。麻醉消失、咳嗽和呕吐反射恢复后可进温凉流质或半流质饮食,进食前试验小口喝水,无呛咳再进食。

5. 减少咽喉部刺激,术后数小时内避免吸烟、谈话和咳嗽,使声带得以休息,以免声音嘶哑和咽喉部疼痛。

6. 认真做好各项登记工作。

7. 认真清洗和消毒纤维支气管镜并妥善保存。

8. 做好检查室内的清洁和消毒工作。

（游兆媛）

第十四节　呼吸系统临床思维案例

案例 2-1

病史:患者,女性,34 岁,教师,以"乏力、食欲减退,伴有午后低热两月余,加重一周"为主诉入院,患者两个月前出现下午或夜间低热,偶有夜间出汗,体温在 37.6~38℃,咳嗽,少量咳痰,偶有少量血痰及右侧胸痛,近半个月来出现月经不调,逐渐感到乏力,食欲减退,工作力不从心,睡眠欠佳,体重有所下降。患者既往每年体检未发现身体有异常情况,无药物过敏史,平时饮食习惯良好,无烟酒嗜好,发病前所带班级的学生有诊断肺结核者。

体格检查:患者面色皮肤微黄,身形瘦弱,T 37.7℃,P 96 次/分,律齐,R21 次/分,血压 115/80mmHg。触诊浅表淋巴结无肿大,右侧呼吸运动减低、触诊语颤增强、叩诊浊音、听诊有支气管肺泡呼吸音和湿性啰音。

辅助检查:血常规检查血红蛋白 120g/L,白细胞 $9.0×10^9$/L,中性粒细胞 66.0%,血小板 $138×10^9$/L,血沉 33mm/h,胸部 X 片检查显示在右侧肺尖部为边缘模糊不清的片状、絮状阴影。患者在门诊进行 PPD(结核菌素试验)检查结果为阳性。拟诊"肺结核"收住入院。

问题:

1. 请归纳出病例的临床特点,患者肺结核为哪一型?并做出解释。

 病情进展

患者入院第三天清晨,咳嗽加剧,突然出现喷射性咯血,量约 200ml,继而咯血中断,患者表情恐怖,双眼瞪目,两手乱抓,大汗淋漓。

2. 该患者发生了什么情况？首要的护理措施是什么？抢救时还应该给予哪些相关的护理措施？

病情进展

患者病情稳定后，遵医嘱给予利福平+异烟肼+乙胺丁醇抗结核治疗，两周后上述症状基本消失。医嘱要求定期监测肝功能检查、视觉相关检查等。

3. 常用抗结核药物有哪几种？上述药物会出现哪些不良反应？结核病患者的用药原则是什么？

病情进展

患者住院一月余，经抗结核治疗和卧床休息，T36.7℃，P88 次/分，律齐。血常规检查血红蛋白 120g/L，白细胞 $9.0×10^9$/L，中性粒细胞 66.0%，血小板 $138×10^9$/L，血沉 33mm/h，胸部 X 片检查显示在右侧肺尖部为边缘模糊不清的片状、絮状阴影。PPD(结核菌素试验)检查结果为阴性。患者将办理出院手续，回家继续休息。患者经医生同意可以出院。

4. 患者在住院期间如何加强结核病的呼吸道隔离护理？出院后如何加强营养，提高机体免疫力？

（杨　益）

案例 2-2

患者，女性，77 岁。因"间断喘憋 30 余年，加重 3 天"入院。患者自诉 30 余年前接触过敏原后出现喘憋（具体过敏原不详），后查过敏示：羊肉、粉尘、香油、花粉、磺胺类药物等，给予脱敏药物治疗后症状好转。以后接触过敏原或感冒仍间断发生喘憋。3 天前患者接触感冒的亲属后再次出现喘憋，症状较前明显加重；轻微活动后即感胸憋、气短，不能平卧，自行服用盐酸莫西沙星及茶碱治疗未缓解，故来院就诊。自发病以来，饮食可，睡眠不佳，大小便如常，体重未见明显变化。

既往史：高血压 30 年，20 年前诊断为冠状动脉粥样硬化性心脏病；糖尿病 20 年，血糖控制不满意；对羊肉、粉尘、香油、花粉、磺胺类药物等多种物质过敏。饮酒 10 年，未戒酒；吸烟 10 年，平均 4 支/天，已戒烟 20 年。

体格检查：T 36.6℃，P79 次/分，R23 次/分，BP 159/70mmHg。神志清楚，表情与面容正常，查体合作。叩诊双肺呈清音，双侧呼吸音粗，双侧闻及散在哮鸣音，余(−)。

辅助检查：胸片提示：双肺纹理增重，右肺下野为著；右侧胸膜增厚；心影饱满，主动脉迂曲、硬化。心脏彩超示：射血分数 69%，左房增大。血常规：白细胞 $7.03×10^9$/L，中性粒细胞 78.0%。血气分析：氧分压 73.5mmHg，二氧化碳分压 32.2mmHg，氧饱和度 96%。

问题：

1. 请归纳出病例的临床特点，患者的初步诊断什么？

病情进展

经过治疗患者病情平稳，入院第六天下午，隔壁患者亲属带着鲜花来探视。半小时后，患者突然咳嗽加剧，出现喘憋、气促，呼吸困难。

2. 患者出现了什么情况？主要原因是什么？主要的护理问题是什么？

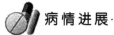 **病情进展**

经过积极抢救,患者症状好转。之后几天,患者仍感喘憋,以夜间为著,偶有少许咳嗽、咳痰,左下肢出现中度凹陷性水肿,右下肢轻度水肿。主任医师考虑有心功能不全,将静脉应用激素更换为口服甲强龙片,停止口服抗真菌药物伊曲康唑口服液。

3. 防治该疾病最有效的方法是什么?控制气道炎症最为有效的药物是什么?口服此类药物的注意事项是什么?目前推荐长期抗感染治疗哮喘的最常用的方法是什么?

 病情进展

患者住院20天后,静息状态下无明显胸闷、喘息,偶有少许咳嗽,无明显咳痰,无畏寒、发热,精神、睡眠尚可,二便尚可。生命体征平稳,两侧散在哮鸣音较前减少,心率72次/分,律齐。鉴于目前状况,医生准予患者出院。

4. 患者出院后如何避免诱发因素?

(游兆媛)

复习参考题

1. 对慢性肺源性心脏病心患者,为何只能低流量给氧?

2. 简述急性大咯血引起窒息的临床表现与处理。

3. 如何对支气管哮喘患者进行健康指导?

4. 如何指导肺结核痰菌阳性患者及其家属进行隔离与消毒灭菌?

5. 呼吸衰竭患者痰液黏稠、咳痰无力应如何护理?

6. 简述呼吸衰竭的治疗原则。

7. 简述肺结核 PPD 试验的观察与结果判定方法。

8. 简述Ⅰ、Ⅱ型呼衰的区别及氧疗原则。

9. 试述进行体位引流的注意事项。

10. 简述典型的阻塞性肺气肿与大叶性肺炎的体征比较。

<table>
<tr>
<td>第三章</td>
<td># 循环系统疾病患者的护理</td>
</tr>
</table>

第一节　概述

目前中国心血管病死亡率居疾病死亡构成的首位，全国每死亡 5 人，就有 2 人死于心脑血管病。WHO预计到 2020 年左右，中国将会迎来心血管病的"流行"顶峰。通过对症状、体征和实验室检查等结果的综合分析，可对大多数心血管病作出诊断。其治疗需针对病因、病理解剖和病理生理等几方面进行。随着心血管疾病诊疗新技术在临床上广泛开展，大多数冠状动脉粥样硬化性心脏病、心律失常、心脏瓣膜病等得到较好的控制。

一、结构与功能

循环系统包括心脏、血管和调节血液循环的神经体液。

1. **心脏的位置**　心脏是一个中空的肌性器官，形似倒置的、前后稍扁的圆锥体，约本人拳头大小。心脏位于胸腔中纵隔内，在胸骨体和第 2~6 肋骨后方，第 5~8 胸椎前方。约 2/3 位于正中线左侧，1/3 位于正中线右侧。心尖朝向左前下方，心底朝向右后上方（图 3-1）。

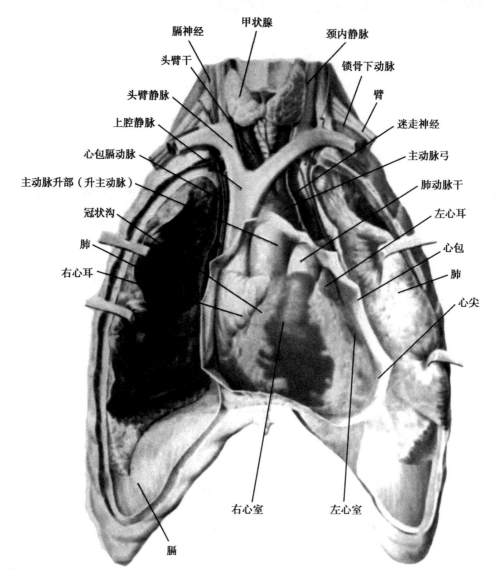

図3-1 心脏的位置

标注文字：膈神经　甲状腺　颈内静脉　头臂干　锁骨下动脉　头臂静脉　臂　上腔静脉　迷走神经　心包膈动脉　主动脉弓　主动脉升部（升主动脉）　肺动脉干　冠状沟　左心耳　肺　心包　右心耳　肺　心尖　右心室　左心室　膈

2. 心脏的解剖结构

（1）心脏的组织结构：心肌壁由内到外分为心内膜、心肌层和心外膜三层。心外膜与心包壁层之间形成一个间隙，称为心包腔，内含少量的淡黄色浆液，在心脏收缩和舒张时起润滑作用。心肌把心脏分成四个腔，上部由房间隔分为左心房和右心房；下部由室间隔分为左心室和右心室，其中房间隔由比较薄的心肌构成，室间隔由比较厚的心肌构成。心内膜上有特殊的瓣膜装置，左心房室之间的瓣膜是二尖瓣，右心房室之间的瓣膜是三尖瓣，左心室与主动脉之间的瓣膜是主动脉瓣，右心室与肺动脉之间的瓣膜是肺动脉瓣。

（2）心脏的传导系统：心脏传导系统由负责正常冲动形成与传导的特殊心肌细胞组成，包括窦房结、结间束、房室结、希氏束、左右束支和浦肯野纤维。窦房结是心脏正常的起搏点。结间束连接于窦房结和房室结之间。房室结位于三尖瓣基底附近的心房间隔的右后方。希氏束为索状结构，与房室结相连，在心室间隔的顶部分为左、右束支，并最终分成浦肯野纤维，弥散分布于心肌的所有部位（图3-2）。

（3）冠状动脉循环：心脏的血液循环由动脉和静脉两个系统构成，冠状动脉将血液运送到心脏各部，冠状静脉将静脉血液返回右心房。

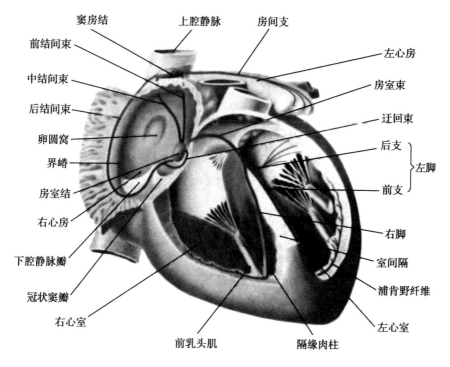

图 3-2　心脏传导系

1）冠状动脉：心脏的血液供应来自左、右冠状动脉。左冠状动脉主干很短，起自左冠状动脉窦，行走于肺动脉与左心耳之间，到达冠状沟后分成前降支和回旋支。前降支及其分支主要分布于左室前壁、前乳头肌、心尖、室间隔前 2/3、右室前壁一小部分。回旋支及其分支主要分布于左房、左室侧壁、左室前壁一小部分、左室后壁的一部分或大部分。右冠状动脉一般分布于右房、右室前壁大部分，右室侧壁和后壁的全部，左室后壁的一部分及室间隔的后 1/3，包括部分窦房结和房室结。

2）冠状静脉：大多汇集到位于心脏膈面左房室间的冠状沟内的冠状静脉窦内。

心脏的血液供应见图 3-3，图 3-4。

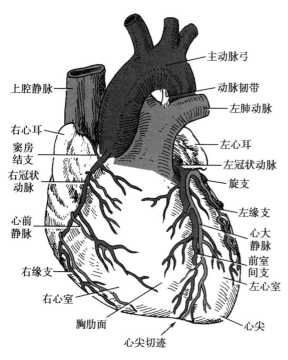

图 3-3　心的外形和血管（前面观）

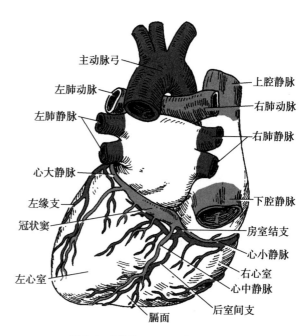

图 3-4　心的外形和血管（后下面观）

3. 调节循环系统的神经-体液因素

（1）调节循环系统的神经：心脏受来自迷走神经的胆碱能神经纤维和来自胸腰部交感系统的肾上腺素能神经纤维的支配。交感神经兴奋时，激活肾上腺素能 α 和 β₁ 受体，使心率加快，心肌收缩力增强，外周血管收缩，血管阻力增加，血压升高。迷走神经兴奋时，激活乙酰胆碱能受体，使心率减慢，心肌收缩力减弱，外周血管扩张，血管阻力减小，血压下降。

（2）调节循环系统的体液因素：如肾素-血管紧张素-醛固酮系统、血管内皮因子、某些激素和代谢产物等。肾素-血管紧张素-醛固酮系统能够调节钠钾平衡、血容量和血压。血管内皮细胞生成的收缩物质，如内皮素、血管收缩因子可以收缩血管；内皮细胞生成的舒张物质，如前列环素、一氧化氮等具有扩张血管的作用。

4. 循环系统的功能　循环系统的主要功能是为全身组织器官运输血液，通过血液将氧、营养物质和激素等供给组织，并将组织代谢产物运走，以保证机体正常新陈代谢的需要，维持生命活动。此外，循环系统具有内分泌功能，如心肌细胞可分泌心钠肽，血管内皮细胞分泌内皮素、内皮舒张因子等活性物质。

二、护理评估

（一）病史评估

1. 患病及治疗过程

（1）患病过程：患病的起始时间、诱发因素、不适部位、严重程度、持续时间、缓解因素，有无伴随症状，是否进行性加重。

（2）检查及治疗过程：主要检查结果、治疗经过，具体用药（包括药物名称、剂量和用法等）或手术情况，遵医行为。

（3）目前状况：目前主要不适，即此次就医的主要原因。如冠心病患者可出现心前区不同程度的疼痛、胸闷等；心力衰竭患者可出现劳力性呼吸困难、夜间阵发性呼吸困难、端坐呼吸或下肢水肿等；高血压患者可出现头痛、心悸、疲乏及视力模糊等症状。

2. 既往史及家族史

（1）既往史：护士需要评估患者以往情况，如曾患过的主要疾病、手术史及外伤史等。有无与心血管疾病相关的疾病，如糖尿病、甲亢、贫血等。在收集资料时应注意收集疾病情况、治疗用药、手术过程、并发症及预后等；并且收集既往史时，护士要注意沟通技巧，帮助患者回顾以往的情况。

（2）家族史：评估患者直系亲属中是否有冠心病、高血压、糖尿病等疾病。

3. 心理-行为-社会状况

（1）心理社会资料：①心理状态：评估患者有无焦虑、恐惧、抑郁、悲观等心理反应及其严重程度；②性格特征：如 A 型性格是冠心病、原发性高血压的危险因素之一。此外，情绪激动和精神紧张也是引起心绞痛发作、原发性高血压病情加重的最常见诱因之一。

（2）生活方式：①饮食习惯：评估患者是否经常摄入高热量、高胆固醇、高钠、高脂肪的食物，是否经常暴饮暴食；评估患者饮食偏好及对食物的态度；②烟酒嗜好：评估患者有无烟酒嗜好，吸烟及饮酒史，每天吸烟、饮酒量及持续年限，是否已戒烟酒；③运动习惯：评估患者对运动的态度、是否有规律地进行体育锻炼，主要运动形式及运动量，是否了解限制最大活动量的指征；④排泄：评估患者有无定时排便的习惯，有无便秘或腹泻，排尿有无异常。

（3）社会支持系统：评估家庭经济状况、教育背景，对患者所患疾病的认识，对患者的关心和支持程度。评估患者出院后的就医条件，居住地的社区保健资源等。

（4）个人史：评估患者的家庭情况，如婚姻状况、子女情况，居住地，职业及工作环境等。如冠心病及原发性高血压多见于脑力劳动者；风湿性心脏病在农村较常见，在环境潮湿的居民中发病率明显增高。

（二）身体评估

1. 一般状况　①评估脉搏的频率、节律、强弱及两侧是否对称。如心房颤动时可出现短绌脉,心脏压塞时出现奇脉;②面容及表情:高血压急症或急性心肌梗死时患者常表情痛苦,二尖瓣狭窄患者可出现双颧发红的"二尖瓣面容";③体位:严重心力衰竭患者常取半卧位或端坐位。

2. 心脏

（1）视诊:心前区有无隆起,心尖搏动位置和范围是否正常。正常成人心尖搏动位于第五肋间,左锁骨中线内侧0.5~1.0 cm,搏动范围以直径计算为2.0~2.5cm。

（2）触诊:除可进一步确定心尖搏动的位置外,可判断心尖或心前区的抬举性搏动。心尖区抬举性搏动指心尖区徐缓、有力的搏动,可使手指尖端抬起且持续至第二心音开始。胸骨左下缘收缩期抬举性搏动是右心室肥厚的可靠指征。同时,触诊可判断有无震颤和心包摩擦感。

（3）叩诊:评估心界大小及其形状。心脏浊音界包括相对及绝对浊音界,心脏左右缘被肺遮盖的部分,叩诊呈相对浊音,不被肺遮盖的部分叩诊呈绝对浊音。叩诊时通常先叩左界,再叩右界。左侧叩诊在第五肋间心尖搏动外2~3cm处开始,由外向内,逐个肋间向上,直至第二肋间。右侧叩诊先叩出肝上界,然后于其上一肋间由外向内,逐一肋间向上叩诊,直至第二肋间。

（4）听诊:评估心率快慢、心律是否整齐,心音有无增强或减弱,有无短绌脉、奔马律及心包摩擦音,各瓣膜区有无病理性杂音。瓣膜听诊区及听诊顺序见图3-5。

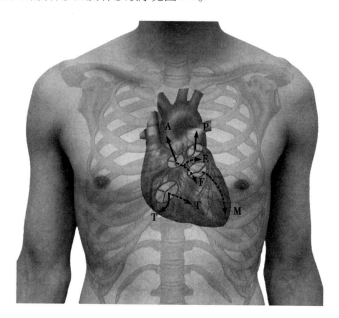

图3-5　心脏瓣膜听诊区及听诊顺序
M:二尖瓣区——心尖部
P:肺动脉瓣区——胸骨左缘第2肋间
A:主动脉瓣区——胸骨右缘第2肋间
Erb:主动脉瓣第二听诊区——胸骨左缘第3肋间
T:三尖瓣区——胸骨左缘第4、5肋间

1）心率、心律:心率是每分钟心跳次数,正常成人在安静、清醒情况下心率为60~100次/分,老年人偏慢,女性稍快,儿童较快。心律是心跳的节律,正常人心律规则。

2）心音:正常心音有四个,即第一、第二、第三及第四心音。心音异常改变包括心音强度异常、心音性质异常、心音分裂及额外心音。

3）心脏杂音:指心音以外出现的一种具有不同频率、强度、持续时间较长的夹杂声音。主要是由于血流加速或血流紊乱形成漩涡,使心壁或血管壁振荡所致。如出现杂音,应根据其最响部位、出现时间、性质、强度、传导方向,杂音与呼吸、运动与体位的关系判断临床意义。

3. 其他器官

（1）皮肤和黏膜：通过视诊和触诊皮肤可判定循环状态。在低心排血状态下，皮肤可变得湿冷；在高心排血状态或主动脉瓣关闭不全时，皮肤温暖、红润。皮肤发绀是动脉血中还原血红蛋白的浓度增加所致，发绀有助于诊断右向左分流的先天性心脏病。皮肤和黏膜也可有结节，如环形红斑、皮下结节等有助于诊断风湿热；皮肤黏膜的淤点、Osler 结节等有助于诊断感染性心内膜。

（2）眼：评估眼底小动脉和微动脉。

（3）颈部：检查颈动脉搏动的性质和压力，正常人颈动脉的搏动只在剧烈活动后可见微弱的搏动，如安静状态下出现颈动脉明显的搏动，多见于主动脉瓣关闭不全、高血压、甲亢及严重贫血的患者。正常人立位或坐位颈外静脉不显露，平卧时稍有充盈，但限于锁骨上缘距下颌角距离的下 2/3 处。卧位时如充盈度超过正常水平，或立位与坐位时可静脉充盈，称为颈静脉怒张。患者心功能不全时，按压右上腹部时颈静脉充盈更明显，称为肝颈静脉反流征阳性。

（4）四肢：评估两上肢肱动脉的搏动是否一致，并与两侧股动脉搏动进行比较，评价有无栓塞的表现；评估有无杵状指等。

（5）肺：评估有无肺静脉压力升高的表现，如肺部有无啰音及捻发音等。

（6）腹部：评估有无体循环淤血或感染性心内膜炎所致的肝脾肿大；有无腹水征等。

（三）辅助检查

1. 血液检查　如生化、血常规、心肌坏死标记物及血培养等。

2. 血流动力学检查　如中心静脉压、肺动脉压和心排血量测定等。

3. 心电图　包括普通心电图、动态心电图、运动心电图、食管心电图、起搏电生理及心率变异性分析等。

（1）心电图（electrocardiogram，ECG）：心脏在每个心动周期中，由起搏点、心房、心室相继兴奋，伴随着生物电的变化，通过心电描记器从体表引出多种形式的电位变化的图形。心电图是心脏兴奋的发生、传播及恢复过程的客观指标。检查时要求患者仰卧，双臂与躯干平行，平静呼吸，避免紧张，防止产生干扰波形而影响分析。

（2）动态心电图（ambulatory electrocardiogram，AECG）：是指连续记录 24 小时或更长时间的心电图。常规心电图只能记录静息状态短暂数十次心动周期的波形，而动态心电图于 24 小时内可连续记录多达 10 万次左右的心电信号，可提高对非持续性异位心律，尤其是对一过性心律失常及短暂心肌缺血发作的检出率。

（3）运动心电图（exercise electrocardiography）：用于早期冠心病的诊断和心功能的评价。目前临床上常用的方式是平板运动，检查前向患者解释检查的目的及方法；嘱患者检查前 3 小时禁食、禁烟，衣着要适于运动；由于某些药物可影响运动时的心率和血压变化，应在医生的指导下决定是否停用药物；运动终止后，每 2 分钟记录 1 次心电图，一般至少观察 6 分钟。如果 6 分钟后 ST 段缺血性改变仍未恢复到运动前图形，应继续观察至恢复。

4. 动态血压监测（ambulatory blood pressure monitoring，ABPM）　采用特殊血压测量和记录装置，按设定的时间间隔测量并记录 24 小时血压。动态血压监测对轻型高血压、假性高血压的检测具有重要意义。有助于评价抗高血压药的降压效果。

5. 影像学检查　包括胸部 X 线、超声心动图、放射性核素检查。

（1）胸部 X 线：可显示心脏、大血管的外形和搏动。二尖瓣型心脏常见于二尖瓣狭窄，主动脉型心脏常见于高血压、主动脉瓣关闭不全，普遍增大型心脏常见于全心衰竭、心包积液。

（2）超声心动图：可用于了解心脏结构、心内或大血管内血流方向和速度、心脏瓣膜的形态和活动度、心室收缩和舒张功能、左心房有无血栓等。

（3）放射性核素检查：心肌各部位放射性物质聚集的多少与该部位冠状动脉血液灌注量呈正相关。因此，主要用于评价心肌缺血的范围和严重程度，了解冠状动脉血流和侧支循环情况，检测存活心肌等。

6. 心导管检查和血管造影　见本章第十节"循环系统疾病患者常用诊疗技术及护理"。

三、常见症状体征的评估与护理

（一）心源性呼吸困难

心源性呼吸困难（cardiogenic dyspnea）指由于各种心血管疾病引起患者主观上自觉呼吸时空气不足、呼吸费力，客观上表现呼吸运动用力，严重时可出现张口呼吸、鼻翼扇动、端坐呼吸甚至发绀、呼吸辅助肌参与呼吸运动，并且可有呼吸频率、深度和节律的改变。主要是由于左心和（或）右心衰竭引起，尤其是左心衰竭时呼吸困难更为严重。同时也可见于心脏压塞、肺栓塞及原发性肺动脉高压等。心源性呼吸困难常表现为：①劳力性呼吸困难：是左心衰竭最早出现的症状。在体力活动时发生或加重，休息后缓解或消失，随着病情的加重，轻微体力活动时即可出现；②夜间阵发性呼吸困难：患者在夜间入睡后因突然胸闷、气急而憋醒，被迫坐起，呼吸深快。轻者数分钟至数十分钟后症状逐渐缓解，重者可伴有咳嗽、咯白色或粉红色泡沫痰、气喘等症状，称为心源性哮喘；③端坐呼吸：呼吸困难程度进一步加重，患者表现为平卧时呼吸急促，被迫半卧位或坐位，见于左心衰竭严重时。主要由于坐位时重力作用使回心血量减少并使横膈下降，可减轻肺淤血、缓解呼吸困难。

1. 护理评估

（1）病史评估：评估患者呼吸困难发生的急缓、持续时间、特点、严重程度，使呼吸困难减轻的方法，是否有咳嗽、咳痰、乏力等伴随症状，痰液的性质、颜色和量，出现呼吸困难后的睡眠状况，对日常生活和活动耐力的影响，是否有精神紧张、焦虑不安甚至悲观绝望情绪。

（2）身体评估：包括生命体征、意识状况、面容与表情、体位、皮肤黏膜有无发绀等。听诊两肺是否可闻及湿啰音或哮鸣音。心脏有无增大，心率、心律、心音的改变，有无奔马律。

（3）辅助检查：评估血氧饱和度、血气分析结果，判断患者缺氧程度及酸碱平衡状况。胸部 X 线检查有助于判断肺淤血、肺部感染的严重程度，有无胸腔积液或心包积液等。

2. 常用护理诊断/问题

（1）气体交换受损：与肺淤血、肺水肿或伴肺部感染有关。

（2）活动无耐力：与机体缺血、缺氧有关。

3. 护理目标

（1）患者呼吸困难减轻或消失。

（2）患者活动耐力增加，一般活动时心率、血压正常，无明显不适。

4. 护理措施及依据

（1）气体交换受损：与肺淤血、肺水肿或伴肺部感染有关。

1）休息与活动：劳力性呼吸困难者，应减少活动量，以不引起症状为宜；出现夜间阵发性呼吸困难时，应协助患者坐起；端坐呼吸者，需加强生活护理（具体护理措施见本章第二节"心力衰竭"患者的护理）。此外，应保持病室安静、整洁，适当开窗通风，每次 15~30 分钟。患者应衣着宽松，盖被轻软，以减轻憋闷感。

2）体位：根据患者呼吸困难程度采取适宜体位。如严重呼吸困难时，应协助端坐位，必要时双腿下垂。同时，需注意患者体位的舒适与安全，可用软枕支托肩、臂、骶、膝部等部位，避免受压或下滑。

3）吸氧：对低氧血症者，应及时纠正缺氧以缓解呼吸困难，减少缺氧对器官功能的损害。氧疗方法包括鼻导管吸氧、面罩吸氧和无创正压通气吸氧等。急性肺水肿患者的氧疗详见第二节"心力衰竭"中的治疗与护理。

4）心理护理：呼吸困难患者常因影响日常生活及睡眠而心情烦躁、痛苦，甚至出现抑郁情绪。应稳定患者情绪,帮助其树立战胜疾病的信心。

5)输液护理:严格控制输液量和速度,防止加重心脏负荷,诱发急性肺水肿。24小时输液量应控制在1500ml以内,输液速度控制在20~30滴/分。

6)病情监测:密切观察呼吸困难改善情况,听诊肺部湿啰音是否减少,监测血氧饱和度、血气分析结果是否正常等。

(2)活动无耐力:与机体缺血、缺氧有关。

1)评估活动耐力:了解患者过去和现在的活动型态,确定既往活动的类型、强度、持续时间和频率,为制订适宜的活动计划提供基础。

2)制订活动目标和计划:与患者及家属一起制订活动计划,确定具体的活动量和持续时间,具体见本章第二节"心力衰竭"患者的护理。

3)活动过程中的监测:若患者活动中出现明显心前区不适、呼吸困难、头晕、面色苍白等,应停止活动,就地休息,并及时通知医生。

4)协助和指导患者生活自理:患者卧床期间加强生活护理,进行床上主动或被动肢体活动,以保持肌张力,预防静脉血栓形成。病情允许活动时,鼓励患者尽可能生活自理。

5)出院指导:根据患者病情及居家生活条件(如居住的楼层、卫生设备条件以及家庭支持能力等)进行有针对性的活动指导。

5. 评价

(1)患者呼吸困难减轻或消失,肺部无啰音,血氧饱和度及血气分析结果恢复正常。

(2)患者活动耐力增加,能根据自身耐受能力,完成活动计划,适度活动时无明显不适。

(二)心源性水肿

心源性水肿(cardiogenic edema)是由于心脏功能障碍引发的机体水肿。心源性水肿最常出现于右心衰竭,其发生机制是有效循环血量不足导致肾血流量减少,肾小球滤过率降低,水钠潴留;同时,体静脉压增高,毛细血管静水压增高,组织液回吸收减少。心源性水肿的特点是下垂性、对称性和凹陷性,水肿最先出现在身体最低垂的部位,如平卧位时常出现在骶尾部;用指端加压水肿部位,局部可出现凹陷。

1. 护理评估

(1)病史:评估水肿出现的部位、持续时间、特点、程度,水肿与饮食、体位及活动的关系;评估导致水肿的原因、饮水量、摄盐量、尿量等;患者目前所用药物的名称、剂量、时间、方法及其疗效;评估患者对水肿的认知及其心理状态。

(2)身体评估:评估生命体征、体重、颈静脉充盈程度;检查水肿的部位、范围、程度,压之是否凹陷,水肿部位皮肤是否完整。同时评估是否伴有胸水征和腹水征等。

(3)辅助检查:有无低蛋白血症及电解质紊乱等。

2. 常用护理诊断/问题

(1)体液过多:与水钠潴留、低蛋白血症有关。

(2)有皮肤完整性受损的危险:与水肿所致组织细胞营养不良、局部长时间受压有关。

3. 护理目标

(1)患者知晓并进行低盐饮食,水肿减轻或消失。

(2)皮肤完整,无破损。

4. 护理措施及依据

(1)体液过多:与水钠潴留、低蛋白血症有关。

1)休息与体位:轻度水肿者应限制活动;重度水肿者应卧床休息,伴胸水或腹水者宜采取半卧位。

2)饮食护理:限制钠盐摄入,每天食盐摄入量在5g以下。告诉患者及家属低盐饮食的重要性以提高其依从性。限制含钠量高的食品,如腌制或熏制品、香肠、罐头、海产品、番茄酱、啤酒、碳酸饮料等。烹调时可适当使用一些调味品如醋、葱、蒜等。

3)用药护理:使用利尿剂的护理见本章第二节"心力衰竭"患者的护理。

4)病情监测:准确记录24小时液体出入量,若患者尿量<30ml/h,应报告医生。每天测量体重,有腹水者应每天测量腹围。此外,应注意患者颈静脉充盈程度、肝脏大小、水肿消退情况等,以判断病情进展及疗效。

(2)有皮肤完整性受损的危险:与水肿所致组织细胞营养不良、局部长时间受压有关。

1)保护皮肤:保持床单位整洁、柔软、平整、干燥,严重水肿者可使用气垫床。定时协助或指导患者变换体位,使用便盆时动作轻巧,勿强行推、拉,防止擦伤皮肤。嘱患者穿柔软、宽松的衣服。老年人使用热水袋保暖时,水温不宜过高,防止烫伤。并注意定时翻身,防止压疮发生。

2)观察皮肤情况:密切观察水肿部位、肛周及受压处皮肤有无发红、起水疱或破溃等。

5. 评价

(1)患者能进行低盐饮食,水肿减轻或消失。

(2)皮肤无破损,未发生压疮。

(三)心源性胸痛

心源性胸痛(cardiac chest pain)是指由心脏疾病所引发的胸痛。胸痛的程度因个体痛阈的差异而不同,与疾病严重程度不完全一致。常见于各种类型的心绞痛、心肌梗死、梗阻性肥厚型心肌病、急性主动脉夹层、急性心包炎等。常见疾病的胸痛特点见表3-1。

表3-1 常见疾病的胸痛特点

疾病名称	胸痛特点
心绞痛	绞榨样痛并有窒息感,发作时间短暂(持续1~5分钟),可在劳力或精神紧张时诱发,休息后或含服硝酸甘油后多可缓解
心肌梗死	疼痛剧烈并有恐惧、濒死感,持续时间较长(数小时或更长)且不宜缓解,含服硝酸甘油无效,常伴有面色苍白、大汗、血压下降或休克
梗阻性肥厚型心肌病	含服硝酸甘油无效,甚至加重
急性主动脉夹层	突然出现胸背部撕裂样剧痛或锥痛,伴有面色苍白、大汗、血压下降或休克等

(四)心悸

心悸(palpitation)是一种自觉心脏跳动的不适感。引起心悸的病因主要有:①心律失常:如心动过速、期前收缩、心房扑动或颤动;②生理性因素:如健康人剧烈运动、精神紧张或情绪激动、过量饮酒、饮浓茶或咖啡等;③应用某些药物:如肾上腺素、阿托品、氨茶碱等可引起心肌收缩力增强、心率加快而致心悸。

(五)心源性晕厥

心源性晕厥(cardiogenic syncope)是由于心排血量骤减、中断或严重低血压而引起脑供血突然减少或终止而出现的短暂意识丧失,常伴有肌张力丧失而不能维持一定的体位。近乎晕厥指一过性黑矇,肌张力降低或丧失,但不伴意识丧失。心脏供血暂停3秒以上可发生近乎晕厥;5秒以上可发生晕厥;超过10秒则可出现抽搐,称阿-斯综合征(Adams-Stokes syndrome)。常见病因有严重心律失常(如病态窦房结综合征、三度房室传导阻滞、室性心动过速)和器质性心脏病(如急性心肌梗死、主动脉夹层、心脏压塞等)。晕厥发作时先兆症状常不明显,持续时间很短。大多数晕厥患者预后良好,反复发作的晕厥提示病情严重,应加以重视。

(赵振娟)

第二节 心力衰竭

案例导入

患者,女,58岁,农民,以"活动后气短2年,加重1周"为主诉入院。2年前出现活动后胸闷、气急,偶尔无明显诱因睡眠中出现胸闷、气急,坐起后症状自行缓解,未进行治疗。1周前感冒后胸闷、气急症状明显加重,轻微活动即有呼吸困难,伴双下肢肿胀。

身体评估:T 36.3℃ P 110次/分 R 20次/分 BP 110/70mmHg,双肺可闻及干、湿啰音,心尖搏动位于第6肋间左锁骨中线外1cm,心界扩大,肝大,肋下可及2cm,双下肢水肿。

辅助检查:尿常规与血常规大致正常,血清钠140mmol/L,尿素氮700mmol/L,肌酐103mmol/L。胸部X线示心脏扩大。超声心动图示:左房和左室扩大,EF值26%。

初步诊断:心力衰竭。

治疗过程:入院后,给予强心、利尿及扩血管等药物。

请思考:哪些因素可以诱发心力衰竭? 心力衰竭患者有哪些临床表现? 该患者目前存在哪些主要护理问题? 护士进行病情监测和护理观察的要点有哪些?

心力衰竭(heart failure)是各种心脏结构或功能性疾病导致心室充盈和(或)射血功能受损,心排血量不能满足机体组织代谢需要,以肺循环和(或)体循环淤血,器官、组织血液灌注不足为临床表现的一组综合征。心力衰竭为各种心血管疾病的严重和终末阶段,是当今最重要的心血管病之一。目前由于人口老龄化、患者存活时间延长等因素,心力衰竭的发病率有所提高。同时,治疗手段也在飞速发展,患者的生存质量得到提高。

心力衰竭按发生的部位可分为左心衰竭、右心衰竭和全心衰竭;按发病急缓可分为急性心力衰竭和慢性心力衰竭;按生理功能分为收缩性心力衰竭和舒张性心力衰竭。

1. 左心衰竭、右心衰竭和全心衰竭 左心衰竭指左心室代偿功能不全而发生的心力衰竭,临床上较为常见,主要特征是肺循环淤血。单纯右心衰竭主要见于肺源性心脏病及某些先天性心脏病,主要特征是体循环淤血。左心衰竭导致肺动脉压力增高,使右心负荷加重,长时间可致右心衰竭,即为全心衰竭。

2. 急性心力衰竭和慢性心力衰竭 急性心力衰竭指急性严重心肌损害或突然的负荷加重,使心功能正常或处于代偿期的心脏在短时间内发生衰竭或使慢性心力衰竭急剧恶化。临床上以急性左心衰竭常见,表现为急性肺水肿或心源性休克。慢性心力衰竭发展过程缓慢。

3. 收缩性心力衰竭和舒张性心力衰竭 心脏正常有收缩和舒张功能。当收缩功能障碍,心排血量下降时即为收缩性心力衰竭。心脏正常的舒张功能是为了保证收缩期的有效泵血;当心脏收缩功能不全时常同时存在舒张功能障碍。

心力衰竭诊断标准

2016ESC急、慢性心力衰竭诊断和治疗指南中的心力衰竭分类包括,

(1) 射血分数降低的心力衰竭:要满足①心力衰竭的症状±体征;②LVEF<40%。

(2) 射血分数中间值的心力衰竭:要满足①心力衰竭症状±体征;②LVEF<40%~49%;③利钠肽水平升高(BNP>35pg/ml和(或)NT-proBNP>125pg/ml);④至少符合以下一条附加标准:a. 相关的结构性心脏病(左心房扩大和(或)左心室肥厚);b. 舒张功能不全。

(3) 射血分数保留的心力衰竭:要满足①LVEF>50%;②利钠肽水平升高(同上);③至少符合以下一

条附加标准:a.相关的结构性心脏病(左心房扩大和(或)左心室肥厚);b.舒张功能不全。

一、慢性心力衰竭

慢性心力衰竭(chronic heart failure)发病率呈上升趋势,约为0.9%,其中男性0.7%,女性1%;且随年龄增高,城市高于农村,北方明显高于南方,与高血压的分布一致。近年来,引起心力衰竭的主要原因已从风湿性心脏瓣膜病转为冠状动脉粥样硬化性心脏病。

(一)病因及诱因

1. 基本病因

(1)原发性心肌损害:①缺血性心肌损害:如冠状动脉粥样硬化性心脏病;②心肌炎和心肌病:病毒性心肌炎及扩张型心肌病最为常见;③心肌代谢障碍性疾病:以糖尿病心肌病最常见。

(2)心脏负荷过重

1)压力负荷过重:见于高血压、主动脉瓣狭窄、肥厚型心肌病、肺动脉高压、肺动脉瓣狭窄等。

2)容量负荷过重:见于心脏瓣膜关闭不全、先天性心脏病引起的血液分流等。

2. 诱因 心力衰竭的发生大部分是有诱发因素的,常见诱因有:

(1)感染:是心力衰竭最常见的诱因之一,以呼吸道感染最为常见。

(2)心律失常:心房颤动是诱发心力衰竭的最重要因素之一。

(3)血容量增加:如静脉输液或输血过多、过快等。

(4)过度劳累或情绪激动:主要是由于过度劳累或情绪激动可引起交感神经兴奋而使心率增快,心脏负荷加重,从而诱发心力衰竭。

(5)治疗不当:如过量使用抗心律失常药、洋地黄类药物可引起严重心律失常和心力衰竭等。

(6)并发其他疾病:如甲状腺功能亢进、贫血、肿瘤等。

(7)麻醉与手术。

(二)病理生理

心力衰竭发生时的病理生理机制十分复杂,当基础心脏病损及心功能时,机体首先发生多种代偿机制,使心功能在一定的时间内维持在相对正常的水平。当代偿失效而出现心力衰竭时病理生理变化则更为复杂。

1. 代偿机制 当心肌收缩力减弱时,为了保证正常的心排血量,机体通过以下的机制进行代偿。

(1)Frank-Starling机制:即增加心脏的前负荷,使回心血量增多,心室舒张末期容积增加,从而增加心排血量及提高心脏做功量。心室舒张末期容积增加,意味着心室扩张,舒张末压力也增高,相应的心房压、静脉压也随之升高。当左心室舒张末压>18mmHg时,出现肺充血的症状和体征;若心脏指数<2.2L/(min·m^2)时,出现低心排血量的症状和体征。

(2)心肌肥厚:心脏长期的压力负荷增高,导致心肌纤维增多,心肌肥厚,心肌收缩力增强,从而克服压力负荷阻力,使心排血量在相当长时间内维持正常,患者可无心力衰竭症状。

(3)神经体液的代偿机制

1)交感神经兴奋性增强:心力衰竭患者血液中去甲肾上腺素水平升高,作用于心肌β$_1$肾上腺素能受体,增强心肌收缩力并提高心率,以提高心排血量。但同时由于周围血管收缩,心脏压力负荷增加,心率加快,可使心肌耗氧量增加。

2)肾素-血管紧张素-醛固酮系统(renin-angiotensin-aldosteronesystem,RAAS)激活:心排血量降低导致肾血流量减低,RAAS被激活。一方面使心肌收缩力增强,周围血管收缩维持血压,调节血液的再分配,保证心、脑等重要脏器的血液供应。另一方面促进醛固酮分泌,水、钠潴留,增加总体液量及心脏容量负荷,从而对心力衰竭起到代偿作用。

2. 体液因子的改变 近年来发现一些新的肽类细胞因子参与心力衰竭的发生与发展过程。重要的有以下方面。

（1）心钠肽（atrial natriuretic-peptide,ANP）和利钠肽（brain natriuretic peptide,BNP）:ANP 主要储存于心房,当心房压力增高,房壁受牵引时,ANP 分泌增加,从而显示扩张血管、排钠、对抗肾上腺素、肾素-血管紧张素等的水、钠潴留效应的作用。BNP 主要储存于心室肌内,BNP 的生理作用与 ANP 相似。心力衰竭时 BNP 和 ANP 的分泌增加,血浆中 ANP 及 BNP 水平升高,其增高的程度与心力衰竭的严重程度呈正相关。因此,血浆 ANP 及 BNP 水平可作为评定心力衰竭的进程和判断预后的指标。

（2）精氨酸加压素（arginine vasopressin,AVP）:由垂体分泌,具有抗利尿和收缩周围血管作用,能维持血浆渗透压。心力衰竭时血浆 AVP 水平升高,引起全身血管收缩,水钠潴留。心力衰竭早期,AVP 的效应有一定的代偿作用,而长期的 AVP 增加将使心力衰竭进一步恶化。

（3）内皮素（endothelin,ET）:是由血管内皮细胞释放的强效血管收缩肽。心力衰竭时,血浆 ET 水平升高。ET 还可导致细胞肥大增生,参与心脏重塑过程。

3. 心肌损害与心室重塑 原发性心肌损害和心脏负荷过重使心功能受损,导致心室扩大或心室肥厚等各种代偿性变化。在心室扩大、心室肥厚的过程中,心肌细胞、胞外基质、胶原纤维网等均有相应变化,即心室重塑过程。目前研究表明,心力衰竭发生发展的基本机制是心室重塑。心力衰竭时心肌细胞减少使心肌整体收缩力下降;纤维化的增加又使心室的顺应性降低,重塑更趋明显,心肌收缩力不能发挥其应有的射血功能,如此形成恶性循环,终至不可逆转的终末阶段。

（三）心力衰竭的分期与分级

1. 心力衰竭的分期

（1）前心衰阶段（A 期）:患者存在心力衰竭高危因素,但目前尚无心脏结构或功能异常,也无心力衰竭的症状和（或）体征。

（2）前临床心衰阶段（B 期）:患者无心力衰竭的症状和（或）体征,但已发展为结构性心脏病,如左心室肥厚。

（3）临床心衰阶段（C 期）:患者已有基础结构性心脏病,既往或目前有心力衰竭的症状和（或）体征。

（4）难治性终末期心衰阶段（D 期）:患者经严格内科治疗,但休息时仍有症状,常伴心源性恶病质,须反复长期住院。

2. 心功能分级 1928 年美国纽约心脏病协会（NYHA）提出按诱发心力衰竭症状的活动程度将心功能的受损状况分为四级。具体分级见表 3-2。

表 3-2 心功能分级

心功能分级	临床表现
Ⅰ级	患有心脏病,但日常活动量不受限制,一般活动不引起疲乏、心悸、呼吸困难或心绞痛
Ⅱ级	体力活动受到轻度的限制,休息时无自觉症状,但平时一般活动可出现疲乏、心悸、呼吸困难或心绞痛
Ⅲ级	体力活动明显受限,低于平时一般活动量即引起上述症状
Ⅳ级	不能从事任何体力活动,休息时亦有心力衰竭的症状,体力活动后加重

3. 6 分钟步行试验 此试验简单易行、安全方便,可用以评定慢性心力衰竭患者的运动耐力。嘱患者在平直走廊里尽可能快地行走,测定其 6 分钟的步行距离。若<150m 为重度心力衰竭,150~450m 为中度心力衰竭,>450m 为轻度心力衰竭。

（四）临床表现

1. 左心衰竭

（1）症状:左心衰竭患者主要表现为肺淤血及心排血量降低,最常见的症状有呼吸困难,疲倦、乏力,咳嗽、咳痰、咯血,少尿及肾功能损害等。

1）呼吸困难:不同程度的呼吸困难是左心衰竭最主要的症状,主要由急性或慢性肺淤血和肺活量减低所引起。表现为呼吸困难呈进行性加重,由劳力性呼吸困难,发展至夜间阵发性呼吸困难和端坐呼吸。严重时可发展成肺水肿,甚至休克。

2）疲倦、乏力及心悸:主要是由于心排血量降低,器官、组织血液灌注不足及代偿性心率加快所致。

3）咳嗽、咳痰、咯血:常见于夜间,坐位或立位时咳嗽可减轻,白色浆液性泡沫状痰为其特点;长期肺淤血使肺静脉压力升高,导致肺循环和支气管血液循环之间形成侧支,在支气管黏膜下形成扩张的血管,一旦破裂可引起大咯血。

4）少尿及肾功能损害症状:严重左心衰竭患者的血液进行再分配时,首先是肾血流量明显减少,可出现少尿。长期慢性肾血流量减少可出现血尿素氮、肌酐升高并可有肾功能不全的相应症状。

（2）体征:对左心衰竭患者进行体格检查时,除基础心脏病的固有体征外,常可见:①肺部湿啰音:随病情的加重,肺部啰音可从局限于肺底部至全肺。②心率增快,一般均有心脏扩大,心尖区可闻及舒张期奔马律,肺动脉瓣区第二心音亢进。

2. 右心衰竭

（1）症状:主要表现为体循环淤血为主的综合征,最常见的症状有消化道症状、劳力性呼吸困难等。

1）消化道症状:胃肠道及肝脏淤血引起腹胀、恶心、呕吐等,是右心衰竭最常见的症状。

2）劳力性呼吸困难:继发于左心衰竭的右心衰竭可出现呼吸困难。单纯性右心衰竭多由分流性先天性心脏病或肺部疾病所致,也有明显的呼吸困难。

（2）体征:对右心衰竭患者进行体格检查时,除基础心脏病的固有体征外,常可见:①水肿:主要是由于水钠潴留和静脉淤血导致毛细血管压力增高。由于下垂部位的流体压力较高,水肿首先出现于身体最低垂的部位,并呈对称性和可压陷性;②肝脏肿大、压痛,晚期可出现黄疸、肝功能受损及大量腹水;③颈静脉搏动增强、充盈、怒张,肝颈静脉反流征阳性;④三尖瓣关闭不全的反流性杂音和右室奔马律。

3. 全心衰竭　患者可同时存在左、右心衰竭的症状与体征,也可以左或右心衰竭的症状与体征为主。右心衰竭出现时,右心排血量减少,夜间阵发性呼吸困难等肺淤血的表现反而减轻。

（五）辅助检查

1. 血液检查　①利钠肽:临床常用 BNP 及 NT-proBNP,可用于评估慢性心力衰竭的严重程度和预后,亦可用于因呼吸困难而疑为心力衰竭患者的诊断和鉴别诊断;②肌钙蛋白:主要用以明确是否存在急性冠状动脉综合征;③其他常规检查:包括血常规、肝肾功能、血糖血脂和电解质等。

2. 尿液检查　由于心力衰竭患者的肾功能受损,检查其尿常规时,可发现蛋白尿和颗粒管型;若患者无原发性肾病时,尿比重增高。

3. 胸部 X 线　是确诊左心衰竭肺水肿的主要依据,主要是看有无 Kerley-B 线出现,即肺小叶间隔内积液导致肺野外侧出现清晰可见的水平线状影。

4. 超声心动图　①从心力衰竭患者超声心动图中,可以准确分析各心腔大小变化及心瓣膜结构及功能情况;②查看患者左室射血分数（LVEF 值）（以收缩末及舒张末的容量差计算左室射血分数）。正常LVEF 值>50%,如患者 LVEF≤40%,则提示其发生收缩期心力衰竭;③查看患者的 E/A 值（心动周期中舒张早期心室充盈速度最大值为 E 峰,舒张晚期（心房收缩）心室充盈最大值为 A 峰）。正常人 E/A 值不应小于 1.2,如 E 峰下降,A 峰增高,E/A 比值降低,则提示患者出现舒张功能不全。

5. 冠状动脉造影　适用于有心绞痛、心肌梗死或心脏停搏史的患者,也可鉴别缺血性或非缺血性心肌病。

6. 有创性血流动力学检查　若患者是急性重症心力衰竭,必要时采用漂浮导管在床边进行有创性血流动力学检查。

7. 心-肺运动试验　仅适用于慢性稳定性心力衰竭患者,即在运动状态下测定患者对运动的耐受量,以评价患者心脏的功能状态。需注意此试验中的两个数据:①最大耗氧量:应大于 20,16~20 表示心功能轻至中度损害,10~15 表示心功能中至重度损害,小于 10 表示心功能极重度损害;②无氧阈值:即呼气中 CO_2 的增长超过了氧耗量的增长,标志着无氧代谢的出现,此值愈低说明心功能愈差。

(六)治疗要点

1. 病因治疗

(1)基本病因治疗:评估所有可能导致心功能受损的常见疾病,如高血压、冠状动脉粥样硬化性心脏病、糖尿病等,遵医嘱早期应用药物进行有效的治疗;对于需介入及手术治疗的疾病,如冠状动脉粥样硬化性心脏病、心脏瓣膜病以及先天性心脏病等,均应配合医生早期进行干预。

(2)控制或消除诱因:通过询问病史,找出诱发患者出现心力衰竭的诱因并进行处理,如呼吸道感染,应遵医嘱给予适当的抗菌药物治疗;对于出现心律失常,特别是心房颤动的患者,应积极配合医生纠正心律失常;特别是应注意心力衰竭患者输液的量与速度,补液速度一般不超过 20~30 滴/分,每日补液量不宜超过 1500ml,每次输血不超过 300ml。

2. 药物治疗　慢性心力衰竭药物治疗的基本原则是利尿降低前负荷,扩张血管减轻后负荷,强心改善心功能,延缓心室重塑防止心肌损害。常用的药物种类、作用机制及不良反应见表3-3。

表3-3　常用药物种类、作用机制及不良反应

类型	作用机制	代表药	不良反应
利尿剂	抑制肾小管对钠的重吸收,增加水、钠的排出;降低肺动脉阻力和肺毛细血管契压,扩张静脉血管,降低前负荷,减轻体循环和肺循环的淤血	①噻嗪类(氢氯噻嗪) ②袢利尿剂(呋塞米) ③保钾利尿剂(螺内酯、氨苯蝶啶)	①低血钾;胃部不适、呕吐、腹泻;高血糖和高尿酸血症等 ②低钠、低钾、低氯性碱中毒;口渴、乏力、肌肉酸痛和心律失常等 ③嗜睡、运动失调、男性乳房发育、面部多毛、胃肠道反应和皮疹等
血管紧张素转换酶抑制剂(ACEI)	抑制血管紧张素Ⅰ转化为血管紧张素Ⅱ;抑制缓激肽降解;增加前列环素水平,扩张血管、减轻心脏前后负荷;抑制肾素-血管紧张素系统和交感神经系统,改善和延缓心室重塑	卡托普利、贝那普利、培哚普利及依那普利	低血压、干咳、皮疹、肾衰竭、高血钾和中性粒细胞减少等
血管紧张素受体拮抗剂(ARB)	阻断血管紧张素Ⅱ受体,抑制肾素-血管紧张素系统和交感神经系统	氯沙坦、缬沙坦	血钾升高,血管性神经水肿(罕见)
血管扩张剂	扩张容量血管,减少回流、降低左室舒张末期容量和室壁张力;扩张动脉,降低体循环阻力和左室射血阻力,降低心肌耗氧量,增加缺血心肌的收缩性	硝酸酯类、硝普钠	头胀、头痛、恶心、低血压、心率加快和氰化物中毒等
β受体阻滞剂	减慢心率、降低心肌耗氧,减少心律失常的发生,减轻儿茶酚胺对心肌细胞的毒性	美托洛尔、比索洛尔	心动过缓、支气管痉挛、肢体发凉、性功能障碍和头晕等
洋地黄类药物	直接增强心肌收缩力,提高心排血量;兴奋迷走神经,对抗心力衰竭时交感神经兴奋的不利影响	毛花苷 C(西地兰)	各类心律失常;胃肠道反应,如食欲下降、恶心、呕吐等;神经系统症状:如头痛、乏力、视力模糊、黄视或绿视等

3. 心脏再同步化治疗(cardiac resynchronization therapy,CRT)　NYHA 心功能Ⅲ、Ⅳ级伴低 LVEF 的心力衰竭患者,其中约 1/3 有 QRS 时间延长>0.12 秒,此种心室传导异常的心电图表现,常被用以确定心力衰竭患者存在心室收缩不同步。左右心室及左心室内收缩不同步可致心室充盈减少、左室收缩力或压力

的上升速度降低、时间延长,加重二尖瓣反流及室壁逆向运动,使心室射血效率降低。CRT 通过植入双心腔起搏装置,用同步化方式刺激左右心室,从而治疗心脏的非同步收缩,进而增加心排出量,缓解症状,提高患者的生活质量。

4. 植入型心律转复除颤器(implantable cardioverter defibrillator,ICD)　适用于:①二级预防:慢性心力衰竭伴低 LVEF,曾有心脏停搏、心室颤动或室性心动过速伴血流动力学不稳定;②一级预防:LVEF≤35%,长期优化药物治疗后 NYHA Ⅱ 或 Ⅲ 级,预期生存大于 1 年,且状态良好。

5. 左室辅助装置(left ventricular assistant device,LVAD)　适用于严重心脏事件后或准备行心脏移植术患者的短期过渡治疗和急性心力衰竭的辅助治疗。

6. 心脏移植　主要适用于无其他可选择治疗方法的重度心力衰竭患者,主要问题是移植排斥反应。

（七）常用护理诊断/问题及措施

1. 气体交换受损　与左心衰竭致肺淤血有关。

（1）参见本章第一节概述中"心源性呼吸困难"的护理措施。

（2）用药护理:①使用肾素-血管紧张素-醛固酮系统抑制剂时的护理:用药期间需严密监测血压,防止直立性低血压的出现,嘱患者从卧位、坐位起立时动作宜缓慢。若患者出现不能耐受的咳嗽或血管神经性水肿应停止用药;②使用血管扩张剂时的护理:患者对此类药物的敏感性差异很大,因此,滴速的调节要个体化。硝普钠见光易分解,应现配现用,避光滴注;持续使用超过一周时,要注意有无氰化物中毒;症状缓解后停药应逐渐减慢滴数,避免出现反跳现象;注意观察患者是否出现头痛、恶心、低血压等不良反应;③使用 β 受体阻滞剂时的护理:使用时宜从小剂量开始,逐渐增加剂量,适量长期维持,注意患者心率不低于 50 次/分。

（3）心理护理:心力衰竭患者存在多种负性情绪,如呼吸困难所引发的紧张和恐惧;疾病的反复与进行性加重导致的自信心降低;经济负担的加重导致对治疗前景的担心等。护理人员应根据患者的具体情况,给予足够的关心和安慰,必要时遵医嘱给予镇静剂。

2. 体液过多　与右心衰竭致体循环淤血、水钠潴留、低蛋白血症有关。

（1）饮食护理:心力衰竭患者的饮食以清淡为主,以流食或半流食为宜;要少食多餐;适当限制热量摄入,以减少心脏负担。为减轻症状应限制钠盐摄入,具体钠盐的摄入应根据心力衰竭的程度和利尿剂的使用情况而定,轻度心力衰竭的患者钠盐应控制在 2.0~3.0g/d,中重度心力衰竭患者的钠盐应<2.0g/d。如果患者在应用排钠利尿剂时,不应严格限制钠盐的摄入,以免导致低钠血症。

（2）使用利尿剂时的护理:①遵医嘱正确使用利尿剂,注意对药物不良反应的观察和预防:监测血钾、钠、氯等离子浓度,观察患者是否出现低钾血症(常表现为恶心、呕吐、乏力、腹胀、肌无力和肠鸣音减弱等)、低钠血症(可出现肌无力、口干、下肢痉挛等)、低钾低氯性碱中毒(可出现神志淡漠、呼吸浅慢等)。根据离子浓度告知患者适宜的饮食;②合理安排给药时间:一般宜在早晨或日间服用利尿剂,以免夜间排尿过频而影响患者的休息;③静脉用呋塞米时要先稀释后再缓慢注入;④严格记录出入量、体重和水肿变化。

3. 活动无耐力　与心排血量下降有关。

（1）体位:根据心功能情况,协助患者采取适宜的体位。轻度心力衰竭患者,可给予头高位以减轻肺淤血症状;心功能严重受损者,给予半卧位或坐位。

（2）休息与运动:①告知患者应限制体力和脑力活动,注意休息。患者的活动一定要在医生的指导下进行,切不可运动过量;②在病情恢复期,应鼓励患者进行主动运动,根据病情轻重不同,进行适量有氧运动,如散步等;③根据心功能分级安排活动量。心功能 Ⅰ 级:不限制一般体力活动,可适当参加体育锻炼,但应避免剧烈运动;心功能 Ⅱ 级:适当限制体力活动,增加午睡时间,不影响轻体力劳动或家务劳动;心功能 Ⅲ 级:严格限制一般体力活动,以卧床休息为主,同时应鼓励患者日常生活自理或在协助下自理;心功能

Ⅳ级:绝对卧床休息,日常生活由他人照顾;④活动过程中要注意监测,若患者活动中有呼吸困难、胸痛、心悸、头晕、乏力、大汗、面色苍白、低血压等情况时应停止活动。如患者经休息后症状仍持续不缓解,应及时通知医生。

4. 潜在并发症:洋地黄中毒

(1) 预防洋地黄类药物中毒:①洋地黄类药物的治疗量与中毒剂量有一定程度的关系,同一剂量的药物,某些患者无中毒症状,而有些患者可发生严重中毒。除与个体差异有关外,还受一些因素影响,如年龄、心肌缺血缺氧、重度心力衰竭、电解质紊乱、肾功能减退等情况,应严密观察患者用药后反应;②与奎尼丁、胺碘酮、维拉帕米、阿司匹林等药物合用,可增加中毒机会,在给药前应询问有无上述药物及洋地黄类用药史;③严格遵医嘱用药,用毛花苷 C 或毒毛花苷 K 时务必稀释后缓慢(10~15 分钟)静脉滴注,并同时监测心率、心律及心电图变化。

(2) 用药观察:用药前应密切观察患者病情,注意心律、心率、脉搏、尿量及辅助检查结果,识别易导致洋地黄类药物中毒的因素。成人心率低于 60 次/分,儿童低于 100 次/分应暂停用药。用药后,观察心力衰竭症状、体征改善情况,注意用药后是否出现中毒表现。教会患者进行自我监测,记录脉搏、尿量及体重变化,出现异常及时报告医护人员。告知患者严格遵医嘱服药,避免漏服或因漏服而加服药物的情况。

(3) 观察洋地黄类药物中毒表现:①心脏毒性:表现为各类心律失常,如室性期前收缩、室性心动过速、房室传导阻滞及心房颤动等,其中室性期前收缩最常见,且多呈二联律或三联律;②胃肠道反应:如食欲下降、恶心、呕吐等;③神经系统症状:如头痛、乏力、视力模糊、黄视或绿视等。

(4) 洋地黄类药物中毒的处理:①立即停用洋地黄类药物;②低血钾者可口服或静脉补钾,停用排钾利尿剂;③治疗心律失常:快速性心律失常可用利多卡因或苯妥英钠;因易致心室颤动一般禁用电复律;有传导阻滞及缓慢性心律失常者可用阿托品。

(八)健康指导

1. 疾病预防指导　绝大多数心力衰竭患者的基本病因不易根除。因此,应避免导致增加心力衰竭危险的行为。告知患者出院后常见诱因,如感冒、过度劳累、情绪激动、用力排便等,应及时治疗和控制。讲解合理饮食的重要性,针对患者的实际情况安排适宜的饮食种类和烹饪方法,控制盐摄入量。保持大便畅通,养成定时排便习惯,必要时遵医嘱服用缓泻剂。育龄妇女应在医师指导下决定是否可以妊娠与自然分娩。

2. 合理安排运动　根据患者的基础疾病、心功能和自理能力,指导患者选择适宜的运动,避免长期卧床。保证充足的睡眠。

3. 自我监测与管理　教会患者每天监测脉搏、血压、尿量、体重的变化。在遵医嘱用药的基础上,出现心力衰竭加重征兆、心率和血压不达标时,应考虑利尿剂、β 受体阻滞剂、ACEI 和 ARB 的剂量可能需要调整,应及时就医。当出现心慌、咳嗽、呼吸困难、难以平卧、水肿、恶心、呕吐、尿量减少,一天之内体重增加 1kg 以上时,应立即就诊,以便医生及时调整治疗方案。并告知患者应定期随访。

4. 随访

(1) 一般随访:每 1~2 个月 1 次,内容包括:①了解患者的基本状况:日常生活和运动能力,容量负荷及体重变化,饮酒、膳食和钠摄入状况,以及药物应用的剂量、依从性和不良反应等;②体格检查:评估肺部啰音、水肿程度、心率和节律等。

(2) 重点随访:每 3~6 个月 1 次,除一般性随访中的内容外,应做心电图、生化检查、BNP/NT-proBNP检测,必要时做胸部 X 线和超声心动图检查。对于临床状况发生变化、经历了临床事件、接受可能显著影响心功能的其他治疗者,宜重复检查超声心动图,评估心脏重构的严重程度。

二、急性心力衰竭

急性心力衰竭(acute heart failure)是指心力衰竭急性发作和(或)加重的一种临床综合征,已成为年龄>65岁患者住院的主要原因,其中15%~20%为新发心力衰竭,大部分则为原有慢性心力衰竭的急性加重,即急性失代偿性心力衰竭,临床上以急性左心衰竭最为常见。急性心力衰竭预后很差,住院病死率为3%,6个月的再住院率约为50%,5年病死率高达60%。

(一)病因

心脏解剖或功能的突发异常,使心排血量急剧降低和肺静脉压突然升高均可发生急性左心衰竭。常见的原因有:①与冠状动脉粥样硬化性心脏病有关的急性广泛前壁心肌梗死、乳头肌梗死断裂、室间隔破裂穿孔等;②感染性心内膜炎引起的瓣膜穿孔、腱索断裂所致瓣膜性急性反流。③在原有心脏病基础上出现快速性心律失常或严重缓慢心律失常;输液过多过快等。

(二)发病机制

心脏收缩力突然急剧减弱,或左室瓣膜急性反流,心排血量急剧减少,左室舒张末压迅速升高,肺静脉回流受阻,导致肺静脉压快速升高,血管内液体渗入到肺间质和肺泡内,形成急性肺水肿。

(三)临床表现

突发严重呼吸困难,呼吸频率达30~40次/分,端坐呼吸,面色灰白、发绀,大汗,皮肤湿冷。频频咳嗽,咳粉红色泡沫样痰,有窒息感而极度烦躁不安、恐惧。发病早期可有血压一过性升高,如不能及时纠正,血压可持续下降直至休克。听诊两肺布满湿啰音和哮鸣音,心尖部第一心音减弱,频率快,可闻及舒张期奔马律,肺动脉瓣第二心音亢进。

(四)治疗与护理

1. **体位** 立即协助患者取坐位或半坐位,双腿下垂,减少静脉回心血流,减轻心脏负荷。

2. **氧疗** 使血氧饱和度维持在≥95%。立即给予鼻导管吸氧,根据血气分析结果调整氧流量;面罩吸氧适用于伴呼吸性碱中毒者。病情严重者应采用面罩呼吸机持续加压(CPAP)或双水平气道正压(BiPAP)给氧。

3. **吗啡** 吗啡的镇静作用可减轻患者的烦躁不安,同时通过扩张外周小血管减轻心脏负荷。早期给予吗啡3~5mg静脉注射,必要时可重复一次。老年患者可酌情减量或改为皮下注射。用药后应严密观察是否出现呼吸抑制、低血压、恶心和呕吐等不良反应。脑出血、神志障碍及慢性肺部疾病的患者禁用吗啡。

4. **快速利尿剂** 如呋塞米20~40mg静脉注射,降低心脏前负荷。

5. **血管扩张剂** 可选用硝普钠、硝酸甘油静脉滴注,有条件者用输液泵控制滴速,根据血压调整剂量,维持收缩压在90~100mmHg为宜。硝普钠为动、静脉血管扩张剂;硝酸甘油可扩张小静脉,减少回心血量。

6. **洋地黄制剂** 尤其适用于快速心房颤动或已知有心脏增大伴左心室收缩功能不全的患者。可用毛花苷C稀释后静注,首剂0.4~0.8mg,2小时后可酌情再给0.2~0.4mg。急性心肌梗死患者24小时内不宜用洋地黄类药物。

7. **机械辅助治疗** 对极危重患者,可采用主动脉内球囊反搏术,详见本章第十节"循环系统疾病患者常用诊疗技术及护理"。

8. **病情监测** 严密监测生命体征、血氧饱和度、检查血电解质、血气分析等。观察呼吸频率、深度,意识,精神状态,皮肤颜色、温度及肺部啰音的变化。

9. **心理护理** 医护人员在抢救时必须保持镇静、操作熟练有序,使患者及家属产生信任与安全感,并提供情感支持。

10. **饮食护理** 症状平稳后,给予清淡、易消化、低胆固醇、低钠、高蛋白、高维生素的半流食或软食,少量多餐,不可暴饮暴食,避免产气食物以免加重呼吸困难。根据利尿剂的治疗情况限制钠盐,应注意低钠、低钾症状的出现,饮水量要适当控制。

11. 做好基础护理　在患者抢救后进行口腔、皮肤、排便等护理,伴有水肿时应加强皮肤护理,以防感染的发生,并保证充足睡眠。

（赵振娟）

第三节　心律失常

案例导入

患者,男,68 岁,以"发作性头晕伴黑蒙 3 个月"为主诉入院。

3 个月前无明显诱因出现发作性头晕、伴一过性黑蒙,休息数分钟后可自行缓解,无胸闷、胸痛,无心悸、气促,无恶心、呕吐,无肢体感觉或活动障碍,未发生过晕厥。既往有冠状动脉粥样硬化性心脏病史 2 年。

身体评估:T 37℃　P 38 次/分　BP 105/60mmHg　R 18 次/分,神志清,胸部未闻及干湿啰音,心脏听诊心率 38 次/分,心律齐。

辅助检查:血尿常规、血生化检查大致正常;心电图示:三度房室传导阻滞。

初步诊断:三度房室传导阻滞。

请思考:三度房室传导阻滞的心电图特征有哪些? 该患者目前最大的危险是什么? 该如何进行病情观察?

心律失常(cardiac arrhythmia)是指心脏冲动的频率、节律、起源部位、传导速度与激动次序的异常,使心脏的活动规律发生紊乱。

（一）病因和发病机制

1. 病因　心律失常的病因多数是病理性,如各种心血管疾病、药物、电解质紊乱等均可导致心律失常。但亦可见生理性的病因,如吸烟、饮茶、活动或情绪激动等。

2. 发病机制

（1）冲动形成异常

1）异常自律性:自主神经系统兴奋性改变或心脏传导系统内在病变,均可导致原有正常自律性的细胞,如窦房结、房室结等不适当的冲动发放。此外,原来无自律性的心肌细胞,如心房、心室肌细胞,亦可在病理状态下出现异常自律性。

2）触发活动:多见于局部出现儿茶酚胺浓度增高、低血钾、高血钙及洋地黄中毒时,心房、心室与希氏束-浦肯野组织在动作电位后产生除极活动,被称为后除极。若后除极的振幅增高并抵达阈值,便可引起反复激动,亦可导致持续性快速性心律失常。

（2）冲动传导异常:折返是所有快速性心律失常最常见的发生机制,产生折返的基本条件如下。

1）心脏两个或多个部位的传导性与不应期各不相同,相互连接形成一个闭合环。

2）其中一条通道发生单向传导阻滞。

3）另一通道传导缓慢,使原先发生阻滞的通道有足够时间恢复兴奋性。

4）原先阻滞的通道再次激动,从而完成一次折返。

（二）分类

按其发生原理,分为冲动形成异常和冲动传导异常两大类。

```
           ┌生理性
           │        ┌干扰及房室分离
           │        │窦房传导阻滞
冲动传导异常│病理性  │房内传导阻滞
           │        │房室传导阻滞
           │        └室内传导阻滞(一度、二度Ⅰ型和Ⅱ型、三度)
           └房室间  传导途径异常:预激综合征(左、右束支及左束支分支传导阻滞)

           ┌窦性心律失常  窦性心动过速、窦性心动过缓、窦性心律不齐、窦性停搏
冲动形成异常│        ┌被动性异位心律  逸搏与逸搏心律(房性、房室交界区性、室性)
           │        │                ┌期前收缩(房性、房室交界区性、室性)
           └异位心律│主动性异位心律  │阵发性心动过速(房性、房室交界区性、室性)
                    │                │心房扑动、心房颤动
                    └                └心室扑动、心室颤动
```

此外,按照心律失常发生时心率的快慢,可将其分为快速性心律失常与缓慢性心律失常两大类。前者包括心动过速、扑动和颤动;后者包括窦性心动过缓、房室传导阻滞等。

(三)临床表现

常见心律失常的病因及临床表现,见表3-4。

表3-4　常见心律失常的病因及临床表现

心律失常类型	病因	临床表现
窦性心律失常		
窦性心动过速	①生理性:吸烟,饮茶,咖啡,酒,活动或情绪激动等;②病理性:甲状腺功能亢进、心力衰竭、休克、贫血以及应用肾上腺素、阿托品等药物	心悸、胸闷
窦性心动过缓	①生理性:健康青年人、运动员及睡眠状态;②病理性:冠状动脉粥样硬化性心脏病、病态窦房结综合征等心脏病以及颅内高压、甲状腺功能减退、高血钾、某些药物的副作用等	①多无自觉症状;②当心率过慢导致心排出量不足时,可有胸闷、头晕等症状
窦性停搏	迷走神经张力过高、颈动脉窦过敏、冠状动脉粥样硬化性心脏病、病态窦房结综合征、应用洋地黄类等药物	可发生头晕、黑蒙、晕厥,严重者可发生阿-斯综合征,甚至死亡病态窦房结综合征
病态窦房结综合征	①病理变化:淀粉样变性、纤维化与脂肪浸润、硬化与退行性变等损害窦房结;②疾病:冠状动脉粥样硬化性心脏病、心肌炎、心肌病、心瓣膜病、先天性心脏病、甲状腺功能减退等;③其他:迷走神经张力过高,某些抗心律失常药等	①多无自觉症状;②当心率过慢导致心排出量不足时,可有胸闷、头晕等症状
室上性心律失常		
房性期前收缩	正常人和各种器质性心脏病患者	一般无症状,频发房性期前收缩时可有心悸
阵发性室上性心动过速	通常无器质性心脏病表现,不同性别与年龄均可发生	①心动过速突发、突止,持续时间长短不一;②症状包括胸闷、心悸,少数有晕厥、心绞痛、心力衰竭等表现;③心脏听诊心尖区第一心音强度恒定,心律绝对规则
心房扑动	器质性心脏病、肺栓塞、慢性心力衰竭等	①心室率不快时,患者可无症状;②伴随快的心室率,可诱发心绞痛与心力衰竭;③快速的颈静脉扑动
心房颤动	①正常人情绪激动、手术后、运动或大量饮酒时发生;②原有心血管病者;③心肺疾病患者发生急性缺氧、高碳酸血症、血流动力学紊乱等	①症状的轻重受心室率快慢的影响,心室率超过150次/分,可诱发心绞痛、心力衰竭;②房颤并发体循环栓塞的危险性极大,栓子来自左心房;③心脏听诊第一心音强弱不等、心律极不规则,当心室率快时可有脉搏短绌
预激综合征	无其他心脏异常,先天性血管病如三尖瓣下移畸形、二尖瓣脱垂等可并发预激综合征	频率过快的心动过速可恶化为心室颤动或导致心力衰竭、低血压

心律失常类型	病因	临床表现
室性心律失常		
室性期前收缩	正常人、心肌炎症、缺血、缺氧、麻醉和手术、药物中毒、电解质紊乱、烟酒过量等	①可有心悸、失重感等；②听诊时，室性期前收缩之第二心音强度减弱，仅能听见第一心音。桡动脉搏动减弱或消失
室性心动过速	①常发生于各种器质性心脏病患者；偶发生于无器质性心脏病者；②最常见为冠状动脉粥样硬化性心脏病，尤其是心肌梗死者；其次是心肌病、心力衰竭、代谢障碍、电解质紊乱、长QT综合征等	①非持续性室速（发作持续时间短于30秒，能自行终止）的患者通常无症状；②持续性室速（发作持续时间超过30秒，需药物或电复律方能终止）常可出现气促、少尿、低血压、晕厥、心绞痛等症状；③听诊心律轻度不规则
室扑和室颤	①常发生于各种器质性心脏病患者；偶发生于无器质性心脏病者；②最常见为冠状动脉粥样硬化性心脏病，尤其是心肌梗死者；其次是心肌病、心力衰竭、代谢障碍、电解质紊乱、长Q-T综合征等	为致命性心律失常，患者意识丧失、抽搐、呼吸停止甚至死亡。听诊心音消失，脉搏触不到、血压测不到
房室传导阻滞	①正常人或运动员可出现二度Ⅱ型房室传导阻滞，常发生在夜间；②多见于病理状态，如急性心肌梗死、心肌炎、心肌病、先天性心脏病、原发性高血压、电解质紊乱、药物中毒等	第一度房室传导阻滞患者通常无症状。第二度房室传导阻滞患者可有心悸和心搏脱落感。第三度房室传导阻滞临床症状包括疲乏、头晕、晕厥、心绞痛等，甚至意识丧失、抽搐，严重者可猝死。

（四）辅助检查

心电图是诊断心律失常最重要的一项无创性检查技术，其他检查还有动态心电图、运动试验等。心脏电生理检查，如食管心电图检查、心腔内电生理检查等对明确心律失常的发病机制、治疗、预后均有很大作用。

常见心律失常的心电图特征如下。

1. 窦性心律失常

（1）窦性心动过速：成人窦性心律频率超过100次/分，见图3-6。

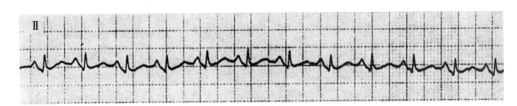

图3-6　窦性心动过速

（2）窦性心动过缓：成人窦性心律频率低于60次/分，见图3-7。

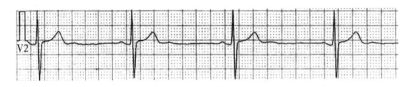

图3-7　窦性心动过缓

（3）窦性停搏：指窦房结在一段不同长短时间内不能产生冲动。心电图可见在较正常PP间期显著长的时间内无窦性P波，或P波与QRS波均不出现，其后可见下位的潜在起搏点发出的单个逸搏或逸搏心律，见图3-8。

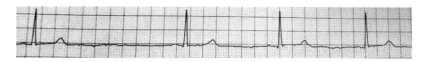

图 3-8 窦性停搏

（4）病态窦房结综合征：简称病窦综合征，是由窦房结病变导致功能障碍，产生多种心律失常的综合表现。心电图特征：①持续而显著窦性心动过缓（50次/分以下）；②窦性停搏和窦房传导阻滞；③窦房传导阻滞与房室传导阻滞并存；④心动过缓-心动过速综合征（慢-快综合征）：心动过缓与房性快速性心律失常交替发作。

2. 室上性心律失常

（1）房性期前收缩：指激动起源于窦房结以外心房的任何部位的一种主动性异位心律。心电图特征：①提前出现的P波，形态与窦性心律的P波不同；②PR间期大于0.12秒，QRS波群大多与窦性心律相同；③大多数为不完全性代偿间歇，见图3-9。

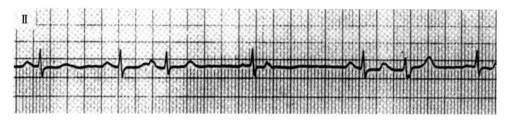

图 3-9 房性期前收缩

（2）房室交界区性期前收缩：简称交界性期前收缩。冲动起源于房室交界区，可向前和逆向传导，分别产生提前发生的QRS波群和逆行P波。逆行P波可位于QRS波群之前、之中或之后。QRS波群形态正常，当发生室内差异性传导，QRS波群形态可有变化。

（3）阵发性室上性心动过速（paroxysmal supraventricular tachycardia，PSVT）：简称室上速，大部分由折返机制引起，折返可发生在窦房结、房室结与心房，其中房室结内折返性心动过速是最常见的室上速类型。心电图特征：①心率在150~250次/分，节律规则；②QRS形态一般正常；③如能找出与窦性P波形态不同的波，则称为阵发性房性心动过速；逆行P波位于QRS波群的前或后，逆行P′波与QRS波保持恒定关系，则称为阵发性房室交界性心动过速；往往不易分辨出P波，故称之为阵发性室上性心动过速，见图3-10。

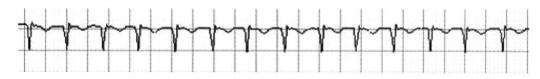

图 3-10 阵发性室上性心动过速

（4）心房扑动：简称房扑。心电图特征：①P波消失，代以形态、间距及振幅绝对规则的呈锯齿样心房扑动波（F波），F波间无等电位线，心房率250~350次/分；②最常见的房室传导比例为2：1，产生规则的心室律，有时房室传导比例不恒定，引起不规则的心室律；③QRS波群形态多与窦性心律相同，如有心室内差异性传导，QRS波群可增宽，见图3-11。

（5）心房颤动（atrial fibrillation，AF）：简称房颤，是一种非常常见的心律失常。根据心房颤动的发作特点，心房颤动可分为三类。

1）阵发性心房颤动：指持续时间<7天的心房颤动，一般<24小时，多为自限性。

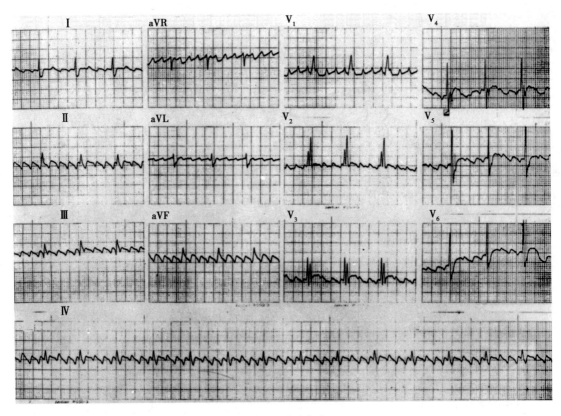

图 3-11　心房扑动

2）持续性心房颤动:指持续时间>7天的心房颤动,一般不能自行复律,药物复律的成功率较低,常需电复律。

3）永久性心房颤动:指复律失败不能维持窦性心律或没有复律适应证的心房颤动。心电图特征:①P波消失,代之以形态、间距及振幅绝对不规则的心房颤动波(f波);②心房f波频率350~600次/分;③QRS波群形态正常,间距绝对不规则。见图3-12。

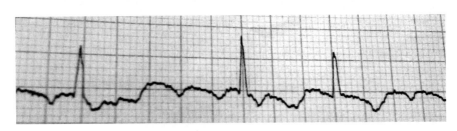

图 3-12　心房颤动

(6) 预激综合征:又称 Wolf-Parkinson-White 综合征(WPW 综合征),其解剖学基础是在房室间除有正常的传导组织外,还存在一些由普通心肌组成的肌束,其中连接心房与心室之间者称房室旁路或 Kent 束。心电图特征:①PR 间期<0.12 秒;②QRS 波群增宽≥0.12 秒;③QRS 波群起始部分变粗钝,称为预激波或 δ波;④出现继发性 ST-T 改变。如 V₁ 导联 δ 波正向且以 R 波为主,则一般为左侧旁路(A 型);如 V₁ 导联主波以负向波为主,则大多为右侧旁路(B 型)。见图3-13。

3. 室性心律失常

(1) 室性期前收缩:是一种最常见的异位心律失常。心电图特征:①提前出现的 QRS 波群,前无相关的 P 波;②QRS 波群宽大畸形,时限大于 0.12 秒,T 波与主波方向相反;③期前收缩后有完全性代偿间歇;④室性期前收缩的类型:频发室性期前收缩是指一分钟内有六次以上的室性期前收缩;二联律是指每一个窦性搏动后跟随一个室性期前收缩;三联律是每两个正常搏动后出现一个室性期前收缩,见图3-14。

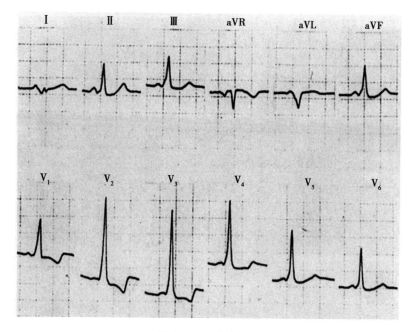

图 3-13 预激综合征

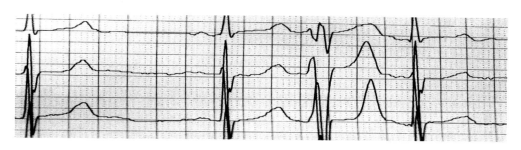

图 3-14 室性期前收缩

（2）室性心动过速：简称室速。心电图特征：①3 个或 3 个以上连续出现的室性期前收缩；②QRS 波群宽大畸形，时限超过 0.12 秒；③心室率多在 100~250 次/分，心律规则或略不规则，见图 3-15。

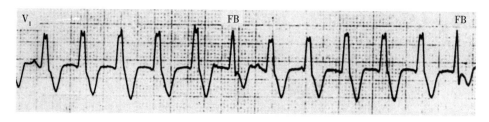

图 3-15 室性心动过速

（3）心室扑动与心室颤动：为致命性心律失常。心电图特征：①心室扑动：心电图无正常 QRS 与 T 波，代之以连续快速而相对规则大振幅波动，频率为 150~300 次/分；②心室颤动：QRS 与 T 波完全消失，出现大小不等、极不匀齐的低小波，见图 3-16。

4. **房室传导阻滞** 按其严重程度，通常将其分为三度。

（1）一度房室传导阻滞：传导时间延长，全部冲动仍能传导。心电图特征：成人 PR 间期>0.20 秒，无 QRS 波群脱落，见图 3-17。

（2）第二度房室传导阻滞

1）二度 I 型房室传导阻滞：又称文氏现象。阻滞表现为传导时间进行性延长，直至一次冲动不能传导。心电图特征：PR 间期逐渐延长，直到 P 波后 QRS 波群脱漏，包含 QRS 波群脱落的 RR 间期小于正常窦性 PP 间期的两倍。该型很少发展为第三度房室传导阻滞，见图 3-18。

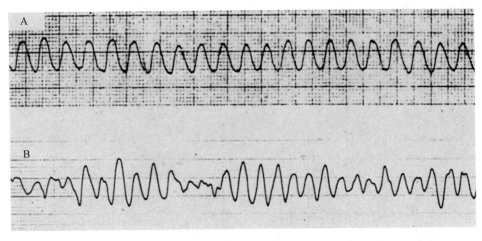

图 3-16　心室扑动与心室颤动
a. 心室扑动；b. 心室颤动

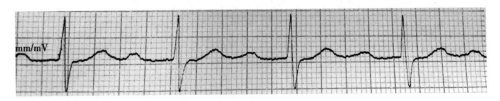

图 3-17　一度房室传导阻滞

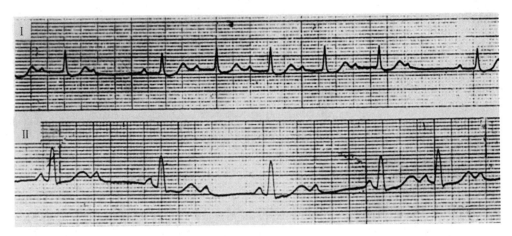

图 3-18　二度房室传导阻滞

2）二度Ⅱ型房室传导阻滞：又称莫氏现象。阻滞表现为间歇出现传导阻滞。心电图特征：PR 间期恒定（正常或延长），P 波后有 QRS 脱落，QRS 波群形态一般正常，见图 3-18。

（3）三度房室传导阻滞：又称完全性传导阻滞，此时全部冲动不能被传导。心电图特征：P 波与 QRS 波群毫无关系，但 P 波与 QRS 波群各自独立相关，心房率快于心室率，见图 3-19。

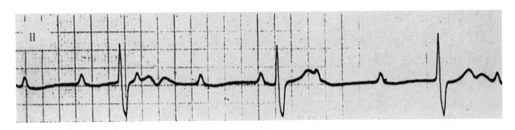

图 3-19　三度房室传导阻滞

（五）治疗要点

心律失常的治疗原则一般为积极治疗原发病、解除诱因、对症治疗及纠正严重心律失常。

1. 窦性心律失常

（1）窦性心动过速：针对病因，去除诱发因素。必要时可用β受体阻滞剂如美托洛尔减慢心率。

（2）窦性心动过缓：无症状者通常不必治疗。出现症状者则可用阿托品或异丙肾上腺素等药物提高心率，严重者应考虑心脏起搏治疗（详见本章第十节中"人工心脏起搏治疗"）。

（3）窦性停搏和病态窦房结综合征：①无症状者不需治疗，仅定期随诊观察；②有症状者应接受起搏器治疗。心动过缓-心动过速综合征患者应用起搏器治疗后，心动过速发作时，则可同时应用各种抗心律失常药。

2. 室上性心律失常

（1）房性期前收缩和房室交界区性期前收缩：通常无需治疗。当有明显症状或可能触发室上性心动过速时，可予β受体阻滞剂、普罗帕酮等药物治疗。

（2）阵发性室上性心动过速：①急性发作期时可先尝试刺激迷走神经，如诱导恶心、valsalva动作（深吸气后屏气，再用力做呼气动作）、将面部浸于冷水、按摩颈动脉窦（患者取仰卧位，先按摩右侧，每次5~10秒，切勿双侧同时按摩）等。药物治疗首选腺苷，6~12mg快速静脉推注，无效时改为静注维拉帕米或地尔硫䓬。伴有心力衰竭者，可首选洋地黄类药物。合并低血压可应用升压药物如间羟胺、去氧肾上腺素等。此外，还可选择食管心房调搏术、直流电同步电复律等方法。②预防复发：导管射频消融术具有安全、迅速、有效且能根治心动过速的有点，应优先考虑应用。

（3）心房扑动：心房扑动往往有不稳定的倾向，可恢复窦性心律或进展为心房颤动。①病因治疗：应针对原发疾病进行治疗；②直流电同步电复律：是最有效终止心房扑动的方法；③药物治疗：钙通道阻滞剂维拉帕米、β受体阻滞剂艾司洛尔等可减慢心房扑动时的心室率；④射频消融术：药物疗效有限，对症状明显或引起血流动力学不稳定的心房扑动，应选用射频消融术。

（4）心房颤动：心房颤动的治疗目标为控制心室率、预防血栓和恢复窦性心律。①室率控制的目标：使用药物治疗如β受体阻滞剂或钙通道阻滞剂，控制静息时室率范围是60~80次/分，中等程度的运动量心率维持在90~115次/分。②预防血栓：除患者存在禁忌证，所有心房颤动患者均应进行抗凝治疗。口服华法林，使凝血酶原时间国际标准化比值（INR）维持在2.0~3.0，能安全有效预防脑卒中发生。③恢复窦性心律：病情稳定的心房颤动患者推荐先选择药物复律，如胺碘酮、普罗帕酮等，无效时再选择同步电复律。④心房颤动发作频繁、心室率很快，药物治疗无效者，可施行心导管射频消融术（见本章第十节中"心导管射频消融术"）、外科手术等。

（5）预激综合征：患者无心动过速发作或偶尔发作但症状轻者，无需治疗。若发作频繁、症状明显则可选择药物、射频消融术或外科手术治疗。其中经导管射频旁路作为根治预激综合征患者室上性心动过速发作的首先治疗，已可取代大多数药物治疗和手术治疗。

3. 室性心律失常

（1）室性期前收缩：对于无器质性心脏病的患者，室性期前收缩不会增加其发生心脏性死亡的危险性，如无明显症状，不必使用药物治疗。如有明显症状，应避免诱发因素，选用β受体阻滞剂、胺碘酮等。

（2）室性心动过速：①终止室速发作：如无显著血流动力学障碍，首选利多卡因静注，同时持续静脉滴注，其他药物无效时可选用胺碘酮或同步直流电复律。②预防复发：积极寻找诱因，治疗基础病变。药物治疗无效，有手术适应证者可根据自身情况选择植入心脏复律除颤器、射频消融术、冠脉旁路移植术等。

（3）室扑与室颤：发生室颤时立即予心肺复苏和非同步电复律。尽早开通静脉通道，给予急救药物，以维持有效循环和呼吸功能，维持水、电解质和酸碱平衡。

（六）常用护理诊断/问题及措施

1. 活动无耐力　与心律失常导致心排血量减少有关。

（1）一般护理:对于无器质性心脏病的心律失常患者,鼓励其正常工作和生活,建立健康的生活方式,避免过度劳累。当患者发生严重心律失常时应卧床休息,以减少心肌耗氧量和对交感神经的刺激。给予低热量、易消化的食物。保持排便通畅,切忌排便过度用力,尤其是心动过缓者避免屏气用力,以免兴奋迷走神经加重心动过缓。

（2）吸氧:伴呼吸困难、发绀等缺氧表现时,给予 2~4L/min 氧气吸入。

（3）预防跌倒:有头晕、晕厥发作或曾有跌倒史者应卧床休息,24 小时需有陪护,协助其生活起居,避免单独外出、如厕,防止意外发生。

（4）用药护理:抗心律失常药物主要用于治疗快速型心律失常,静脉注射药物时速度应缓慢,静脉滴注速度严格按医嘱执行,注意用药过程中及用药后的心率、心律、血压、脉搏、呼吸、意识变化,判断疗效和有无不良反应。

相关链接

常用抗心律失常药物的种类

Ⅰ类

阻断心肌和心脏传导系统的钠通道,具有膜稳定作用。根据药物对钠通道阻滞作用的不同,又分为三个亚类,即Ⅰa、Ⅰb、Ⅰc。

（1）Ⅰa类:适度阻滞钠通道。药物包括奎尼丁、普鲁卡因胺等。

（2）Ⅰb类:轻度阻滞钠通道。药物包括利多卡因、苯妥英钠、美西律等。

（3）Ⅰc类:明显阻滞钠通道,减慢传导性的作用最强。药物包括普罗帕酮、氟卡尼等。

Ⅱ类

β受体阻滞药,抑制交感神经兴奋所致的起搏电流,钠电流和钙电流增加,表现为降低自律性,减慢传导性。药物包括普萘洛尔、阿替洛尔、美托洛尔等。

Ⅲ类

延长动作电位时程药,抑制多种钾电流。药物包括胺碘酮、索他洛尔、溴苄铵、依布替利和多非替利等。

Ⅳ类

钙通道阻滞药,包括维拉帕米和地尔硫䓬等。

2. 潜在并发症:猝死

（1）评估危险因素:评估有无冠状动脉粥样硬化性心脏病、心力衰竭、心肌病、心肌炎、药物中毒、电解质紊乱等危险因素存在。

（2）病情观察:严密监测心率、心律的变化。监测心律失常的类型、发作次数、持续时间、治疗效果等情况。当患者出现频发室性期前收缩、阵发性室性心动过速、二度Ⅱ型及第三度房室传导阻滞等时,应及时通知医生。嘱患者卧床休息,减少心肌耗氧量和对交感神经的刺激。密切观察患者的意识状态、心率、呼吸、血压、皮肤黏膜状况等。一旦出现猝死的表现,如意识丧失、抽搐、大动脉搏动消失、呼吸停止,立即进行抢救。

（3）积极配合抢救:开放静脉通道,床边准备好各种抢救药品及仪器,对突然发生室速或室颤的患者,立即施行心肺复苏及非同步直流电除颤,并通知医生。遵医嘱及时、准确给予抢救药品。

（七）健康指导

1. **疾病预防指导** 嘱患者注意劳逸结合、生活规律，保证充足的休息和睡眠，保持乐观、稳定的情绪。戒烟酒，避免摄入刺激性食物如咖啡、浓茶等，避免饱餐和用力排便。避免劳累、情绪激动、感染，以防止诱发心律失常。

2. **疾病知识指导** 向患者及家属讲解心律失常的常见病因、诱因及防治知识。

3. **用药指导** 嘱患者遵医嘱用药，严禁随意增减药物剂量、停药或擅用其他药物。教会患者观察药物疗效和不良反应，发现异常及时就诊。

4. **病情监测** 教会患者及家属监测脉搏的方法以利于自我监测病情，对反复发生严重心律失常危及生命者，教会家属心肺复苏术以备急用。

（迟俊涛）

第四节　心脏瓣膜病

案例导入

病史评估：患者，女，61岁，以"反复心悸、气促、乏力3年，夜间呼吸困难1周"为主诉入院。3年前劳累后出现心悸、气促，休息后自行缓解。1周前无明显诱因出现夜间呼吸困难，不能平卧，坐位可稍缓解。

身体评估：T 36.7 ℃　P 85次/分　BP 126/75 mmHg　R 18次/分。慢性病容，口唇发绀。心界向两侧扩大，心率97次/分，心律绝对不齐，第一心音强弱不等，二尖瓣听诊区可闻及舒张期隆隆样杂音，左下肢轻度凹陷性水肿。

辅助检查：心电图示：心房颤动、心肌缺血；心脏彩超示：二尖瓣重度狭窄。

初步诊断：二尖瓣重度狭窄；心房颤动。

请思考：二尖瓣狭窄有哪些临床表现？该患者病情观察的重点有哪些？如何对该患者进行健康指导？

心脏瓣膜病（valvular heart disease）是由于炎症、缺血性坏死、退行性改变、黏液样变性、先天性畸形、创伤等原因引起的单个或多个瓣膜的功能或结构异常，导致瓣口狭窄和（或）关闭不全。心室扩大和主、肺动脉根部严重扩张也可产生相应房室瓣和半月瓣的相对性关闭不全。二尖瓣最常受累，其次为主动脉瓣（表3-5）。

表3-5　四种常见瓣膜病变临床表现

疾病名称	症状	体征	并发症
二尖瓣狭窄	呼吸困难、咯血、咳嗽、声音嘶哑	①"二尖瓣"面容 ②心尖区低调舒张期隆隆样杂音	①心房颤动 ②心力衰竭 ③急性肺水肿 ④血栓栓塞 ⑤感染性心内膜炎
二尖瓣关闭不全	轻者无症状或轻微劳力性呼吸困难；慢性者表现疲乏无力，急性者可发生急性左心衰	①心尖冲动呈高动力型，向下移位 ②心尖区收缩期高调吹风样杂音	与二尖瓣狭窄相似，但感染性心内膜炎较之多见
主动脉瓣狭窄	三联症：呼吸困难、心绞痛和晕厥	①主动脉瓣第一听诊区吹风样收缩期杂音； ②细迟脉	①心房颤动 ②房室传导阻滞 ③室性心律失常
主动脉瓣关闭不全	最先出现心悸、心前区不适；晚期可出现左心室衰竭表现	①心尖冲动呈抬举样，向下移位 ②胸骨左缘第3，4肋间闻及高调吹气样舒张期杂音，心尖区舒张期隆隆样杂音 ③周围血管征	感染性心内膜炎、室性心律失常较常见，心脏猝死少见

风湿性心脏瓣膜病,简称风心病,是风湿性炎症过程所致瓣膜损伤。主要累及40岁以下人群,女性多于男性。近年来我国风心病的人群患病率已有所下降,但老年人的瓣膜钙化和瓣膜黏液样变性在我国日益增多。本节重点介绍风湿性炎性引起的二尖瓣和主动脉瓣病变。

(一)临床表现

1. 二尖瓣狭窄　　最常见病因是风湿热。急性风湿热后,至少需要2年才能形成明显的二尖瓣狭窄,常同时累及主动脉瓣。约半数患者无急性风湿热史,但多有反复链球菌咽峡炎或扁桃体炎史。

(1)症状

1)呼吸困难:是最常见的早期症状,运动、精神紧张、感染、性交、妊娠或心房颤动为其常见诱因。多先有劳力性呼吸困难,随狭窄程度的加重,出现夜间阵发性呼吸困难甚至肺水肿。

2)咯血:夜间阵发性呼吸困难表现为血性痰或血丝痰;急性肺水肿时咳大量粉红色泡沫痰;突然咯大量鲜血,常见于严重二尖瓣狭窄,可为首发症状。

3)咳嗽:冬季多见,部分患者平卧时干咳,可能与支气管黏膜淤血水肿易引起慢性支气管炎,或左心房增大压迫左主支气管有关。

4)声音嘶哑:较少见,由于扩大的左心房和肺动脉压迫喉返神经所致。

(2)体征:重度二尖瓣狭窄者常有"二尖瓣面容",颜面潮红。心尖区可闻及舒张期隆隆样杂音。

(3)并发症

1)心房颤动:为相对早期的常见并发症。起始可为阵发性,之后可转为持续性心房颤动,其发生率随左房增大和年龄增长而增加。突发快速心房颤动常为左房衰竭和右心衰竭甚至肺水肿的常见诱因。

2)心力衰竭:是晚期常见并发症及主要死亡原因。

3)急性肺水肿:为重度二尖瓣狭窄的严重并发症,如不及时救治,可能致死。

4)血栓栓塞:20%以上的患者可发生体循环栓塞,以脑动脉栓塞最多见。栓子来源于左心耳或左心房,心房颤动、左心房增大、栓塞史或心排出量明显降低为其危险因素。

5)感染性心内膜炎:单纯二尖瓣狭窄者并发本病较少见。

2. 二尖瓣关闭不全　　主要累及左心房、左心室,最终影响右心。从首次风湿热后,无症状期远比二尖瓣狭窄长,常超过20年。

(1)症状:轻度二尖瓣关闭不全者可终生无症状或仅有轻微劳力性呼吸困难。重度反流急性者可发生急性左心衰竭,慢性者则突出表现为疲乏无力,呼吸困难出现较晚。

(2)体征:心尖冲动呈高动力型,向左下移位。心尖区可闻及全收缩期吹风样杂音,向左腋下和左肩胛下区传导,可伴震颤。

(3)并发症:与二尖瓣狭窄相似,但感染性心内膜炎较二尖瓣狭窄多见,而体循环栓塞比二尖瓣狭窄少见。

3. 主动脉瓣狭窄　　几乎无单纯性的风湿性主动脉瓣狭窄,大多伴有关闭不全和二尖瓣损害。

(1)症状:呼吸困难、心绞痛和晕厥为典型主动脉狭窄的三联征。

1)呼吸困难:劳力性呼吸困难常为首发症状,见于90%的有症状患者,由晚期肺淤血引起。进而可发生夜间阵发性呼吸困难、端坐呼吸和急性肺水肿。

2)心绞痛:见于60%的有症状患者,常由运动诱发,休息后缓解,主要由心肌缺血引起。

3)晕厥:见于1/3的有症状患者,多发生于直立、运动中或运动后即刻,少数在休息时发生,由脑缺血引起。

(2)体征:主动脉瓣第一听诊区可闻及粗糙而响亮的吹风样收缩期杂音,听诊在胸骨右缘第1~2肋间最清楚,主要向颈动脉传导,常伴震颤。动脉脉搏上升缓慢、细小而持续(细迟脉);严重主动脉瓣狭窄者,同时触诊心尖部和颈动脉,可发现颈动脉搏动明显延迟。

（3）并发症：约10%的患者可发生心房颤动。主动脉瓣钙化侵及传导系统可致房室传导阻滞；左心室肥厚、心内膜下心肌缺血或冠状动脉栓塞可致室性心律失常，上述两种情况均可导致晕厥甚至猝死。

4. **主动脉瓣关闭不全**　约2/3的慢性主动脉瓣关闭不全为风心病所致，感染性心内膜炎为单纯主动脉瓣关闭不全的常见原因。

（1）症状：首发症状表现为心悸、心前区不适、头部动脉强烈搏动感等。晚期可出现左心室衰竭的表现。

（2）体征：心尖搏动向左下移位，呈抬举性搏动。胸骨左缘第3,4肋间可闻及高调叹气样舒张期杂音，坐位前倾和深呼吸时易听到。重度反流者，常在心尖区听到舒张中晚期隆隆样杂音（Austin-Flint杂音）。脉压增大，周围血管征常见，包括随心脏搏动的点头征、颈动脉和桡动脉扪及水冲脉、毛细血管搏动征、股动脉枪击音等，用听诊器压迫股动脉可听到双期杂音。

（3）并发症：感染性心内膜炎、室性心律失常较常见，心脏性猝死较少见。

（二）辅助检查

1. **X线检查**　①中、重度二尖瓣狭窄左心房显著增大时，心影呈梨形；②慢性二尖瓣关闭不全重度反流常见左心房、左心室增大，左心衰竭时可见肺淤血和间质性肺水肿征；③主动脉瓣狭窄时，心影正常或左心室轻度增大，左心房可能轻度增大；④主动脉瓣关闭不全时，左心室增大，心影呈靴形。

2. **心电图检查**　①二尖瓣狭窄可出现"二尖瓣型P波"；②慢性重度二尖瓣关闭不全主要为左心房增大，部分有左心室肥厚及非特异性ST-T改变，心房颤动常见；③主动脉瓣狭窄和关闭不全表现为左心室肥厚伴继发性ST-T改变。

3. **超声心动图**　为明确和量化诊断二尖瓣、主动脉瓣狭窄程度的重要方法。

4. **心导管检查**　在考虑介入或手术治疗时，应行此检查以明确二尖瓣、主动脉瓣狭窄程度。

5. **造影术左心室造影和主动脉造影**　是二尖瓣、主动脉瓣关闭不全半定量反流程度的"金标准"。

（三）治疗要点

1. **抗风湿活动治疗并预防复发**　有风湿活动的患者应长期甚至终生应用苄星青霉素，120万U，每月肌内注射1次。

2. **预防感染性心内膜炎**　患者接受可因出血或明显创伤而致短暂性菌血症的手术和器械操作，如口腔、上呼吸道、泌尿、生殖等手术或操作时，应预防性使用抗生素。

3. **并发症的治疗**　急性肺水肿时应避免使用以扩张小动脉为主的药物，应选用扩张静脉、减轻心脏前负荷为主的硝酸酯类药物。积极抗心律失常治疗，慢性心房颤动者如无禁忌证应长期服用华法林，预防血栓栓塞。右心衰竭者应限制钠盐摄入，应用利尿剂、β受体阻滞剂、地高辛等。心绞痛者可使用硝酸酯类药物。

4. **介入和外科治疗**　单纯二尖瓣狭窄首选经皮球囊二尖瓣成形术，二尖瓣关闭不全根据瓣膜病变严重程度可选择瓣膜修补术或人工瓣膜置换术，主动脉狭窄、主动脉瓣关闭不全的主要治疗方法为人工瓣膜置换术。

相关链接

心脏瓣膜病的介入和外科治疗

1. **经皮球囊二尖瓣成形术**　系将球囊导管从股静脉经房间隔穿刺跨越二尖瓣，用生理盐水和造影剂各半的混合液体充盈球囊，分离瓣膜交界处的粘连融合而扩大瓣口。对高龄、伴有严重冠状动脉粥样硬化性心脏病，合并肺、肾等疾病不能耐受手术治疗者、妊娠伴严重呼吸困难等患者可选择此疗法。

2. 瓣膜修补术 如瓣膜损害较轻,瓣叶无钙化,瓣环有扩大,但瓣下腱索无严重增厚者可行瓣膜修复成形术。与换瓣相比,瓣膜修复术死亡率低,作用持久,术后并发症少,能获得长期临床改善,较早和较晚期均可考虑瓣膜修补术。

3. 人工瓣膜置换术 适应证:①严重瓣叶和瓣下结构钙化、畸形,不宜做分离术者;②二尖瓣狭窄合并明显二尖瓣关闭不全者。人工瓣膜置换术手术死亡率高(3%~8%),术后存活者,心功能恢复较好。

(四)常用护理诊断/问题及措施

1. **体温过高** 与风湿活动、并发感染有关。

(1)病情观察:观察有无风湿活动的表现,如皮肤环形红斑、皮下结节、关节红肿及疼痛不适等。测量体温,每4小时一次。体温超过38.5℃时给予物理降温或遵医嘱给予药物降温,半小时后复测体温并记录降温效果。出汗多的患者应勤换衣裤、被褥,以免受凉。

(2)饮食与休息:给予高热量、高蛋白质、高维生素易消化饮食,如牛奶、鸡蛋、水果等,以促进机体恢复。无症状者避免剧烈体力活动,呼吸困难者应减少体力活动。风湿复发时应注意休息,病变关节应制动、保暖,并用暖垫固定,避免受压和碰撞。

(3)用药护理:遵医嘱给予抗生素及抗风湿药物治疗。苄星青霉素溶解后为白色乳剂,若按一般的肌内注射方法易堵塞针头。操作时应选择9号针头,用4~6ml生理盐水稀释后,更换7号注射针头,快速深部肌肉注射。阿司匹林可导致胃肠道反应、牙龈出血、血尿、柏油样便等不良反应,应饭后服用并观察有无出血征象。口服华法林需定时监测凝血酶原时间国际标准化比值(INR),将INR值控制在2.0~3.0。使用大量利尿药时,严密观察出入量,监测血清电解质,防止血容量不足和电解质紊乱。

2. **心力衰竭** 心脏瓣膜病的一种潜在并发症。

(1)避免诱因:积极预防和控制感染,纠正心律失常,避免劳累和情绪激动等诱因,以免发生心力衰竭。

(2)心力衰竭的观察与处理:监测生命体征,评估患者有无呼吸困难、乏力、食欲减退、少尿等症状,检查有无肺部湿啰音、肝大、下肢水肿等体征。一旦发现则按心衰患者进行护理。

3. **栓塞** 是心脏瓣膜病的一种潜在并发症。

(1)栓塞的评估:评估患者有无栓塞的危险因素,如心房颤动、心房增大、附壁血栓形成等。

(2)栓塞的预防:遵医嘱使用抗心律失常、抗血小板聚集的药物,预防附壁血栓形成和栓塞。左房内有巨大附壁血栓应绝对卧床休息,以防止脱落造成其他部位栓塞。病情允许时应鼓励并协助患者翻身、活动下肢、按摩或用温水泡脚或床下运动,预防下肢深静脉血栓形成。

(3)栓塞的观察与处理:观察患者有无栓塞的征象,见本章第八节"感染性心内膜炎"的护理。一旦出现栓塞征象,应立即报告医生并协助处理。

(五)健康指导

1. **疾病预防指导** 居住环境应保持室内空气流通、温暖、干燥、阳光充足。平时适当锻炼身体,加强营养,提高机体抵抗力。注意防寒保暖,避免感冒,一旦发生感染应立即用药治疗。进行侵入性手术操作前,如拔牙、内镜检查等,告知医生自己有风心病史,以便预防性用药。对反复发生扁桃体炎者,在风湿活动控制后2~4个月后行扁桃体摘除术。避免重体力劳动、剧烈运动或情绪激动等。育龄妇女需在医生指导下选择妊娠和分娩的时机。

2. **疾病知识指导** 告知患者及家属本病的病因和病程进展特点,鼓励患者树立信心,做好长期与疾病做斗争的思想准备。强调提高服药依从性的重要性,并定期门诊复查。有手术指征者,应尽早择期手术,提高生活质量。

(迟俊涛)

第五节　原发性高血压

案例导入

病史评估:患者,男,37岁,工人,以"头痛、头胀1个月"为主诉入院。1月前情绪激动后出现头顶部闷胀痛,无发热、咳嗽、恶心及呕吐,测血压一直波动在(90~100)/(150~170)mmHg。既往吸烟史10余年,每天20支,无饮酒史,喜咸食。其父亲患高血压病,3年前65岁时因脑出血去世。

身体评估:步入病室,神志清楚,面容焦虑,查体合作。身高1.7米,体重80kg,T 36.2℃,P 70次/分,R 18次/分,BP 160/100mmHg。听诊主动脉瓣第二心音亢进。

辅助检查:血脂血糖高于正常高值;心电图、超声心动图、双肾超声均正常。

初步诊断:高血压病。

请思考:该患者血压升高的可能原因有哪些? 其血压水平属于哪一级? 危险程度如何? 存在哪些主要的护理问题? 应该采取哪些护理措施?

原发性高血压(primary hypertension)是指不明原因的动脉压升高,伴或不伴有多种心血管危险因素的综合征,占所有高血压患者的95%以上。高血压是最常见的慢性病之一,也是心脑血管病最主要的危险因素,能引起动脉粥样硬化,导致脑卒中、心力衰竭及慢性肾脏病等主要并发症。我国高血压的患病率逐年增长,目前全国高血压患者约2.7亿。高血压患病率和流行存在地区、城乡和民族差别,北方高于南方,东部高于西部,城市高于农村。

(一)病因

原发性高血压是在一定遗传背景下受多种后天环境因素作用,正常血压调节机制失代偿所致。

1. **遗传因素**　原发性高血压有遗传学基础或伴有遗传生化异常。双亲均有高血压的子女患高血压的概率明显高于双亲均为血压正常者子女的概率。

2. **环境因素**

(1)饮食:饮食因素对血压的影响是多种因素综合作用的结果。高盐、大量饮酒、膳食中过多的饱和脂肪酸或饱和脂肪酸与不饱和脂肪酸的比值较高均可使血压升高;而膳食中充足的钾、钙、优质蛋白可对抗血压的升高。

(2)精神应激:不同经济条件、职业分工及各种负性事件与高血压的发生有关。人在长时间精神紧张、压力、焦虑或长期环境噪声、视觉刺激下均可导致血压升高。

3. **其他因素**　超重和肥胖是血压升高的重要危险因素。一般采用体质指数(BMI)衡量超重和肥胖程度,BMI=体重(kg)/身高(m)^2,成人18.5~23.9kg/m^{2}为正常范围,血压与BMI呈显著正相关。

(二)发病机制

原发性高血压的发病机制目前尚未形成统一的认识,主要认为是受各种因素的影响,血压的调节功能失调。

1. **交感神经系统活动亢进**　当大脑皮质兴奋与抑制过程失调时,皮质下血管运动中枢失去平衡,肾上腺素能活性增加,节后交感神经释放去甲肾上腺素增加,使外周血管阻力增高和血压上升。

2. **肾性钠水潴留**　各种原因引起肾性钠水潴留,机体为避免心输出量增高使组织过度灌注,全身阻力小动脉收缩增强,使外周血管阻力增高。

3. **肾素-血管紧张素-醛固酮系统(RAAS)激活**　RAAS是调节钠、钾平衡、血容量和血压的重要环节。肾素可将肝脏合成的血管紧张素原水解为血管紧张素 I(A I),经肺循环中的血管紧张素转换酶(ACE)

的作用使之转变为血管紧张素Ⅱ（AⅡ）。AⅡ作用于血管紧张素Ⅱ受体，使小动脉平滑肌收缩，外周血管阻力增加；使交感神经冲动发放增加；刺激肾上腺皮质球状带，增加醛固酮的分泌，从而使肾小管远端集合管再吸收加强，使钠水潴留，血容量增加；AⅡ还可通过交感神经末梢突触前膜的正反馈使去甲肾上腺素分泌增加。以上机制均可使血压升高，参与高血压的发病。

4. 血管内皮功能异常　血管内皮通过代谢、生成、激活或释放各种血管活性物质在血液循环、心血管功能的调节中起着重要作用。内皮细胞生成舒张和收缩因子。在正常情况下，舒张因子和收缩因子的作用能够保持平衡。高血压时，具有舒张血管作用的一氧化氮生成减少，而内皮素等收缩血管物质增加；同时，血管平滑肌细胞对舒张因子的反应减弱而对收缩因子反应增强。

5. 细胞膜离子转运异常　血管平滑肌细胞有较多特异性的离子通道，用以维持细胞内外离子的动态平衡。受某些因素的影响可出现离子转运异常，如钠泵活性降低时，细胞内钠、钙离子浓度升高，膜电位降低，激活平滑肌细胞兴奋-收缩耦联，血管收缩反应增强和平滑肌细胞增生与肥大，血管阻力增高等。

6. 胰岛素抵抗　是指胰岛素维持正常血糖的能力下降，即一定浓度的胰岛素未达到预期的生理效应，或组织对胰岛素的反应下降。胰岛素与血压升高有关的机制如下：①引起肾小管对钠的重吸收增加；②增高交感神经活动；③使细胞内钠、钙浓度增加；④刺激血管壁增生肥厚。

（三）血压水平分类和定义

目前我国将高血压定义为收缩压≥140mmHg 和（或）舒张压≥90mmHg。在测量血压时，需注意应是安静休息状态下坐位时的上臂肱动脉部位血压，且必须以未服用降压药物的情况下非同日 3 次测量的血压值为依据。采用正常血压、正常高值和高血压进行血压水平分类，根据血压升高水平，进一步将高血压分为 1 级、2 级和 3 级，见表3-6。

表3-6　血压水平分类和定义（中国高血压防治指南，2010）

分类	收缩压（mmHg）		舒张压（mmHg）
正常血压	<120	和	<80
正常高值	120~139	和（或）	80~89
高血压	≥140	和（或）	≥90
1 级高血压（轻度）	140~159	和（或）	90~99
2 级高血压（中度）	160~179	和（或）	100~109
3 级高血压（重度）	≥180	和（或）	≥110
单纯收缩期高血压	≥140	和	<90

注：以上标准适用于男、女性任何年龄的成人，当收缩压和舒张压分属于不同分级时，以较高的级别作为标准

（四）临床表现

1. 症状

（1）一般表现：大多数患者出现头痛，除降低血压外，头痛常难以缓解。

（2）心力衰竭：患者发生左心室扩大和早期左心衰竭时可出现呼吸困难。

（3）肾功能障碍：严重高血压患者可出现蛋白尿、夜尿增多，甚至出现血尿。

（4）中枢神经系统症状：高血压患者可出现向头部供血的动脉和小动脉粥样硬化的临床表现，如剧烈头痛、昏迷、视力模糊、共济失调等。

（5）胸痛：出现主动脉夹层分离时，可发生严重的胸痛。

2. 体征　高血压时体征一般较少，但高血压对全身动脉都有影响。

（1）视网膜：视网膜的病变程度能够反映高血压的严重程度，目前采用 Keith-Wagener 眼底分级法判断病情：Ⅰ级，视网膜动脉变细；Ⅱ级，视网膜动脉狭窄；Ⅲ级，眼底出血或渗出；Ⅳ级，出血或渗出，并伴有

视乳头水肿。

（2）心脏：听诊可闻及主动脉瓣区第二心音亢进、收缩期杂音或收缩早期喀喇音，长期持续高血压可导致左心室肥厚并可闻及第四心音。

（3）肾：长期高血压患者的肾脏变小。

（4）脑：长期高血压患者的脑动脉可形成微动脉瘤，破裂可引起脑出血。

3. 高血压急症和亚急症

（1）高血压急症（hypertensive emergencies）：指高血压患者在某些诱因作用下，血压突然和显著升高（一般超过 180/120mmHg），同时伴有进行性心、脑、肾等重要靶器官功能不全的表现。包括高血压脑病、颅内出血（脑出血和蛛网膜下腔出血）、脑梗死、急性心力衰竭、肺水肿、急性冠脉综合征、主动脉夹层动脉瘤、子痫等。

（2）高血压亚急症（hypertensive urgencies）：是指血压显著升高但不伴靶器官损害。患者可以有血压明显升高造成的症状，如头痛、胸闷、鼻出血和烦躁不安等。高血压亚急症与高血压急症的唯一区别标准是有无新近发生的急性进行性的严重靶器官损害。

（五）心血管风险分层

血压水平是影响心血管事件发生和预后的独立危险因素，但不是唯一决定因素。因此，高血压患者的诊断和治疗不能只根据血压水平，必须对患者进行心血管风险评估并分层。心血管风险分层根据血压水平、心血管危险因素、靶器官损害、伴临床疾患（表 3-7），分为低危、中危、高危和很高危四个层次。具体分层标准见表 3-8。

表 3-7 影响高血压患者心血管分层的因素

心血管危险因素	靶器官损害（TOD）	伴临床疾患
①高血压（1~3 级） ②>55 岁（男），>65 岁（女） ③吸烟 ④糖耐量受损和（或）空腹血糖受损 ⑤血脂异常：总胆固醇 ≥ 5.7mmol/L（220mg/dl）或低密度脂蛋白胆固醇 >3.3mmol/L（130mg/dl）或高密度脂蛋白胆固醇 <1.0mmol/L（40mg/dl） ⑥早发心血管病家族史（一级亲属发病年龄男性 <55 岁，女性 <65 岁） ⑦腹型肥胖（腰围：男性 ≥90cm，女性 ≥85cm）或肥胖（BMI ≥28kg/m²） ⑧血同型半胱氨酸 ≥10μmol/L	①左心室肥厚 ②颈动脉超声：颈动脉内膜中层厚度 ≥0.9mm 或动脉粥样硬化斑块 ③颈-股动脉脉搏波速度 ≥12m/s ④踝/臂血压指数 <0.9 ⑤肾小球滤过率降低（eGFR<60ml/min/1.73m²）或血清肌酐轻度升高： 男性 115~133μmol/L（1.3~1.5mg/dl）， 女性 107~124μmol/L（1.2~1.4mg/dl） ⑥微量白蛋白尿：30~300mg/24h 或白蛋白/肌酐比： ≥30mg/g（3.5mg/mmol）	①脑血管病（脑出血、缺血性脑卒中、短暂性脑缺血发作） ②心脏疾病（心肌梗死史、心绞痛、冠状动脉血运重建、慢性心力衰竭） ③肾脏疾病［糖尿病肾病、肾功能受损），肌酐（男性 >133μmol/L、女性 >124μmol/L）、蛋白尿 ≥300mg/24h］ ④外周血管疾病 ⑤视网膜病变（出血、渗出、视盘水肿） ⑥糖尿病

表 3-8 高血压患者心血管风险水平分层（中国高血压防治指南，2010）

其他危险因素和病史	血压（mmHg）		
	1 级高血压	2 级高血压	3 级高血压
无	低危	中危	高危
1~2 个其他危险因素	中危	中危	很高危
≥3 个其他危险因素或靶器官损害	高危	高危	很高危
伴临床疾患	很高危	很高危	很高危

（六）辅助检查

1. 基本项目 ①血液检查：包括血生化检查，血常规；②尿液检查：包括尿蛋白、尿糖和尿沉渣等；③心电图：是诊断左心室肥厚的最简单方法，左心室导联上 QRS 波电压增高。

2. 推荐项目　24 小时动态血压监测、超声心动图、颈动脉超声、血同型半胱氨酸、眼底检查及踝臂血压指数等。

（七）治疗要点

1. 降压目标

（1）目前主张一般高血压患者,应将其血压降至 140/90mmHg 以下。

（2）≥65 岁的老年人的收缩压应控制在 150mmHg 以下(如能耐受可进一步降低)。

（3）对于合并肾脏病变、糖尿病或病情稳定的冠状动脉粥样硬化性心脏病的高血压患者的治疗应个体化,一般可将其血压降至 130/80mmHg 以下。

（4）脑卒中后的高血压患者的血压应<140/90mmHg。

（5）舒张压<60mmHg 的冠状动脉粥样硬化性心脏病患者,应在密切监测血压的情况下逐步降压。

2. 非药物治疗　主要指生活方式干预,即去除不利于身体和心理健康的不良行为。适用于各级高血压患者(包括使用降压药物治疗的患者)。主要措施包括:①减少食物中钠盐摄入量,并增加钾的摄入量;②控制体质指数;③戒烟、限酒;④适当运动;⑤减少精神压力,保持心理平衡。

3. 药物治疗

（1）降压药物治疗对象:①高血压合并糖尿病,或者有心、脑、肾靶器官损害或并发症患者;②高血压2 级或以上患者;③1 级高血压患者,在非药物治疗数周后,血压仍≥140/90mmHg 时,应开始降压药物治疗;④从心血管危险分层的角度,高危和很高危患者必须使用降压药物强化治疗。

（2）降压药物种类与作用特点:目前常用降压药物可归纳为 6 类。各类代表药物名称及代表药物见表 3-9。

表 3-9　常用降压药物名称（中国高血压防治指南, 2010）

药物分类	名称
利尿药	
噻嗪类利尿药	氢氯噻嗪、吲哒帕胺
袢利尿药	呋塞米
保钾利尿药	氨苯蝶啶
β 受体阻滞剂	比索洛尔、美托洛尔、阿替洛尔、普萘洛尔
钙通道阻滞剂（CCB）	
二氢吡啶类	氨氯地平、硝苯地平
非二氢吡啶类	维拉帕米、地尔硫䓬
血管紧张素转换酶抑制剂（ACEI）	卡托普利、依那普利、贝那普利
血管紧张素 Ⅱ 受体拮抗剂（ARB）	氯沙坦、缬沙坦、厄贝沙坦、替米沙坦
α 受体阻滞剂	哌唑嗪

（3）降压药物应用原则:①从小剂量开始:初始治疗时通常采用较小的有效治疗剂量,根据病情需要,逐步增加剂量。同时,降压药物需要长期或终身应用;②优先选择长效制剂:其目的主要是有效控制夜间血压与晨峰血压,有效预防心脑血管并发症发生;③联合用药:在单药治疗效果不满意时,常采用两种或两种以上降压药物联合治疗。对血压≥160/100mmHg 或中危及以上的患者,起始即可采用小剂量两种降压药联合治疗;④个体化:考虑患者的病情、耐受性及个人意愿或经济状况,选择适合患者的降压药物。

4. 高血压急症的治疗

（1）处理原则:持续监测血压;尽快应用降压药进行控制性降压,初始阶段(一般数分钟至 1 小时内)

降压的目标为平均动脉压的降低幅度不超过治疗前水平的25%；在其后2~6小时内应将血压降至安全水平（一般为160/100mmHg）。临床情况稳定后，在之后的24~48小时逐步将血压降至正常水平。同时，针对不同的靶器官损害进行相应处理。

（2）常用的降压药物：①硝普钠：为首选药物，降压效果迅速；②硝酸甘油；③尼卡地平：降压的同时可改善脑血流量；④地尔硫䓬：降压同时有改善冠状动脉血流量和控制快速室上性心律失常的作用；⑤拉贝洛尔：兼有α受体阻滞作用的β受体阻滞剂。

5. 高血压亚急症的治疗　应在出现症状后的24~48小时将血压缓慢降至160/100mmHg。大多数高血压亚急症患者可通过口服降压药进行血压控制，如口服CCB、ACEI、ARB、β受体阻滞剂、α_1受体阻滞剂和袢利尿剂。在用药过程中应注意静脉或大剂量口服负荷量降压药可产生副作用或低血压，并可能造成靶器官损害。

（八）常用护理诊断/问题及措施

1. 有受伤的危险　与头晕、视力模糊、意识改变或发生直立性低血压有关。

（1）避免受伤：患者出现头晕、眼花、耳鸣和视力模糊等症状时，应嘱患者卧床休息，入厕时应有人陪伴；头晕严重时，应协助患者在床上大小便。伴恶心、呕吐的患者，应将痰盂放在患者伸手可及处防止取物时跌倒。避免迅速改变体位，必要时病床加用床栏。

（2）直立性低血压的预防和处理：①首先向患者解释直立性低血压的表现，即出现直立性低血压时患者可有乏力、头晕、心悸、出汗、恶心、呕吐等不适症状；②指导患者预防直立性低血压的方法：告知患者应避免长时间站立，尤其在服药后最初几小时；改变姿势，特别是从卧位、坐位起立时动作宜缓慢；选在平静休息时服药，且服药后应继续休息一段时间再下床活动；避免用过热的水洗澡或洗蒸汽浴；不宜大量饮酒；③指导患者发生直立性低血压时应平卧，下肢抬高位，促进血液回流。

2. 潜在并发症：高血压急症

（1）避免诱因及病情监测：避免情绪激动，慎饮酒、剧烈运动等，密切监测血压变化，一旦发现血压急剧升高、剧烈头痛、呕吐、大汗、视力模糊、面色及神志改变、肢体运动障碍等症状，立即通知医生。

（2）高血压急症的护理：①发生高血压急症时，告知患者绝对卧床休息，避免一切不良刺激和不必要的活动，给予持续低浓度吸氧；②安定患者情绪，必要时用镇静剂；③进行心电、血压、呼吸监护；④迅速建立静脉通路，遵医嘱尽早应用降压药物，用药过程中注意监测血压变化，避免出现血压骤降；硝普钠应避光。

3. 疼痛　以头痛为主，与血压升高有关。

（1）减少引起或加重头痛的因素：为患者提供安静、舒适的环境，尽量减少探视时间及次数。护理人员操作应相对集中，动作轻巧，防止过多干扰患者。头痛时嘱患者卧床休息，改变体位的动作要慢。告知患者及家属应避免劳累、情绪激动和精神紧张等不良因素。向患者解释头痛出现的主要原因，消除或减轻其紧张心理。

（2）指导患者使用放松技术，如转移注意力、听音乐、缓慢呼吸等。

（3）用药护理：遵医嘱应用降压药物治疗，密切监测血压变化以判断疗效，并注意观察药物的不良反应。

（九）健康指导

1. 疾病知识指导　让患者了解自己的病情，包括血压水平、危险因素及同时存在的临床疾患等，告知患者高血压的风险和有效治疗的益处，使其权衡利弊。指导患者调整心态，学会自我心理调节，避免情绪激动。对患者家属进行疾病知识指导，使其了解治疗方案，提高其配度。并教会患者和家属正确的家庭血压监测方法。

家庭血压监测培训

（1）使用经过验证的上臂式全自动或半自动电子血压计。

（2）家庭血压值一般低于诊室血压值，高血压的诊断标准为 135/85mmHg，与诊室血压的 140/90mmHg 相对应。

（3）建议每天早晨和晚上测量血压，每次测 2~3 遍，取平均值；血压控制平稳者，可每周 1 天测量血压。详细记录每次测量血压的日期、时间以及所有血压读数，应尽可能向医生提供完整的血压记录。

（4）对于精神高度焦虑患者，不建议自测血压。

2. 健康生活方式指导

（1）限制钠盐，增加钾的摄入量：每天钠盐摄入量应低于 6g。应尽可能减少烹调用盐，建议使用量具。主要措施有：①减少烹饪时的用盐量；②食用新鲜蔬菜，减少腌制咸菜、咸鱼及咸肉等食用量；③改变烹饪方法，适当增加糖、醋等调料；④食用含钾丰富的蔬菜和水果，如菠菜、油菜、香菜、木耳、香菇、香蕉和橘子等。

（2）控制体质指数：应从饮食和运动两方面进行：①减少热量摄入：减少膳食中脂肪成分，即动物油脂、植物油和肥肉；烹饪时不宜用动物油，如猪油、黄油、奶油等；食用肉类时应选择含蛋白质丰富而脂肪较少的肉类，如鱼、禽等；②少吃含糖高的食物：如含糖高的点心、饮料等；③适当限制碳水化合物的入量：如谷物淀粉类主食，搭配一些产热量较低而又富含其他营养素的豆类、蔬菜及水果；④改变不良饮食习惯：如暴饮暴食，经常吃零食，嗜好吃肉等。

（3）戒烟限酒：彻底戒烟，避免被动吸烟。不提倡高血压患者饮酒，如饮酒，少量饮酒：每天白酒、葡萄酒（或米酒）、啤酒的量分别为少于 50ml、100ml 和 300ml。

（4）适当运动：根据患者的实际情况制订有针对性的运动处方。①运动项目：可选择步行、慢跑、游泳、太极拳、气功等有氧运动训练；②运动强度：常用的运动强度指标为运动时最大心率达到 170-年龄；③运动频度：不少于每周三次，每两次运动间隔的时间应不超过两天；④典型的体力活动计划包括三个阶段：适应性活动，即 5~10 分钟的热身活动；心肺耐力训练，即 20~30 分钟的有氧运动；放松活动，即逐渐减少用力，约 5 分钟。

（5）减轻精神压力，保持心理平衡：避免过于紧张的脑力劳动，学会使用放松技巧，保持情绪平稳。

3. 用药指导　指导患者正确服用药物：①强调长期药物治疗的重要性；②告知有关降压药物的名称、剂量、用法、作用及不良反应，并提供书面材料。嘱患者必须遵医嘱按时按量服药；③不能擅自突然停药，经治疗血压得到满意控制后，可以在医生指导下逐渐减少剂量。

4. 高血压急症院外急救知识指导　院外出现高血压急症时，为避免病情加重和途中出现意外，不要慌忙急诊入院。应采取以下急救措施：稳定患者情绪；舌下含服快速降压药；当血压下降、病情平稳后再积极入院诊治。

5. 定期随访　根据患者的心血管危险分层及血压水平决定随访频次：①若当前血压水平仅属正常高值或 1 级，危险分层属低危者或仅服一种药物治疗者，可安排每 1~3 个月随访一次；②新发现的高危及较复杂病例的随访间隔应缩短，高危患者血压未达标的，每 2 周至少随访一次；③血压达标且稳定的，每 1 个月随访 1 次。若治疗后血压降低达到目标，且其他危险因素得到控制可以减少随诊次数。

（赵振娟）

第六节　冠状动脉粥样硬化性心脏病

冠状动脉粥样硬化性心脏病（coronary atherosclerotic heart disease）指冠状动脉粥样硬化使血管腔狭窄或阻塞，或（和）因冠状动脉功能性改变（痉挛）导致心肌缺血缺氧或坏死而引起的心脏病，统称冠状动脉性心脏病（coronary heart disease，CHD），简称冠心病，亦称缺血性心脏病。

冠状动脉粥样硬化性心脏病是动脉硬化导致器官病变的最常见类型，也是严重危害人类健康的常见病。本病多在 40 岁以后出现症状或产生致残、致死后果，男性发病早于女性。在欧美发达国家本病常见，在我国本病近年来呈增长趋势。

（一）危险因素

本病病因尚未完全明确，目前认为是多种因素作用于不同环节所致，主要的危险因素有以下几种。

1. 年龄、性别　本病多见于 40 岁以上人群，男性多于女性，但女性在更年期后发病率增加。

2. 血脂异常　脂质代谢异常是动脉粥样硬化最重要的危险因素。总胆固醇（TC）、甘油三酯（TG）、低密度脂蛋白（LDL）或极低密度脂蛋白（VLDL）增高；高密度脂蛋白（HDL）减低都被认为是危险因素。

3. 高血压　血压升高与本病密切相关。60%～70% 的冠状动脉粥样硬化患者都有高血压，高血压患者患病率较血压正常者高 3～4 倍。

4. 吸烟　可促进动脉粥样硬化的形成，与不吸烟者相比较，吸烟者的发病率和病死率增高 2～6 倍，被动吸烟也是冠状动脉粥样硬化性心脏病的危险因素。

5. 糖尿病和糖耐量异常　糖尿病患者中本病发病率较非糖尿病者高 2 倍。

6. 其他危险因素　还包括肥胖、缺少体力活动、遗传因素、A 型性格、血中同型半胱氨酸增高等。

（二）分类

1979 年，世界卫生组织（WHO）基于冠状动脉粥样硬化性心脏病的临床表现，将其分为无症状性心肌缺血、心绞痛、心肌梗死、缺血性心肌病和猝死五型，并一直沿用至今。近年来，随着对冠状动脉粥样硬化性心脏病的病理生理与临床表现关系研究的日趋深入，上述分型已不能满足临床需要。目前，基于病理生理机制将冠状动脉粥样硬化性心脏病分为慢性冠脉病，也称慢性心肌缺血综合征和急性冠状动脉综合征（acute coronary syndrome，ACS）。前者包括稳定型心绞痛（stable angina pectoris，SAP）、缺血性心肌病和隐匿性冠状动脉粥样硬化性心脏病等。后者包括不稳定型心绞痛（unstable angina pectoris，UAP）、ST 段抬高型急性心肌梗死（ST-elevation acute myocardial infarction，STEMI）和非 ST 段抬高型急性心肌梗死（non st-elevation acute myocardial infarction，NSTE-MI），也有将冠状动脉粥样硬化性心脏病猝死包括在内。

本章将重点讨论"心绞痛"和"急性心肌梗死"。

一、心绞痛

案例导入

病史评估：患者，男，67 岁，以"胸痛、胸闷 2 年，加重 6 天"为主诉入院。2 年前，反复出现胸闷、胸痛，多于活动后发生，为持续性胸骨后压榨样疼痛，每次发作持续 3～5 分钟，休息数分钟可自行缓解。6 天前患者自觉活动后胸痛程度加剧，持续时间延长至 15～20 分钟，休息半小时才可缓解。既往有吸烟史 30 年，高血压病史 14 年。

身体评估：T 36℃，P 67 次/分，BP 138/80mmHg，R 18 次/分。神志清楚，自动体位。

心前区无隆起，心尖冲动正常，心律齐。

辅助检查：心电图示：Ⅰ，Ⅱ，Ⅲ，aVF 导联 ST 段压低、T 波倒置。心肌酶谱、肌钙蛋白未见明显异常。

初步诊断:不稳定型心绞痛。

请思考:不稳定型心绞痛发作时有何特点?该如何护理?若患者舌下含服硝酸甘油后数十分钟后胸痛不能缓解,则应考虑哪些问题?该患者生活方式的健康指导有哪些?

(一)稳定型心绞痛

稳定型心绞痛(stable angina pectoris,SAP)是在冠状动脉已严重狭窄的基础上,心肌负荷增加而导致心肌急剧的、暂时的缺血与缺氧的临床综合征。其特点为阵发性的前胸压榨性疼痛或憋闷感,主要位于胸骨后部,可放射至心前区、左肩、颈部或左上肢,常发生于劳力负荷增加时,持续数分钟,休息或含服硝酸酯制剂后消失。

1. 病因及发病机制　当冠状动脉的供血与心肌的需血之间不平衡,冠状动脉血流量不能满足心肌代谢的需要,引起心肌急剧的、暂时的缺血缺氧时,即可发生心绞痛。正常情况下,冠状循环血流量具有很大的储备力量,其血流量可随身体的生理情况有显著的变化。当剧烈活动时,冠状动脉适当扩张,血流量增加6~7倍;缺氧时,冠状动脉也扩张,使血流量增加4~5倍。但冠状动脉粥样硬化致冠脉狭窄或部分分支闭塞时,其扩张性减弱,血流量减少。若心肌的血供减少到尚能应付平时的需要,则休息时无症状。一旦心脏负荷增加如劳累、激动、心力衰竭等致心肌耗氧量增大,对血液的需求增加时,冠脉的供血已不能相应增加,即可引起心绞痛。

2. 临床表现

(1)症状:心绞痛以发作性胸痛为主要临床表现,疼痛特点如下。

1)部位:主要在胸骨体上段或中段之后,可波及心前区,界线不很清楚。常放射至左肩、左臂内侧无名指和小指或至颈、咽或下颌部。

2)性质:常为压迫、发闷、紧缩、烧灼感,但不尖锐,不像针刺或刀割样痛,偶伴濒死感,发作时患者常被迫停止原来活动,直至症状缓解。

3)诱因:体力劳动、情绪激动、饱餐、寒冷、吸烟、心动过速、休克等均可诱发。

4)持续时间:疼痛出现后常逐步加重,在3~5分钟内逐渐消失。

5)缓解方式:休息或含服硝酸甘油可缓解。

(2)体征:心绞痛发作时常见面色苍白、出冷汗、心率增快、血压升高,听诊可有暂时性心尖部收缩期杂音,有时出现第四心音奔马律。

3. 辅助检查

(1)心电图检查:是发现心肌缺血、诊断心绞痛最常用的检查方法。静息心电图约有半数患者为正常,亦可出现非特异性ST段和T波异常;心绞痛发作时可出现暂时性心肌缺血引起的ST段移位或T波改变。运动负荷试验及24小时动态心电图检查可明显提高缺血性心电图的检出率。

(2)放射性核素检查:利用放射性心肌显像所示灌注缺损提示心肌血流供血不足或消失区域,对心肌缺血诊断极有价值。

(3)冠状动脉造影:选择性冠状动脉造影可使左、右冠状动脉及其主要分支得到清楚的显影,具有确诊价值。

4. 治疗要点　心绞痛的治疗原则是改善冠状动脉的供血,降低心肌的耗氧量。长期服用阿司匹林100~300mg/d和给予有效的降脂治疗可促使粥样斑块稳定,减少血栓形成,降低不稳定型心绞痛和心肌梗死的发生率。

(1)发作时的治疗

1)休息:发作时应立即休息,一般患者停止活动后症状即可消除。

2)药物治疗:宜选用作用较快的硝酸酯制剂,这类药物除可扩张冠状动脉增加冠状动脉血流量外,还可扩张周围血管,减轻心脏前后负荷,从而缓解心绞痛。①硝酸甘油0.25~0.5mg舌下含服,1~2分钟即可显效,可维持约半小时。长时间反复应用可由于产生耐药性而效力减低;②硝酸异山梨酯5~10mg,舌下含服,2~5分钟显效,作用维持2~3小时。

相关链接

含服硝酸甘油片延迟见效或无效的可能原因

1. 长期反复用药产生耐药性,需增加剂量或停药10小时后可恢复疗效。
2. 硝酸甘油已过期失效或未溶解。建议患者随身携带的硝酸甘油每6个月更换一次。
3. 病情发展为不稳定型心绞痛或急性心肌梗死。
4. 疼痛为其他原因,并非心绞痛。

（2）缓解期的治疗

1）药物治疗:选择作用持久的抗心绞痛药物,以防心绞痛发作。

硝酸酯制剂:常用的药物有硝酸异山梨酯,5-单硝酸异山梨酯,长效硝酸甘油制剂,2%硝酸甘油油膏或橡皮膏贴片涂、贴于胸前或上臂皮肤而缓慢吸收,可用于预防夜间心绞痛发作。

β受体阻滞剂:阻断拟交感胺类对心率和心收缩力受体的刺激作用,减慢心率、降低血压,减低心肌收缩力和耗氧量,从而减少心绞痛的发生。常用的制剂有美托洛尔、普萘洛尔(心得安)、比索洛尔、阿替洛尔等。

钙通道阻滞剂:抑制钙离子进入细胞内,抑制心肌收缩,减少心肌耗氧量;并扩张冠状动脉,改善心肌缺血;扩张周围血管,减轻心脏前后负荷从而缓解心绞痛。常用药物有维拉帕米(异搏定)、硝苯地平(心痛定)、地尔硫䓬(合心爽)。

抗血小板聚集药物:阿司匹林100~300mg/d。

调脂药物:血脂异常者,经饮食调节和适当运动3个月后,未达到治疗目标水平者,应选用他汀类降低总胆固醇(TC)和低密度脂蛋白胆固醇(LDL-C),使TC<4.14mmol/L(160mg/dl)、LDL-C<2.6mmol/L(100mg/dl)。

其他:曲美他嗪、中医中药治疗等。

2）介入治疗:详见本章第十节中"冠状动脉介入性诊断及治疗"。

3）运动锻炼疗法:适度的运动锻炼有助于促进侧支循环的形成,提高体力活动的耐受量而改善症状。

（二）不稳定型心绞痛

目前,临床上已趋于将除上述典型的稳定型心绞痛之外的缺血性胸痛统称为不稳定型心绞痛(unstable angina pectoris,UAP)。除变异型心绞痛具有短暂ST段抬高的特异心电图变化而为临床所保留,其他分型命名临床上均已弃用。这不仅是基于对不稳定的粥样斑块的深入认识,也表明了这类心绞痛患者临床上的不稳定性,有进展至心肌梗死的高度危险性,必须予以足够的重视。

1. 发病机制　与稳定型心绞痛的差别主要在于冠脉内不稳定的粥样斑块继发病理改变,如斑块内出血、斑块纤维帽出现裂隙、表面有血小板聚集及(或)刺激冠脉痉挛,使局部心肌血流量明显下降,导致缺血加重。虽然也可因劳力负荷诱发,但劳力负荷中止后胸痛并不能缓解。

2. 临床表现　胸痛的部位、性质与稳定型心绞痛相似,但具有以下特点之一。

（1）稳定型心绞痛在1个月时间内疼痛发作的频率增加、程度加重、时限延长、诱发因素变化,硝酸酯类药物缓解作用减弱。

（2）1个月以内新发的心绞痛,并因较轻的负荷所诱发。

（3）休息状态下发作心绞痛或较轻的负荷即可诱发,发作时表现有 ST 段抬高的变异型心绞痛也属此列。

此外,由于贫血、感染、甲状腺功能亢进、心律失常等原因诱发的心绞痛称之为继发性不稳定型心绞痛。

3. 治疗要点

（1）一般处理　卧床休息,消除紧张情绪和顾虑,保持环境安静,可以应用小剂量的镇静剂和抗焦虑药物,可减轻或缓解心绞痛。有呼吸困难、发绀者应给予氧气吸入,维持血氧饱和度达到 90% 以上。

（2）药物治疗　烦躁不安、剧烈疼痛者可给吗啡 5～10mg,皮下注射。硝酸甘油或硝酸异山梨酯含服或持续静脉滴注、泵入,直至症状缓解或出现明显副作用(头痛或低血压)。

（3）抗凝治疗　应用阿司匹林、氯吡格雷和肝素以防止血栓形成,阻止病情向心肌梗死方向发展。

（4）急诊冠状动脉介入治疗　详见本章第十节中"冠状动脉介入性诊断及治疗"。

（5）外科手术治疗　对冠状动脉造影证实左主干病变或有严重三支病变的患者可考虑行主动脉-冠状动脉旁路移植术。

不稳定型心绞痛经治疗病情稳定后,出院应继续强调抗凝和调脂治疗,特别是他汀类药物的应用以促使斑块稳定。

（三）常用护理诊断/问题及措施

1. 疼痛　胸痛与心肌缺血、缺氧有关。

（1）休息与活动:心绞痛发作时应立即停止正在进行的活动,休息片刻即可缓解。不稳定型心绞痛者,应卧床休息,给予心电监测、吸氧,描记疼痛发作时心电图。严密观察生命体征、心率、心律等变化。

（2）心理护理:安抚患者,解除其不良情绪,以减少心肌耗氧量。

（3）疼痛观察:评估患者疼痛的部位、性质、程度、持续时间及有无诱因,并及时记录。避免引起心绞痛的诱因,如过劳、情绪激动、寒冷刺激、饱食、用力排便等。严密观察患者有无面色苍白、大汗、恶心等不适,监测心率、心律、血压变化。

（4）用药护理:①心绞痛发作时可给予患者舌下含服硝酸甘油,用药后注意观察患者胸痛变化情况。如疼痛时间延长,性质加重,休息和含服硝酸甘油不能缓解,应警惕心肌梗死的发生。亦可遵医嘱给予硝酸甘油静脉滴注或微量泵输注,但应严格控制速度,并告知患者及家属不可擅自调节滴速,严密监测血压情况,以防低血压发生;②应用β受体阻滞剂注意预防直立性低血压,告知患者服药后起身动作宜缓慢,预防跌倒的发生。此类药物宜以小剂量开始,停药时应逐步减量,突然停药易诱发心肌梗死;③遵医嘱予镇痛剂镇痛,应注意有无呼吸抑制等不良反应。

2. 活动无耐力　与心肌氧的供需失调有关。

评估患者有无心绞痛发作而引起的活动受限。根据患者的活动能力制订合理的活动计划,最大活动量以不发生心绞痛为度,避免竞赛活动和屏气用力动作,避免精神过度紧张和长时间工作。对于规律发作的心绞痛,可进行预防用药,如外出、就餐、排便等活动前含服硝酸甘油。

（四）健康指导

1. 改变生活方式　生活方式的改变是冠状动脉粥样硬化性心脏病治疗的基础。①合理膳食:指导患者养成良好的生活习惯,摄入低盐、低脂、低胆固醇饮食,多食新鲜水果、蔬菜,避免暴饮暴食,保持大便通畅;②戒烟:强调戒烟和控制吸二手烟的重要性;③控制体质指数:鼓励患者控制体质指数(BMI)＜24kg/m^2,男性腰围＜90cm,女性腰围＜85cm;④适度运动:坚持每周 5 次,至少每天 1 次 30～60 分钟适当强度的有氧运动,如慢跑、疾走、骑单车、游泳、健身操等;⑤控制血糖:对合并糖尿病者要强调通过改变生活方式和坚持药物治疗达到糖化血红蛋白＜6.5%～7.0%的标准;⑥控制血压:合并高血压、糖尿病或慢性肾脏病者控制血压低于130/80mmHg。

2. 避免诱发因素　告知患者心绞痛发作的诱因有过劳、情绪激动、饱餐、寒冷等，应注意尽量避免。

3. 病情的自我管理及随访　教会患者及家属心绞痛发作时的缓解方法，如心绞痛发作比以往频繁、程度加重，服用硝酸甘油不易缓解，应立即到医院就诊，警惕心肌梗死的发生。嘱患者应定期复查心电图、血糖、血脂等。

4. 提高服药依从性　指导患者出院后遵医嘱服药，自我监测药物的副作用，不擅自增减药量。外出时随身携带硝酸甘油以备急需。硝酸甘油见光易分解，应放在棕色瓶内，6个月更换一次，以确保疗效。

二、急性心肌梗死

案例导入

病史评估：患者，女，62岁，以"突发胸痛4小时"为主诉入院。4小时前，晚饭后出现心前区胸闷、胸痛，呈压榨样疼痛，并向背部放射痛，伴全身冷汗，急诊入院。

身体评估：T 36.7℃，P 92次/分，BP 130/93mmHg，R 22次/分，神志清楚，表情痛苦。心界不大，心律齐，各瓣膜听诊区未闻及病理性杂音。

辅助检查：心电图示：$V_1 \sim V_5$导联ST段抬高0.2mV，CK-MB 50IU/L，心肌肌钙蛋白10.89ug/L。

初步诊断：ST段抬高性急性广泛前壁心肌梗死。

请思考：急性心肌梗死的胸痛有哪些特点？该患者的主要的护理问题及措施有哪些？如何对患者进行健康指导？

心肌梗死（myocardial infarction，MI）是心肌的缺血性坏死。急性心肌梗死（acute myocardial infarction，AMI）是在冠状动脉病变的基础上，发生冠状动脉血供急剧减少或中断，使相应的心肌严重而持久地急性缺血导致心肌坏死。临床上表现为持久的胸骨后剧烈疼痛、心肌酶增高及心电图进行性改变，常可并发心律失常、休克或心力衰竭，属急性冠脉综合征的严重类型。

（一）病因和发病机制

本病的基本病因是冠状动脉粥样硬化，造成一支或多支血管管腔严重狭窄和心肌供血不足。在此基础上，一旦血供急剧减少或中断，使心肌严重而持久地急性缺血达20~30分钟以上，即可发生急性心肌梗死。绝大多数急性心肌梗死是由于不稳定性斑块溃破，继而出血和管腔内血栓形成，致使管腔闭塞。

促使斑块破裂出血及血栓形成的诱因有：①休克、脱水、出血、外科手术或严重心律失常，使心排血量骤降，冠状动脉灌流量锐减；②重体力活动、情绪过分激动、血压剧升或用力排便时，左心室后负荷加重；③在饱餐特别是进食多量脂肪后，血脂增高，血黏稠度增高；④晨起6时至12时交感神经活动增加，机体应激反应性增强，冠脉张力增高。

（二）临床表现

1. 先兆　50%~81.2%的患者在发病前数日有乏力，胸部不适，活动时心悸、气急、烦躁、心绞痛等前驱症状，以新发生心绞痛或原有心绞痛加重最为突出。心绞痛发作较以往频繁、性质剧烈、持续时间长、硝酸甘油疗效差，诱发因素不明显。心电图示ST段一时性明显抬高或压低，T波倒置或增高。如此时及时住院处理，可使部分患者避免发生急性心肌梗死。

2. 症状

（1）疼痛：为最早出现最突出的症状。疼痛的性质和部位与心绞痛相似（表3-10），但常无明显诱因，且程度更剧烈，呈难以忍受的压榨、窒息或烧灼样，伴有大汗、烦躁不安、恐惧及濒死感，持续时间可达数小时或数天，休息和服用硝酸甘油不缓解。部分患者疼痛可向上腹部、下颌、颈部、背部放射而被误诊。少数患者无疼痛，一开始即表现为休克或急性心力衰竭。

表 3-10　心绞痛与急性心肌梗死的区别要点

区别要点	心绞痛	急性心肌梗死
1. 疼痛		
（1）部位	胸骨上、中段之后	相同，但也可在较低位置或上腹
（2）性质	压榨样或窒息样	相似，但更剧烈
（3）诱因	劳力、情绪激动、受寒或饱食等	不常有
（4）持续时间	短，1~5 分钟或 30 分钟以内	长，数小时或 1~2 天
（5）频率	频繁发作	不频繁
（6）硝酸甘油疗效	显著缓解	作用较差或无效
2. 辅助检查		
（1）血清心肌坏死标记物	无变化	有异常
（2）心电图变化	无变化或暂时性 ST 段和 T 波改变	有特征性和动态性变化

问题与思考

急性心肌梗死的疼痛常发生在胸骨后和心前区，若发生在其他部位容易与相应部位的疾病混淆，导致误诊。

1. 哪些疾病的疼痛易与其相混淆？
2. 鉴别要点是什么？

（2）全身症状：发热、心动过速、白细胞增高和血沉增快等，系由坏死物质被吸收所致。体温可升高至 38℃左右，持续约 1 周。

（3）胃肠道症状：疼痛剧烈时常伴恶心、呕吐、胀痛，肠胀气亦不少见。

（4）心律失常：见于 75%~95% 的患者，多发生在起病 1~2 天内，24 小时内最多见。各种心律失常中以室性心律失常最多，尤其是室性期前收缩，频发、多源、成对出现的或呈 R on T 现象的室性期前收缩常为心室颤动的先兆。室颤是 AMI 早期，是入院前主要的死因。

（5）低血压和休克：多发生在起病后数小时至数日内，主要为心源性休克，为心肌广泛坏死，心排血量急剧下降所致。表现为烦躁不安、面色苍白、皮肤湿冷、脉细而快、大汗淋漓、尿少、神志迟钝，严重者出现昏迷。

（6）心力衰竭：主要为急性左心衰竭，为心肌梗死后心脏舒缩力显著减弱或不协调所致。表现为呼吸困难、咳嗽、发绀、烦躁等症状，重者可发生肺水肿，随后可发生颈静脉怒张、肝大、水肿等右心衰表现。右心室心肌梗死者可一开始就出现右心衰竭表现，伴血压下降。

相关链接

泵　衰　竭

急性心肌梗死引起的心力衰竭称为泵衰竭，按 Killip 分级法可分为以下几种。

Ⅰ级　尚无明显心力衰竭；

Ⅱ级　有左心衰竭，肺部啰音<50%肺野；

Ⅲ级　有急性肺水肿，全肺布满大、小、干、湿啰音；

Ⅳ级　有心源性休克等不同程度或阶段的血流动力学变化。

3. 体征　心率多增快，少数也可减慢；除急性心肌梗死早期血压可增高外，几乎所有患者都有血压下降;心脏浊音界可正常或轻至中度增大;心尖部第一心音减弱,可闻及第三或第四心音奔马律;亦有部分患者在心前区可闻及收缩期杂音或喀喇音,为二尖瓣乳头肌功能失调或断裂所致;部分患者在起病2~3天出现心包摩擦音,为反应性纤维性心包炎所致。

4. 并发症

(1) 乳头肌功能失调或断裂:二尖瓣乳头肌因缺血、坏死等使收缩功能发生障碍,造成二尖瓣脱垂及关闭不全。轻者可以恢复,重者可严重损害左心功能致使发生急性肺水肿,在数日内死亡。

(2) 心脏破裂:少见,常在起病1周内出现,多为心室游离壁破裂,偶有室间隔破裂。

(3) 栓塞:发生率1%~6%,见于起病后1~2周,如为左心室附壁血栓脱落所致,则引起脑、肾、脾或四肢等动脉栓塞。由下肢静脉血栓脱落所致,则导致肺动脉栓塞。

(4) 心室壁瘤:主要见于左心室,发生率5%~20%。较大的室壁瘤体检时可见左侧心界扩大,超声心动图可见心室局部有反常运动,心电图示ST段持续抬高。

(5) 心肌梗死后综合征:发生率为10%。于心肌梗死后数周至数月内出现,可反复发生,表现为心包炎、胸膜炎或肺炎,有发热、胸痛等症状,可能为机体对坏死物质的过敏反应。

(三) 辅助检查

1. 心电图

(1) 特征性改变

1) ST段抬高性急性心肌梗死的心电图有特征性的改变及演变过程,见图3-20。①急性期在面向透壁心肌坏死区的导联可见ST段呈弓背向上抬高,宽而深的Q波(病理性Q波),T波倒置;②在背向心肌坏死区的导联则出现相反的改变,即R波增高,ST段压低和T波直立并增高;③如早期未进行干预,心电图演变过程为:抬高的ST段可在数日至2周内逐渐回到基线水平;T波倒置加深呈冠状T,此后逐渐变浅、平坦,部分可恢复直立,但大多永久存在。

2) 非ST段抬高急性心肌梗死心电图表现为:①无病理性Q波,有普遍性ST段压低)≥0.1mV,但aVR导联ST段抬高,或有对称性T波倒置;②无病理性Q波,也无ST段改变,仅有T波倒置变化。

(2) 定位诊断:V_1、V_2、V_3导联示前间壁心肌梗死,V_1~V_5导联示广泛前壁心肌梗死,Ⅱ、Ⅲ、aVF导联示下壁心肌梗死,I、aVL导联示高侧壁心肌梗死。

2. 超声心动图 二维和M型超声心动图有助于了解心室壁的运动和左心室功能,诊断室壁瘤和乳头肌功能失调等。

3. 放射性核素检查 可显示心肌梗死的部位与范围,观察左心室壁的运动和左心室的射血分数。

4. 实验室检查

(1) 血常规检查:常见白细胞总数增高,红细胞沉降率增快,可持续1~3周。

(2) 血清心肌坏死标记物增高:见表3-11。

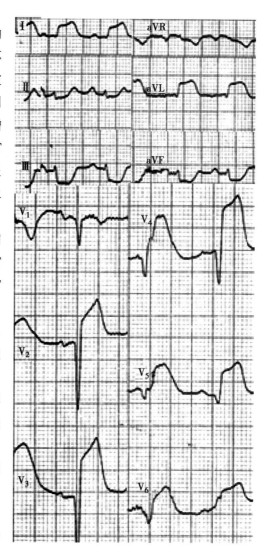

图3-20 ST段抬高性急性广泛前壁、高侧壁心肌梗死的心电图

表 3-11 心肌坏死标记物的测定及其意义

检查项目	开始升高时间	高峰时间	恢复正常时间	临床意义
肌红蛋白	2h	12h	24~48h	出现最早,敏感性高,但特异性不强
肌钙蛋白 I(CTnI)	3~4h	11~24h	7~10d	诊断心肌坏死最特异和敏感的首选指标
肌钙蛋白 T(CTnT)	3~4h	24~48h	10~14d	诊断心肌坏死最特异和敏感的首选指标,但持续时间长,对判断是否有新的梗死不利
肌酸激酶同工酶(CK-MB)	4h	16~24h	3~4d	不如肌钙蛋白敏感,但对早期的 AMI 诊断有价值,其高峰出现的时间还有助于判断溶栓是否成功
肌酸激酶(CK)	6h	6h	3~4d	敏感性较差,有诊断参考价值

(四)治疗要点

对于 ST 段抬高性急性心肌梗死,强调早发现早治疗,加强院前就地处理,缩短患者就诊、检查、处置、转运等延误的时间。治疗原则是尽早实现心肌血液的再灌注(接诊后 30 分钟内开始溶栓或 90 分钟内开始介入治疗)以挽救濒死的心肌,防止梗死面积扩大或缩小心肌缺血范围,及时处理严重心律失常、泵衰竭和各种并发症,防止猝死。

1. 一般治疗 ①休息:急性期卧床休息,保持环境安静;减少探视,防止不良刺激,解除焦虑;②吸氧:根据病情间断或持续给氧;③监测:急性期应住在心血管监护病房,密切观察心律、心率、血压和心功能的变化;④阿司匹林:无禁忌证者给予口服水溶性阿司匹林或嚼服肠溶性阿司匹林,一般首剂达 300mg,此后 100mg/d 长期服用。

2. 解除疼痛 ①哌替啶 50~100mg 肌内注射或吗啡 2~4mg 皮下注射或静脉注射;②硝酸甘油或硝酸异山梨酯舌下含服或静脉滴注。

3. 再灌注心肌 起病后 6 小时内(最多不超过 12 小时)使闭塞的冠状动脉再通,心肌得到再灌注,濒临坏死的心肌可能得以存活或使坏死范围缩小,改善预后。

(1)经皮冠状动脉介入治疗(percutaneous coronary intervention,PCI):具备实施介入治疗条件的医院,在明确诊断之后应尽快行 PCI 术,可获得更好的治疗效果(见本章第十节中"冠状动脉介入性诊断及治疗")。

(2)溶栓疗法:对于 ST 段抬高性急性心肌梗死,无条件施行介入治疗或因患者就诊延误、转运至上级医院将会错过再灌注时机时,如无禁忌证应行溶栓治疗。

1)适应证:①两个或两个以上相邻导联 ST 段抬高(胸导联≥0.2mV,肢导联≥0.1mV),或病史提示急性心肌梗死伴左束支传导阻滞,起病时间<12 小时,患者年龄<75 岁;②ST 段显著抬高的心肌梗死患者年龄>75 岁,经慎重权衡利弊仍可考虑;③ST 段抬高的心肌梗死发病时间已达 12~24 小时,但仍有进行性缺血性胸痛,广泛 ST 抬高者可考虑。

2)禁忌证:主要有:①既往发生过出血性脑卒中,1 年内发生过缺血性脑卒中或脑血管事件;②近期(2~4 周)活动性内脏出血(月经除外)、外科大手术、创伤史,包括头部外伤、创伤性心肺复苏或较长事件(>10 分钟)的心肺复苏,在不能压迫部位的大血管行穿刺术;③严重而未控制的高血压(>180/110mmHg)或慢性严重高血压病史;④可疑主动脉夹层;⑤出血性疾病或有出血倾向者,严重肝肾功能损害及恶性肿瘤等。

3)溶栓药物的应用:以纤维蛋白溶酶原激活剂激活血栓中纤维蛋白溶酶原,使其转变为纤维蛋白溶酶而溶解冠状动脉内的血栓。①尿激酶 150 万~200 万单位,30 分钟内静脉滴注;②链激酶 150 万单位静脉滴注,60 分钟内滴完;③重组组织型纤维蛋白溶酶原激活剂 100mg 在 90 分钟内静脉给予,先静脉注射 15mg,继而 30 分钟内静脉滴注 50mg,其后 60 分钟内再滴注 35mg。

(3)紧急主动脉-冠状动脉旁路移植术:对冠状动脉造影证实左主干病变或有严重三支病变,介入治疗失败或溶栓治疗无效有手术指征者,宜争取 6~8 小时内行主动脉-冠状动脉旁路移植术。

4. 消除心律失常 心律失常必须及时消除,以免演变为严重心律失常甚至猝死。①一旦发现室性期前收缩或室性心动过速,立即用利多卡因 50~100mg 静脉注射,必要时每 5~10 分钟重复一次。如室性心律失常反复发作者可用胺碘酮;②发生心室颤动时,尽快采用直流电非同步电复律;室性心动过速药物疗效不满意时也应及早用直流电同步电复律;③缓慢性心律失常可用阿托品 0.5~1mg 肌内注射或静脉注射;④房室传导阻滞发展到第二度或第三度,伴有血流动力学障碍者,宜用临时心脏起搏器。

5. 控制休克 心肌梗死时既有心源性休克,也有血容量不足、周围血管舒缩障碍等因素存在,因此,应在血流动力学监测下,采用升压药、血管扩张剂和纠正酸中毒等抗休克治疗。如上述处理无效时,应选用在主动脉内气囊反搏术(intra-aortic balloon bump,IABP)的支持下,即刻选择行冠状动脉造影,随后行经皮冠状动脉腔内成形术或支架置入术,使冠状动脉及时再通,必要时行主动脉-冠脉旁路移植术。

6. 治疗心力衰竭 主要是治疗急性左心衰竭,以应用吗啡(或哌替啶)和利尿剂为主,也可选用血管扩张剂减轻左心室的后负荷。24 小时内宜尽量避免使用洋地黄制剂。

7. 其他治疗

(1)抗凝疗法:对防止梗死面积扩大及再梗死有积极疗效。常用药物为肝素或低分子肝素,口服抗凝药有阿司匹林、氯吡格雷。

(2)β 受体阻滞剂、钙通道阻滞剂和血管紧张素转换酶抑制剂:在起病的早期,无禁忌证可尽早应用普萘洛尔、美托洛尔或阿替洛尔等 β 受体阻滞剂,可防止梗死范围的扩大,改善预后。钙通道阻滞剂中的地尔硫草亦有类似效果。血管紧张素转换酶抑制剂中的卡托普利有助于改善恢复期心肌的重构,降低心力衰竭的发生率,从而降低死亡率。

(3)极化液疗法:氯化钾 1.5g,胰岛素 10U 加入 10% 葡萄糖溶液 500ml 内静脉滴注,此法对恢复心肌细胞膜极化状态,改善心肌收缩功能,减少心律失常有益。

(五)常用护理诊断/问题及措施

1. 疼痛 胸痛与心肌缺血坏死有关。

(1)饮食与休息:起病后 4~12 小时内给予流质饮食,2 天内宜进半流食,3 天改为软食,提倡少量多餐,以减轻胃扩张。发病 12 小时内绝对卧床休息,限制探视。

(2)给氧:根据病情间断或持续给氧,以增加心肌氧的供应,减轻缺血和疼痛。

(3)疼痛的护理:遵医嘱给予吗啡或哌替啶镇痛,注意有无呼吸抑制等不良反应。给予硝酸甘油或硝酸异山梨酯,随时监测血压的变化。烦躁不安者可肌内注射地西泮,及时询问患者疼痛及其伴随症状的变化情况。

(4)溶栓治疗的护理

1)溶栓前:①询问患者是否有脑血管病病史、活动性出血、消化性溃疡、近期大手术或外伤史等溶栓禁忌证;②检查血常规、血小板、出凝血时间和血型,配血备用。

2)溶栓中:遵医嘱迅速应用溶栓药物,并注意观察有无溶栓并发症,详见第二章第十节"肺血栓栓塞"。

3)溶栓疗效观察:溶栓后可根据下列指标间接判断溶栓已成功:①胸痛 2 小时内基本消失;②心电图 ST 段于 2 小时内回降>50%;③2 小时内出现再灌注性心律失常;④cTnI 或 cTnT 峰值提前出现到发病后 12 小时内,血清 CK-MB 峰值提前出现(14 小时以内)。冠状动脉造影可直接判断冠脉是否再通。

2. 潜在并发症:心律失常、心力衰竭

(1)急性期严密心电监测,及时发现心率及心律的变化,特别是在溶栓治疗后 24 小时内易发生再灌注性心律失常。一旦发现频发室性期前收缩,多源性的、成对的、呈 RonT 现象的室性期前收缩或严重的房室传导阻滞时,应立即通知医师,遵医嘱使用利多卡因等药物,警惕心室颤动或心脏停搏的发生。准备好急救药物和抢救设备如除颤器、起搏器等,随时准备抢救。监测电解质和酸碱平衡状况,因电解质紊乱或酸碱平衡失调时更容易并发心律失常。

（2）急性心肌梗死患者在起病最初几天,甚至在梗死演变期可发生心力衰竭,特别是左心衰竭。一旦发生心力衰竭,则按心力衰竭进行护理。

3. 活动无耐力 与氧的供需失调有关。

（1）评估进行康复训练的适应证:住院期间开始康复的指征包括:过去的 8 小时内没有新的或再发胸痛;肌钙蛋白水平无进一步升高;没有出现新的心衰失代偿先兆（静息呼吸困难伴湿啰音）;过去 8 小时内没有新的明显的心律失常或心电图动态改变;静息心率 50 ~ 100 次/分;静息血压 90 ~ 150mmHg/60 ~ 100mmHg;血氧饱和度>95%。

（2）解释合理运动的重要性:目前主张早期运动,实现早期康复。向患者讲明活动耐力恢复是一个循序渐进的进程,既不能操之过急,过早或过度运动,也不能因担心病情而不敢活动。急性期卧床休息可减轻心脏负荷,减少心肌耗损量,缩小梗死范围,有利于心功能的恢复。病情稳定后应逐渐增加活动量,可促进侧支循环的形成,提高活动耐力。适宜的运动能降低血中胆固醇浓度和血小板聚集率,减缓动脉硬化和血栓形成,避免再发 AMI,也能辅助调查 AMI 后患者的情绪,改善睡眠和饮食,增强其康复信心,提高生活质量,延长存活时间。

（3）制订个体化运动处方:推荐住院期间 4 步早起运动和日常生活指导计划:A 级:上午取仰卧位,双腿分别做直腿抬高运动,抬腿高度为 30°,双臂向头侧抬高深吸气,放下慢呼气,5 组/次;下午取床旁坐位或站立 5 分钟。B 级:上午床旁站立 5 分钟;下午床旁行走 5 分钟。C 级:床旁行走 10 分钟/次,2 次/天。D 级:病室内活动,10 分钟/次,2 次/天。

（4）活动中监测:住院患者运动康复和日常生活指导必须在心电、血压监护下进行。避免或停止运动的指征:运动时心率增加>20 次/分;舒张压≥110mmHg;与静息时比较收缩压升高>40mmHg 以上,或收缩压下降>10mmHg;明显的室性或房性心动过速;二或三度房室传导阻滞;心电图有 ST 段动态改变;存在不能耐受的症状,如胸痛、心悸、气短、头晕等。

（六）健康指导

除参见"心绞痛"患者的健康教育外,还应注意以下几点。

1. 生活方式指导 包括调节饮食,合理运动,积极戒烟,防止便秘,以利于心肌梗死的康复、延长远期存活和提高生活质量,告诉家属对患者积极配合和支持,并创造一个良好的身心休养环境。

2. 康复指导 应分阶段循序渐进增加活动量,提倡小量、重复、多次运动,适当的间隔休息,可以提高运动总量而避免超负荷运动。活动内容包括个人卫生、家务劳动、娱乐活动、步行活动,避免剧烈活动、竞技性活动、举重或活动时间过长。无并发症的患者,急性心肌梗死后 6~8 周可恢复性生活,性生活应适度,如性生活后出现心跳、呼吸增快持续 20~30 分钟,感到胸痛、心悸持续 15 分钟或疲惫等情况,应节制性生活。经 2~4 个月的体力活动锻炼后,酌情恢复部分工作,以后部分患者可恢复全天工作,但对重体力劳动、驾驶员、高空作业及其他精神紧张或工作量过大的工种应予以更换。

3. 用药指导和病情监测 指导患者按医嘱服药,告知各类药物的名称、作用和不良反应。术后无禁忌证者在长期服用阿司匹林 100mg/d 的同时,联合服用氯吡格雷进行双联抗血小板治疗,以预防支架内血栓形成和栓塞而致急性心肌梗死等并发症。定期监测凝血功能各指标的变化。

（迟俊涛）

第七节 心肌疾病

案例导入

病史评估：患者，男，50岁，以"活动后气促5年，加重1周"为主诉入院。患者5年前体力劳动后出现气促，休息后可自行缓解，夜间偶有憋醒发生，未予重视，1周前，受凉感冒后气促明显加重。

身体评估：T 37.0℃，P 90次/分，R 22次/分，BP 130/80mmHg，双肺可闻及干、湿性啰音，心界扩大，肝肋下可及2cm，双下肢水肿。

辅助检查：胸部X线检查示：心影明显增大，肺淤血征；心电图示：左室肥大；超声心动图示：左心室扩大，EF值30%。

初步诊断：扩张型心肌病。

请思考：该患者出现气促和下肢水肿的原因是什么？辅助检查结果提示哪些问题？目前主要的护理问题是什么？如何制订护理计划？

心肌疾病包括心肌病（cardiomyopathy）和心肌炎（myocarditis），前者是以心肌结构及功能异常为主的一组心肌疾病，可导致心脏肥大和心力衰竭，也是心脏移植常见原因之一，分为扩张型心肌病、肥厚型心肌病、限制型心肌病、致心律失常性右室心肌病和未定型心肌病（本节重点阐述前两种类型的心肌病）；后者是由细菌、病毒、寄生性微生物感染，以及放射线和毒性物质所致的心肌炎症。

一、扩张型心肌病

扩张型心肌病（dilated cardiomyopathy，DCM）是一种原因不明的心肌疾病。主要临床特征为左心室或双心室扩大，心肌收缩功能障碍，常伴有心律失常、血栓栓塞、心力衰竭，预后差，易发生猝死，确诊后5年生存率约50%，10年生存率约为25%。

（一）病因

目前此病的病因不明，可能与遗传、病毒感染、营养与代谢障碍、某些化学药物与心肌毒性药物、重金属和长期饮酒等因素有关。

（二）临床表现

1. 症状 起病缓慢，早期患者无明显症状，或仅运动后出现气促、疲乏无力。临床上常难以发现本病。当患者出现气急甚至端坐呼吸、水肿等心力衰竭的表现时才被诊断。患者可出现各种类型的心律失常，如室性与房性期前收缩、心房颤动、左右束支传导阻滞、室性心动过速、房室传导阻滞和病态窦房结综合征等。由于心腔扩大、心房颤动及低心排血量，心内膜上可形成附壁血栓，容易出现因血栓脱落而导致的心、肾或肺栓塞。

2. 体征 早期无明显异常体征，晚期可出现心脏明显扩大、奔马律、体循环和肺循环淤血的表现等。

（三）辅助检查

1. 心电图 DCM心电图缺乏特异性，可见一种或数种心律失常；ST-T改变常出现在多数导联，极少出现ST段抬高，T波改变较多见；某些患者可出现异常Q波；P波可呈双峰或P波振幅增高。

2. 胸部X线 心影明显增大，常呈"球形""三角形"或"主动脉型"，以左心室扩张为其主要特征，其次为右心室与左心房增大；心胸比>50%，肺淤血征。

3. 超声心动图 是诊断及评估DCM最常用的重要检查手段，疾病早期仅表现为左心室轻度扩大，后期各心腔均扩大，以左心室扩大为主，呈球形改变。心室壁运动普遍减弱，收缩期功能明显减低，左心室射血分数<50%,心腔内血栓较常见。二尖瓣、三尖瓣本身虽无病变,但由于心腔明显扩大,导致瓣膜在收缩期不能退至瓣环水平而关闭不全。彩色血流多普勒可显示二、三尖瓣反流。

4. 其他　心导管检查、心内膜心肌活检、血清学检测、创伤性心功能检查、核素检查、CT 和核磁共振成像等均有助于诊断。

（四）治疗要点

目前临床上主要针对疾病的临床表现,即心力衰竭、心律失常、栓塞等给予对症治疗;同时,应坚持综合治疗,减少并发症,以提高 DCM 患者的生存质量。

1. 病因治疗　去除可能引起 DCM 的病因及诱因,并给予积极治疗。如控制感染,防止心力衰竭加重等;戒烟、限酒或戒酒,建立健康的生活方式。

2. 心力衰竭治疗　详见本书本章第二节"心力衰竭"。

3. 抗凝治疗　栓塞是 DCM 常见的并发症。目前主张对心脏明显扩大、伴心房颤动或深静脉血栓形成等发生栓塞风险且没有禁忌证者,给予抗凝治疗;可采用华法林口服,同时监测 INR 值以调整剂量,应注意有无出血的征象。

4. 心律失常治疗　针对性选择抗心律失常药物或进行电复律治疗。

5. 心脏起搏器治疗　主要用于药物难以控制而又不能或不愿意接受心脏移植的扩张型心肌病伴心力衰竭的患者,详见本章第十节"循环系统疾病患者常用诊疗技术及护理"。

6. 心脏移植　DCM 晚期,患者经上述治疗不能缓解,其他系统器官无明显功能损害时可行心脏移植术。

二、肥厚型心肌病

肥厚型心肌病(hypertrophic cardiomyopathy,HCM)是由常染色体显性遗传造成的原发性心肌病,以心室间隔和心室壁非对称性肥厚、心室腔变小,心室充盈受阻,舒张期顺应性下降为特征。其中,以基底部室间隔肥厚为主并伴有左心室流出道梗阻者,称之为梗阻性肥厚型心肌病;以心肌非对称性肥厚,不伴有左心室流出道梗阻者,称之为非梗阻性肥厚型心肌病。

（一）病因

本病病因不明确,目前认为常染色体显性遗传是主要病因,常合并其他先天性心血管畸形,肥厚型心肌病的第一代约有1/4 发病。

（二）临床表现

本病的临床表现取决于左室流出道有无压力阶差及阶差的程度、左室肥厚及舒张功能不全的程度等。

1. 症状　不同类型患者的临床表现差异较大。大多数症状轻或无症状,多在体检中发现。梗阻性肥厚型心肌病患者多有劳力性呼吸困难和心绞痛症状。约1/3 的梗阻型患者在活动后出现先兆晕厥或晕厥。如果左室流出道存在严重的梗阻,可出现猝死。

2. 体征　主要表现为心脏轻度增大。肥厚性梗阻型患者在胸骨左缘第 3、4 肋间可听到喷射性收缩期杂音,心尖部也可闻及吹风样收缩期杂音。心肌收缩力下降或使左心室容量增加的因素,如应用 β 受体阻滞剂、取下蹲位或举腿时,可使杂音减轻;心肌收缩力增强或使左心室容量减少的因素,如含服硝酸甘油,可使杂音增强。

（三）辅助检查

1. 心电图　常见 ST-T 改变、T 波倒置和左室肥大;Ⅱ、Ⅲ、aVF、V_1-V_6导联出现异常 Q 波;部分肥厚型心肌病患者发生心律失常时为室上性心动过速或多源性室性早搏。

2. 胸部 X 线　心影多在正常范围,有心力衰竭时可见心影增大。

3. 超声心动图　是无创诊断肥厚型心肌病的最佳方法,不仅可以确定诊断,还可以确定肥厚型心肌病的分型。主要特征为室间隔肥厚及运动异常。当室间隔厚度/左室后壁厚度比值>1.5∶1时,具有诊断意义。安静时流出道压力阶差≥30mmHg时为梗阻型HCM,<30mmHg时为非梗阻型HCM。

4. 其他　心导管检查、心内膜心肌活检和核磁共振成像等均有助于诊断。

(四)治疗要点

肥厚型心肌病的治疗原则是缓解症状,避免导致猝死的诱发因素。

1. 一般治疗　应注意避免劳累、情绪激动等,预防猝死。

2. 药物治疗

(1) β受体阻滞剂:降低心肌收缩力、减低心肌耗氧量,改善患者心绞痛、晕厥等症状。

(2) 钙通道阻滞剂:是β受体阻滞剂的替代选择,其中维拉帕米是目前治疗肥厚型心肌病中应用最为广泛的钙通道阻滞剂。

(3) 心力衰竭治疗:详见本章第二节"心力衰竭"的治疗要点。

3. 心脏起搏治疗　双腔起搏治疗肥厚性梗阻型心肌病可使房室同步,能够改善严重梗阻者的临床症状及预后。

4. 经皮间隔心肌消融术　适用于有明显晕厥、心绞痛临床症状,或心功能不全者(心功能Ⅲ~Ⅳ或Ⅱ级合并猝死危险因素),经药物治疗、起搏器治疗或手术治疗效果不佳,愿意接受经皮穿刺腔内间隔心肌消融术治疗,有明显主动脉瓣下梗阻,SAM(systolic anterior motion,SAM)征阳性者。其原理是利用PTCA技术沿导引钢丝将合适的球囊送入拟消融的部位,球囊充盈封闭,使肥厚室间隔的血液供应阻断,通过球囊中心腔缓慢注入96%~99%的无水乙醇1~3ml,使肥厚室间隔部位的心肌细胞缺血、坏死,从而使其瘢痕化而逐渐变薄,达到缓解患者症状的目的。

5. 外科手术　药物治疗无效者、心功能不全(NYHA Ⅲ~Ⅳ级)患者,若存在严重流出道梗阻(静息或运动时流出道压力阶差大于50mmHg),需考虑行肥厚肌肉室间隔切除术。合并严重二尖瓣关闭不全者,可做二尖瓣置换术。

三、病毒性心肌炎

病毒性心肌炎(viral myocarditis)是指由病毒感染引起的,以心肌非特异性间质性炎症为主要病变的心肌炎。

(一)病因和发病机制

柯萨奇B组病毒最常见,孤儿病毒和脊髓灰质炎病毒也较常见。病毒性心肌炎的发病机制包括病毒直接对心肌的损害和细胞免疫反应。典型病变是心肌间质增生、水肿和充血。

(二)临床表现

1. 症状　取决于病变的范围、部位和程度。轻者可无症状,重者可导致严重心律失常、心源性休克、心力衰竭,甚至猝死。常见症状为发病前1~3周出现病毒感染前驱症状,如发热、乏力等"感冒"样症状或恶心、呕吐等消化道症状;心脏受累症状,如心悸、心前区疼痛、心源性休克及猝死等。

2. 体征　可有与发热程度不平行的心动过速,各种心律失常;或有颈静脉怒张、肺部啰音、肝大等心力衰竭体征;心脏可扩大或正常,心尖区可闻及第一心音减弱,可出现第三心音或杂音。

(三)辅助检查

1. 血常规及血生化检查　白细胞增加、血沉增快、心肌酶增高。

2. 病原学检查　血清柯萨奇病毒IgM抗体滴度明显增高,心内膜心肌活检有助于病原学诊断。

3. 心电图　常见ST-T段改变及各种心律失常,特别是室性心律失常和房室传导阻滞等。

4. 胸部X线　可见肺淤血、心脏正常或扩大、心胸比例增大。

5. 超声心动图　可提示心脏收缩功能的减退或舒张功能的异常。

（四）治疗要点

目前尚无特效治疗方法,一般采取对症及支持疗法。

1. 一般治疗　合理休息以减少心肌耗氧量及心脏负荷;去除病因,控制感染和增强机体的抵抗力;给予富含维生素和蛋白质的饮食。

2. 对症治疗　心力衰竭和心律失常者分别按抗心力衰竭和抗心律失常原则进行治疗,详见本章第二节"心力衰竭"和第三节"心律失常"的治疗要点。

3. 抗病毒治疗　抗病毒是急性期治疗的关键,应尽早应用抗病毒药物,如利巴韦林和干扰素。

四、心肌病患者的护理及健康指导

（一）常用护理诊断/问题及措施

1. 活动无耐力　与心肌损伤导致心力衰竭或心律失常有关。

（1）休息与活动:保持病室环境安静,向患者及其家属讲解卧床休息的重要性,执行探视制度,保证患者得到充分的休息和睡觉时间。

（2）活动过程中的监测:待病情稳定后,与患者及家属一起制订适合患者的活动方案。进行活动时,严密监测活动后的心率、心律及血压变化;若活动后出现胸闷、气短、心悸及呼吸困难等症状,应停止活动,并通知医生;安排下次活动时以此次活动量为参考。对不愿活动或害怕活动的患者,使其知晓适量活动的必要性,并给予心理护理,鼓励患者完成耐力范围内的活动量。

2. 疼痛　以胸痛为主,与肥厚心肌耗氧量增加有关。

（1）评估疼痛情况:评估疼痛的部位、性质、程度、持续时间、诱因、缓解方式等,注意生命体征及心电图变化。

（2）发作时的处理:立即停止活动,卧床休息;持续吸氧,氧流量3~4L/min;安抚患者,解除紧张情绪;遵医嘱给予β受体阻滞剂或钙通道阻滞剂,注意有无心动过缓等不良反应。不宜使用硝酸酯类药物。

3. 潜在并发症:心力衰竭、心律失常、血栓栓塞、心源性猝死

（1）详见本章第二节"心力衰竭"的护理。扩张型心肌病患者对洋地黄耐受性差,使用时尤应警惕药物中毒的发生。

（2）严密监测心率、心律的变化:监测心律失常的类型、发作次数、持续时间、治疗效果等情况。当患者出现频发室性期前收缩、阵发性室性心动过速、二度Ⅱ型及三度房室传导阻滞等时,应及时通知医生。密切观察患者的意识状态、心率、呼吸、血压、皮肤黏膜状况等。床边准备好各种抢救药品及仪器,对突然发生室速或室颤的患者,立即施行心肺复苏及非同步直流电除颤,并通知医生。遵医嘱及时、准确给予抢救药品。

（3）栓塞的预防与观察:严格遵医嘱指导患者服药,定期检测凝血酶原时间,注意监测有无出血征象,如鼻出血、牙龈及皮肤黏膜出血、黑便、呕血等,出现上述情况时应及时通知医生。观察患者有无栓塞的征象,见本章第八节"感染性心内膜炎"的护理。

（4）晕厥护理:肥厚型心肌病发生晕厥是猝死的先兆,护理此类患者时应特别注意。评估患者有无晕厥发作史、晕厥发生的次数、持续时间、是否有前驱症状,如面色苍白、恶心、呕吐、头晕、出冷汗等。告知患者如出现上述症状需卧床休息,避免剧烈运动、情绪激动,协助患者做好生活护理,防止跌倒受伤。

（二）健康指导

1. 饮食指导　给予高蛋白、高维生素、富含纤维素的低盐低脂饮食,嘱患者少食多餐、尽量选择易消化的食物,控制心力衰竭。心肌炎患者应特别补充富含维生素C的食物,以促进心肌代谢。

2. 运动指导　告知患者应避免剧烈运动、情绪激动、持重、长时间屏气、排便用力等,改变体位时不宜过快,以减少晕厥和猝死的危险。有晕厥病史或猝死家族史者应避免独自外出活动。

3. 心理指导　对患者及其家属进行康复指导,使其对疾病有正确的认识,解除其思想顾虑。

4. 用药指导和病情随访　告知患者严格遵医嘱服药的重要性,向患者说明药物的名称、剂量、用法、主要不良反应等,使患者及其家属意识到药物对康复的重要性,能够自觉遵医嘱按时按量服药,并了解处理药物不良反应的方法。嘱患者定期门诊随访,出现咳嗽、气喘、水肿及呼吸困难等症状时立即就诊。

（赵振娟）

第八节　感染性心内膜炎

案例导入

病史评估:患者,女,68岁,以"反复发热1个月余"为主诉入院。1个月前淋雨后出现发热,最高体温38.9℃,伴有寒战。曾于某社区医院就诊,给予抗生素(具体不详)静脉输液治疗3天,体温有所下降。此后仍夜间发热,体温波动在37~38℃,晨起体温正常,伴全身酸痛、多汗、咳嗽、咳痰。自发病以来,精神差,食欲欠佳,自诉体重下降1.5kg。

身体评估:T 38.4℃,P 105次/分,BP 110/70mmHg,R 22次/分,双肺呼吸音粗,未闻及明显干湿啰音,听诊第一心音减低,二尖瓣听诊区可闻及Ⅳ级收缩期杂音,向腋下传导。腹软无压痛,双下肢无水肿。

辅助检查:血常规:白细胞$12.0×10^9/L$,中性粒细胞0.78;尿常规:白细胞3~5/HP,红细胞1~3/HP;红细胞沉降率58mm/h;C反应蛋白5mg/dl;血培养结果示:金黄色葡萄球菌;超声心动图示:二尖瓣后叶脱垂,二尖瓣后叶瓣尖赘生物形成。

初步诊断:感染性心内膜炎。

请思考:如何做好患者的发热护理? 如何正确采集患者的血培养标本? 患者主要的潜在危险是什么? 该采取哪些护理措施?

感染性心内膜炎(infective endocarditis,IE)为心脏内膜表面的微生物感染,伴赘生物形成。赘生物为大小不等、形状不一的血小板和纤维素团块,内含大量微生物和少量炎症细胞,瓣膜为最常受累部位。根据病程分为急性和亚急性。急性感染性心内膜炎的特征为:①中毒症状明显;②病程进展迅速,数天至数周引起瓣膜破坏;③感染迁移多见;④病原体主要为金黄色葡萄球。亚急性感染性心内膜炎的特征为:①中毒症状轻;②病程数周至数月;③感染迁移少见;④病原体以草绿色链球菌多见,其次为肠球菌。感染性心内膜炎又可分为自体瓣膜、人工瓣膜和静脉药瘾者的心内膜炎。本节主要介绍自体瓣膜心内膜炎。

（一）病因和发病机制

急性自体瓣膜心内膜炎主要由金黄色葡萄球菌引起,其发病机制尚不清楚。病原菌来自皮肤、肌肉、骨骼或肺部等部位的活动性感染灶,循环中细菌量大、毒力强,具有高度侵袭性和黏附于内膜的能力。主要累及正常心瓣膜,主动脉瓣受累常见。

亚急性自体瓣膜心内膜炎最常见的致病菌是草绿色链球菌,主要发生于器质性心脏病的基础上,以心脏瓣膜病多见。发病主要与以下因素有关:①血流动力学因素:赘生物常位于血流从高压腔经病变瓣口或先天缺损至低压腔产生高速射流和湍流的下游,高速射流冲击可致相应部位的局部损伤,易于感染;②非细菌性血栓性心内膜炎:为血小板聚集在内膜的内皮受损处,形成血小板微血栓和纤维蛋白沉着,成为结节样无菌性赘生物,是细菌定居瓣膜表面的重要因素;③短暂性菌血症:各种感染或细菌寄居的皮肤黏膜的创伤常导致暂时性菌血症,循环中的细菌定居在无菌性赘生物上即可发生感染性心内膜炎;④细菌感染无菌性赘生物:取决于发生菌血症的频度和循环中细菌的数量,以及细菌黏附于无菌性赘生物的能力。

（二）临床表现

1. 发热　是最常见的症状。急性者呈暴发性败血症过程，有高热寒战，突发心力衰竭者较为常见。亚急性者起病隐匿，可有全身不适、乏力、食欲缺乏和体重减轻等非特异性症状。可有弛张性低热，一般不超过 39℃，午后和晚上高，常伴有头痛、背痛和肌肉关节痛。

2. 心脏杂音　绝大多数患者可闻及心脏杂音，由基础心脏病和（或）心内膜炎所致瓣膜损伤所致。急性者比亚急性者更易出现杂音强度和性质的变化，或出现新的杂音。

3. 周围体征　多为非特异性，近年已不多见。可能原因是微血管炎或微血栓，包括：①淤点：可出现在任何部位，以锁骨以上皮肤、口腔黏膜和睑结膜多见；②指（趾）甲下线状出血；③Osler 结节：为指（趾）垫出现豌豆大的红或紫色痛性结节；④Roth 斑：视网膜的卵圆形出血斑，中心呈白色；⑤Janeway 损害：为手掌和足底处直径 1~4mm 的无痛性出血红斑。

4. 动脉栓塞　可发生于机体的任何部位，常见于脑、心、脾、肺、肾、肠系膜和四肢。

5. 感染的非特异性症状　如贫血、脾大等。

6. 并发症

（1）心脏并发症：心力衰竭为最常见并发症，主要由瓣膜关闭不全所致。

（2）神经系统并发症：患者可有脑栓塞、脑细菌性动脉瘤、脑出血、中毒性脑病、脑脓肿、化脓性脑膜炎等不同神经系统受累表现。

（3）肾脏并发症：大多数患者有肾损害，包括肾动脉栓塞和肾梗死、肾小球肾炎、肾脓肿等。

（4）其他：迁移性脓肿多见于急性患者，常发生于肝、脾、骨髓和神经系统；细菌性动脉瘤多见于亚急性者，受累动脉依次为近端主动脉、脑、内脏和四肢，多无症状，为可扪及的搏动性肿块。

（三）辅助检查

1. 血培养　是最重要的诊断方法，药物敏感试验可为治疗提供依据。近期未接受过抗生素治疗的患者阳性率可高达95%以上，2 周内用过抗生素或采血、培养技术不当，常降低血培养的阳性率。

2. 实验室检查　急性者血常规常见白细胞计数增高，红细胞沉降率升高。亚急性者正常细胞性贫血较常见。尿液检查可见镜下血尿和轻度蛋白尿，肉眼血尿提示肾梗死，红细胞管型和大量蛋白尿提示弥漫性肾小球肾炎。

3. 超声心动图　经胸超声可诊断出 50%~75% 的赘生物，经食管超声可检出<5mm 的赘生物，未发现赘生物时需密切结合临床。

4. 其他　X 线检查可了解心脏外形、肺部表现等。心电图可发现心律失常等。

（四）治疗要点

1. 抗微生物药物治疗原则　①在连续多次采集血培养标本后应早期、大剂量、长疗程地应用杀菌性抗生素；②静脉给药方式为主，以保持高而稳定的血药浓度；③病原微生物不明时，急性者选用针对金黄色葡萄球菌、链球菌、革兰氏阴性杆菌均有效的广谱抗生素，如萘夫西林加氨苄西林或庆大霉素；亚急性者选用针对大多数链球菌的抗生素，以青霉素为主或加庆大霉素；④已培养出病原微生物时，根据药物敏感试验结果选择用药。

2. 手术治疗　对抗生素治疗无效、严重心内并发症者应考虑手术治疗。

相关链接

活动性自体瓣膜心内膜炎手术指征

1. 急性主动脉瓣反流所致心衰者；

2. 急性二尖瓣反流所致心衰者；

3. 积极抗生素治疗下,菌血症和发热持续8天以上;

4. 局部感染扩散;

5. 不容易治愈(如真菌、布鲁菌等)或对心脏结构破坏力大的病原微生物感染时。

（五）常用护理诊断/问题及措施

1. 体温过高　与感染有关。

（1）发热护理:动态监测体温变化情况,每4~6小时测量体温1次,体温超过38.5℃时给予物理降温或遵医嘱给予药物降温,并记录降温后体温变化。高热患者卧床休息,注意病室的温度和湿度适宜。出汗较多时可在衣服与皮肤之间垫以柔软毛巾,便于潮湿后及时更换,增加舒适感,并防止因频繁更衣导致患者受凉。

（2）饮食护理:给予清淡、高蛋白、高热量、高维生素、易消化的半流质或软食,以补充发热引起的机体消耗。鼓励患者多饮水,做好口腔护理。

（3）正确采集血培养标本:告知患者及家属为提高血培养结果的准确率,需多次采血,且采血量较多,取得患者及家属的理解和配合。①采集时机:本病的菌血症为持续性,无需在体温升高时采血。对正在使用抗菌药物的患者,可在下一次给药之前尽快采集血培养;②采血方法:静脉双侧(左、右侧肢体)双瓶(需氧瓶和厌氧瓶)采血,不宜从静脉导管或静脉留置针处采血。急性细菌性心内膜炎入院后应在3小时内从不同肢体采集2~3套血培养标本。亚急性细菌性心内膜炎应在入院24小时内从不同肢体采集2~3套血培养,如24~48小时阴性,再次采集2~3套或更多套血培养,以增加检出感染菌的机会。每个部位采集的血液样本分别注入需氧血培养瓶和厌氧血培养瓶。如用蝶形针采血,应先注入需氧瓶,再注入厌氧瓶。完成采血后应先拔出与厌氧瓶连接的针,再拔出刺入患者血管的针,以避免气体进入瓶中;如用针管采血,拔出注射器后,排除针尖的空气和少量血液后,首先注入厌氧瓶,再将余血注入需氧瓶;③采血量:不同的血液培养系统对培养瓶的采血量有一定的要求,但上限均在10ml或更多。

（4）病情观察:评估患者有无皮肤淤点、指(趾)甲下线状出现血、Osler结节和Janeway损害等及消退情况。

2. 潜在并发症:栓塞

（1）休息:心脏超声可见巨大赘生物的患者,应绝对卧床休息,防止赘生物脱落。

（2）观察患者有无栓塞的征象:当患者出现神志和精神改变、失语、吞咽困难、肢体功能障碍、瞳孔大小不等,甚至抽搐或昏迷等征象时,警惕脑梗死的可能;当患者突然出现胸痛、气急、发绀和咯血等症状,要考虑肺栓塞的可能;出现腰痛、血尿等,要考虑肾栓塞的可能;当出现肢体突然剧烈疼痛、局部皮肤温度下降、动脉搏动减弱或消失等,要考虑外周动脉栓塞的可能。出现可疑征象,应及时报告医生并协助处理。

（六）健康指导

1. 疾病知识指导　向患者和家属讲解本病的病因与发病机制、致病菌侵入途径、坚持足够剂量和足够疗程抗生素治疗的重要性。在施行口腔手术如拔牙、扁桃体摘除术,上呼吸道手术或操作,泌尿、生殖、消化道侵入性诊治或其他外科手术前,应说明自己患有心瓣膜病、心内膜炎等病史,以预防性使用抗生素。

2. 生活指导　嘱患者平时注意防寒保暖,避免感冒,加强营养,增强机体抵抗力,合理安排休息。保持口腔和皮肤清洁,少去公共场所。勿挤压皮肤表面感染病灶,减少病原体入侵的机会。

3. 病情自我监测指导　教会患者自我监测体温变化,有无栓塞表现,定期门诊随访。

（迟俊涛）

第九节 心包疾病

案例导入

病史评估:患者,男,58岁,以"胸痛4小时"为主诉入院。源于4小时前无明显诱因下出现胸痛,为心前区持续性剧痛,无放射性疼痛,于深呼吸及咳嗽时加重,伴气促。1周前有上呼吸道感染史。

身体评估:T 37.6℃,P 115次/分,BP 100/65mmHg,R 24次/分。神志清楚,表情痛苦。心脏叩诊心界向两侧扩大,心律齐,心前区可闻及心包摩擦音。

辅助检查:心电图示:窦性心动过速,肢体导联QRS低电压,未见病理性Q波;血清心肌损伤标记物、心肌酶谱均无升高;超声心动图示:心包积液。

初步诊断:急性心包炎。

请思考:该患者属于哪种类型的急性心包炎?患者目前最大的危险是什么?该如何进行病情观察?

心包疾病除原发感染性心包炎症外,尚有肿瘤、代谢疾病、自身免疫性疾病、尿毒症等所致的非感染心包炎。按病程进展过程,可分为急性心包炎(伴或不伴心包积液)、慢性心包积液、粘连性心包积液、亚急性渗出性缩窄性心包炎、慢性缩窄性心包炎等。临床上以急性心包炎和慢性缩窄性心包炎最常见。

一、急性心包炎

急性心包炎(acute pericarditis)为心包脏层和壁层的急性炎症,可由细菌、病毒、肿瘤、自身免疫、物理、化学等因素引起。根据病理变化,急性心包炎可分为纤维蛋白性和渗出性两种。心包炎常是某种疾病表现的一部分或为其并发症,故常被原发疾病所掩盖,但也可单独存在。

(一)病因和发病机制

1. 病因　过去常见的病因为风湿热、结核及细菌性感染。近年来,病毒感染、肿瘤、尿毒症及心肌梗死性心包炎多见。

2. 发病机制　心包腔是心包脏层和壁层之间的间隙,含少量淡黄色浆液,在心脏收缩和舒张时起润滑作用。急性炎症反应时,心包脏层和壁层出现纤维蛋白、白细胞和少量内皮细胞组成的炎性渗出,此时尚未出现明显液体积聚,为纤维蛋白性心包炎。随着心包腔内渗出液增多,则转变为渗出性心包炎。液体量可由100ml至2~3L不等,多为黄而清的液体,偶为化脓性或呈血性。当渗出液短时间内大量增多时,心包腔内压力迅速上升,导致心室舒张期充盈受限,并使外周静脉压升高,最终导致心排血量降低,血压下降,出现急性心脏压塞的临床表现。

(二)临床表现

1. 纤维蛋白性心包炎

(1)症状:心前区疼痛为主要症状,多见于急性非特异性心包炎和感染性心包炎。疼痛可位于心前区,性质尖锐,与呼吸运动有关,常因咳嗽、变换体位或吞咽动作而加重。疼痛也可位于胸骨后,为压榨性,需注意与急性心肌梗死胸痛相鉴别。

(2)体征:心包摩擦音是纤维蛋白性心包炎的典型体征。多位于心前区,以胸骨左缘第3、4肋间最为明显。坐位时身体前倾、深吸气或将听诊器胸件加压更易听到。心包摩擦音可持续数小时或数天、数周,当积液增多将两层心包分开时,摩擦音即可消失。心前区听到心包摩擦音即可做出心包炎的诊断。

2. 渗出性心包炎　临床表现取决于积液对心脏的压塞程度,轻者尚能维持正常的血流动力学,重者则可出现循环障碍或衰竭。

（1）症状:呼吸困难为最突出的症状,可能与支气管、肺受压及肺淤血有关。严重时可有端坐呼吸,伴身体前倾、呼吸浅速、面色苍白、发绀等。也可因压迫气管、食管而产生干咳、声音嘶哑及吞咽困难。全身症状可表现为发冷、发热、乏力、烦躁、上腹闷胀等。

（2）体征:大量心包积液可使收缩压下降而舒张压变化不大,故脉压变小,可累及静脉回流,出现颈静脉怒张、肝大、水肿及腹水等。心脏叩诊浊音界向两侧扩大,皆为绝对浊音区。心尖冲动减弱或消失,心音低而遥远。大量积液时可在左肩胛骨下出现浊音及左肺受压迫所引起的支气管呼吸音,称心包积液征。

3. 心脏压塞　急性心脏压塞表现为大汗、心动过速、血压下降、脉压变小和静脉压明显上升,甚至可引起急性循环衰竭、休克等。亚急性或慢性心脏压塞表现为体循环静脉淤血、颈静脉怒张、静脉压升高、奇脉等。

（三）辅助检查

1. 实验室检查　取决于原发病,感染性者常有外周血白细胞计数增加、红细胞沉降率增快等炎症反应。

2. X 线检查　对渗出性心包炎有一定的诊断价值。心影向两侧增大而肺部无明显充血现象是心包积液的有力证据。

3. 心电图　常有窦性心动过速,QRS 波群低电压,常规导联(除 aVR 外)普遍 ST 段抬高呈弓背向下型,aVR 导联 ST 段压低。一至数天后,ST 段回到基线,出现 T 波低平及倒置,持续数周至数月后 T 波逐渐恢复正常。

4. 超声心动图　对诊断心包积液简单易行,迅速可靠。

5. 心包穿刺、心包镜及心包活检　心包穿刺的主要指征是心脏压塞和未能明确病因的渗出性心包炎。抽取心包穿刺液进行常规涂片、细菌培养、寻找肿瘤细胞等。心包镜及心包活检,有助于明确病因。

（四）治疗要点

包括病因治疗、解除心脏压塞及对症支持治疗。

1. 病因治疗　针对病因,应用抗生素、抗结核药物、化疗药物等治疗。

2. 对症治疗　呼吸困难者给予半卧位、吸氧;疼痛者应用镇静剂。

3. 心包穿刺　解除心脏压塞和减轻大量渗液引起的压迫症状,必要时可经心包腔内注入抗菌药物或化疗药物等。

4. 心包切开引流及心包切除术等。

二、缩窄性心包炎

缩窄性心包炎(constrictive pericarditis)是指心脏被致密厚实的纤维化或钙化心包所包围,使心室舒张期充盈受限而产生的一系列循环障碍的病征。

（一）病因和发病机制

1. 病因　缩窄性心包炎继发于急性心包炎。在我国,以结核性心包炎最为常见,其次为急性非特异性心包炎、化脓性或创伤性心包炎演变而来。

2. 发病机制　急性心包炎后,随着渗出液逐渐吸收可有纤维组织增生,心包增厚粘连、钙化,使心包失去伸缩性,致使心室舒张期充盈减少,心搏量下降而产生血液循环障碍。同时上、下腔静脉回流受阻,出现体循环淤血的体征。

（二）临床表现

心包缩窄多见于急性心包炎后 1 年内形成,少数可长达数年。

1. 症状　劳力性呼吸困难常见,主要与心搏量降低有关。可伴有疲乏、食欲缺乏、上腹胀满或疼痛等症状。

2. 体征　颈静脉怒张、肝大、腹水、下肢水肿、心率增快等；可见 Kussmaul 征，即吸气时颈静脉怒张更明显。心脏体检可见心浊音界正常或稍大，心尖搏动减弱或消失，心音减低，可闻及心包叩击音。

（三）辅助检查

X 线检查心影偏小、正常或轻度增大。心电图有 QRS 波群低电压、T 波低平或倒置。超声心动图对其诊断价值较心包积液低，可见心包增厚、室壁活动减弱、室间隔矛盾运动等非特异性征象。

（四）治疗要点

有手术指征者，尽早实施心包切除术以避免病情恶化。通常在心包感染被控制，结核活动已停止即应手术，并在术后继续用药 1 年。

三、心包疾病患者的护理

（一）常用护理诊断/措施及依据

1. 气体交换受损　与肺淤血、肺或支气管受压有关。

（1）一般护理：嘱患者多卧床休息，保持病室安静，限制探视。注意病室的温度和湿度，避免患者受凉，以免发生呼吸道感染而加重呼吸困难。患者衣着应宽松，以免妨碍胸廓运动。遵医嘱用药，控制输液速度，防止加重心脏负荷。

（2）病情监测：观察患者生命体征、血氧饱和度、血气分析结果等。有无急性心脏压塞的表现，如大汗、心动过速、血压下降、脉压变小等，一经发现应立即行心包穿刺或切开引流术（详见本章第十节中"心包穿刺术"）。胸闷气急者给予氧气吸入。疼痛明显者遵医嘱使用镇痛药物，以减轻疼痛对呼吸功能的影响。

（3）体位：协助患者取舒适卧位，如半卧位或坐位，使隔肌下降，利于呼吸。出现心脏压塞的患者往往被迫采取前倾坐位，应提供可以依靠的床上小桌，使患者取舒适体位。协助患者满足生活需要。

2. 疼痛　胸痛与心包炎症有关。

评估患者疼痛的部位、性质及其变化情况，是否可闻及心包摩擦音。指导患者卧床休息，勿用力咳嗽、深呼吸或突然改变体位，以免引起疼痛加重。遵医嘱使用镇痛剂，注意有无呼吸抑制等不良反应。

（二）健康指导

1. 生活指导　嘱患者注意休息，加强营养，增强机体抵抗力。注意防寒保暖，防止呼吸道感染。进食高热量、高蛋白、高维生素的易消化饮食，限制钠盐摄入。

2. 疾病相关知识指导　告诉患者坚持足够疗程药物治疗（如抗结核治疗）的重要性，不可擅自停药，防止复发；注意药物不良反应；定期随访肝肾功能。对缩窄性心包炎患者及家属讲解行心包切除术的重要性，解除其思想顾虑，尽早接受手术治疗。术后患者仍应坚持休息半年左右，加强营养，以利于心功能的恢复。

（迟俊涛）

第十节　循环系统疾病患者常用诊疗技术及护理

一、人工心脏起搏治疗

人工心脏起搏（artificial cardic pacing）是由人工心脏起搏器发放脉冲电流，通过导线和电极传导刺激心脏，使之兴奋和收缩，从而代替正常心脏起搏点，控制心脏按脉冲电流的频率有效地搏动。其主要的目的就是通过不同的起搏方式，纠正心率和心律的异常，以及左右心室的协调收缩，提高患者的生存质量，减少病死率。所用的仪器称为心脏起搏器,由脉冲发生器和起搏电极导线组成。

近年来,随着起搏新技术的不断研发,心脏起搏已从单纯治疗缓慢性心律失常,扩展到治疗快速性心律失常、心力衰竭等领域。如预防心房颤动,预防和治疗长 QT 间期综合征的恶性室性心律失常,辅助治疗肥厚梗阻型心肌病等。

(·)适应证

1. 永久起搏器

(1) 伴有临床症状的任何水平的三度房室传导阻滞。

(2) 病态窦房结综合征有明显临床症状(阿-斯综合征或类似晕厥发作)或虽无症状,但逸搏心律<40 次/分或心脏停搏时间>3 秒。

(3) 反复发生的颈动脉窦性晕厥。

(4) 药物治疗效果不满意的顽固性心力衰竭(可行心脏再同步起搏治疗)。

2. 临时起搏器　适用于急需起搏、房室传导阻滞有可能恢复;超速抑制治疗异位快速心律失常或手术前后的"保护性"应用。放置时间不能过长,一般不超过 1 个月,以免发生感染。

3. 埋藏式心律转复除颤器(ICD)　最初和最常用的目的是预防持续性室速或室颤等致命性室性心律失常患者发生心脏性猝死。

(二)禁忌证

1. 永久起搏器和临时起搏器　①心脏急性活动性病变,如急性心肌炎、心肌缺血;②合并全身急性感染性疾病。

2. 埋藏式心律转复除颤器(ICD)　①室速、室颤的可逆原因已明确的患者,如急性心肌梗死或电解质紊乱所发生的快速性室性心律失常;②自发室速且准备接受冠状动脉搭桥的冠状动脉粥样硬化性心脏病患者;③预激综合征伴发房颤而恶化为室颤者。

(三)术前护理

1. 心理护理　向患者及家属介绍手术的方法和意义、手术的必要性和安全性,以解除思想顾虑和精神紧张。必要时遵医嘱手术前夜口服地西泮片 5mg,保证充足的睡眠。

2. 辅助检查　指导并协助患者完成必要的实验室检查(血尿常规、血型、出凝血时间)、胸片、心电图等。

3. 皮肤准备　经股静脉穿刺者,备皮范围是会阴部及双侧腹股沟;经锁骨下静脉穿刺者备皮范围是上胸部,包括颈部和腋下。

4. 必要时完成抗生素皮试。

5. 训练患者床上大小便。

6. 术前应用抗凝剂者需停用至凝血酶原时间恢复至正常范围内。

(四)术中配合

1. 临时心脏起搏　采用电极导管经外周静脉(常用右股静脉或左锁骨下静脉)送至右心室,电极接触到心内膜,起搏器置于体外。

2. 植入式心脏起搏　单腔起搏:将电极导管从头静脉、锁骨下静脉或颈外静脉送至右心室尖部,并将电极接触心内膜,脉冲发生器多埋藏在胸壁胸大肌皮下。双腔起搏:一般将心房起搏电极导线顶端置于右心房,心室起搏电极置于右心室。三腔起搏:如行双房起搏(预防治疗心房颤动),左房电极放置在冠状窦内;如行双室起搏(心脏再同步治疗),左室电极经冠状窦置于左室侧壁。

术中严密监测患者的心率、心律的变化,备好阿托品、异丙肾上腺素等抢救药品,协助医生测试起搏阈值及相关参数。

起搏器代码

随着起搏器的工作方式和类型不断增加,其功能日趋复杂。为了便于医生、技术人员或患者间交流,目前通用由 1987 年北美心脏起搏电生理学会与英国心脏起搏和电生理组专家委员会制订的 NASPE/BPEG 起搏器代码,即 NBG 代码(表3-12)。

表3-12 NBG 代码

第一位	第二位	第三位	第四位	第五位
起搏心腔	感知心腔	感知后反应方式	程控功能	其他
	0无	0无	0无	略
A 心房	A 心房	I 抑制	P 简单程控	
V 心室	V 心室	T 触发	M 多项程控	
D 心房+心室	D 心房+心室	D 双重(I+T)	C 遥测	
S 心房或心室	S 心房或心室		R 频率调整	

例如 VVI 起搏器代表该起搏器起搏的是心室,感知的是自身心室信号,自身心室信号被感知后抑制起搏器发放一次脉冲。

(五)术后护理

1. 休息与活动 术后绝对卧床休息,平卧位或略向左侧卧位8~12小时,术侧肢体不宜过度活动,勿用力咳嗽,以防电极脱位。卧床期间做好生活护理。

2. 伤口护理 伤口局部以1kg砂袋加压6小时。每天观察伤口有无渗血、红肿,及早发现异常,定期更换敷料,一般术后7天拆线。术后常规使用抗生素预防感染,监测体温变化。

3. 严密监测 术后描记12导联心电图,心电监护24小时,观察起搏和感知功能。监测脉搏、心率、心律变化及患者自觉症状,及时发现有无电极脱落、电池耗竭、导线折断、起搏器感知障碍等。

4. 健康指导

(1)教会患者自己计数脉搏,出现脉率比设置频率低10%或再次出现安装起搏器前的症状应及时就医。

(2)不要随意按压起搏器植入部位,自行检查该部位有无红、肿、热、痛等炎症反应或出血现象,出现不适立即就医。

(3)避免剧烈运动,装有起搏器的一侧上肢应避免做用力过度或幅度过大的动作(如俯卧撑、吊单杠等),以免影响起搏器功能或使电极脱落。

(4)指导患者避免强磁场和高电压的场所(如核磁、激光、变电站等),一些医疗设备如核磁共振诊断仪、电手术刀等对起搏器工作也有一定影响,但家庭生活用电一般不影响起搏器工作。嘱患者就医时,一定要告知医生自己装有起搏器。一旦接触某种环境或电器后出现胸闷、头晕等不适,应立即离开现场或不再使用该种电器。坐飞机、高铁、过安检时不要停留,出示"起搏器卡"。

(5)妥善保管好起搏器卡(起搏器型号、有关参数、安装日期、品牌等),外出时随身携带,便于出现意外时为诊治提供信息。

(6)定期随访,测试起搏器功能。出院后第1、3、6、12个月各随访1次,以后每年随访1次。此外,出现呼吸困难、胸痛、头晕等不适时,也需联系医生进行起搏器功能检查。电池消耗使起搏器脉冲减慢,此时应缩短随访间隔时间,在电池耗尽之前及时更换起搏器。

二、心脏电复律

心脏电复律是在短时间内向心脏通以高压强电流,使心肌瞬间同时除极,消除异位性快速心律失常,使之转复为窦性心律的方法。因最早用于消除心室颤动,故亦称为心脏电除颤。心脏电复律分为直流电非同步电复律和直流电同步电复律,前者用于心室颤动,后者用于除心室颤动以外的快速性心律失常。

(一)适应证

1. 心室颤动和扑动是电复律的绝对指征。

2. 心房颤动和扑动伴血流动力学障碍者。

3. 药物及其他方法治疗无效或有严重血流动力学障碍的阵发性室上性心动过速、室性心动过速、预激综合征伴快速心律失常者。

(二)禁忌证

1. 病史多年,心脏(尤其是左心房)明显增大及心房内有新鲜血栓形成或近 3 个月有栓塞史。

2. 伴高度或完全性房室传导阻滞的心房颤动或扑动。

3. 伴病态窦房结综合征的异位性快速心律失常。

4. 有洋地黄中毒、低血钾时,暂不宜电复律。

(三)术前护理

1. 突发心室颤动时,患者神志多已丧失,此时应立即实施非同步电复律。

2. 向择期复律的患者介绍电复律的意义及必要性、大致过程、可能出现的不适,解除思想顾虑。

3. 遵医嘱做术前检查(血电解质等)。

4. 遵医嘱停用洋地黄类药物 24~48 小时,给予改善心功能、纠正低血钾和酸中毒的药物。

5. 复律前 2~4 周口服胺碘酮,预防转复后复发,服药前做心电图,观察 QRS 波时限及 QT 间期变化。

6. 复律术当日晨禁食,排空膀胱。

7. 准备除颤仪、导电糊、心电图机及心肺复苏所需的抢救设备和药品。

(四)术中配合

1. 患者仰卧于硬板床上,松开衣领,有义齿者取下义齿,开放静脉通路,术前做全导心电图。

2. 清洁电击处皮肤,连接好心电导联线,打开除颤仪,选择 R 波较大的导联进行示波观察。选择"同步"或"非同步"按钮。

3. 遵医嘱予地西泮 0.3~0.5mg/kg 缓慢静注,至患者入睡睫毛反射消失,严密观察呼吸,有呼吸抑制时,面罩给氧。

4. 充分暴露患者前胸,将两电极板上均匀涂满导电糊或包以生理盐水浸湿的纱布,分别置于胸骨右缘第 2~3 肋间和心尖部,两电极之间距离不应小于 10cm,与皮肤紧密接触,并有一定压力。按充电钮到所需能量(表 3-13),嘱任何人避免接触患者及病床。按下放电按钮,观察心电示波情况,如心电图显示未转复为窦性心律,可增加电功率,再次电复律。

表 3-13　经胸壁体外电复律常用能量选择

心律失常类型	能量	心律失常类型	能量
心房颤动	100~150J	室性心动过速	100~120J
心房扑动	50~100J	心室颤动	200~360J
室上性心动过速	100~150J		

(五)术后护理

1. 患者卧床休息 24 小时,清醒后 2 小时内避免进食,以免恶心、呕吐。

2. 持续心电监护 24 小时,注意心律、心率变化。

3. 密切观察病情变化,如神志、瞳孔、呼吸、血压、皮肤及肢体活动情况。

4. 遵医嘱继续服用奎尼丁、洋地黄或其他抗心律失常药物以维持窦性心律。

5. 及时发现有无因电击而致的各种心律失常及栓塞、局部皮肤灼伤、肺水肿等并发症,并协助医生给予处理。

三、心导管检查术

心导管检查(cardiac catheterization)是一种非常有价值的诊断方法,可以提供心脏各腔室、瓣膜与血管的构造及功能的有关资料,包括右心导管检查与选择性右心造影、左心导管检查与选择性左心造影。其目的是明确心脏和大血管病变的部位与性质、病变是否引起了血流动力学改变及其程度,为采用介入性治疗或外科手术提供依据。

(一)适应证

1. 原因不明的肺动脉高压。

2. 需作血流动力学检测者,从静脉置入漂浮导管至右心及肺动脉。

3. 先天性心脏病,特别是分流性先天性心脏病的协助诊断。

4. 心内电生理检查。

5. 室壁瘤需了解瘤体大小与位置以决定手术指征。

6. 选择性冠状动脉造影术。

7. 心肌活检术。

(二)禁忌证

1. 感染性疾病,如感染性心内膜炎、败血症、肺部感染等。

2. 严重心律失常或严重的高血压未加控制者。

3. 电解质紊乱、洋地黄中毒。

4. 有出血倾向、现有出血性疾病或正在进行抗凝治疗者。

5. 外周静脉血栓性静脉炎者。

6. 严重肝肾损害者。

(三)术前护理

1. 向患者及家属介绍手术的方法和意义、手术的必要性和安全性,以解除思想顾虑和精神紧张,必要时手术前夜口服地西泮片 5mg,保证充足的睡眠。

2. 指导协助患者完成必要的实验室检查(血尿常规、血型、凝血功能、电解质、肝肾功能)、胸片、超声心动图等。

3. 根据需要行双侧腹股沟及会阴部或上肢、锁骨下静脉穿刺术区备皮。

4. 穿刺股动脉者应检查两侧足背动脉搏动情况并标记,便于术中、术后对照观察。

5. 训练患者床上大小便,术前排空膀胱。

6. 成人术前一般不需禁食,术前一餐以六成饱为宜。婴幼儿及不能合作儿童需进行全身麻醉,术前需禁食 6 小时,禁水 2 小时。

(四)术中配合

一般采用 Seldinger 经皮穿刺法(即在影像设备引导下采用穿刺针穿入血管后送入导丝,退出穿刺针并沿导丝送入导管至靶血管内),局麻后自股静脉、上肢贵要静脉或锁骨下静脉(右心导管术)或股动脉、桡动脉(左心导管术)插入导管到达相应部位。整个过程中,护士应进行持续心电和压力监测。

（五）术后护理

1. 穿刺口的护理　经股静（动）脉穿刺者，穿刺处采用弹力绷带加压包扎，嘱其穿刺侧禁屈曲4~6小时（静脉穿刺）或6~8小时（动脉穿刺），24小时后可下床活动；术后使用经皮血管缝合器缝合股动脉穿刺口者，可根据情况提早下床活动。观察动、静脉穿刺点出血与血肿情况。检查足背动脉搏动情况，比较两侧肢端的颜色、感觉、温度、微血管的充盈情况，一旦有异常，立即通知医生并协助处理。

2. 持续监测生命体征　返回病室后每60分钟测量1次生命体征，持续6小时。

3. 观察术后并发症　如心律失常、空气栓塞、出血、感染、热原反应、心脏压塞、心脏壁穿孔等。

四、心导管射频消融术

射频消融术（radiofrequency catheter ablation，RFCA）是治疗快速性心律失常的一种导管治疗技术。射频消融仪通过导管头端的电极释放射频电能，在导管头端与局部的心肌内膜之间将电能转化为热能，达到一定温度（46~90℃）后，使特定的局部心肌细胞脱水、变形、坏死，自律性和传导性均发生改变。

（一）适应证

1. 预激综合征合并心房颤动和快速心室率。

2. 房室折返性心动过速、房室结折返性心动过速、房速和无器质性心脏病证据的室性心动过速（特发性室速）呈反复发作性，或合并有心动过速心肌病，或者血流动力学不稳定者。

3. 发作频繁和（或）症状重、药物治疗不能满意控制的心肌梗死后室速。

4. 发作频繁、心室率不易控制的典型和非典型心房扑动。

5. 发作频繁、症状明显的心房颤动。

（二）禁忌证

同心导管检查术。

（三）术前护理

除同心导管术基本相同外，术前常规描记12导联心电图检查，必要时行食道调搏、动态心电图等检查。应停用抗心律失常药物5个半衰期以上。

（四）术中配合

1. 首先行电生理检查以明确诊断并确定消融靶点。

2. 根据不同的靶点位置，经股静脉或股动脉置入消融导管，并使之到达靶点。

3. 依消融部位及心律失常类型不同放电消融，能量5~30W，时间持续或间断10~60秒。

4. 重复电生理检查，确认是否异常传导途径或异位兴奋灶消失。

5. 术中严密观察患者血压、呼吸、心率、心律等变化。做好患者的解释工作，如药物、发放射频电能引起的不适，或由于术中靶点选择困难导致手术时间长等，以缓解患者的紧张与不适。

（五）术后护理

除与心导管术基本相同外，应注意以下几点。

1. 术后　描记12导联心电图。

2. 观察并发症　完全性房室传导阻滞、血栓与栓塞、气胸、主动脉瓣损伤、心脏压塞、出血等。

五、冠状动脉介入性诊断及治疗

（一）冠状动脉造影术

冠状动脉造影术（coronary arteriography，CAG）是用特形的心导管经股动脉、肱动脉或挠动脉送到主动脉根部，分别插入左、右冠状动脉口，注入造影剂使冠状动脉及其主要分支显影。它可以准确提供冠状动脉病变的部位、性质、范围、侧支循环等资料，是诊断冠状动脉粥样硬化性心脏病最可靠的方法。

1. 适应证　凡疑有冠状动脉病变者。

2. 禁忌证　与心导管术相同,此外还有:①严重心肺功能不全;②外周动脉血栓性脉管炎;③造影剂过敏;④严重心动过缓者应在临时起搏器的保护下手术。

（二）经皮冠状动脉介入治疗

经皮冠状动脉介入治疗(percutaneous coronary intervention,PCI)是用心导管技术疏通狭窄甚至闭塞的冠状动脉管腔,从而改善心肌的血流灌注的办法,包括经皮冠状动脉腔内成形术(Percutaneous transluminal coronary angioplasty,PTCA)、冠状动脉内支架置入术(percutaneous intracoronary stent implantation)、冠状动脉内旋切术、旋磨术和激光成形术。

其中 PTCA 和冠状动脉内支架置入术是冠状动脉粥样硬化性心脏病的重要治疗手段。PTCA 是用以扩张冠状动脉内径,解除其狭窄,使相应心肌供血增加,缓解症状,改善心功能的一种非外科手术方法,是冠状动脉介入治疗的最基本手段。冠状动脉内支架置入术是将不锈钢或合金材料制成的支架置入病变的冠状动脉内,支撑其管壁,以保持管腔内血流畅通,是在 PTCA 基础上发展而来的,目的是防止和减少 PTCA 后急性冠状动脉闭塞和后期再狭窄,以保证血流通畅。

1. 适应证

（1）稳定型心绞痛经药物治疗后仍有症状,狭窄的血管供应中到大面积处于危险中的存活心肌的患者。

（2）有轻度心绞痛症状或无症状但心肌缺血的客观证据明确,狭窄病变显著,病变血管供应中到大面积存活心肌的患者。

（3）介入治疗后心绞痛复发,管腔再狭窄的患者。

（4）急性 ST 段抬高心肌梗死发病 12 小时内,或发病 12~24 小时以内,并且有严重心力衰竭和(或)血流动力学或心电不稳定和(或)有持续严重心肌缺血证据者可行急诊 PCI。

（5）主动脉-冠状动脉旁路移植术后复发心绞痛的患者。

（6）不稳定型心绞痛经积极药物治疗,病情未能稳定者。

2. 禁忌证

（1）PTCA:①冠状动脉僵硬或钙化、偏心性狭窄;②慢性完全阻塞性伴严重钙化的病变;③多支广泛性弥漫性病变;④冠状动脉病变狭窄程度≤50%或仅有痉挛者;⑤无侧支循环保护的左主干病变。

（2）冠状动脉内支架置入术:①出血性疾病和出血倾向者;②血管直径≤2.0mm 者;③主要分支血管的分叉部、血管严重迂曲的病变。

（三）术前护理

除与心导管术基本相同外,应注意以下几点。

1. 术前指导　术前向患者说明介入治疗的必要性、简述手术过程,帮助患者保持稳定的情绪。指导患者术前床上排大小便,避免术后因不习惯卧位导致排便困难。

2. 术前口服抗血小板药物　①阿司匹林:以往未服用阿司匹林的患者应在 PCI 术前给予阿司匹林负荷量 300mg 口服,已服用阿司匹林的患者术前给予阿司匹林 100~300mg 口服;②氯吡格雷:未服用过氯吡格雷者术前可给予 300mg 负荷剂量,其后 75mg/d 继续维持。

3. 拟行桡动脉穿刺者,术前行 Allen 试验即同时按压桡、尺动脉,嘱患者连续伸屈五指至掌面苍白时松开尺侧,如 10 秒内掌面颜色恢复正常,提示尺动脉功能良好,可行桡动脉介入治疗。留置针应避免在术侧上肢。

（四）术中配合

除与心导管检查相同外,还应注意以下几点。

1. 术中有心悸、胸闷等任何不适,立即告知医生。球囊扩张时应询问患者有无胸痛等不适感觉。

2. 扩张后应注意有无再灌注性心律失常的发生。

（五）术后护理

同心导管检查术,应注意以下几点。

1. 24 小时心电监护,严密观察有无心律失常、心肌缺血、心肌梗死等急性期并发症。

2. 即刻做 12 导联心电图,与术前对比,有症状时再复查。

3. 术后可进易消化清淡饮食,避免过饱。鼓励患者多饮水,一般在最初的 6~8 小时内饮水 1000~2000ml,术后 4~6 小时内尿量达到 1000~2000ml,以加速造影剂的排泄。

4. 经桡动脉穿刺者,一般术毕即可拔出鞘管。经股动脉穿刺者,一般于停用肝素 4~6 小时后,测定激活全血凝固时间(ACT)<150 秒,即可拔除动脉鞘管压迫止血。若为复杂、严重病变或患者病情不稳定,则保留鞘管至次日晨,以便发生紧急情况时重新造影用。

5. 使用肝素时,为保证肝素剂量准确,需用微量注射泵控制药量,观察有无出血倾向,如伤口渗血、牙龈出血、鼻出血、血尿、血便、呕血等。

6. 并发症的观察与护理

（1）穿刺局部损伤:包括局部出血或血肿。预防方法为:①经股动脉穿刺者,穿刺处采用弹力绷带加压包扎,嘱其术侧下肢禁屈曲 24 小时,术后 24 小时可下床活动。使用经皮血管缝合器缝合股动脉穿刺口者,可根据情况提早下床活动,嘱患者咳嗽及用力排便时压紧穿刺部位;②经桡动脉穿刺者,术后腕关节应制动,手指稍活动,以避免出现手指酸胀麻木,并根据患者情况采取合适的体位或活动方式。3 天内勿在穿刺侧行穿刺、测量血压等增加肢体压力的操作。为避免穿刺部位压迫过紧,注意观察患者肢端是否青紫,感觉麻木、肿胀或疼痛等不适。一旦出现上述现象,应及时告知术者,并立即松解弹力绷带。使用桡动脉止血器者,按要求进行放气,直到上述现象缓解为宜;③术后严密观察伤口情况,如有出血应重新包扎;④对于局部血肿及淤血者,出血停止后可用 50%硫酸镁湿热敷或理疗,以促进血肿和淤血的消散和吸收。

（2）栓塞:栓子可来源于导管或导丝表面的血栓,或因操作不当致粥样硬化斑块脱落等。因此,术后应注意观察双下肢足背动脉搏动情况,皮肤颜色、温度、感觉改变,下床活动后肢体有无疼痛或跛行等,发现异常及时通知医生。

（3）尿潴留:系因患者不习惯床上排尿而引起。护理措施:①术前训练床上排大小便;②做好心理疏导,解除床上排便时的紧张心理;③可在医护人员监护下在床上或床旁坐位排大小便;④以上措施均无效时可行导尿术。

（4）低血压:经股动脉穿刺者,在拔除鞘管、伤口局部加压止血时可能引发血管迷走反射而致低血压。应密切观察血压变化,观察有无血压下降、恶心、呕吐、出冷汗等表现,一旦发生应立即报告医生,并给予及时处理。

（5）心肌梗死:由于病变处血栓形成导致急性闭塞所致。故术后要经常了解患者有无胸闷、胸痛症状,并注意有无心肌缺血的心电图表现。

7. 遵医嘱口服抑制血小板聚集的药物。术后无禁忌证者在长期服用阿司匹林 100mg/d 的同时,联合服用氯吡格雷进行双联抗血小板治疗。置入裸金属支架(BMS)者术后口服氯吡格雷至少 1 个月,最好持续应用 12 个月;置入药物洗脱支架(DES)者口服氯吡格雷至少 12 个月,以预防血栓形成和栓塞而致血管闭塞和急性心肌梗死等并发症。定期监测凝血功能各指标的变化。

8. 继续服用硝酸酯类、钙通道阻滞剂、ACEI 类药物。PTCA 术后 3~6 个月约有 30%左右的患者可能发生再狭窄,裸金属支架置入术后半年内再狭窄率 20%,药物洗脱支架置入术后半年再狭窄率低于 10%,故应定期进行门诊随访。

六、主动脉内球囊反搏术

主动脉内球囊反搏(intra-aortic balloon bump,IABP)为左心室辅助装置,包括主动脉内球囊导管、气泵、压力测定系统和触发系统。其工作原理为:心脏血液的灌流主要在心脏舒张期。在舒张早期,主动脉内压力开始下降时球囊迅速充盈,提高主动脉舒张压,增加冠状动脉的血流灌注,使心肌的供血量增加,并改善脑和外周血管的灌注。舒张末期球囊快速放气,主动脉舒张末期压急骤下降,使收缩期左心室射血阻力明显下降,降低左心室后负荷,减少心肌耗氧量,增加每搏输出量和射血分数。

(一)适应证

1. 急性心肌梗死伴心源性休克、急性二尖瓣反流、室间隔穿孔。
2. 药物治疗难以控制的不稳定型心绞痛。
3. 难以控制的心律失常。
4. 难治性心力衰竭。
5. 冠状动脉介入治疗、主动脉-冠状动脉旁路移植术、心脏移植过程中支持治疗。
6. 心脏外科术后低心排综合征。

(二)禁忌证

1. 动脉瓣关闭不全。
2. 主动脉夹层动脉瘤或主动脉瘤。
3. 不可逆的脑损害。
4. 严重的主动脉或髂动脉血管病变。
5. 慢性终末期心脏病。
6. 心脏停搏、心室颤动、严重低血压等。

(三)术前护理

1. 根据病情向患者及家属交代 IABP 的必要性和重要性,介绍手术大致过程及可能出现的并发症,争取尽早实施 IABP 术,以免错过最佳抢救时机。
2. 检查双侧足背动脉、股动脉搏动情况并作标记。
3. 完善血常规及血型、尿常规、出凝血时间等相关检查,必要时备血。
4. 行股动脉穿刺备皮范围是会阴部及双侧腹股沟。
5. 术前常规遵医嘱给予抗血小板聚集的药物与地西泮等镇静药物。
6. 备齐术中用物、抢救物品、器械和药品。

(四)术中配合

1. 记录 IABP 前患者生命体征、心率、心律、心排出量、心脏指数等相关指标,以利于术后评价效果。
2. 根据患者身高选择合适规格的 IABP 球囊导管,在 X 线引导下经股动脉穿刺送入 IABP 球囊导管尖端至降主动脉起始下方 1~2cm 处,球囊介于左锁骨下动脉与肾动脉之间,确定位置后缝合固定 IABP 球囊导管,连接压力控制机,设定反搏比率,选择触发模式。IABP 有三种触发模式:心电图触发、压力触发和内触发。通常以心电图触发方式为主,选择心电图 R 波高尖、T 波低平的导联触发反搏,使之与心动周期同步。
3. 术中严密监护患者的意识、血压、心率、心律、呼吸等变化,一旦出现紧急情况,积极配合医生进行抢救。

(五)术后护理

1. 球囊导管的护理　患者卧床休息,取平卧位或≤30°半卧位,特殊情况不超过45°,以避免球囊扭曲或脱出。穿刺侧下肢伸直,避免屈膝、屈髋,踝关节处用约束带固定,避免导管打折。翻身时保持穿刺侧下肢与躯体成一直线,避免穿刺侧屈曲受压。持续使用肝素盐水冲洗测压管道,以免血栓形成,注意严格无菌操作。
2. 穿刺处的护理　观察记录穿刺处敷料是否干洁、固定是否良好、有无渗血,更换敷料时严格无菌操作;观察术侧下肢与另一侧相比,有无肿胀、皮肤苍白、皮温降低、足背动脉搏动减弱等下肢缺血情况。如出现异常及时通知医生。

3. 反搏效果观察　持续监测并记录患者生命体征、意识状态、尿量、心排出量、心脏指数、心电图变化（主要是反搏波形变化情况）、搏动压力情况等;反搏满意的临床表现为患者神志清醒、尿量增加、中心静脉压和左心房压在正常范围内、升压药物剂量大幅度减少甚至完全撤除,反搏时可见主动脉收缩波降低而舒张波明显上升是反搏辅助有效的最有力根据。

4. 拔管前护理　血流动力学稳定后,根据病情逐渐减少主动脉球囊反搏比率,最后停止反搏,进行观察。每次变换频率间隔应在1小时左右,停止反搏后带管观察的时间不可超过2~3小时,以免发生IABP球囊导管血栓形成。

5. 拔管的护理　经股动脉拔除导管和鞘管后用手指按压穿刺点上方1cm处30分钟,再用纱布、弹力绷带包扎。穿刺处放置1kg沙袋压迫6小时,制动体位12小时。

6. 并发症观察与处理

（1）下肢缺血:可出现双下肢疼痛、麻木、苍白或水肿等缺血或坏死的表现。较轻者应使用无鞘的IABP球囊导管或插入IABP球囊导管后撤出血管鞘管;严重者应立即撤出IABP球囊导管。

（2）主动脉破裂:表现为突然发生的持续性撕裂样胸痛、血压和脉搏不稳定、甚至休克等不同表现。一旦发生,应立即终止主动脉内球囊反搏,撤出IABP球囊导管。

（3）感染:表现为局部发热、红、肿、化脓,严重者出现败血症。严格无菌操作,预防性应用抗生素,保持敷料干燥、无渗血等,可控制其发生率。

（4）出血、血肿:股动脉插管处出血较常见,可压迫止血后加压包扎。

（5）气囊破裂而发生气栓塞:气囊破裂时,导管内出现血液,反搏波形消失,应立即停止反搏,更换气囊导管。

七、心包穿刺术

（一）适应证

1. 大量心包积液出现心脏压塞症状者,穿刺抽液以解除压迫症状。
2. 抽取心包积液协助诊断,确定病因。
3. 心包腔内给药治疗。

（二）禁忌证

1. 出血性疾病、严重血小板减少症及正在接受抗凝治疗者为相对禁忌证。
2. 拟穿刺部位有感染者或合并菌血症或败血症者。
3. 不能很好配合手术操作的患者。

（三）术前护理

备齐物品,向患者说明手术的意义和必要性,进行心理护理;询问患者是否有咳嗽,必要时给予镇咳治疗;保护患者隐私,并注意保暖;操作前开放静脉通路,准备好急救药品;进行心电、血压监测;术前需行超声检查,以确定积液量和穿刺部位,并对最佳穿刺点做好标记。

（四）术中配合

嘱患者勿剧烈咳嗽或深呼吸;严格无菌操作,抽液过程中随时夹闭胶管,防止空气进入心包腔;抽液要缓慢,每次抽液量不超过1000ml,以防急性右室扩张,一般第1次抽液量不宜超过200~300ml,若抽出新鲜血液,应立即停止抽吸,密切观察有无心脏压塞症状;术中密切观察患者的反应,如患者感到心率加快、出冷汗、头晕等异常情况,应立即停止操作,及时协助医生处理。

(五)术后护理

穿刺部位覆盖无菌纱布并固定;穿刺后 2 小时内继续心电、血压监测,嘱患者休息,并密切观察生命体征变化;心包引流者需做好引流管的护理,待每天心包抽液量<25ml 时拔除导管;记录抽液量、颜色、性质,按要求及时送检。

(迟俊涛)

第十一节　循环系统临床思维案例

案例 3-1

病史:患者,男,76 岁。以"活动后胸闷、气促 7 年,加重 20 余天"为主诉入院。患者 7 年前因劳累后出现胸闷、气短,不伴胸痛,活动时加重,休息后可缓解,偶伴夜间阵发性呼吸困难。当地医院诊断"心力衰竭",给予治疗,具体不详。近 2 年来,间断发作胸闷、憋气,多于感冒后或者劳累后发生,多次入院治疗。1 周前受凉感冒后,咳嗽、咳白色黏液痰,不伴发热,有胸闷、憋气症状,活动后加重。夜间不能平卧,阵发性呼吸困难发作 2~3 次/夜,伴双下肢水肿。

体格检查:T 36.5℃,P 100 次/分,R 24 次/分,BP 138/70mmHg,SpO_2:93%。双肺可闻及干、湿性啰音,心尖搏动位于第六肋间左锁骨中线外 1cm,心界扩大,颈静脉怒张,肝大,肋下可及 2cm,双下肢水肿。既往有高血压病史 10 年。

辅助检查:血常规结果正常;血尿素氮 26mmol/L,血肌酐 118μmol/L,BNP 289pg/ml;心电图示窦性心动过速;胸部 X 线示心影增大,呈靴形,肺淤血征;超声心动图示左室后壁厚度增加,EF 值 40%。

初步诊断:心力衰竭

请思考:

1. 初步诊断该患者为心力衰竭的依据是什么? 根据 NYHA 的心功能分级标准,请判断患者的心功能等级。

2. 除案例中提及的劳累及感冒,还可能有哪些因素能诱发患者症状加重?

 病情进展

入院后给予强心、利尿、扩血管等药物治疗,3 天后患者自述呼吸困难症状较前缓解,但视物呈黄绿色;同时心电监护示室性早搏。

3. 请判断患者出现了什么并发症? 应如何处理?

 病情进展

经过综合治疗,患者症状有所好转。1 小时前自行坐起换衣服后,诉憋气,进而不能平卧、大汗、喘憋明显。

4. 如何解释上述的病情进展? 作为护士,如何配合医生进行处理?

(赵振娟)

案例 3-2

病史:患者,男,73 岁,以"胸闷、胸痛 4 小时"为主诉入院。患者 4 小时前无明显诱因突然出现心前区压榨样疼痛,疼痛向左肩背部放射,伴胸闷、大汗、烦躁不安,自服硝酸甘油后症状无缓解,急诊入院。

体格检查:T 36.5℃,P 98 次/分,R 24 次/分,BP 122/70mmHg。神志清楚,表情痛苦。双肺呼吸音清,未闻及干、湿性啰音。心脏叩诊心界不大,心律齐,心脏各瓣膜听诊区未闻及病理性杂音。

辅助检查:血常规大致正常;心电图示:窦性心律,Ⅰ 、aVL 导联 ST 段抬高 0.1 ~ 0.3mV,Ⅱ 、Ⅲ 、aVF 、$V_2 \sim V_6$ 导联 ST 段下移 0.1 ~ 0.2mV。心肌钙蛋白 I 1.48μg/L,CK-MB 128IU/L。

初步诊断:ST 段抬高性急性高侧壁心肌梗死。

请思考:

1. 请叙述出该疾病的主要临床表现及心电图特征。

 病情进展

> 入院后立即给予心电监护、氧气吸入,遵医嘱予镇痛、抗凝等药物对症治疗,医嘱予行急诊 PCI 术。

2. 护士需做好哪些术前准备?

 病情进展

> 患者刚送至导管室时,突发全身抽搐、呼之不应、大动脉触不到。

3. 该患者最可能发生了何并发症? 该如何处理?

 病情进展

> 经处理,患者意识恢复,心电监护示:窦性心率,70 次/分,血压 110/65 ~ 122/70mmHg,呼吸 22 次/分。行 PCI 术,术中经右桡动脉穿刺于前降支置入药物洗脱支架 1 枚。术后安返病房,患者意识清楚,生命体征平稳,未诉不适。右桡动脉穿刺处弹力绷带加压包扎,敷料干洁、固定、无渗血,肢端无肿胀、麻木等不适。

4. 该患者术后护理措施有哪些?

（迟俊涛）

复习参考题

1. 简述心功能不全引起呼吸困难的类型及各型的特点。

2. 简述心源性水肿的特征及护理。

3. 心功能不全,应用洋地黄类药时,应注意什么?

4. 简述洋地黄制剂的毒性反应及处理。

5. 简述急性肺水肿的处理措施。

6. 简述急症高血压的临床表现及护理措施。

7. 如何对高血压阳性家族史的高危人群开展健康教育?

8. 简述稳定型心绞痛与急性心肌梗死的临床表现差异。

9. 简述急性心肌梗死溶栓治疗成功的指征。

10. 简述急性心肌梗死行急诊 PCI 术前及术后的护理。

<table>
<tr><td>第四章</td><td># 消化系统疾病患者的护理</td></tr>
</table>

第一节 概述

消化系统疾病属常见病，主要包括食管、胃、肠、肝、胆、胰、脾等脏器的功能性或器质性疾病，病变可局限于自身，也可影响其他系统脏器功能，而其他系统或全身性疾病也可影响消化系统组织器官功能甚至引起病变。此外，心理社会因素可通过神经体液因素影响胃肠道功能，导致胃肠道功能异常。因此，在消化系统疾病的防治与护理中，不应局限本系统，应强调整体观念和综合措施。

一、结构与功能

消化系统（图4-1）主要由消化道、消化腺、腹膜、肠系膜及网膜等脏器组成，消化道主要包括口腔、咽、食管、胃、小肠和大肠等；消化腺主要包括唾液腺、肝、胰、胃腺等。胃肠道的基本生理功能是摄入食物，并将其消化、分解为小分子物质，从中吸收营养成分，经肝脏加工后成为体内自身物质，满足机体需要，未被吸收的残余物质则排出体外。

（一）胃肠道的生理功能

1. 食管 食管是连接咽和胃的通道，全长约25cm，主要功能是将食物与唾液送至胃内。在与咽交接处、与左主支气管交叉处和穿越膈肌处有3个狭窄部，是异物滞留嵌顿和肿瘤的好发部位，在施行食管插管时应注意。食管下段括约肌静息时压力为10~30mmHg，此高压带有阻止胃内容物逆流的作用，功能失调时可引起反流性食管炎和贲门失弛缓症。门静脉高压时食管下段静脉曲张，在诱因作用下易破裂发生大出血。

2. 胃　分为贲门、胃底、胃体、幽门 4 部分。与食管相接处为贲门，与十二指肠相接处为幽门。胃的外分泌腺主要有贲门腺、泌酸腺和幽门腺。泌酸腺由 3 种细胞组成：①壁细胞：分泌盐酸和内因子。胃酸能杀灭随食物进入胃内的细菌，还能激活胃蛋白酶原使其成为有活性的胃蛋白酶，并为其提供必要的酸性环境。盐酸分泌过多对胃和十二指肠黏膜有侵蚀作用，是溃疡病发生的重要因素之一。内因子可与随食物进入胃内的维生素 B_{12} 结合而促进其在回肠末端的吸收，内因子缺乏可发生巨幼细胞性贫血；②主细胞：分泌胃蛋白酶原，在盐酸或酸性条件下自身催化转变为有活性的胃蛋白酶，参与蛋白质的初步消化。胃蛋白酶起作用的最适宜 pH 为 2.0~3.5，当 pH>4 时失活；③黏液颈细胞：分泌黏液，可与碳酸氢盐共同形成"黏液-碳酸氢盐屏障"，有效保护胃黏膜。

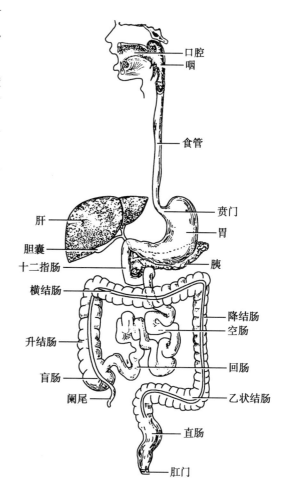

图 4-1　消化系统模式图

胃的主要功能为暂时贮存食物，通过胃蠕动使食物和胃液充分混合形成食糜，并通过节律性蠕动将食糜送入十二指肠，食物由胃完全排空约需 4~6 小时。幽门部的括约肌能控制胃内容物进入十二指肠的速度，发挥阻止十二指肠内容物反流入胃的作用，功能不全时可造成十二指肠液反流，慢性胃炎和消化性溃疡的发病与此有关。

3. 小肠　包括十二指肠、空肠和回肠，是消化管中最长的一段，成人全长 5~7m，是食物消化、吸收的主要场所。小肠黏膜的腺体主要有十二指肠腺和肠腺，前者分泌含黏蛋白的碱性液体，具有保护十二指肠上皮不被胃酸侵蚀的作用，后者分泌的液体是小肠液的主要部分。小肠液呈弱碱性，pH 约 7.6，成人每日分泌量为 1~3L，大量小肠液稀释食糜，使其渗透压下降利于吸收。

小肠有巨大的吸收面积，食物在小肠停留时间较长（3~8 小时）且已被消化为适于吸收的小分子，为小肠吸收创造了有利条件。胰液、胆汁和小肠液的化学性消化及小肠运动的机械性消化使食物成分消化分解，许多营养物质在小肠被吸收，未消化的食物残渣则进入大肠。先天性和后天性小肠酶缺乏、小肠黏膜炎症性病变、肠段切除过多造成的短肠综合征等均可造成消化和吸收障碍，临床出现腹泻、水样便、粪便有消化不全的食物残渣，重者出现水、电解质酸碱紊乱。慢性病变则出现营养不良。

4. 大肠　包括盲肠、结肠、直肠和肛管。回肠末端向右突入盲肠内，形成回盲瓣，此瓣有括约肌的作用，既可防止回肠内容物过快进入大肠，从而延长食糜在小肠的停留时间，有利于食糜充分消化和吸收，也可防止大肠内容物逆流至小肠。大肠黏膜表面的柱状细胞、杯状细胞分泌富含黏液和碳酸氢盐的碱性大肠液，黏液中的黏液蛋白具有保护肠黏膜和润滑粪便的作用。

大肠的功能主要是吸收水分和盐类，并为食物残渣提供暂时的贮存场所。大肠内寄生的细菌能利用肠内物质合成维生素 B 复合物和维生素 K，供机体利用。细菌还含有能分解食物残渣的酶，有的分解产物成分经肠壁吸收后在肝脏解毒。长期使用广谱抗生素易造成菌群失调，使内在的微生态平衡遭到破坏而出现疾病状态。食物残渣在大肠内停留的时间达 10 小时以上，经过大肠内细菌酶的发酵和腐败作用形成粪便，最后排出体外。大肠发生炎症时，分泌增加，肠动力增强，肠内容物停留时间缩短，水分吸收减少，临

图中标注：口腔　咽　食管　贲门　胃　肝　胆囊　十二指肠　胰　横结肠　降结肠　空肠　升结肠　回肠　盲肠　乙状结肠　阑尾　直肠　肛门

床出现腹泻,粪便多为稀便和黏液便;肠动力减弱时,肠内容物停留时间过长,水分吸收增多,粪便则干结而出现便秘。

(二)肝胆的生理功能

肝脏是人体内最大的消化腺,也是代谢最活跃的器官。肝脏的主要生理功能有:①分泌胆汁:促进脂肪在小肠内的消化、吸收及食物中维生素 K 的吸收,任何原因引起的胆汁合成、转运、分泌、排泄障碍,均可引起胆汁淤积性肝病和脂溶性维生素缺乏;②物质代谢:参与糖、蛋白质、脂肪和维生素等众多物质的代谢;③生物转化(解毒):肝是人体内主要的解毒器官,外来或体内代谢产生的有毒物质经肝的生物转化(去毒)后随胆汁或尿液排出体外。体内许多内分泌激素如醛固酮、雌激素、抗利尿激素等也在肝脏灭活。当肝脏发生病变,出现功能损害而失代偿时,临床将出现一系列肝功能减退的表现。

胆囊有贮存、浓缩胆汁和调节胆流的功能。肝内合成或分泌的胆汁经胆管系统排至十二指肠。当胆管系统发生炎症、结石等病变时,影响胆汁的排泄,胆汁中的胆红素反流入血,达一定浓度时便出现黄疸。

(三)胰

胰腺是人体内第二大消化腺,是由外分泌腺和内分泌腺组成的混合性腺体,分为胰头、胰体、胰尾 3 部分。外分泌腺由腺泡和导管组成,腺泡分泌的胰液经胰管或胰管与胆总管合并的导管随胆汁排至十二指肠,对碳水化合物、脂肪、蛋白质等营养物质进行消化、分解。当胰腺外分泌腺分泌不足时,影响食物中脂肪、蛋白质的消化吸收,临床出现胰性腹泻;分泌过多或排出不畅时,胰液中的各种消化酶溢出胰管,可引起胰腺的化学性炎症。

胰腺的内分泌腺即胰岛,其重要的内分泌细胞有:①α 细胞:分泌胰高血糖素,促进糖原分解和糖异生,使血糖升高。②β 细胞:分泌胰岛素,加速全身各组织对葡萄糖的摄取、贮存和利用,促进糖原合成,抑制糖异生,使血糖降低;③D 细胞:分泌生长抑素,可抑制胃酸分泌及邻近 α 细胞和 β 细胞的分泌。β 细胞数量减少或功能不全时,血中胰岛素水平低下,血糖浓度升高,当超过肾糖阈时,大量糖从尿中排出,即出现糖尿病。

(四)胃肠道的动力和功能紊乱

消化道的运动、消化腺的分泌功能受自主神经系统支配。下丘脑是较高级的内脏调节中枢,是中枢神经系统和低位神经系统之间的重要环节。消化道还具有肠神经系统(enteric nervous system,ENS),可直接接受胃肠道内各种信号,被激活后分泌的神经递质为多肽分子,如 P 物质、生长抑素等。这些肽类物质也接受中枢神经的调节。中枢神经系统、自主神经系统和 ENS 共同调节胃肠道活动。因此,精神因素与消化功能联系密切,精神状态的改变可干扰高级中枢的正常活动,并引起内脏感觉敏感性异常,进而影响胃肠道黏膜的血液灌注和消化腺的分泌,也可引起胃肠道运动功能的变化。

(五)胃肠激素

胃肠道黏膜下存在着数十种内分泌细胞,合成和释放多种具有生物活性的化学物质,统称为胃肠激素(gastrointestinal hormone)。研究表明,一些肽类激素,既存在于胃肠道也存在于或作用于中枢系统且为神经信息的传递物质,这种双重分布的肽被统称为脑-肠肽(brain-gut peptide)。胃肠激素能调节消化腺的分泌和消化道的运动,一些胃肠激素还具有营养作用,能促进消化道组织的代谢和生长,胃肠激素之间、胃肠激素与胃肠各种细胞、组织、器官之间相互协调对维持生理功能有重要作用,某种激素分泌异常则可能引起疾病,如胃泌素分泌过多可产生卓-艾综合征。

(六)胃肠道的免疫结构与功能

胃肠道的免疫细胞包括肠道集合淋巴结、上皮内淋巴细胞、黏膜固有层淋巴细胞,构成胃肠道相关淋巴样组织。胃肠道黏膜表面的生理结构和黏膜内的免疫细胞构成黏膜屏障,是肠道免疫系统的第一道防线,可识别进入胃肠道的抗原,在黏膜表面接触病原微生物和有害物质时,起着抵御病原体侵入肠壁和维持人体正常防御功能的作用。肠系膜淋巴结和肝脏为肠道的第二道防线,防御经肠壁进入淋巴管和血管的抗原。由于胃肠道直接开口于体外,接纳各种体外物质,接触病原体、致癌物质、毒性物质的机会较多,在免疫及其他防御功能受损的情况下,容易发生感染、炎症及损伤。

二、护理评估

(一)病史评估

1. 患病及治疗过程

(1)患病过程:患病的起始情况和时间,有无起因或诱因,主要症状及其特点等。例如对以腹痛为主诉的患者,应询问疼痛的起始时间、部位、性质、程度、急缓、持续性、渐进性还是间歇性,症状加剧或缓解的相关因素及规律性,是否有伴随症状等。

(2)检查及治疗过程:既往检查、治疗经过及效果,是否遵从医嘱治疗。详细询问用药史,包括药物的种类、剂量和用法,是否按医师处方用药或者为自行购药使用。有无特殊的饮食医嘱及患者是否遵从。

(3)目前情况与一般状况:目前的主要不适及病情变化。一般情况如体重、营养状况、饮食方式及食欲、睡眠、排便习惯有无改变等。

(4)过敏史:详细询问患者是否有药物过敏史和食物过敏史。

2. 既往史及家族史 患者既往的健康状况和过去曾经患过的疾病、外伤手术、预防注射,特别是与目前所患疾病有密切关系的情况,还需询问双亲与兄弟姐妹及子女的健康与疾病情况,特别应询问是否与患者有同样的疾病,有无与遗传有关的疾病。

3. 心理-行为-社会状况

(1)心理状况:患者的性格、精神状态,患病对日常生活、工作的影响。有无焦虑、抑郁、悲观等负面情绪及其程度。消化系统的常见症状如食欲不振、恶心呕吐、腹痛、腹胀等给患者带来不适和痛苦,特别是当症状反复出现或持续存在时,易使患者产生不良情绪。有些疾病如肝硬化失代偿期、消化系统肿瘤疗效不佳时,给患者带来精神压力。故应评估患者的心理状态,以便有针对性给予心理疏导和支持。

(2)生活方式:日常生活是否规律,包括工作、学习、活动、进食和休息等情况,如平日饮食习惯及食欲,每天进餐时间和次数、食物种类及数量、有无特殊饮食喜好或禁忌;生活或工作负担及承受能力,有无过度紧张、焦虑等负性情绪;睡眠质量等。

(3)社会支持系统:包括患者的家庭成员组成,家庭经济、文化、教育背景,对患者所患疾病的认识,对患者的关怀和支持程度;医疗费用的来源和支付方式;慢性病患者出院的后续就医条件,居住地的初级卫生保健设施等资源。

(二)身体评估

1. 一般状态 ①生命体征:消化道大量出血导致失血性周围循环衰竭,患者可出现脉搏加快、血压下降、呼吸急促等休克表现;②意识状态:肝性脑病者可有精神症状、意识障碍;③营养状况:体重、甲床及皮肤色泽及弹性、皮下脂肪厚度、肌力等。胃癌、消化性溃疡患者失血,可出现皮肤黏膜苍白、毛发干枯、指甲薄脆易折断等缺铁性贫血表现。慢性胃炎、消化性溃疡、消化道肿瘤患者常有体重减轻或消瘦。

2. 皮肤和黏膜 有无色素沉着、黄染、出血、蜘蛛痣、肝掌、皮肤黝黑等肝胆疾病的表现;呕吐、腹泻频繁的患者应注意有无皮肤干燥、弹性差等脱水征象;肝脏疾病的患者注意有无皮肤苍白、干燥、紧张发亮等水肿征象。

3. 腹部检查 腹部外形、呼吸运动、有无蠕动波、腹壁静脉显露及其分布与血流方向;肠鸣音情况、有无振水音、血管杂音;有无移动性浊音。腹壁紧张度、有无压痛、反跳痛;肝脾大小、硬度、表面、边缘等情况。为避免触诊引起胃肠蠕动增加导致肠鸣音变化,腹部体格检查顺序应为视、听、叩、触,而记录时仍按视、触、叩、听的顺序。

（三）辅助检查

1. 实验室检查

（1）粪便检查：包括肉眼观察以及显微镜、细菌学、寄生虫检查和隐血试验等。外观的评估包括颜色、气味、性状和量。应采集新鲜粪便，不可混入尿液。容器要洁净干燥，作细菌学检查时容器要消毒。一般检查留取少量粪便即可；集卵法查找寄生虫卵时应留取鸡蛋大小的粪便块；涂片或作病原体培养时应留取粪便中带黏液或脓血的部分；如粪便外观无异常，应在表面、深部等多处取材，以提高检出率；隐血试验要求患者素食3天后留取粪便标本。

（2）胃液分析：十二指肠溃疡、胃泌素瘤等疾病胃酸增高，尤其是胃泌素瘤时胃酸增高明显。

（3）血液、尿液检查：血液检查可反映有无脾功能亢进、有无恶性贫血、巨幼细胞性贫血等。包括血清酶学测定在内的肝功能试验、病毒性肝炎各型病毒标志物测定、甲胎蛋白及癌胚抗原测定等可反映肝脏疾病。血、尿淀粉酶、脂肪酶测定可帮助诊断胰腺炎。

（4）腹水检查：根据腹水中蛋白质或蛋白质浓度、细胞数及分类、电解质浓度可大致判断腹水为渗出液或漏出液，对鉴别肝硬化、腹膜炎等有重要意义。

2. 内镜检查　内镜可直接观察消化道管腔内的各种病变，并可取活组织进行病理检查、根据需要摄像，留存图像信息以进行对比分析，是消化系疾病诊治的重要检查手段。根据检查部位不同可分为胃镜、十二指肠镜、胆管镜、小肠镜、结肠镜和腹腔镜等。胃镜及结肠镜是最常用的检查手段，可对大部分胃肠道疾病进行诊断。通过十二指肠镜还可插入导管至十二指肠乳头，进行逆行胰胆管造影，是胆系、胰管疾病的重要诊断手段。超声内镜检查可了解黏膜下病变的深度、性质、大小及周围情况。胶囊内镜检查时，被检者吞服胶囊大小的内镜，由内镜将拍摄的胃肠道影像通过无线电波发送至体外接收器进行图像分析，对小肠疾病有重要的诊断价值。腹腔镜对确定腹腔块状物的性质、腹水的病因有帮助。

3. 影像学检查

（1）超声检查：是首选的非创性检查。腹部B超可观察肝、胆、胰、脾、胆囊等脏器，有助于发现脏器肿瘤、脓肿、结石等病变，以及腹腔内的肿块和腹水。

（2）X线检查：①腹部平片可用于观察食管、胃、肝、脾等脏器的轮廓，钙化的结石或组织，肠腔内气体、液体以及腹腔内游离的气体。②胃肠钡餐造影检查用于疑有食管、胃、小肠、结肠疾病的患者，但疑有胃肠穿孔、肠梗阻或2周内有消化道大量出血者不宜做钡剂造影检查。③钡剂灌肠主要适用于结肠病变的检查。④胆囊及胆道碘剂造影可显示结石、肿瘤、胆囊浓缩和排空功能障碍及其他胆囊、胆道病变。检查前应做碘过敏试验并禁食12小时，准备脂肪餐1份。⑤数字减影血管造影检查，如门静脉、下腔静脉造影有助于门静脉高压的诊断；选择性腹主动脉造影有助于肝、胰腺肿瘤的诊断并可进行介入治疗，该检查对明确消化道出血的原因也有重要价值。

（3）X线计算机体断层显像（CT）和磁共振成像（MRI）：对肝、胆、胰的囊肿、脓肿、肿瘤、结石等占位性病变及脂肪肝、肝硬化、胰腺炎等弥漫性病变等，均有重要的诊断价值。腹部CT检查前1周不能作胃肠道造影，不能服用含金属的药物，检查前2天开始少吃水果、肉类和蔬菜，检查前4小时禁食。

（4）正电子发射体层显像（PET）：可根据示踪剂的摄取水平将生理过程形象化和数量化，反映的是生理功能而不是解剖和结构，应用于机体发生形态学改变之前的早期诊断，与CT、MRI互补可提高消化系统肿瘤诊断的准确性。

（5）放射性核素检查：^{99m}Tc-PMT肝肿瘤阳性显像有助于原发性肝癌的诊断；静脉注射^{99m}Tc标记红细胞可用于不明原因上消化道出血的诊断。

4. 活组织检查　取活组织进行病理学检查对疾病的诊断具有确诊价值。临床上消化系统活组织检查取材主要是通过内窥镜直接取材，如胃镜或结肠镜下对食管、胃、结肠的病变组织，或腹腔镜下对病变部位取材；也可在超声或CT引导下细针穿刺取材，如肝、胰等肿块的取材；肝穿刺活检是诊断慢性肝病的最有价值的方法之一。也可直接经皮穿刺或手术过程中取标本。

5. 脱落细胞检查　是在内镜直视下冲洗或擦刷消化管腔黏膜,收集脱落细胞做病理检查或者收集腹水查找癌细胞。

6. 脏器功能检查　如胃液分泌功能检查、小肠吸收功能检查、胰腺外分泌功能检查等,有助于相关疾病的功能测定。

7. 胃肠动力学检查　如食管、胃、胆道、直肠等的压力测定,食管下端和胃内 pH 测定、24 小时持续监测,胃排空测定等可诊断胃肠道动力障碍性疾病。

三、常见症状体征的评估与护理

（一）恶心与呕吐

恶心(nausea)是一种紧迫欲吐的感觉,是呕吐的先兆,也可单独出现。呕吐(vomiting)指胃内容物或部分小肠内容物通过食管逆流到口腔并排出体外的一种复杂反射动作。引起恶心、呕吐的病因很多,消化系统常见病因有:①胃肠道急性炎症或者慢性炎症急性发作;②各种原因引起的幽门梗阻,如消化性溃疡并发幽门梗阻或胃癌;③肠外病变压迫或肠内病变阻塞引起的肠梗阻;④胃肠功能紊乱引起的心理性呕吐。呕吐可排出胃内的有害物质,但长期、频繁的呕吐可引起水、电解质、酸碱平衡紊乱及营养缺乏等;剧烈呕吐易引起食管贲门黏膜撕裂,有食管下段静脉曲张者,易诱发曲张静脉破裂引起上消化道大出血。

1. 护理评估

（1）病史:恶心与呕吐发生的时间、频率、原因或诱因,与进食的关系;呕吐的特点及呕吐物的性质、量;呕吐时的伴随症状;患者的精神状态等。

（2）身体评估:①全身情况:生命体征、神志、营养状况,有无失水表现;②腹部检查:腹部外形,有无膨隆或凹陷;有无胃形、肠形及蠕动波;腹壁紧张度,有无腹肌紧张、压痛、反跳痛等。

（3）实验室检查:必要时做呕吐物毒物分析或细菌培养等检查,呕吐量大者注意有无电解质紊乱、酸碱平衡失调。

2. 常用护理诊断/问题

（1）有体液不足的危险:与大量呕吐导致失水有关。

（2）活动无耐力:与频繁呕吐导致失水、电解质紊乱有关。

（3）焦虑:与频繁呕吐,不能进食有关。

3. 护理目标

（1）患者生命体征在正常范围内,无失水,电解质紊乱和酸碱失衡。

（2）呕吐减轻或停止,逐渐恢复进食,活动耐力有所改善或恢复。

（3）焦虑程度减轻。

4. 护理措施及依据

（1）有体液不足的危险:①观察、记录生命体征的变化:血容量不足可引起心动过速、呼吸急促、血压下降,尤其易引起体位性低血压;持续大量呕吐致胃液丢失过多,可引起代谢性碱中毒,患者呼吸变浅变慢;②判断有无脱水征象:准确记录 24 小时出入液量及体重变化;依失水的程度不同,患者可有口渴、软弱无力、皮肤黏膜干燥弹性差、尿量少比重高等表现,严重者烦躁不安、意识障碍甚至昏迷;③观察患者呕吐的特点:记录呕吐次数,呕吐物的量、性质、颜色、气味等;遵医嘱给予镇吐药治疗;④动态观察血生化检查结果:了解水电解质的变化情况;⑤遵医嘱补充水分和电解质:口服补液时,应少量多次饮用,以免引起恶心呕吐;剧烈呕吐不能进食或严重水、电解质失衡时,应通过静脉补液纠正。

（2）活动无耐力:①患者呕吐时应协助其取坐位或侧卧,昏迷患者头偏向一侧,防止呕吐物误吸入气道;呕吐后让患者漱口,更换污染的衣被床单,开窗通风去除异味,以免不良刺激引发患者再次呕吐;②告诉患者突然起身可能出现头晕、心慌等不适,指导坐起或站立时动作要慢,以防发生体位性低血压;③遵医嘱应用镇吐剂及其他药物治疗,使患者逐渐恢复正常饮食和体力,给患者以必要的帮助,鼓励患者日常生活尽量自理。

(3)焦虑:①关心患者,了解其心理状态,耐心听取患者诉说的痛苦,解答疑问;②向患者讲解有关知识,告诉患者精神紧张不利于呕吐的缓解,特别是与精神因素有关的呕吐,情绪放松才有利于病情好转;③指导患者学会应对呕吐的方法,如恶心时采取转移注意力、深呼吸、放松疗法等,以减少呕吐的发生。

5. 评价

(1)患者的生命体征稳定在正常范围。

(2)呕吐减轻或消失,逐步增加进食量,活动耐力增加,活动后无头晕、心悸、气促或直立性低血压。

(3)能认识自己的焦虑状态并运用适当的应对技术。

(二)腹痛

腹痛(abdominal pain)是消化系统常见症状,病变可为器质性或功能性。器质性病变多由消化器官膨胀、肌肉痉挛、腹膜刺激、血供不足等因素牵拉腹膜或压迫神经引起,见于消化性溃疡、胃肠道感染、胆囊炎、胰腺炎、肝癌、腹膜炎等。空腔脏器痉挛常产生剧烈疼痛,即绞痛,见于胆绞痛、肠梗阻等。但胸部疾病和全身性疾病也可引起腹痛。功能性消化不良、肠易激综合征等功能性疾病也可出现腹痛。疼痛可表现为隐痛、钝痛、灼痛、胀痛、刀割样痛、钻痛或绞痛,可为持续性或阵发性。按起病急缓、病程长短分为急性腹痛和慢性腹痛。

1. 护理评估

(1)病史:腹痛发生的原因或诱因,起病的缓急、持续的时间,腹痛的部位、性质和程度;腹痛与进食、活动、体位等因素的关系;腹痛发生时伴随的症状;有无疼痛缓解的方法;有无精神紧张、焦虑不安的表现等。

(2)身体评估:①全身情况:生命体征、神志、营养状况,以及与疾病相关的体征等;②腹部检查:参见本章第一节"护理评估"。

(3)实验室检查及其他检查:根据不同病种进行相应的实验室检查,必要时做 X 线检查,消化道内镜检查等。

2. 常用护理诊断/问题

(1)疼痛:以腹痛为主,与腹腔脏器或腹外脏器的炎症、缺血、梗阻、溃疡、肿瘤或功能性疾病有关。

(2)焦虑:与剧烈腹痛、反复或持续腹痛不易缓解有关。

3. 护理目标

(1)患者的腹痛逐渐减轻或消失。

(2)患者的焦虑程度减轻或消失。

4. 护理措施及依据

(1)腹痛:①疼痛监测:着重观察疼痛的部位、性质及程度,发作的时间、频率、持续时间长短,伴随症状,生命体征及有关检查结果的变化,一旦发现恶化征象,如疼痛突然加剧或性质改变,经一般对症处理不能缓解时,应警惕是否出现并发症,及时报告医生并做好相应的诊治与护理;②疼痛护理:可采用非药物手段及药物治疗缓解患者疼痛。非药物手段可缓解患者紧张情绪,提高其疼痛阈值。包括指导患者深呼吸或与他人交谈分散注意力,也可通过音乐疗法、生物反馈行为疗法减轻患者疼痛;还可根据不同病因和腹痛部位,遵医嘱选择针疗穴位或用热水袋进行热敷。药物治疗主要是对疼痛剧烈难以忍受者遵医嘱使用镇痛药。注意观察镇痛效果和药物不良反应。急性腹痛诊断未明时,不宜使用镇痛药,以免掩盖症状,延误病情;尽量少用麻醉性镇痛药,确需使用,疼痛缓解或消失后应及时停药,以减少对药物的耐受性和依赖性;③休息和饮食:急性者卧床休息,并注意休息环境的舒适和安静;指导和协助患者取合适体位;对躁动不安者,应采取防护措施,以防坠床而发生意外伤害;急性者在临床诊断未明确时宜暂禁食,必要时胃肠减压,遵医嘱静脉维持营养,诊断明确后,根据疾病的性质合理饮食;慢性者可根据所患疾病采用有利于疼痛减轻和疾病恢复的饮食;注意加强患者心理疏导,指导患者放松精神并保持情绪稳定,增强机体对疼痛的耐受性。

（2）焦虑:疼痛是一种主观感觉。对疼痛的感受既与疾病的性质、病情有关,也与患者对疼痛的耐受性和表达有关。后者主要受到患者的年龄、性格、文化程度、情绪以及周围人群态度的影响。因此,护士对患者和家属应进行细致全面的心理评估,取得家属的配合,有针对性地对患者进行心理疏导,以减轻患者紧张恐惧心理,稳定其情绪,有利于增加患者对疼痛的耐受性。

5. 评价

（1）患者的腹痛消失或减轻。

（2）患者的情绪稳定。

（三）腹泻

腹泻(diarrhea)指排便次数较平时增多,粪质稀薄,或带有黏液、脓血、未消化的食物。腹泻多由肠道疾病引起,也可由全身性疾病、某些药物及神经功能紊乱等引起。其中肠道疾病包括感染所致肠炎、克罗恩病或溃疡性结肠炎急性发作等;全身性疾病包括败血症、系统性红斑狼疮、硬皮病;某些药物如利血平等及神经功能紊乱如肠易激综合征等均可引起腹泻。腹泻的发生机制为胃肠道分泌增加、吸收障碍、异常渗出或肠蠕动亢进。腹泻根据病程长短分为急性与慢性腹泻两种,病程超过 2 个月者为慢性腹泻。

1. 护理评估

（1）病史:了解腹泻发生的时间、起病急缓、可能的病因、诱因及病程长短;粪便的量、次数、性状、气味和颜色;有无腹痛及疼痛部位;有无里急后重、发热、恶心、呕吐等伴随症状;有无口渴、乏力、头晕等失水表现;患者心理状态如何,有无焦虑紧张表现,有无睡眠和休息型态的改变。

（2）身体评估:除常规腹部的评估外,急性腹泻者还应观察患者的生命体征、神志、尿量及皮肤弹性等,注意患者有无脱水及酸碱平衡失调;慢性腹泻患者应注意营养状况,有无消瘦、贫血;此外还应注意有无肛周疼痛、肛周皮肤有无因频繁排便及粪便刺激而糜烂、破损。

（3）实验室检查及其他检查:采集新鲜粪便标本作显微镜检查,必要时可作细菌学或其他检查。严重腹泻患者作血生化检查,了解患者的水、电解质和酸碱平衡情况。

2. 常用护理诊断/问题

（1）腹泻:与肠道感染、炎症等有关。

（2）体液不足或有体液不足的危险:与大量腹泻引起体液丢失过多有关。

（3）营养失调:低于机体需要量,与长期慢性腹泻有关。

（4）有皮肤完整性受损的危险:与排便次数增多及排泄物对肛周皮肤的刺激有关。

3. 护理目标

（1）患者的腹泻及其引起的不适症状减轻或消失。

（2）生命体征、尿量、血生化指标恢复至在正常范围内。

（3）能保证机体所需水分、电解质、营养物质的摄入。

（4）皮肤无发红,无破溃。

4. 护理措施及依据

（1）腹泻:①病情观察:监测生命体征;每日准确记录出入量;观察排便的次数、量及性状;定时测量体重,注意食物摄入情况;测定血生化指标,动态掌握患者水、电解质及酸碱平衡情况,发现异常遵医嘱及时纠正;②活动与休息:急性严重腹泻、全身症状明显者应卧床休息,慢性腹泻者宜增加休息时间,以减少肠蠕动,减轻腹泻症状;注意腹部保暖,可用热水袋进行腹部热敷;③饮食护理:腹泻轻症者可进少量流质或半流质饮食,病情好转后逐步过渡到普通饮食;严重腹泻者,遵医嘱暂禁食,静脉维持营养;慢性腹泻者,宜进营养丰富、纤维素少、低脂肪、易消化饮食,忌食生冷及刺激性食物,以免加重腹泻;④用药护理:应注意观察疾病的改善情况及药物副作用,并向患者介绍相关药物知识;如抗胆碱能药阿托品、山莨菪碱等,有解痉、镇痛、止泻作用,应告知患者用药后可出现口干、视力模糊、心率加快等副作用。采用液体疗法时,应注意轻症腹泻者可采用口服补液,口服补液要少量、多次,液体注意保温,以减少对消化道的刺激。静脉补液适用于严重腹泻伴恶心呕吐、明显水、电解质平衡和酸碱紊乱者;⑤肛周皮肤的护理:频繁排便、病程较长者,因粪便的刺激常可造成肛周皮肤的损伤,甚至糜烂和感染,应嘱患者便后用温水清洗肛门,保持局部清洁干燥,必要时涂无菌凡士林或抗生素软膏,以保护肛周皮肤或促进损伤处的愈合;⑥如腹泻为肠道传染病所致者,应严格进行隔离消毒;⑦心理护理:长期慢性腹泻患者如治疗效果不明显时,常产生焦虑情绪,应注意评估患者的心理状况,消除患者紧张心理,稳定患者情绪,使患者主动配合相关检查和治疗。

(2)有体液不足的危险:①病情观察:急性腹泻或严重持久的腹泻丢失大量水分和电解质,导致脱水、电解质紊乱和酸碱平衡失调,严重时甚至发生休克。严密观察患者的生命体征及神志、尿量的变化;除监测血生化指标外,应观察患者皮肤黏膜的弹性及有无口渴、口唇干燥等脱水表现。注意患者有无肌肉无力、腹胀、肠鸣音减弱、心律失常等低血钾表现。准确记录24小时出入液量,以作为补液的依据;定时检查血钠、钾、氯,描记心电图,了解离子的变化情况,及时调整治疗方案。②补充液体:遵医嘱补充液体、电解质、营养物质,以纠正水、电解质和酸碱平衡紊乱,恢复和维持血容量;轻症患者可口服补液,但严重腹泻、禁食患者或已有严重水电解质紊乱的患者应静脉补液,以尽快纠正液体失衡。老年人腹泻尤易发生脱水,故要及时补液;注意输液速度,防止输液过多过快,引起急性肺水肿,必要时监测中心静脉压以确定输液量和速度。

5. 评价

(1)患者的腹泻及其伴随症状减轻或消失。

(2)生命体征正常,营养状态改善,无失水、电解质紊乱的表现。

(3)机体获得足够的热量、水、电解质和各种营养物质,营养状态改善。

(4)皮肤完整无破损。

（四）吞咽困难

吞咽困难(dysphagia)指食物由口腔经食管进入胃贲门时受到阻碍的一种症状。表现为胸骨后疼痛、哽咽感、食物停滞或通过缓慢的感觉。按发生机制可分为机械性吞咽困难和动力性吞咽困难;按部位可分为口咽性吞咽困难和食管性吞咽困难。多见于咽、食管及食管周围疾病,如口咽部损伤、食管炎、纵隔占位性病变压迫食管致食管狭窄,也可见于神经系统疾病如运动神经元疾病、重症肌无力,或进行性系统性硬化、食管痉挛等累及食管肌肉运动功能。患者体征一般不明显,有口咽性吞咽困难可能发生局部蓄食,有反流物者可能有肺部感染的体征;严重吞咽困难者可能有营养不良的表现。

（五）嗳气

嗳气(eructation)俗称"打饱嗝",指消化道内气体(主要来自食管和胃)从口腔溢出,气体经咽喉时发出特殊声响,有时伴有特殊气味。频繁嗳气可与精神因素、进食过快过急、饮用含碳酸类饮料或酒类有关,也可见于胃食管反流病、食管裂孔疝、慢性胃炎、消化性溃疡、功能性消化不良、胆道疾病等。

（六）反酸

反酸(acid regurgitation)指酸性胃内容物反流至口咽部,口腔感觉到酸性物质。常伴有烧灼感、胸骨后疼痛、吞咽痛、吞咽困难以及间歇性声嘶、慢性咳嗽等呼吸道症状,不伴有恶心、干呕。多由于食管括约肌功能不全或食管蠕动功能异常、胃酸分泌过多引起,多见于胃食管反流病和消化性溃疡。

（七）灼热感

灼热感(heartburn)是一种胸骨后或剑突下烧灼感,由胸骨下段向上延伸,常伴有反酸,主要是由于炎症或化学刺激作用于食管黏膜而引起。常见于胃食管反流病和消化性溃疡,也可发生于急性心肌梗死和心绞痛。

（八）呕血和黑便

呕血(hematemesis)是上消化道疾病或全身疾病所致的急性上消化道出血,血液经口腔呕出。常见于上消化系统疾病,如消化性溃疡、急性糜烂出血性胃炎、食管胃底静脉曲张破裂出血、胃癌;也可见于血液性疾病或呼吸系统疾病,前者如白血病、血友病,后者如呼吸功能衰竭。

呕血前常有上腹部不适及恶心,随后呕出胃内血性内容物。继而排出暗红色血便,出血量减少后转为黑便(melena)。上消化道出血者一般伴有黑便,但有黑便不一定有呕血。出血部位在幽门以上者常有呕血和黑便,幽门以下者可仅表现为黑便。出血量少、速度慢的幽门下病变可仅有黑便,而出血量大、速度快的幽门下病变可因血液反流入胃,引起恶心、呕吐而出现呕血。

呕血与黑便的颜色与出血量和速度及出血的部位有关。出血量多、在胃内停留时间短、未与胃酸充分混合、出血位置在食管则呕血呈鲜红色或混有血块;出血量少或在胃内停留时间较长,因血红蛋白与胃酸作用形成酸化正铁血红蛋白,呕血呈棕褐色咖啡渣样。出血量大、在肠内推进快,可形成暗红色甚至鲜红色稀薄血便,需与下消化道出血鉴别;出血量不大,在肠内停留时间长,形成较稠厚的黑便。

（九）便秘

便秘(constipation)指排便频率减少,7 天内排便次数少于 2~3 次,排便困难,粪便干结。根据病因可分为功能性便秘和器质性便秘,前者如食物缺少纤维素而对结肠运动的刺激减少、肠易激综合征,后者如肠梗阻、肠粘连等。根据病程长短可分为急性便秘和慢性便秘。急性便秘多表现为原发病表现,如肠梗阻引起者,可表现为腹痛、腹胀、恶心、呕吐;慢性便秘多无特殊表现,部分患者可出现食欲减退、下腹部不适等症状,主要表现为粪便干硬、排便困难和频率减少。正常人排便习惯不一,有习惯于隔数天排便一次而无异常者,故应重视粪便性状的改变而不能单纯以每天排便 1 次作为排便正常的标准。

（十）黄疸

黄疸(jaundice)是由血浆胆红素增高所引起的皮肤、黏膜和巩膜发黄的症状和体征。正常血清胆红素最高为 17.1μmol/L。胆红素在 17.1~34.2μmol/L 时,不易察觉,称隐性黄疸;高于 34.2μmol/L 时,可见较明显的黄疸,称显性黄疸。常根据病因分为溶血性、肝细胞性、胆汁淤积性及先天性非溶血性黄疸。肝细胞性黄疸和胆汁淤积性黄疸主要见于消化系统疾病,如肝炎、肝硬化、胆道阻塞等;溶血性黄疸多见于各种原因引起的溶血,如溶血性疾病;先天性非溶血性黄疸较少见,是由肝细胞对胆红素的摄取、结合和排泄缺陷所致。

（庄嘉元）

第二节　胃炎

胃炎(gastritis)指任何病因引起的胃黏膜炎症,常伴有上皮损伤和上皮细胞再生。当胃黏膜病变的炎症很轻或缺如,而以上皮损伤和上皮细胞再生为主时,一般称为胃病,但临床仍习惯将"胃病"归入"胃炎"。胃炎是最常见的消化系统疾病之一,根据临床发病缓急和病程长短,可分为急性胃炎和慢性胃炎两大类。

一、急性胃炎

案例导入

患者,男,21岁,以"上腹痛1周,加重2小时"为主诉入院。

病史评估:1周前无明显诱因出现上腹痛,因能坚持日常生活而未就诊。2小时前出现疼痛加剧,恶心、呕吐数次,呕吐物为胃内容物,无反酸,伴发热,体温38℃,无腹泻,大小便正常。

身体评估:T 38℃,P 106次/分,R 30次/分,BP 100/70mmHg,神志清楚,体型消瘦,步行入院。

辅助检查:粪便隐血试验阳性;胃镜检查提示:糜烂性胃炎(Ⅱ级)

请思考:为全面评估患者,还需要收集哪些资料? 对患者进行身体评估时的重点是什么? 如何对患者进行健康教育?

急性胃炎指各种病因引起的胃黏膜急性炎症。

（一）分类

急性胃炎主要有3种类型。

1. **急性幽门螺杆菌胃炎**　由幽门螺杆菌(Helicobacter pylori, H. pylori)感染引起,临床表现、内镜所见及胃黏膜活检病理组织学均显示急性胃炎的特征,但由于多数患者症状很轻或无症状,加之一过性的上腹部症状多不为患者注意,临床上很难诊断 H. pylori 感染引起的急性胃炎。感染后如不予抗菌治疗,H. pyolri 可长期存在并发展为慢性胃炎。

2. **除 H. pylori 以外的急性感染性胃炎**　由于胃酸有强力抑菌作用,故此类疾病患病率较低。但在机体抵抗力低下时,可发生各种细菌、真菌、病毒感染所致的急性胃炎。

3. **急性糜烂出血性胃炎(acute erosive-hemorrhagic gastritis)**　各种病因引起的、以胃黏膜多发性糜烂为特征的急性胃黏膜病变,常伴有胃黏膜出血,可伴有一过性浅溃疡形成。因本病在临床常见,本节予以重点讨论。

（二）病因和发病机制

引起急性糜烂出血性胃炎的常见病因如下。

1. **急性应激**　严重创伤、大手术、大面积烧伤、脑血管意外和休克、过度紧张劳累等引起胃黏膜糜烂、出血。除多灶性糜烂外,少数可发生急性溃疡,由严重烧伤所致者称 Curling 溃疡,中枢神经系统病变所致称 Cushing 溃疡。

2. **药物**　最常见的是非甾体类抗炎药(non-steroidal anti-inflammatory drugs, NSAIDs),如阿司匹林、吲哚美辛(消炎痛)、布洛芬等,其机制除直接损伤胃黏膜外,还可以通过抑制环氧合酶的作用而抑制胃黏膜生理性前列腺素的产生,削弱胃黏膜的屏障功能。这类药物可引起黏膜糜烂和出血,病变除胃黏膜外也可累及十二指肠。其他药物如某些糖皮质激素(泼尼松、甲泼尼龙)、化疗药(氟尿嘧啶)、某些抗生素、氯化钾等也可刺激或损伤胃黏膜。

3. **物理因素**　鼻胃管、异物、内镜下活检及各种微创治疗、放射治疗的射线可直接损伤胃黏膜,破坏黏膜屏障功能,导致黏膜损伤。

4. **其他**　酒精、病毒感染、血管损伤及强酸、强碱等腐蚀剂等可直接损伤胃黏膜屏障。胃黏膜屏障是维持胃腔与胃黏膜内高浓度梯度的重要保证。当胃黏膜屏障受损,胃腔内氢离子可反弥散进入胃黏膜进,一步加重胃黏膜的损害,最终导致胃黏膜糜烂和出血。

（三）临床表现

多数患者症状不明显或症状被原发病所掩盖。患者可无任何症状,或仅表现为轻微上腹不适或隐痛。

临床上多以突然呕血和(或)黑便为首发症状的上消化道出血症状就诊。急性糜烂出血性胃炎是上消化道出血重要病因之一,占 10%~30%,仅次于消化性溃疡。

(四)辅助检查

1. 粪便检查　粪便隐血试验阳性。

2. 胃镜检查　因病变(特别是 NSAIDs 或酒精引起者)可在短期内消失,延迟胃镜检查可能无法确定出血病因,因此胃镜检查宜在出血后 24~48 小时内进行。内镜下可见胃黏膜多发性糜烂、出血灶和浅表溃疡,表面附有黏液和炎性渗出物。一般应激所引起的胃黏膜损害以胃体、胃底为主,而 NSAIDs 或酒精所致则以胃窦为主。

(五)治疗要点

针对病因和原发疾病采取防治措施。对处于应激状态的严重疾病患者,除积极治疗原发疾病外,应常规给予抑制胃酸分泌的 H$_2$-受体拮抗剂或质子泵抑制剂,或胃黏膜保护剂如硫糖铝;对服用 NSAIDs 者应停用,不能停药者应视情况应用 H$_2$-受体拮抗剂、质子泵抑制剂或米索前列腺素预防。对于已发生上消化道大出血者,按上消化道大出血治疗原则采取综合治疗(见本章第九节"上消化道大量出血")。

(六)常用护理诊断/问题及措施

1. 知识缺乏　缺乏有关本病的病因及防治知识

(1)评估患者疾病知识水平:了解患者对疾病病因、治疗及护理知识的认知水平,帮助患者寻找病因并指导去除或避免病因的正确方法;鼓励患者对疾病的治疗、护理计划提问。

(2)休息与活动:指导患者注意休息,急性期患者应卧床休息。做好患者的心理护理,缓解其精神紧张状态。

(3)饮食指导:进食应定时、有规律,避免辛辣饮食,不可暴饮暴食。一般宜进食易消化、半流质饮食;剧烈腹痛、频繁呕吐或出血时应禁食,待腹痛、呕吐缓解,活动性出血停止后可给予流质饮食,如米汤。

(4)用药指导:向患者说明阿司匹林、吲哚美辛(消炎痛)、激素等药物对胃黏膜的损伤,指导患者正确用药,必要时可使用制酸剂、胃黏膜保护剂预防胃黏膜损伤。用药方法及护理措施见本章第三节"消化性溃疡"。

2. 潜在并发症:上消化道出血　具体护理措施参见本章第九节"上消化道大量出血"。

(七)健康指导

1. 疾病知识指导　向患者及家属介绍急性胃炎的病因、预防和自我护理方法。

2. 用药指导　根据患者的具体情况进行指导,如避免使用对胃黏膜有刺激的药物,必须使用时应遵医嘱服用制酸剂或胃黏膜保护剂;向患者及家属说明及时治疗的重要性,指导患者正确服药,预防发展为慢性胃炎。

3. 饮食指导　嗜酒者应戒酒;合理饮食,避免过冷、过热或辛辣食物;生活要有规律,保持心情愉快。

二、慢性胃炎

案例导入

患者,女,48 岁,以"中上腹胀痛伴嗳气半年,加重 1 周"为主诉入院。

病史评估:半年前进食后感中上腹饱胀伴嗳气,近 1 周症状加重。无恶心、呕吐,大小便正常。

身体评估:T 37℃,P 76 次/分,R 30 次/分,BP 100/70mmHg。神志清楚,步行入院。

辅助检查:胃镜检查提示:萎缩性胃炎(Ⅰ级)

请思考:为明确病因,还需要收集哪些资料?

慢性胃炎是多种病因引起的胃黏膜慢性炎症,主要由 *H. pylori* 感染引起。

（一）分类

根据 2006 年"中国慢性胃炎共识意见",采纳国际上新悉尼系统(Update Sydney System)对慢性胃炎的分类,分为 3 种类型。

（1）慢性非萎缩性胃炎:也称浅表性胃炎,指不伴有胃黏膜萎缩性病变、胃黏膜层见以淋巴细胞和浆细胞为主的慢性炎症细胞浸润的慢性胃炎。*H. pylori* 感染是此类胃炎的主要病因。

（2）慢性萎缩性胃炎:胃黏膜已经发生了萎缩性改变,常伴有肠上皮化生。还可再分为:①多灶萎缩性胃炎(multifocal atrophic gastritis):萎缩性改变在胃内呈多灶性分布,以胃窦为主,常由 *H. pylori* 感染引起的慢性非萎缩性胃炎发展而来。②自身免疫性胃炎(autoimmune gastritis):指由免疫因素引起的胃炎,多发生在胃体部。

（3）特殊类型胃炎:种类较多,由不同病因所致,临床上较少见。

（二）病因和发病机制

1. *H. pylori* 感染　是慢性胃炎的最主要病因,占 80%～95%。机制包括:①*H. pylori* 尿素酶分解尿素产生氨以及其产生的毒素(如空泡毒素等)、酶等,直接损伤黏膜上皮细胞;②*H. pylori* 诱导上皮细胞释放 IL-8,诱发炎症反应,后者损伤胃黏膜;③通过抗原模拟或交叉抗原机制诱发天然或获得性免疫,后者损伤胃上皮细胞。

2. 自身免疫　自身免疫性胃炎以富含壁细胞胃体黏膜萎缩为主。患者血液中存在自身抗体即壁细胞抗体(parietal cell antibody,PCA)和内因子抗体(intrinsic factor antibody,IFA)。前者使壁细胞总数减少,导致胃酸分泌减少或匮乏;后者使内因子缺乏,引起维生素 B_{12} 吸收不良,导致恶性贫血。本病可伴有其他自身免疫性疾病,如桥本甲状腺炎、白癜风等。

3. 饮食和环境因素　流行病学调查研究显示,饮食中高盐和缺乏新鲜蔬菜水果与慢性胃炎的发生关系密切。长期饮浓茶、烈酒、咖啡,食用过冷、过热、过于粗糙的食物也可损伤胃黏膜,诱导慢性胃炎的发生。

4. 其他　长期摄入高盐饮食、长期服用 NSAIDs 等及各种原因引起的十二指肠液反流均可削弱胃黏膜屏障,使其易受消化液的侵袭;慢性右心衰竭、肝硬化门静脉高压症可引起胃黏膜淤血、缺氧,使胃黏膜对刺激物耐受性降低,易于受损。

（三）病理

慢性胃炎的发展是由浅表逐渐扩展至腺体深部的过程,组织病理学上表现为炎症、萎缩和化生。一般病理变化胃窦重于胃体,小弯侧重于大弯侧;当萎缩和肠化生严重时,炎症细胞浸润反而减少。

黏膜炎症在非活动期以淋巴细胞和浆细胞为主,活动期见中性粒细胞增多。慢性炎症过程出现胃黏膜固有腺体数量减少或消失,胃黏膜变薄,并常伴肠化生,称为胃黏膜萎缩。慢性胃炎进一步发展,胃上皮或化生的肠上皮在再生过程中发育异常,可形成异型增生,又称不典型增生,异型增生是胃癌的癌前病变。

不同类型胃炎的病理改变在胃内的分布不同。*H. pylori* 主要定植在胃窦部,其引起的慢性胃炎多呈弥漫性分布,但以胃窦为重;多灶萎缩性胃炎的萎缩和肠化生呈多灶性分布,多始于胃小弯,逐渐波及胃窦,继而胃体;自身免疫性胃炎,萎缩和肠化生主要局限在胃体。

（四）临床表现

70%～80%的患者可无任何症状。有症状者主要表现为上腹不适、饱胀、钝痛等非特异性消化不良症状,症状一般无明显规律性,进食可加重或减轻。也可有食欲不振、反酸、嗳气等症状。症状的有无及严重程度与慢性胃炎的内镜所见及病理组织学改变无明确相关。

胃黏膜有糜烂者可有上消化道出血,长期少量出血可引起缺铁性贫血。自身免疫性胃炎患者可出现明显畏食和体重减轻,可伴有贫血。恶性贫血者常有疲乏、舌炎和轻微黄疸,一般消化道症状较少。慢性胃炎体征多不明显,有时可有上腹轻压痛。

(五)辅助检查

1. 胃镜及胃黏膜组织活检 胃镜检查并做活组织病理学检查是最可靠的诊断方法。非萎缩性胃炎可见黏膜充血,色泽较红,也可有黏膜水肿,两者共存呈红白相间,红色为主,黏液分泌增多,表面常见白色渗出物,有时可见出血点和少量糜烂;萎缩性胃炎黏膜多呈苍白色或灰白色,弥漫性或呈灶性分布,也可有红白相间,白色为主,皱襞变平或消失,如伴有增生,黏膜呈颗粒或结节状。

2. *H. pylori* 检测 慢性胃炎患者应常规检测 *H. pylori*,见本章第三节"消化性溃疡"。

3. 胃液分析 非萎缩胃炎胃酸分泌正常或增高;萎缩性胃炎病变主要在胃窦时胃酸可正常或降低;自身免疫性胃炎胃酸降低,重者可无胃酸。

4. 血清学检查 自身免疫性胃炎时,壁细胞抗体(PCA)和内因子抗体(IFA)可呈阳性,血清促胃液素水平明显升高,血清维生素 B_{12} 测定和维生素 B_{12} 吸收试验有助于恶性贫血的判断。多灶萎缩性胃炎时,血清促胃液素水平正常或偏低。

5. 血清胃泌素 G17、胃蛋白酶原 Ⅰ 和 Ⅱ 测定 属无创性检查,有助于判断萎缩是否存在及分布部位和程度。胃体萎缩者血清胃泌素 G17 水平显著升高、胃蛋白酶原 Ⅰ 和(或)胃蛋白酶原 Ⅰ/Ⅱ 比值下降;胃窦萎缩者血清胃泌素 G17 水平下降,胃蛋白酶原 Ⅰ 和(或)胃蛋白酶原 Ⅰ/Ⅱ 比值正常;全胃萎缩者则两者均降低。

(六)治疗要点

慢性胃炎的治疗目的是缓解症状和改善胃黏膜组织学,应尽可能针对病因,遵循个体化原则。

1. *H. pylori* 治疗 *H. pylori* 引起的慢性胃炎是否常规根除尚缺乏统一意见。根据 2006 年全国慢性胃炎共识意见,建议根除 *H. pylori* 适用于:①胃黏膜糜烂、萎缩及肠化生、异型增生者;②有消化不良症状者;③有胃癌家族史者。常用以质子泵抑制剂和(或)胶体铋剂为基础加上两种抗生素的联合治疗方案。常用药物及方案参考本章第三节"消化性溃疡"。

2. 对症处理 胃黏膜糜烂或以烧灼感、反酸等症状为主者可用抗酸剂、H_2-受体拮抗剂或质子泵抑制剂。胆汁反流者,可用多潘立酮、莫沙必利等胃肠促动力药消除或减少胆汁反流;服用 NSAIDs 者,可用米索前列腺素、质子泵抑制剂减轻胃黏膜损害;胃黏膜糜烂或症状明显者,可用胶体铋、硫糖铝、铝碳酸镁、替普瑞酮等保护胃黏膜;以上腹饱胀、早饱等症状为主者,可用胃肠促动力药。

3. 自身免疫性胃炎的治疗 尚无特异治疗,恶性贫血者可补充维生素 B_{12}。

4. 胃黏膜异型增生的治疗 对轻度异型增生者除给予上述治疗外,可指导服用叶酸、抗氧化维生素(维生素 C、维生素 E)及含硒食物,关键在于定期随访。对肯定重度异型增生则宜手术治疗。

(七)常用护理诊断/问题及措施

1. 疼痛 以腹痛为主,与胃黏膜炎性变病变有关。

(1)休息与活动:急性期患者应卧床休息,病情缓解时,可适当活动。

(2)用药护理:遵医嘱对患者进行根除 *H. pylori* 治疗时,应注意观察药物的疗效及不良反应。

1)胶体铋剂:胶体次枸橼酸铋(colloidal bismuth subcitrate CBS)为常用制剂,在酸性环境中起作用,宜在餐前半小时服用。CBS 可使牙齿、舌苔染成黑色,服用液体铋剂时需指导患者用吸管直接吸入。部分患者服药后出现便秘或粪便变黑,停药后可自行消失。牛奶及抗酸剂对其有干扰作用,不宜同时服用。少数患者有恶心、一过性血清转氨酶升高等,极少出现急性肾衰竭。孕妇及严重肾功能不全者忌用。

2)抗菌药物:阿莫西林为青霉素类抗生素,使用前应询问患者有无过敏史,青霉素过敏者禁用。使用过程中应注意有无迟发性过敏反应,如皮疹等;甲硝唑可引起消化道反应,如恶心、呕吐等,宜在餐后半小时服用;必要时可遵医嘱服用甲氧氯普胺、维生素 B_{12} 对症治疗。

2. 营养失调:低于机体需要量 与消化不良、食欲不振有关。

（1）饮食治疗原则：向患者及家属说明摄取足够营养的重要性，指导患者定时、定量进食，以高热量、高蛋白、高维生素、易消化为饮食原则。避免过热、粗糙、浓烈辛辣饮食。多吃新鲜蔬菜水果，尽可能少吃或不吃烟熏、腌制食物，减少食盐摄入量。

（2）制订饮食计划：了解患者的饮食习惯，与患者共同制订合理的饮食计划，指导患者及家属合理烹饪，增加食物的色、香、味，增进患者食欲。胃酸低的患者宜进食完全煮熟的食物，以利于消化吸收，并可增加能刺激胃酸分泌的食物，如肉汤、鸡汤等；高胃酸的患者应避免进食酸性、脂肪多的食物。

（3）营养状况评估：了解患者进餐的次数、品种及进食量，评估其摄入的营养素是否满足机体需要。定期测量体重，监测血红蛋白浓度、血清白蛋白等相关营养指标。

（八）健康指导

1. 疾病知识指导　向患者及家属介绍慢性胃炎的病因，指导患者避免诱发因素。合理安排作息时间，保持良好心理状态，注意劳逸结合，积极配合治疗。

2. 饮食指导　指导患者注意饮食卫生，保证营养摄入，养成规律进食习惯；避免产酸、产气、过冷、过热、辛辣等刺激性食物及浓茶、咖啡等饮料；嗜酒者应戒酒；注意饮食卫生。

3. 用药指导　根据患者的具体用药情况，向患者及家属介绍药物的作用及不良反应，如有异常情况应及时复诊，定期门诊随访。

（庄嘉元）

第三节　消化性溃疡

案例导入

患者，男，47岁，以"反复上腹饥饿性疼痛6年，再发伴呕血2天"为主诉入院。

病史评估：6年前反复上腹饥饿性疼痛，伴反酸、嗳气，外院不规则治疗。2天前上腹痛加剧，呕吐咖啡色胃内容物2次，总量约600ml，感头晕，精神差。

身体评估：T 38℃，P 100次/分，R 30次/分，BP 100/70mmHg。贫血面容，体型消瘦，精神不佳。腹平软，上腹部压痛，腹水征阴性，肠鸣音活跃。

辅助检查：血常规：WBC5.4×10⁹/L，RBC2.1×10¹²/L，Hb45g/L，HCT30%，胃镜提示：十二指肠球部前壁可见一直径1.5cm的溃疡面，并可见渗血，胃部有弥漫性片状糜烂，未见活动性出血。

请思考：为明确病因，需重点询问哪些内容？如何对患者进行饮食指导？

消化性溃疡（peptic ulcer，PU）是胃肠道黏膜被胃酸/胃蛋白酶消化而造成的溃疡，可发生于食管、胃、十二指肠，也可见于胃-空肠吻合口附近或含有胃黏膜的Meckel憩室内。其中胃溃疡（gastric ulcer，GU）和十二指肠溃疡（duodenal ulcer，DU）最常见，因此，消化性溃疡一般指GU和DU。

DU较GU多见，两者之比为（1.5～5.6）∶1。可发生于任何年龄，DU多见于青壮年，GU多见于中老年。男性比女性多见。秋冬和冬春之交是好发季节。

（一）病因和发病机制

胃十二指肠黏膜具有一系列防御和修复机制。正常情况下，胃十二指肠黏膜能抵御侵袭因素的损害，保持黏膜的完整性。消化性溃疡的发生是有损害作用的侵袭因素与黏膜自身防御/修复因素之间失去平衡的结果。

1. *H. pylori* 感染　是消化性溃疡的最主要病因。*H. pylori* 借助其螺旋菌体及鞭毛穿过黏液层，在胃上皮细胞定植。其损伤胃黏膜的主要的机制有:①损害局部黏膜防御/修复能力:*H. pylor* 的毒素、有毒性作用的酶以及分解尿素产生的氨均可导致上皮损伤和过度黏膜炎症,破坏黏膜的屏障功能;②增强侵袭因素:*H. pylori* 可导致高胃泌素血症,进而引起高胃酸和高胃蛋白酶原分泌,促进其对黏膜的自身消化。

2. 非甾体类抗炎药(NSAIDs) 是另一个常见病因。前列腺素 E(prostaglandin E,PGE)通过增加黏液和碳酸氢盐分泌、促进黏膜血流增加、细胞保护等作用在维持黏膜防御/修复功能中起重要作。NSAIDs 能抑制炎症诱导的环氧化酶-2(COX-2),通过减少炎症介质的产生,达到抗炎、镇痛、防止血栓形成的药理作用。但由于 NSAIDs 同时也抑制 COX-2 的同工酶 COX-1,使得 PGE 减少,影响黏膜的修复。

3. 胃酸和胃蛋白酶 消化性溃疡的最终形成是由于胃酸/胃蛋白酶对黏膜自身消化所致,但胃蛋白酶的活性取决于胃液 pH,当 pH>4 时,胃蛋白酶失去活性,因此胃酸在溃疡的发生中起决定性作用。

4. 其他危险因素 吸烟、遗传、胃十二指肠异常运动、应激和心理因素、病毒感染及肝硬化、慢性肾衰竭、慢性肺部疾病也与消化性溃疡的发生有关。

(二)病理

溃疡多为单个,5%~20%的患者可有多发性溃疡。DU 多发生在球部,前壁多于后壁,少数(约10%)可发生于球部以下,称为球后溃疡;GU 多见于胃角或胃窦、胃小弯侧胃角附近;幽门管溃疡较易出现幽门梗阻。

内镜下 PU 多呈圆形或椭圆形、不规则状或线状,也可见线形,底部有灰黄色或灰白色渗出物,周围黏膜可见充血、水肿,愈合期可见再生上皮皱襞向溃疡集中。DU 的直径一般<1.5cm,GU 的直径一般<2cm,当 DU>2cm,GU 时>3cm 时,称巨大溃疡。

(三)临床表现

1. 症状 临床表现不一,上腹痛是本病的主要症状,但部分患者可无症状或以出血、穿孔等并发症为首发症状。典型消化性溃疡的临床特点为:①慢性过程:病史可达数年或数十年;②节律性疼痛(表 4-1);③周期发作:发作与缓解交替,上腹痛可以发作数天、数周或数月后,出现较长时间的缓解,以后又复发。溃疡一年四季均可复发,但以秋冬或冬春较常见,情绪不佳或劳累也可诱发。除疼痛外,消化性溃疡者还可有反酸、嗳气、烧灼感、上腹饱胀、恶心、呕吐、食欲减退等消化不良症状。部分病程较长,因疼痛或消化不良症状影响进食而出现体重减轻,但也可有少部分患者因进食可缓解疼痛而频繁进食,出现体重增加。

表 4-1 胃溃疡与十二指肠溃疡的鉴别

	胃溃疡(GU)	十二指肠溃疡(DU)
发病年龄	中老年	青壮年
发病机制	主要为防御/修复因素减弱	主要是侵袭因素增加
胃酸分泌	正常或降低	增多
常见部位	胃角或胃窦、胃小弯	十二指肠球部
H. pylori 检出率	80%~90%	90%~100%
疼痛特点	餐后1小时疼痛 进餐-疼痛-缓解 午夜痛少见	两餐间空腹或进餐前 疼痛-进餐-缓解 午夜痛多见

2. 体征 溃疡活动时上腹部可有局限性轻压痛,缓解期无明显体征。

3. 并发症 ①出血:是 PU 最常见并发症,DU 较 GU 易发生。PU 出血是上消化道出血最常见病因,约占 50%。溃疡侵蚀周围或深处血管产生不同程度的出血,可表现为呕血和(或)黑便,当侵蚀动脉则可表现为呕鲜血及大量便血,并可迅速出现循环血容量不足;②穿孔:可分为急性、亚急性和慢性 3 种类型,急性游离穿孔是最严重的并发症。穿孔后胃或十二指肠内容物迅速流入腹腔引起急性弥漫性腹膜炎,可出现上腹突发剧烈疼痛,由上腹迅速蔓延至全腹,有明显压痛和反跳痛,部分患者出现休克;③幽门梗阻:急性梗阻多由 DU 或幽门管溃疡所致,梗阻多为暂时性,炎症消退后即可好转;慢性梗阻多由溃疡愈合后疤痕收缩所致,呈持久性。幽门梗阻表现为餐后加重的上腹胀痛、反复呕吐宿食,呕吐后症状可缓解,重者出现失水和低氯、低钾性碱中毒;④癌变:DU 癌变较少,少数 GU 可发生癌变。对长期 GU 病史,年龄 45 岁以上,经严格内科治疗 4~6 周症状无好转,疼痛节律改变或消失、进行性消瘦、粪便隐血试验持续阳性者应考虑癌变可能,需要及时行进一步检查和定期随访。

问题与思考

一慢性胃溃疡患者在自助餐后突发上腹疼痛加剧,并蔓延至全腹,压痛、反跳痛明显。

1. 患者最可能发生了什么并发症?

2. 护士应如何处理?

4. 消化性溃疡的特殊类型　①无症状性溃疡:这类患者可无任何症状,多因其他疾病做消化系统检查时或因发生出血、穿孔等并发症时被发现。可见于任何年龄,以老年人多见;②老年人消化性溃疡:GU 发病率高于 DU。位于胃体中部以上的高位溃疡及胃巨大溃疡较多见,需注意与胃癌鉴别。临床症状多不典型,疼痛多无规律,食欲减退、恶心、呕吐、体重减轻等症状较为突出;③胃、十二指肠复合溃疡:指胃和十二指肠同时发生的溃疡,检出率约占全部消化性溃疡的 5%,多数 DU 发生先于 DU。其胃出口梗阻的发生率较单独 GU 或 DU 高;④幽门管溃疡:较少见。常缺乏典型溃疡的周期性和节律性疼痛,餐后上腹痛多见,对抗酸药反应较差,易出现幽门梗阻、穿孔、出血等并发症;⑤球后溃疡:具有 DU 的临床特点,但夜间痛和背部放射痛更多见,易并发出血。

胃溃疡与十二指肠溃疡的鉴别,见表 4-1。

(四)辅助检查

1. 胃镜检查及胃黏膜组织活检　是确诊 PU 的首选检查方法。除直接观察 PU 外,还可以内镜直视下活检,进行病理学检查及 *H. pylori* 检测。

2. X 线钡餐检查　发现龛影是溃疡的直接证据,对溃疡有确诊价值。局部痉挛、激惹现象、胃大弯侧痉挛性切迹、十二指肠球部激惹等均为间接征象,提示有溃疡的可能。适用于对胃镜检查有禁忌证或不愿意接受胃镜检查者。

3. *H. pylori* 检测　消化性溃疡的常规检查项目。可分为侵入性和非侵入性两大类。侵入性试验需做胃镜检查和胃黏膜活检,可同时确定存在的胃十二指肠疾病,常用方法有快速尿素酶试验、组织学检查、细菌培养等。快速尿素酶试验是诊断 *H. pylori* 的首选方法,准确性>90%。非侵入性试验仅提供有无 *H. pylori* 感染的信息,包括 ^{13}C 或 ^{14}C-尿素呼气试验、粪便 *H. pylori* 抗原检测、血清和分泌物检测等。

4. 其他　粪便隐血试验阳性提示有活动性溃疡;胃液分析、血清胃泌素测定用于促胃液瘤的辅助诊断。

(五)治疗要点

目的在于消除病因、缓解症状、愈合溃疡、防止复发和防治并发症。

1. 一般治疗　消除各种诱因,生活规律,劳逸结合,保持心情愉悦、建立良好的饮食习惯,停用 NSAIDs 药物,戒烟等。

2. 药物治疗

(1) 降低胃酸的药物:包括抑制胃酸分泌药和抗酸药两大类。

1) 抑制胃酸分泌:胃蛋白酶需在酸性条件下起作用,因此抑制胃酸分泌的同时也可抑制胃蛋白酶的消化作用。临床常用的有 H$_2$-受体拮抗剂(histamine H$_2$ receptor antagonist,H$_2$RA)和质子泵抑制剂(proton pump inhibitors,PPI)两大类。H$_2$RA 主要通过选择性竞争结合 H$_2$ 受体,使壁细胞分泌胃酸减少。PPI 可使壁细胞分泌胃酸的关键酶即 H^+-K^+-ATP 酶失活,其抑酸作用比 H_2RA 更强且作用更久,能达到无酸水平。此外,PPI 与抗生素的协同作用较 H_2RA 好,因此可作为根除幽门螺杆菌治疗方案中的基础药物。

2) 抗酸药:能与胃内盐酸作用形成盐和水,使胃内酸度降低,对缓解溃疡疼痛症状效果较好,但愈合溃疡疗效低,目前已不用或仅作为活动性溃疡的辅助用药。临床上常用的碱性抗酸药有氢氧化铝、氢氧化镁等。

(2) 保护胃黏膜的药物:除枸橼酸铋钾用于根除 *H. pylori* 的联合治疗外,已很少用于消化性溃疡的治疗。常用的胃黏膜保护剂有硫糖铝、胶体枸橼酸铋、米索前列醇,替普瑞酮及复方谷氨酰胺等。主要作用为黏附于胃黏膜溃疡面阻止胃酸/胃蛋白酶继续侵袭溃疡面、促进内源性前列腺素合成和刺激表皮生长因子分泌,促进胃黏膜溃疡愈合。

(3) 根除 *H. pylori*:凡有 *H. pylori* 感染的消化性溃疡,不论初发或复发,不论活动或静止,不论有无并发症史,均应根除治疗。目前推荐由 PPIs 和(或)胶体铋剂为基础加上两种抗生素的三联或四联疗法。三联疗法由标准 PPIs、克拉霉素(500mg,每天 2 次)加上阿莫西林(1000mg,每天 2 次)或甲硝唑(400mg,每天 2 次组成);四联疗法由标准剂量 PPIs、枸橼酸铋钾(240mg,每天 2 次)加上四环素(500mg,每天 4 次)和甲硝唑。两种疗程的推荐疗法相同,有至少 7 天,10 天和 14 天。随着 *H. pylori* 对克拉霉素、甲硝唑等抗生素的耐药率上升,抗生素已不再限定。我国 *H. pylori* 处理共识意见推荐的框架范围内,为提高 *H. pylori* 根除率应注意以下几点:①尽可能用四联疗法;②疗程可应用至 10 天或 14 天;③初次治疗中可用克拉霉素,但应作为四联疗法的组分。

在根除 *H. pylori* 结束后,溃疡面小、症状消失且根除治疗疗程达 2 周者,可不再继续抗溃疡治疗;溃疡面积大,治疗结束后症状未缓解或有并发症者,应继续抗酸分泌药物治疗,并在至少 4 周后复查 *H. pylori*。

3. 手术治疗 对于大出血经内科治疗无效、急性穿孔、瘢痕性幽门梗阻、胃溃疡疑有癌变及正规治疗无效的顽固性溃疡可选择手术治疗。

(六) 常用护理诊断/问题及措施

1. 疼痛 腹痛

(1) 帮助患者认识和去除病因:了解疾病诱因或原因,向患者解释疼痛发生的机制,指导其减少或去除加重或诱发疼痛的因素:①服用 NSAIDs 者,若病情允许应停药;若必须服用,遵医嘱换用对胃黏膜损伤较少的 NSAIDs,如塞来昔布或罗非昔布;②避免刺激性食物及暴饮暴食,减少对胃黏膜的损伤;③对嗜烟酒者应劝其戒除,但也应注意突然戒断可能引起焦虑、烦躁,进而刺激胃酸分泌,因此应耐心解释,与患者共同制订戒断计划,并督促其执行。

(2) 指导缓解疼痛:详细了解并注意观察患者疼痛的规律和特点,按其疼痛特点指导缓解疼痛的方法。如 DU 表现为空腹痛或午夜痛,指导患者在疼痛前或疼痛时进食碱性食物(如苏打饼干)或服用制酸剂。也可采用热敷或针灸镇痛。

(3) 休息与活动:溃疡活动期应卧床休息,病情缓解后可适当活动。

(4) 用药护理:①胃黏膜保护剂:宜餐前 1 小时服用,服用铝剂易引起便秘。②H_2RA:主要有西咪替丁、法莫替丁、雷尼替丁等。宜在饭前服用,也可把 1 天剂量在睡前服用。如需同时服用抗酸药,两药应间隔 1 小时以上服用。如用于静脉给药时应注意控制速度,速度过快可引起低血压和心律失常。西咪替丁可通过血脑屏障,偶有精神异常的不良反应;与雄性激素受体结合而影响性功能;肾脏是其排泄的主要部位,应用期间应注意患者肾功能。孕妇及哺乳期妇女忌服;③PPI:奥美拉唑可引起头晕,特别是用药初期,应嘱患者用药期间避免开车或做其他必须注意力高度集中的事情。

2. 营养失调:低于机体需要量

(1) 进餐方式:指导患者规律进食,以维持正常消化活动节律。溃疡活动期饮食宜定时、定量,每天进餐 3~4 次,避免餐间零食。饮食不宜过饱,以免胃窦部过度扩张而增加促胃液素的分泌。进餐时注意细嚼慢咽,避免急食,咀嚼可增加唾液分泌,后者具有稀释和中和胃酸的作用。

（2）食物选择:选择营养丰富,易消化的食物。患者并发出血或症状较重时应禁食。无并发出血、症状较轻者,可进半流质或软质饮食,可根据患者饮食习惯选择面食或米饭。脂肪到达十二指肠时虽能刺激小肠分泌抑胃液素,抑制胃酸分泌,但同时又可引起胃排空减慢,胃窦扩张,致胃酸分泌增多,故脂肪摄取应适量。此外,还应避免食用辛辣、过咸食物及浓茶、咖啡等饮料。

（七）健康指导

1. 疾病知识指导　向患者和家属介绍消化性溃疡的病因及加重因素,指导患者保持乐观情绪,规律生活,避免过度紧张与劳累。

2. 用药指导　告知患者应慎用或勿用致溃疡药物,如阿司匹林、泼尼松等。指导患者按医嘱正确服药,学会观察药效及不良反应,不能随便停药,以减少复发。嘱患者定期随访,如上腹疼痛节律发生变化并加剧,或者出现呕血、黑便时,应立即就医。

3. 饮食指导　指导患者养成合理的饮食习惯,戒烟戒酒,避免摄入产酸、产气、过冷、过热及刺激性食物。

（庄嘉元）

第四节　炎症性肠病

炎症性肠病(inflammatory bowel disease,IBD)是一类病因和发病机制尚未十分清楚的慢性非特异性肠道炎症性疾病,大致分为溃疡性结肠炎和克罗恩病。

既往认为IBD主要见于西方国家而在我国极少见。但近二十年来,随着人们生活方式的改变和诊断水平的提高,我国以医院为基础的文献报道显示,溃疡性结肠炎患病率为11.6/10万,克罗恩病患病率为1.4/10万,提示炎症性肠病已成为肠道主要疾病之一。由于炎症性肠病病情迁延,显著影响患者生活质量,又有发生癌变及严重并发症的可能,已逐渐受到关注。

目前病因及发病机制尚未明确,大多数学者认为IBD是在某种遗传易感性的基础上,在环境因素和肠道微生物的作用下,肠道免疫异常引起炎症,最终出现临床症状。其中遗传易感体质有决定性,免疫调节紊乱是关键的直接发病机制,而环境因素和肠道微生物激发了免疫损伤,是发病的诱因。

一、溃疡性结肠炎

案例导入

患者,男,48岁,以"反复排黏液血便2年余"为主诉入院。

病史评估:2年前反复排黏液血便,3~5次/天,伴腹痛,以脐周及脐部偏左明显,排便后可缓解。

身体评估:T 37℃,P 90次/分,R 20次/分,BP 110/80mmHg。神志清楚,体型消瘦,步行入院。

辅助检查:肠镜提示黏膜多发性浅溃疡,弥漫分布,覆盖有黄白色渗出物;病理提示隐窝脓肿。

初步诊断:溃疡性结肠炎。

请思考:患者可能存在哪些护理问题? 如何评价患者生活质量?

溃疡性结肠炎(ulcerative colitis,UC)是一种慢性非特异性结肠炎症性疾病。本病多见于20~40岁,男女发病率无明显差别。

（一）病理

病变可累及全结肠,多始于直肠和乙状结肠,逐渐向近端呈连续性、弥漫性发展及分布。活动期内镜下可见连续性弥漫性慢性炎症,病变部位黏膜充血、水肿、出血,呈颗粒样改变,组织学上可见黏膜层及黏膜下层大量炎症细胞浸润,形成隐窝脓肿,当数个隐窝脓肿融合破溃时,便形成糜烂及溃疡。炎症反复发作的慢性讨程中,肠黏膜不断破坏和修复,导致肉芽增生和上皮再生,后期有肠壁增厚、肠腔狭窄、假息肉形成,甚至癌变。缓解期内镜下黏膜明显萎缩变薄,色苍白,黏膜皱襞减少,甚至完全消失,见图(4-6)。

（二）临床表现

一般起病缓慢,少数急骤。病情轻重不一,病程长,呈慢性经过,表现为发作期和缓解期交替。

1. 症状

（1）消化道症状:①腹泻和黏液脓血便:见于绝大多数患者。黏液脓血便是本病活动期的重要表现。排便次数和便血程度反映病情轻重,轻者每日 2~4 次,便血轻或者无;严重者可达 10 次以上,粪便呈血水样。粪质多为糊样,重者可为稀水样。少数患者出现直肠排空功能障碍时,可有便秘,或便秘、腹泻交替;②腹痛:常有腹痛,一般为轻度到中度疼痛,局限于左下腹或下腹部,疼痛后可有便意,排便后疼痛可暂时缓解,有疼痛-便意-便后缓解的规律,常伴有里急后重,可有骶部不适。若并发中毒性巨结肠或炎症波及腹膜,可有持续剧烈腹痛;③其他:如上腹饱胀不适、嗳气、恶心、呕吐等。

（2）全身症状:中、重型患者活动期可有低热或中等度发热,高热多提示有并发症或急性暴发型。重症时出现全身毒血症,水、电解质平衡紊乱,贫血、低蛋白血症、体重下降等表现。

（3）肠外表现:常见有骨关节病变如外周关节炎、口腔及皮肤黏膜病变如口腔黏膜损害及结节性红斑、各种眼病、肝胆病变等。有时肠外症状先出现,常导致误诊。

2. 体征　轻、中型或缓解期患者多无阳性体征,部分患者可有左下腹轻压痛,重型或暴发型可有腹部膨隆、腹肌紧张、压痛、反跳痛,此时若同时出现发热、脱水、心动过速及呕吐等应考虑中毒性巨结肠、肠穿孔等并发症。部分患者直肠指诊有触痛及指套带血。

3. 并发症　①中毒性巨结肠:见于暴发型或重度 UC 患者,病变多累及全结肠或横结肠,肌层与肠肌神经丛受损,肠壁张力减退,结肠蠕动消失,肠内容物与气体大量积聚,引起急性结肠扩张。常因低钾、钡剂灌肠、使用胆碱能药物或阿片类制剂等因素诱发。病情极为凶险,毒血症明显,常有脱水和电解质紊乱,受累结肠大量充气致腹部膨隆、肠鸣音减弱或消失,常出现溃疡肠穿孔及急性腹膜炎,预后极差;②癌变:与病程及病变的范围有关,且恶性程度高,预后较差;③其他:可有肠出血、肠梗阻、急性肠穿孔。

4. 临床分型及分期

（1）临床分型:①初发型:首次发作者;②慢性复发型:最多见,发作期与缓解期交替;③慢性持续型:症状持续 6 个月以上;④急性暴发型:少见,病情严重,血便每日 10 次以上,伴全身中毒症状,可伴中毒性巨结肠、肠穿孔等严重并发症。前 3 型可相互转化。

（2）严重程度:轻度、中度和重度。可参照 Truelove-Witts 溃疡性结肠炎分度表(表 4-2)。

表 4-2　Truelove-Witts 溃疡性结肠炎分度表

项目	轻型	中型	重型
粪便	<4 次/天		>6 次/天
便血	轻或无		重
体温（℃）	正常	介于两者之间	>37.5
脉搏（次/分）	正常		100
血红蛋白	正常		<90g/L
血沉（mm/h）	<30		>30

（3）病变范围：分为直肠、直肠乙状结肠、左半结肠、广泛结肠、全结肠炎。

（4）病情分期：分为活动期和缓解期。常用Southerland疾病活动指数（DAI）（表4-3）。

表4-3 Southerland疾病活动指数

项目	计分			
	0	1	2	3
腹泻	正常	超过正常，1~2次/天	超过正常，3~4次/天	超过正常，5次/天
便血	无	少许	明显	以血为主
黏膜表现	正常	轻度易脆	中度易脆	重度易脆伴渗出
医师评估病情	正常	轻	中	重

注：总分之和小于2分为症状缓解；3~5分为轻度活动；6~10分为中度活动；11~12分为重度活动

（三）辅助检查

1. 血液检查　中、重型患者常有贫血。白细胞计数增高、血沉加快和C反应蛋白增高是活动期的标志。重症患者可有血红蛋白下降。

2. 粪便检查　肉眼检查常见血、脓和黏液。涂片镜检可见红、白细胞。粪便病原学检查是本病诊断的重要步骤，其目的是排除感染性结肠炎，需反复进行（至少连续3次）。

3. 结肠镜检查　对本病诊断有重要价值，但在急性期重型患者应暂缓进行，以防穿孔。结肠镜及活组织检查可明确诊断并确定病变范围和摘除较大的假性息肉。

4. X线钡剂灌肠检查　在结肠镜检查有困难时可用X线钡剂灌肠检查，但重型或暴发型患者不宜进行该项检查，引免加重病情或诱发中毒性巨结肠。

5. 自身抗体检测　血外周型抗中性粒细胞胞浆抗体（p-ANCA）诊断UC的阳性率50%~70%，是诊断UC较特异的指标。

（四）治疗要点

治疗的目的在活动期为尽快控制炎症，缓解症状；缓解期为维持缓解，预防复发。

1. 氨基水杨酸制剂　柳氮磺吡啶（SASP）是治疗本病的常用药，适用于轻、中度或者重度经糖皮质激素治疗缓解者。活动期3~4g/d，分次口服；或用相当剂量的5-氨基水杨酸（5-ASA）制剂。病变分布于远端结肠可酌情用SASP或5-ASA栓剂或保留灌肠。

2. 糖皮质激素　用以上药物疗效不佳时给予泼尼松口服30~40mg/d，重症患者常先予氢化可的松200~300mg/d或地塞米松10mg/d，静脉滴注7~14天后，改为泼尼松60mg/d，口服，病情好转后逐渐减量至停药。

3. 免疫抑制剂　硫唑嘌呤或巯嘌呤可用于对激素治疗效果不佳者或激素依赖的慢性活动性病例。

4. 手术治疗　用于经内科治疗无效者。

（五）常用护理诊断/问题及措施

1. 腹泻　与结肠炎症导致黏膜对水钠吸收障碍及结肠运动功能失常有关。

（1）用药护理：遵医嘱给予SASP、糖皮质激素、免疫抑制剂，注意观察药物疗效及不良反应。应用SASP的不良反应包括剂量相关的消化道症状及过敏反应，前者可有恶心、呕吐、食欲减退，后者可有皮疹、粒细胞减少等。可指导患者饭后服用，服药期间定期查血象。应用糖皮质激素时，要注意激素的不良反应，不可随意停药，防止反跳现象。应用免疫抑制剂时患者可出现骨髓抑制，应监测白细胞计数。

（2）病情观察：观察患者腹泻的次数、性质及伴随症状，监测粪便检查结果。

（3）其他护理措施参见本章第一节"腹泻"的护理。

2. 疼痛　腹痛为主，与肠道炎症、溃疡有关。

（1）病情观察：观察患者腹痛的性质、部位，监测生命体征，如出现腹痛性质突然改变，应注意是否发生肠出血、肠梗阻、肠穿孔等并发症。

（2）其他护理措施参见本章第一节"腹痛"的护理。

3. 营养失调：低于机体需要量　与长期腹泻、吸收障碍有关。

（1）饮食指导：向患者及家属说明食物与疾病的关系，指导患者合理进食。①保证充足的热量105～147kJ/（kg·d）和丰富蛋白质1.0～1.5g/（kg·d）摄入，以维持或恢复体重；②活动期和肠道狭窄患者应采用低纤维饮食，以避免机械性刺激、减少排便次数并促进病灶愈合。指导患者减少水果、多纤维蔬菜的摄入。缓解期可缓慢、少量增加食物纤维，应尽量减少非水溶性食物纤维如韭菜、豆类的皮的摄入以减少粪便量，避免肠阻塞，适当增加水溶性食物纤维如苹果、香蕉以利于吸收粪便中水分有助于大便形成从而减轻腹泻；③确诊乳糖不吸收或不耐受患者应限制牛奶及乳制品的摄入，但长期无奶饮食易导致负钙平衡，应注意补充维生素D；④补充维生素B_{12}、维生素D、铁剂、硒、镁、锌等，如动物肝脏、深海鱼等。急性发作期患者应进流质或半流质，病情严重者应禁食，遵医嘱给予肠内或肠外营养治疗。

（2）营养监测：定期评估患者营养状况。可通过监测临床营养相关生化指标如血清白蛋白、血红蛋白、氮平衡等等了解营养状况，也可通过营养风险指数及主观综合评估等全面评估患者营养状况，见表4-4。

表4-4　主观综合评估主要内容及评定标准

标准	A	B	C
1. 近期（2周）体重改变	无/升高	减少<5%	减少<5%
2. 饮食改变	无	减少	不进食或低能量流质
3. 胃肠道症状（持续2周）	无/食欲不减	轻微恶心、呕吐	严重恶心、呕吐
4. 活动能力改变	无/减退	能下床走动	卧床
5. 应激反应	无/低度	中度	高度
6. 肌肉消耗	无	轻度	中重度
7. 三头肌皮褶厚度	正常	轻度减少	明显减少
8. 踝部水肿	无	轻	明显

注：在上述8项中，至少有5项属于B或C级者，可分别被确定为中度或重度营养不良

4. 焦虑、抑郁　与疾病反复发作、病情迁延有关。

5. 潜在并发症：中毒性结肠扩张、直肠结肠癌变、肠大出血。

（六）健康指导

1. 疾病知识指导　由于病因不明，病情反复发作，迁延不愈，常给患者带来痛苦，特别是排便次数的增加，影响患者的日常生活并造成一定的精神压力，患者易产生焦虑、恐惧心理。应鼓励患者树立信心，积极配合治疗。指导患者合理休息与活动，在急性发作期或病情严重时均应卧床休息，缓解期适当活动，注意劳逸结合。指导患者合理饮食，保证充足的营养。

2. 用药指导　嘱患者坚持治疗，不要随意更换药物或停药。教会患者识别药物的不良反应，出现异常情况如疲乏、头痛、发热、手脚发麻、排尿不畅等症状要及时就诊，以免耽误病情。

相关链接

炎症性肠病健康相关生活质量调查表

1. 疾病特异性评价工具（disease-specific instruments）

（1）炎症性肠病调查表（Inflammatory Bowel Disease Questionnaire，IBDQ）。

（2）炎症性肠病患关注的分级表（Rating Form Of IBD Patient Concerns，RFIPC）。

（3）克利夫兰临床调查表（Cleveland Clinic Questionnaire）

2. 一般性评价工具（generic instruments）

（1）疾病影响表（Sickness Impact Profile，SIP）。

（2）简表-36（Short Form-36，SF-36）。

（3）心理综合健康状况（Psychological General Well-Being）。

二、克罗恩病

案例导入

患者，女，49岁，以"反复腹痛、腹泻4年余，加重半年余"为主诉入院。

病史评估：4年余前出现右下腹阵发性胀痛，伴腹泻，3~4次/天，为黏液便，无脓血，无里急后重，排便后腹痛缓解，半年前症状加重。

身体评估：T 37℃　P 90次/分　BP 120/90mmHg　R 20次/分，神志清楚，贫血面容，体型消瘦，步行入院。

辅助检查：粪便隐血试验阳性，钡剂灌肠X线检查可见跳跃征。

初步诊断：克罗恩病

请思考：患者的主要治疗措施有哪些？如何对患者进行用药指导？

克罗恩病（Crohn disease，CD）是一种病因未明的肠道慢性肉芽肿性疾病。CD可发生于胃肠道的任何部位，但多见于末段回肠及右半结肠。以腹痛、腹泻、腹块、瘘管形成和肠梗阻为特点，可伴有发热、营养障碍等。任何年龄均可发病，但青壮年占半数以上，男女间无明显差别。

（一）病理

病变多见于末段回肠和邻近肠段，但从口腔至肛门整个消化道均可受累，限于小肠和结肠者各占30%，两者同时受累占40%。肠道病变呈节段性或跳跃性分布，病变肠段间有正常肠管。早期呈鹅口疮样溃疡，随后溃疡增大形成纵行溃疡和裂沟，形成铺路石或鹅卵石样。病变累及全层肠壁，肠壁增厚、变硬可致肠管狭窄；溃疡穿孔可引起局部脓肿，穿透至其他肠段、器官、腹壁，形成内瘘或外瘘，慢性穿孔可引起粘连。

（二）临床表现

起病大多隐匿、缓慢，从发病至确诊往往需数月至数年。病程呈慢性、长短不等的活动期与缓解期交替，有终生复发倾向。少数急性起病，表现为急腹症。本病临床表现在不同病例差异较大，与病变性质、部位、病期及并发症有关。

1. 消化系统症状

（1）腹痛：为最常见症状。多位于右下腹或脐周，间歇性发作，常为痉挛性、阵发性疼痛伴腹鸣。常于进餐后加重，排便或肛门排气后缓解。腹痛的发生可能与肠内容物通过炎症、狭窄肠段，引起局部肠痉挛有关，也可由部分或完全性肠梗阻引起。出现持续性腹痛和明显压痛，提示炎症波及腹膜或腹腔内脓肿形成。全腹剧痛和腹肌紧张，可能系病变肠段急性穿孔所致。

（2）腹泻：亦为本病常见症状之一，主要由病变肠段炎症渗出、蠕动增加及继发性吸收不良引起。腹泻先是间歇发作，病程后期可转为持续性。粪便多数糊状，一般无脓血。病变涉及下段结肠或肛门直肠者，可有黏液血便及里急后重。

（3）腹部包块：由于肠粘连、肠壁增厚、肠系膜淋巴结肿大、内瘘或局部脓肿形成所致。多位于右下腹与脐周。

（4）瘘管形成：因透壁性炎性病变穿透肠壁全层至肠外组织或器官而成。瘘管形成是 CD 的临床特征之一。分内瘘和外瘘，前者可通向其他肠段、肠系膜、膀胱、输尿管、阴道、腹膜后等处，后者通向腹壁或肛周皮肤。肠段之间内瘘形成可致腹泻加重及营养不良。肠瘘通向的组织与器官因粪便污染可致继发性感染。外瘘或通向膀胱、阴道的内瘘均可见粪便和气体排出。

（5）肛门直肠周围病变：包括肛门直肠周围瘘管、脓肿形成及肛裂等病变，有结肠受累者较多见。有时这些病变可为本病的首发或突出的临床表现。

2. 全身表现

（1）发热：为常见的全身表现之一，与肠道炎症活动及继发感染有关。间歇性低热或中度热常见，少数呈弛张高热伴毒血症。

（2）营养障碍：由慢性腹泻、食欲减退及慢性消耗等因素所致。表现为消瘦、贫血、低蛋白血症和维生素缺乏等。青春期前患者常有生长发育迟滞。

3. 肠外表现　杵状指（趾）、关节痛（炎）、结节性红斑、坏疽性脓皮病、口腔黏膜溃疡、硬化性胆管炎等。

（三）辅助检查

1. 实验室检查　①贫血常见；②活动期血白细胞增高，血沉加快；③C 反应蛋白升高；④血清白蛋白常有降低；⑤粪便隐血试验常呈阳性；⑥有吸收不良综合征者粪脂排出量增加并可有相应吸收功能改变；⑦部分患者抗酿酒酵母抗体（ASCA）阳性。

2. X 线检查　小肠病变做小肠钡剂造影检查，结肠病变做钡剂灌肠检查。X 线表现为肠道炎症性病变，可见黏膜皱襞粗乱、纵行性溃疡或裂沟、鹅卵石征、假息肉、多发性狭窄、瘘管形成等 X 线征象，病变呈节段性分布。由于病变肠段激惹及痉挛，钡剂很快通过而不停留该处，称为跳跃征；钡剂通过迅速而遗留一细线条状影，称为线样征，该征亦可能由肠腔严重狭窄所致。由于肠壁深层水肿，可见填充钡剂的肠袢分离。

3. 结肠镜检查　可行全结肠及回肠末段检查。病变呈节段性（非连续性）分布，见纵行溃疡，溃疡周围黏膜正常或呈鹅卵石样，肠腔狭窄，炎性息肉，病变肠段之间黏膜外观正常。病变处活检有时可在黏膜固有层发现非干酪坏死性肉芽肿或大量淋巴细胞聚集。

（四）治疗要点

治疗目的是控制病情活动、维持缓解、减少复发及防治并发症。

1. 一般治疗　注意休息，进食易消化食物，补充营养、维生素和电解质。重症患者可采用静脉营养或要素饮食，让肠道充分休息，保证每日热量 2000kcal。

2. 药物治疗

1）氨基水杨酸制剂：SASP 适用于病变局限在结肠的轻、中型患者，但不良反应较严重。5-ASA 制剂如美沙拉嗪能在小肠、结肠定位释放，对病变在小肠和结肠的轻、中型患者适用，不良反应少。维持治疗不少于 3~5 年，有的需终身维持。

2）糖皮质激素：是目前控制病情活动比较有效的药物，适用于本病的中、重度活动期患者或对氨基水杨酸制剂无效的轻型患者。口服泼尼松 40~60mg/d 或静脉滴注氢化可的松 200~300mg/d；病情缓解后剂量逐渐减少至停用。不主张应用激素做长期维持治疗。对于长期依赖激素的患者可试加用免疫抑制剂，然后逐步过渡到用免疫抑制剂维持治疗。病情严重者可静脉给予激素，病变局限在左半结肠者可用激素保留灌肠。

3）免疫抑制剂：硫唑嘌呤或巯嘌呤（6-mercaptopurine，6-MP）适用于对激素治疗效果不佳或依赖的慢性活动性病例，加用这类药物后可逐渐减少激素用量乃至停用。严重不良反应主要是白细胞减少等骨髓抑制表现。甲氨蝶呤注射用药显效较硫唑嘌呤或巯嘌呤快,必要时可考虑使用,但需注意毒副作用。

4)抗菌药物:某些抗菌药物如甲硝唑、喹诺酮类药物应用于本病有一定疗效。一般与其他药物联合短期应用。

5)其他:抗 TNF-α 单克隆抗体(英夫利昔单抗),对传统治疗无效的活动期克罗恩病可能有效,但价格昂贵。

3. 手术治疗　本病具有复发倾向,手术后复发率高,故手术适应证严格。主要是针对并发症,包括完全性肠梗阻(纤维狭窄引起的机械梗阻)、内科治疗失败的瘘管与脓肿形成、急性穿孔、不能控制的大量出血、癌变等。

(五)常用护理诊断/问题及措施

1. 疼痛　腹痛为主,与肠内容物通过炎症狭窄肠段引起肠痉挛有关。护理措施参见本节"溃疡性结肠炎"。

2. 腹泻　与肠道炎症渗出、蠕动增加及吸收不良有关。

3. 营养失调:低于机体需要量　与慢性腹泻、食欲减退及慢性消耗等因素有关。护理措施参见本节"溃疡性结肠炎"。

(六)健康指导

参见本节"溃疡性结肠炎"。

第五节　肝硬化

案例导入

患者,女,71 岁,以"反复食欲不振 8 年、双下肢水肿 3 年,加重 2 周"为主诉入院。

病史评估:乙肝病史 20 年。

身体评估:T 36.8℃,P 96 次/分,R 24 次/分,BP 110/70mmHg,一般情况差,神志清楚,慢性肝病面容,可见蜘蛛痣及肝掌。

辅助检查:血常规:RBC $3.0×10^{12}$/L,Hb 90g/L,WBC $4×10^9$/L,Rlt $110×10^9$/L。

功能检查:ALT90U/L,白蛋白 24g/L,球蛋白 34g/L,总胆红素 28.0μmol/L。

请思考:为对该患者进行全面评估还需要进一步收集哪些资料? 目前主要护理诊断及要采取的护理措施有哪些?

肝硬化(hepatic cirrhosis)是一种由不同病因引起的慢性进行性弥漫性肝病。病理改变为广泛的肝细胞变性坏死、再生结节形成、纤维组织增生,正常肝小叶结构破坏和假小叶形成。临床主要表现为肝功能损害和门静脉高压,晚期常出现消化道出血、肝性脑病、感染等严重并发症。

肝硬化是我国常见的疾病和主要死亡病因之一。患者以青壮年男性多见,35~50 岁为发病高峰年龄。

(一)病因和发病机制

1. 病因

(1)病毒性肝炎:在我国以病毒性肝炎为最常见,占 60%~80%,主要为乙型、丙型和丁型肝炎病毒感染,甲型和戊型病毒性肝炎一般不会发展为肝硬化。

(2)慢性酒精中毒:长期大量饮酒时,乙醇及其中间代谢产物(乙醛)的毒性作用可引起酒精性肝炎和营养失调,最终导致酒精性肝硬化及不同程度的肝功能损害。

（3）非酒精性脂肪性肝炎:约70%的原因不明的肝硬化可能由非酒精性脂肪性肝炎引起,危险因素包括肥胖、糖尿病、高甘油三酯血症等。

（4）药物或化学毒物:长期服用双醋酚汀、甲基多巴、异烟肼等药物、或长期接触四氯化碳、磷、砷等化学毒物引起中毒性肝炎,最终演变为肝硬化。

（5）胆汁淤积:持续存在肝内胆汁淤积或肝外胆管阻塞时,高浓度的胆酸和胆红素的毒性作用可损伤肝细胞,引起胆汁性肝硬化。

（6）遗传和代谢性疾病:由于遗传性或代谢性疾病,导致某些物质或其代谢产物沉积在肝脏,造成肝损害,逐渐发展为肝硬化,如肝豆状核变性、血友病、半乳糖症和α_1-抗胰蛋白酶缺乏症等。

（7）肝静脉回流障碍:慢性充血性心力衰竭、缩窄性心包炎、肝静脉阻塞综合征等引起肝脏长期淤血,肝细胞缺氧、坏死和纤维组织增生,最终发展为肝硬化。

（8）免疫紊乱:自身免疫性慢性肝炎最终进展为肝硬化。

（9）血吸虫病:反复或长期感染血吸虫病者,虫卵及其毒性产物沉积于汇管区,刺激纤维组织增生,导致肝纤维化和门静脉高压,称之为血吸虫病性肝纤维化。

（10）隐源性肝硬化:发病原因不能确定的肝硬化,占5%～10%。

2. 发病机制　不同病因引起的肝硬化,其病理变化和发展演变过程大致相同。特征为广泛的肝细胞变性坏死、正常的肝小叶结构破坏,残存肝细胞形成再生结节,纤维组织弥漫性增生,汇管区之间以及汇管区和肝小叶中央静脉之间纤维间隔相互连接,形成假小叶。假小叶逐步进展,造成肝内血管扭曲、受压、闭塞而致血管床缩小,肝内门静脉、肝静脉和肝动脉小分支之间异常吻合而形成短路,导致肝血循环紊乱。这些肝内血管网结构异常而致严重的血循环障碍,最终可形成门静脉高压,导致肝细胞缺血缺氧加重,促使肝硬化病变的进一步发展。

（二）临床表现

肝硬化起病隐匿,病程发展较缓慢,可隐伏3～5年或更长时间。临床上根据是否出现腹水、上消化道出血或肝性脑病等并发症,分为代偿期和失代偿期肝硬化。

1. 代偿期肝硬化　早期无症状或症状较轻,以乏力、食欲减退、低热为主要表现,可伴有腹胀、恶心、上腹腹痛及腹泻等。患者营养状况一般或消瘦,可触及肿大的肝脏、质地偏硬,脾轻度至中度肿大,肝功能检查正常或仅有轻度异常。

2. 失代偿期肝硬化　主要表现为肝功能减退和门静脉高压所致的全身多系统症状和体征。

（1）肝功能减退临床表现:

1）全身症状和体征:一般情况较差,精神不振,乏力;营养状况较差,消瘦,皮肤干枯、黄染,面色黝暗无光泽(肝病面容),部分患者有不规则发热。

2）消化道症状:食欲减退为最常见的症状,甚至厌食,进食后上腹不适、恶心、呕吐,稍进油腻食物可引起腹泻。上述症状的出现与胃肠道淤血水肿、消化吸收功能紊乱和肠道菌群失调等因素有关。患者出现黄疸时,提示有肝细胞进行性或广泛性坏死。

3）出血倾向和贫血:由于肝合成凝血因子减少、脾功能亢进和毛细血管脆性增加,导致凝血功能障碍,常出现牙龈、鼻腔出血、皮肤紫癜和胃肠道出血等,女性常有月经过多。

4）内分泌紊乱症状:由于雌激素增多和(或)雄激素减少,男性患者常有性功能减退、毛发脱落、乳房发育;女性患者可有月经失调、闭经、不孕等。部分患者面部、颈、上胸、肩背和上肢等上腔静脉引流区域可出现毛细血管扩张,称为蜘蛛痣。在手掌大小鱼际和指端腹侧部位皮肤发红称为肝掌。

（2）门静脉高压的临床表现:脾大、侧支循环的建立和开放、腹水是构成门静脉高压症的三大临床表现(图4-2)。

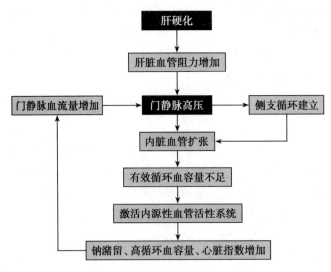

图4-2 肝硬化门静脉高压的形成机制

1）脾大：门静脉高压致脾静脉压力增高，脾淤血而肿大，多为轻、中度，部分可呈巨脾。脾功能亢进时，外周血中白细胞、红细胞和血小板计数减少。上消化道大出血时，脾脏可暂时缩小，出血停止或补足血容量后再度增大。

2）侧支循环的建立和开放：当门静脉压力增高时，来自消化器官及脾脏的回心血流受阻，使门腔静脉交通支开放并扩张，血流量增加，建立侧支循环（图4-3）。临床上重要的侧支循环有：①食管下段和胃底静脉曲张：是门静脉系的胃冠状静脉与腔静脉系的食管静脉、奇静脉等吻合形成；②腹壁静脉曲张：由于脐静脉重新开放，与附脐静脉、腹壁静脉等连接，在脐周与腹壁可见迂曲的静脉，以脐为中心向上及下腹延伸；③痔核形成：是门静脉系的直肠上静脉与下腔静脉系的直肠中、下静脉吻合扩张形成痔核。

3）腹水：是肝硬化肝功能失代偿期最显著的临床表现。腹水形成与下列因素有关：①门静脉压力增高：门静脉压力增高时，腹腔脏器毛细血管床静水压增高，组织间液回吸收减少而漏入腹腔；②血浆胶体渗透压降低：肝功能减退使白蛋白合成减少及蛋白质摄入和吸收障碍，发生低白蛋白血症，血浆胶体渗透压降低，血管内液体进入组织间隙，在腹腔形成腹水；③淋巴液生成过多：肝静脉回流受阻时，致肝内淋巴液生成增多，超过胸导管引流的能力，淋巴液自肝包膜和肝门淋巴管渗出至腹腔；④有效循环血容量不足：血容量不足时，交感神经系统兴奋、肾素-血管紧张素-醛固酮系统激活及抗利尿激素增多，导致肾小球滤过率降低及水钠重吸收增加，发生水钠潴留。

（3）肝脏情况 早期肝脏肿大，表面光滑，质中等硬度；晚期肝脏缩小，表面不平，质硬，一般无压痛。

（三）并发症

1. 上消化道出血 为本病最常见并发症，多由咳嗽、负重等使腹内压突然升高所致，引起大量的呕血和黑便，可引起出血性休克，或诱发肝性脑病。部分肝硬化患者上消化道大出血可能有其他原因，如消化性溃疡、急性胃黏膜糜烂，可用内镜检查鉴别。

2. 感染 患者免疫功能低下、门腔静脉侧支循环开放等因素增加了病原体的入侵繁殖机会，易并发感染，如自发性细菌性腹膜炎是腹腔内无脏器穿孔的腹膜急性细菌性感染，可出现发热、腹痛、腹胀、腹膜刺激征、大量腹水等症状。

3. 肝性脑病 是晚期肝硬化的最严重并发症，也是最常见的死亡原因，主要临床表现为性格行为失常、意识障碍、昏迷（详见本章第七节"肝性脑病"）。

4. 原发性肝癌 当患者短期内出现病情迅速恶化、肝脏进行性增大、原因不明的持续性肝区疼痛或发热、腹水增多且为血性等表现时，应考虑并发原发性肝癌，需作进一步的检查。

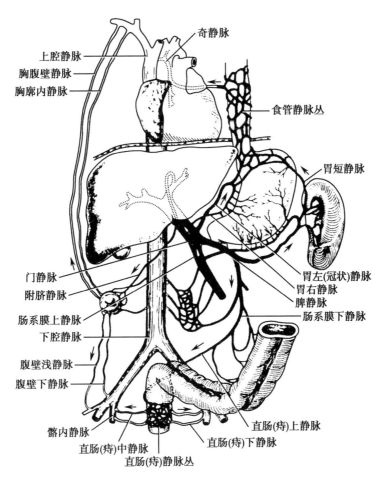

图4-3　门静脉回流受阻时,侧支循环血流方向示意图

5. 肝肾综合征　肝肾综合征又称功能性肾衰竭,是肝硬化终末期最常见的严重并发症之一。失代偿期肝硬化出现大量腹水时有效循环血容量减少、肾血管收缩和肾内血液重分布,肾皮质缺血和肾小球滤过率下降,髓质血流量增加、髓袢重吸收增加,发生肝肾综合征,表现为自发性少尿或无尿、氮质血症、稀释性低钠血症和低尿钠,但肾脏无明显器质性损害。

6. 电解质和酸碱平衡紊乱　肝硬化患者常见的电解质和酸碱平衡紊乱有:①低钠血症:长期钠摄入不足,长期利尿或大量放腹水导致钠丢失,抗利尿激素增多致水潴留超过钠潴留而致稀释性低钠;②低钾低氯血症与代谢性碱中毒:进食少、呕吐、腹泻、长期使用利尿剂或高渗葡萄糖液,继发性醛固酮增多等,可引起低钾低氯,而低钾低氯血症可导致代谢性碱中毒,诱发肝性脑病。

7. 肝肺综合征　是严重肝病伴肺血管扩张和低氧血症。临床表现为低氧血症和呼吸困难。吸氧只能暂时缓解症状,但不能逆转病程。

8. 门静脉血栓形成　与门静脉内血流缓慢等因素有关,若血栓局限可无临床症状,如发生门静脉急性完全阻塞,表现为剧烈腹痛、腹胀、血便、休克,脾脏迅速增大和腹水增加,常诱发肝性脑病。

（四）辅助检查

1. 实验室检查

（1）血常规:在代偿期多正常,失代偿期有不同程度的贫血。脾功能亢进时白细胞和血小板计数减少。

（2）尿常规:代偿期无变化,有黄疸时可出现胆红素、尿胆原增加。失代偿期有时可见蛋白尿、血尿和管型尿。

（3）肝功能试验:代偿期大多正常或仅有轻度的酶学异常,失代偿期发生异常,异常程度与肝脏的储备功能减退程度有关。①血清酶学:转氨酶可呈轻、中度升高,肝细胞受损时以 ALT 升高较明显,当肝细胞严重坏死时则 AST 升高更明显;②蛋白代谢:血清白蛋白下降,球蛋白升高,A/G 倒置,血清蛋白电泳显示以 γ-球蛋白增加为主;③凝血酶原时间:在代偿期可正常,失代偿期则有不同程度延长,经注射维生素 K 亦不能纠正;④胆红素代谢:肝储备功能明显下降时出现总胆红素、结合胆红素及非结合胆红素均升高,以结合胆红素升高为主。

（4）免疫功能检查:①细胞免疫检查 T 淋巴细胞数低于正常;②体液免疫检查发现免疫球蛋白 IgG、IgA 增高,以 IgG 增高最为显著;③部分患者可出现非特异性自身抗体,如抗核抗体、抗平滑肌抗体、抗线粒体抗体等;④病因为病毒性肝炎者,乙型、丙型或乙型加丁型肝炎病毒标记呈阳性反应。

（5）腹水检查:包括腹水的颜色、比重、蛋白定量、血清和腹水白蛋白梯度、细菌培养等。一般为漏出液,并发自发性腹膜炎、结核性腹膜炎或癌变时腹水性质相应发生变化。

2. 影像学检查　食管静脉曲张时行食管吞钡 X 线检查显示虫蚀样或蚯蚓状充盈缺损,纵行黏膜皱续增宽,胃底静脉曲张时胃肠钡餐可见菊花样充盈缺损。CT 和 MRI 检查可显示肝、脾、肝内门静脉、肝静脉、侧支血管形态改变、腹水。

3. 内镜检查

（1）上消化道内镜检查:可确定有无食管胃底静脉曲张及其部位和程度。并发上消化道出血时,胃镜检查可判明出血部位和病因,进行止血治疗。

（2）腹腔镜检查:可直接观察肝脾情况。

4. 肝活组织检查　B 超引导下肝穿刺或组织活检是代偿期肝硬化诊断的金标准,有助于明确肝硬化的病因、病理类型、炎症和纤维化程度等。

（五）治疗要点

目前尚无特效治疗,应早期诊断。代偿期加强病因治疗,服用保护肝细胞药物;失代偿期主要对症治疗、改善肝功能和处理并发症。

1. 腹水治疗

（1）限制钠和水的摄入:通过钠、水摄入的限制,可产生自发性利尿,使腹水减退。

（2）利尿剂:是目前临床应用最广泛的治疗腹水的方法。常用保钾利尿剂有螺内酯和氨苯蝶啶,排钾利尿剂有呋塞米和氢氯噻嗪。单独应用排钾利尿剂需注意补钾。

（3）大量放腹水加输注白蛋白:患者如无感染、上消化道出血、肝性脑病等并发症、肝代偿功能尚可、凝血功能正常,可选用此法。每次 1~2 小时内放腹水 4~6L,同时静脉输注白蛋白 8~10g/L 腹水。

（4）提高血浆胶体渗透压:定期输注白蛋白或血浆、新鲜血,可通过提高胶体渗透压促进腹水消退,改善机体一般状况和肝功能。

（5）腹水浓缩回输:将抽出腹水经浓缩处理(超滤或透析)后再经静脉回输,除清除部分潴留的钠和水分外,可提高血浆白蛋白浓度和有效血容量。不良反应和并发症有发热、感染、电解质紊乱等,注意有感染的腹水不可回输。

2. 门静脉高压症的手术治疗　包括各种分流、断流术和脾切除术等,起到降低门脉系统压力和消除脾功能亢进的作用。

3. 肝移植　是晚期肝硬化的最佳治疗方法。

（六）常用的护理诊断/问题及措施

1. 营养失调:低于机体需要量　与肝功能减退、门静脉高压引起食欲减退、消化和吸收障碍有关。

（1）饮食护理:制订适当的饮食计划,指导患者保持良好的饮食习惯。饮食原则为高热量、高蛋白质、高维生素、易消化饮食,严禁饮酒,适当摄入脂肪。①血氨升高时应限制或禁食蛋白质,病情好转后逐渐增加蛋白质的摄入量;②避免进食刺激性强,粗纤维多和较硬的食物,避免损伤曲张静脉导致出血;③腹水患者应限制钠水的摄入,保证食盐 1.5~2.0g/d,饮水不超过 1000ml/d。

（2）营养支持:必要时遵医嘱给予静脉补液,如 50%葡萄糖溶液、复方氨基酸等。

（3）营养监测:了解患者每天进食的量及种类,评估是否能够满足机体需要。定期测量体重,监测有关营养指标的变化,如血红蛋白浓度、血清蛋白等。

2. 体液过多　与肝功能减退、门静脉高压引起水钠潴留有关。

（1）体位:嘱患者卧床休息,取平卧位,有利于增加肝、肾血流量,改善肝细胞的营养,提高肾小球滤过率。大量腹水者卧床时可取半卧位,使膈肌下降,有利于呼吸运动,减轻呼吸困难和心悸。臀部、阴囊、下肢、足部水肿可用棉垫托起,促进血液回流,减轻水肿。

（2）限制钠和水的摄入:有腹水者应限制钠的摄入(食盐 1.5~2.0g/d),进水量限制在每天 1000ml 左右。评估患者有无不恰当的饮食习惯而加重水钠潴留,严格控制钠和水的摄入量。

（3）用药护理:使用利尿剂时应注意维持水电解质和酸碱平衡。利尿速度不宜太快,每天体重减轻一般不超过 0.5kg,下肢水肿患者每天体重减轻不超过 1.0kg。

（4）病情观察:观察腹水和下肢水肿的情况,准确记录出入量,测量体重、腹围,教会患者正确的测量和记录方法。腹腔穿刺放腹水时,做好术中及术后的生命体征监测,密切观察病情;术后缚紧腹带,避免腹内压骤然下降;记录抽出腹水的颜色、性质和量,标本及时送检。

（七）健康指导

1. 疾病知识指导　指导患者及家属掌握本病的有关知识和自我护理的方法,把治疗计划落实到日常生活当中。

2. 休息与活动　代偿期的患者无明显的临床症状时,可适当参加轻度工作,避免过度劳累;失代偿期的患者,以卧床休息为主,视病情适量活动,活动以不加重症状为宜。

3. 饮食指导　向患者及家属宣传饮食治疗的意义和原则,遵循饮食治疗原则和计划,禁酒。

4. 皮肤护理指导　保持皮肤清洁,每日温水沐浴,水温不宜过高,避免使用有刺激性的皂类和沐浴液,沐浴后使用性质柔和的润肤品,以减轻皮肤干燥、瘙痒。皮肤瘙痒者,嘱患者勿用手抓挠,防止损伤皮肤,并遵医嘱给予止痒处理。卧床期间,受压部位给予清洁和按摩以促进血液循环,以免局部组织长期受压,发生压疮或感染。

5. 用药指导　严格遵医嘱用药,需加用药物时应征得医生的同意,避免服药不当而加重肝脏负担和肝功能损害。应详细向患者及家属介绍所用药物的名称、剂量、给药时间和方法,教会其观察药物疗效和不良反应,定期门诊随访。

（史铁英）

第六节　原发性肝癌

案例导入

患者,女,57 岁,以"乏力半年余,吞咽后胸骨后疼痛 1 周"为主诉入院。

病史评估:慢性乙肝病史 30 余年。半年前无明显诱因感乏力,伴呕血、黑便,于县医院就诊,行胃镜检查提示食管静脉曲张,诊断为"胃溃疡并出血,肝硬化"。

身体评估:T 36.5°C,P 62 次/分,R 18 次/分,BP 110/70mmHg,轻度黄疸,面部皮肤色素沉着、腹膨隆,肝肋下 2cm,剑突下 3cm 触及、质坚硬、有压痛,腹部移动性浊音阳性。

辅助检查：甲胎蛋白（AFP）测定 3698.0IU/ml，ALB 28.2g/L，血常规三系减少。

思考：还需进一步收集患者的哪些资料？测定甲胎蛋白有何意义？

原发性肝癌（primary carcinoma of the liver）指肝细胞或肝内胆管细胞发生的癌，是我国常见的恶性肿瘤之一。本病可发生于任何年龄，以 40~49 岁年龄组最高，男女之比高发区中为（3~4）∶1。

（一）病因和发病机制

尚未完全肯定，可能与多种因素的综合作用有关。

1. 病毒性肝炎　在我国肝癌患者中，有乙型肝炎感染史者占 90% 以上。欧美、日本等丙型肝炎感染高发的国家、地区，肝癌中丙型肝炎的检出率高于普通人群。提示乙型和丙型肝炎病毒与肝癌发病有关。

2. 肝硬化　原发性肝癌合并肝硬化者占 50%~90%，我国主要由病毒性肝炎发展成大结节性肝硬化，而欧美国家肝癌常发生在酒精性肝硬化的基础上。

3. 黄曲霉毒素　黄曲霉素的代谢产物黄曲霉毒素 B_1（AFB_1）有强烈的致癌作用。流行病学调查发现在粮油、食品受黄曲霉毒素 B_1 污染严重的地区，肝癌发病率较高，提示黄曲霉毒素 B_1 可能与肝癌发生有关。

4. 饮用水的污染　我国研究表明，池塘水中有致癌或致突变作用的有机物上百种，池塘中滋生的蓝绿藻可产生藻类毒素，可能与肝癌发生有关。

5. 其他因素　长期饮酒和吸烟可增加患肝癌的危险性。此外，遗传、有机氯农药、亚硝胺类化学物质、寄生虫等，可能与肝癌的发生有关。

（二）病理

1. 分型

（1）按大体形态分型：①块状型：最多见，癌块直径在 5cm 以上，可呈单块、多块或融合块状 3 个亚型；②结节型：一般直径不超过 5cm，可分为单结节、多结节或融合结节 3 个亚型；③弥漫型：最少见，米粒至黄豆大小的癌结节分布于整个肝脏；④小癌型：孤立的直径小于 3cm 的癌结节或相邻两个癌结节直径之和小于 3cm。

（2）按组织学分型：①肝细胞型：最为多见，约占肝癌的 90%，癌细胞由肝细胞发展而来，大多伴有肝硬化；②胆管细胞型：少见，由胆管细胞发展而来；③混合型：上述两型同时存在。

2. 转移途径　肝癌经血行、淋巴、种植转移造成癌细胞扩散。肝内血行转移发生最早、最常见，是肝癌切除术后复发的主要原因，肝癌容易侵犯门静脉而形成癌栓，脱落后在肝内引起多发性的转移灶。肝外血行转移以肺最常见，其次为胸、肾上腺、肾及骨等部位。

（三）临床表现

起病隐匿，早期缺乏典型症状。中晚期临床症状明显，其主要表现如下。

1. 症状

（1）肝区疼痛：是最常见的症状，半数以上患者有肝区疼痛，多呈持续性胀痛或钝痛。如肿瘤侵犯膈肌，疼痛可放射至右肩；当肝表面的癌结节包膜下出血或向腹腔破溃，可表现为突然发生的剧烈肝区疼痛或腹痛。

（2）消化道症状：食欲减退、消化不良、恶心、呕吐，当出现腹水或门静脉癌栓时可导致腹胀、腹泻等。

（3）全身症状：进行性消瘦、乏力、发热、营养不良，晚期患者可呈恶病质等。少数患者由于癌肿本身代谢异常，导致机体内分泌或代谢异常，可有自发性低血糖、红细胞增多症、高血钙、高血脂等伴癌综合征的表现。

（4）转移灶症状：肿瘤转移至肺、骨、脑、淋巴结、胸腔等处，可产生相应的症状。

2. 体征

（1）肝大：肝脏呈进行性肿大是最常见的特征性体征之一。肝质地坚硬，表面及边缘不规则，常呈结节状，有不同程度的压痛。如肝癌突出于右肋弓下或剑突下时，上腹可呈现局部隆起或饱满，如癌肿位于横膈面，则主要表现为膈肌抬高而肝下缘不下移。

（2）黄疸：一般在晚期出现，多为阻塞性黄疸，少数为肝细胞性黄疸。

（3）肝硬化征象：肝癌伴有肝硬化门静脉高压者可有脾大、腹水、静脉侧支循环形成等表现。腹水一般为漏出液，也可出现血性腹水。

3. 并发症

（1）肝性脑病：常为肝癌终末期的最严重并发症，约 1/3 的患者因此死亡。

（2）上消化道出血：约占肝癌死亡原因的 15%。肝癌常因伴有肝硬化或门静脉、肝静脉癌栓致门静脉高压，导致食管胃底静脉曲张破裂出血。晚期患者可因胃肠道黏膜糜烂合并凝血功能障碍引起广泛出血。

（3）肝癌结节破裂出血：约 10% 的肝癌患者发生肝癌结节破裂出血。癌组织坏死或液化时可自发或因外力破裂。破裂可限于肝包膜下形成压痛性血肿；也可破入腹腔引起急性腹痛和腹膜刺激征，大量出血可致休克和死亡。

（4）继发感染：患者因长期消耗或进行放射、化学治疗等，抵抗力减弱，加上长期卧床等因素，容易并发肺炎、败血症、肠道感染、压疮等。

（四）辅助检查

1. 癌肿标记物检测

（1）甲胎蛋白（AFP）测定：AFP 现已广泛用于原发性肝癌的普查、诊断、判断治疗效果及预测复发。AFP 浓度通常与肝癌大小呈正相关。在排除妊娠、肝炎和生殖腺胚胎瘤的基础上，AFP 检查诊断肝细胞癌的标准为：①AFP 大于 500μg/L 持续 4 周以上；②AFP 在 200μg/L 以上的中等水平持续 8 周以上；③AFP 由低浓度逐渐升高不降。

（2）其他标志物：γ-谷氨酰转移酶同工酶Ⅱ（GGT2）、血清岩藻糖苷酶（AFU）、异常凝血酶原（APT）等有助于 AFP 阴性肝癌的诊断和鉴别诊断，联合多种标志物可提高诊断率。

2. 影像学检查

（1）超声显像：B 超检查是目前肝癌筛选的首选检查方法。B 超结合 AFP 检测是早期诊断肝癌的主要方法。

（2）CT 检查：是肝癌诊断的重要手段，为临床疑诊肝癌者和确诊肝癌拟行手术治疗者的常规检查。

（3）MRI 检查：能清楚显示肝细胞癌内部结构特征，应用于临床怀疑肝癌而 CT 检查未能发现病灶或病灶性质不能确定时。

（4）肝血管造影：选择性肝动脉造影是肝癌确诊的重要补充手段。

3. 活体组织检查　在 B 超或 CT 引导下用特制活检针穿刺癌结节行组织学检查，是确诊肝癌的最可靠方法。

（五）治疗要点

早期发现和早期治疗是改善肝癌预后的最主要措施，早期肝癌应尽量采取手术切除。

1. 手术治疗　以手术切除为首选，对诊断明确并有手术指征者应及早手术。由于手术切除有很高的复发率，术后应加强综合治疗与随访。

2. 肝动脉栓塞治疗　是肝癌非手术疗法中的首选，可明显提高患者的 3 年生存率。肝动脉栓塞治疗是经皮穿刺股动脉，在 X 线透视下将导管插至固有动脉或其分支注射抗肿瘤药物和栓塞剂，常用栓塞剂有碘化油和明胶海绵碎片。现临床多用抗肿瘤药物和碘化油混合后注入肝动脉，发挥持久抗肿瘤的作用。一般 6~8 周重复 1 次，经 2~5 次治疗，肝癌明显缩小，再行手术切除，近年来，放射性粒子栓塞也较常用。

3. 放射治疗　适用于肝门区肝癌的治疗，对于病灶较局限，肝功能较好的早期病例，如能耐受 40Gy（4000rad）以上的放射剂量，疗效可显著提高。

4. 中医治疗　通过调整机体的机体免疫功能，发挥抗肿瘤能力的作用。

5. 靶向治疗　目前针对肝癌的靶点治疗药物主要有表皮生长因子受体（EGFR）抑制药物，血管内皮生长因子受体（VEGFR）拮抗药，多激酶抑制剂、肝细胞生长因子（Met）抑制剂，转化生长因子（TGF）β 受体抑制剂等。

6. 并发症的治疗 肝癌结节破裂时,因患者凝血功能障碍,非手术治疗难以止血。应积极争取手术探查,行局部填塞缝合术、肝动脉栓塞术、肝动脉结扎术等,进行止血治疗。其他并发症如上消化道出血、肝性昏迷、感染等的治疗,可参阅有关章节。

(六)常用护理诊断/问题及措施

1. 疼痛 肝区痛为主,与肿瘤生长迅速、肝包膜被牵拉或肝动脉栓塞术后产生栓塞后综合征有关。

(1)病情观察:注意观察患者疼痛的部位、程度、性质、持续时间及伴随症状,及时发现和处理异常情况。

(2)指导并协助患者减轻疼痛:教会患者一些放松和转移注意力的方法和技巧,如做深呼吸、听音乐、交谈等,有利于缓解疼痛。认真倾听患者述说疼痛的感受,应做出适当的回应,以减轻患者的孤独无助感和焦虑,使其保持稳定的情绪。

(3)采取镇痛措施:可根据WHO疼痛三阶梯镇痛法,遵医嘱采取镇静、镇痛药物,并配以辅助用药,注意观察药物的疗效和不良反应。

(4)肝动脉栓塞化疗患者的护理

1)术前护理:①做好术前检查,如血常规、出凝血时间、肝肾功能、心电图等;②做好术前准备,皮试、备皮、在左上肢穿刺静脉留置针;③术前6小时禁食水。

2)术中配合:①准备好各种抢救物品和药物;②在术者注射造影剂时应密切观察患者有无恶心、心慌、胸闷、皮疹等过敏症状,并监测生命体征、血氧分压等呼吸循环指标的变化;③注射化疗药物后应注意观察患者有无恶心、呕吐,一旦出现应帮助患者头偏向一侧,口边垫污物盘,指导患者做深呼吸。

3)术后护理:术后由于肝动脉血供突然减少,可产生栓塞后综合征而出现腹痛、发热、恶心、呕吐,血清白蛋白降低、肝功能异常等改变,需作好相应护理:①密切观察病情变化,多数患者于术后4~8小时体温升高,持续1周左右,是机体对坏死肿瘤组织重吸收的反应。高热者采取降温措施,避免机体消耗;②穿刺部位压迫止血15分钟再加压包扎,沙袋压迫6~8小时,保持穿刺侧肢体伸直24小时,并密切观察穿刺部位有无血肿及渗血;③术后给予清淡易消化饮食,少量多餐;④栓塞术1周后,常因肝缺血影响肝糖原储存和蛋白质的合成,根据医嘱静脉输注白蛋白,补充适量的葡萄糖液,准确记录出入量;⑤观察有无肝性脑病的前驱症状,及时处理。

2. 悲伤 与患者知道疾病预后不佳有关。

(1)评估患者的心理反应:与其他癌症患者一样,肝癌患者往往出现否认、愤怒、忧伤、接受几个心理反应阶段。如果给予正确的心理疏导,帮助患者接受疾病诊断的事实并配合治疗与护理。

(2)建立良好的护患关系:应注意与患者建立良好的护患关系,对患者进行心理疏导,指导患者保持乐观的态度。

(3)建立家庭支持系统:应给患者家属以心理支持和具体指导,取得家属的配合,提高家庭的应对能力。对心理障碍严重者,建议家庭成员多陪伴患者,积极处理患者提出的各种要求,稳定患者的情绪。

(七)健康指导

1. 疾病预防指导 积极宣传和普及肝癌的预防知识,注意饮食和饮水卫生,减少与各种有害物质的接触,是预防肿瘤的关键。应用病毒性肝炎疫苗,预防肝炎。

2. 疾病知识指导 指导患者保持乐观的情绪,建立积极的生活方式,条件允许时,可参加社会性抗癌组织活动,增加精神支持,以提高机体的抗癌能力。指导患者合理进食,以高蛋白、适当热量、多种维生素为宜。

3. 用药指导 按医嘱服药,忌服损伤肝脏的药物,定期随访。

(史铁英)

第七节　肝性脑病

案例导入

患者,女,43 岁,以"确诊肝硬化 3 年,突发大量呕血后出现行为改变"为主诉入院。

病史评估:患者既往有乙肝病史 30 余年,肝硬化病史 3 年。1 天前突发呕血 700ml,经急诊胃镜下止血后,出现反应迟钝,言语不清,定向力障碍。

身体评估:T 36.9℃,P 90 次/分,R 20 次/分,BP 120/80mmHg,嗜睡,巩膜轻度黄染,可见肝掌及蜘蛛痣,腹部膨隆。

辅助检查:血氨为 58μmol/L,脑电图表现为每秒 4~7 次 δ 波。

请思考:该患者出现意识模糊的最可能原因是什么? 该患者目前的主要护理诊断/问题有哪些?

肝性脑病(hepatic encephalopathy,HE)过去称肝性昏迷(hepatic coma),指严重肝病引起的、以代谢紊乱为基础的中枢神经系统功能失调的综合征,其主要临床表现是意识障碍、行为失常和昏迷。门体分流性脑病(portosystemic encephalopathy,PSE)是由于门静脉高压,广泛肝门静脉与腔静脉间侧支循环形成,从而使大量门静脉血绕过肝脏流入体循环,是肝性脑病发生的主要机制。对于有严重肝病尚无明显肝性脑病的临床表现,而用精细的智力测验和(或)电生理检测发现异常情况者,称之为轻微肝性脑病。

(一)病因和发病机制

1. 病因　各型肝硬化,特别是肝炎后肝硬化是引起肝性脑病最常见的原因。重症肝炎、暴发性肝功能衰竭、原发性肝癌、严重胆道感染及妊娠期急性脂肪肝等肝病可导致肝性脑病。

2. 诱因　肝性脑病特别是门体分流性脑病常有明显的诱因,常见的有上消化道出血、大量排钾利尿、放腹水、高蛋白饮食、催眠镇静药、麻醉药、外科手术、感染等。

3. 发病机制　迄今未完全明确。一般认为肝性脑病产生的病理生理基础是肝功能衰竭和门腔静脉之间侧支循环的形成。主要来自肠道的许多毒性代谢产物,未被肝解毒和清除,经过侧支进入体循环,透过血脑屏障至脑部,导致大脑功能紊乱。氨是促发肝性脑病最主要的神经毒素,氨代谢紊乱引起氨中毒是肝性脑病重要的发病机制。除此之外,神经递质的变化也参与肝性脑病的发生,如 γ-氨基丁酸/苯二氮卓(GABA/BZ)、假性神经递质、色氨酸等。

(二)临床表现

肝性脑病的临床表现因原有肝病的性质、肝细胞损害严重程度及诱因不同而不一致。根据意识障碍程度、神经系统体征和脑电图改变,可将肝性脑病的临床过程分为四期,具体特征见表 4-5。

表 4-5　肝性脑病临床分期及特点

临床分期	特点	扑翼样震颤	脑电图
前驱期	焦虑、欣快激动、表情淡漠、睡眠倒错、健忘等轻度精神异常	+	正常
昏迷前期	嗜睡、行为异常、言语不清、书写障碍及定向力障碍。腱反射亢进、肌张力增高、踝阵挛及 Babinski 征阳性	+	特异性异常
昏睡期	以昏睡和精神错乱为主,各种神经体征持续存在或加重,肌张力增高,四肢被动运动常有抵抗力,锥体束征呈阳性	+	异常
昏迷期	昏迷,不能唤醒。浅昏迷时,对疼痛等强刺激尚有反应,腱反射和肌张力仍亢进;深昏迷时,各种反射消失,肌张力降低	-	明显异常

注:扑翼样震颤,即嘱患者两臂平伸,肘关节固定,手掌向背侧伸展,手指分开时,可见手向外侧偏斜,掌指关节、腕关节甚至肘与肩关节急促而不规则地扑击样抖动

（三）辅助检查

1. 血氨　正常人空腹静脉血氨为 $6\sim35\mu mol/L$，动脉血氨含量为静脉血的 $0.5\sim2$ 倍。慢性肝性脑病尤其是门体分流性脑病患者多有血氨升高，急性肝性脑病患者血氨可以正常。

2. 脑电图检查　正常脑电图呈 α 波，$8\sim13$ 次/秒。肝性脑病患者的脑电图表现为节律变慢，早期脑电图出现 δ 波或三相波，$4\sim7$ 次/秒；昏迷时表现为高波幅的 δ 波，少于 4 次/秒。

3. 心理智能测验　一般将木块图试验、数字连接试验及数字符号试验联合应用，适合于轻微肝性脑病，但易受年龄、教育程度的影响。

4. 影像学检查　急性肝性脑病患者行头部 CT 或 MRI 检查时可发现脑水肿、慢性肝性脑病患者则可发现不同程度的脑萎缩。

（四）治疗要点

去除肝性脑病发作的诱因、保护肝脏功能免受进一步损伤、治疗氨中毒及调节神经递质。

1. 识别及去除肝性脑病发作的诱因　控制感染和上消化道出血并清除积血，避免快速和大量的排钾利尿和放腹水。纠正水、电解质和酸碱平衡失调。防治便秘，控制使用麻醉、镇痛、安眠、镇静等药物。

2. 减少肠内氮源性毒物的生成与吸收　①灌肠或导泻：用生理盐水或弱酸性溶液灌肠，禁用肥皂水灌肠，口服或鼻饲25%硫酸镁 $30\sim60ml$ 导泻。对急性门体分流脑病昏迷者首选"乳果糖 500ml＋水 500ml"灌肠；②抑制肠道细菌的生长：可使用抑制肠道产尿素酶细菌的抗生素，减少氨的生成。常用的口服抗生素有新霉素、甲硝唑、利福昔明等；③乳果糖或乳梨醇：乳果糖口服后在小肠不会被分解，可以降低肠道 pH，抑制肠道细菌生长，使肠道细菌所产生的氨减少，减少氨的吸收，并促进血液中的氨进入肠道排出；④益生菌制剂：抑制有害菌群的生长，减少毒素吸收的作用。

3. 促进体内氨的代谢　目前最常用的降氨药物为谷氨酸钾、谷氨酸钠、门冬氨酸钾镁和盐酸精氨酸。

4. 调节神经递质　①GABA/BZ 复合受体拮抗剂：氟马西尼是 BZ 受体拮抗剂，通过抑制 GABA/BZ 复合受体发挥作用，对三期、四期患者具有促醒作用。②减少或拮抗假神经递质：支链氨基酸制剂是一种以亮氨酸、异亮氨酸、缬氨酸等为主的复合氨基酸，可以竞争性抑制芳香族氨基酸进入大脑，减少假神经递质的形成，其疗效尚有争议，但对于不能耐受蛋白质的营养不良者，有助于改善其氮平衡。

5. 肝移植　肝移植是治疗各种终末期肝病的一种有效手段，适用于严重和顽固性的肝性脑病有肝移植指征者。

（五）常用护理诊断/问题及措施

1. 意识障碍　与血氨增高，干扰脑细胞能量代谢和神经传导有关。

（1）病情观察：密切观察肝性脑病的早期征象，如患者有无冷漠或欣快、行为异常、理解力和记忆力的减退，以及扑翼样震颤。观察患者思维及认知的改变，通过刺激或定期唤醒等方法评估患者意识障碍的程度。监测并记录患者生命体征及瞳孔变化。定期复查血氨、肝、肾功能、电解质。一旦发现异常及时报告医生并配合处理。

（2）去除和避免诱发因素：①减少氨的吸收：清除胃肠道内的积血，可用生理盐水或弱酸性溶液灌肠，忌用肥皂水；②维持电解质平衡：避免快速利尿和大量放腹水，防止有效循环血量减少、蛋白质大量丢失及低钾血症而加重病情；③避免使用催眠镇静药、麻醉药等。禁用吗啡、水合氯醛、哌替啶及速效巴比妥类药物；④预防及控制感染：大量腹水或静脉曲张出血者易发生感染，如发生应及时、准确使用抗生素；⑤减少毒物的吸收：保持大便通畅，防止便秘。

（3）安全护理：设专人护理，曾经发生过肝性脑病而目前意识清楚的患者，应加强巡视，观察病情变化。对烦躁不安或抽搐的患者，注意安全保护，可加床档，必要时使用约束带，防止坠床及撞伤发生。

（4）用药护理：①用谷氨酸钾和谷氨酸钠时，应根据血清钾、钠浓度和病情而定。注意补钾原则，腹水和水肿明显时慎用钠剂；②乳果糖在肠内产气较多，使用时应从小剂量开始，避免腹胀、腹部绞痛、恶心、呕吐及电解质紊乱等情况发生;③长期服用新霉素的患者可能出现听力或肾损害,服用新霉素不宜超过1个月,用药期间监测听力和肾功能;④大量输注葡萄糖的过程中,应警惕低钾血症、心力衰竭的发生。

(5)心理护理:随着病情的发展患者逐渐丧失工作和自理能力。长期治疗给家庭带来沉重的经济负担,使患者及家属出现各种心理问题,应密切注意患者的心理状态。此外,应重视患者家属的心理护理,与家属建立良好的关系,给予情感上的支持,一起讨论患者的护理,让其了解本病的特点,做好充分的心理准备。制订切实可行的照顾计划,将各种需要照顾的内容和方法对照顾者进行讲解和示范。

(6)昏迷患者的护理:①患者取仰卧位,头偏向一侧以防舌后坠阻塞呼吸道;②注意保持患者呼吸道通畅,给予吸氧、吸痰,深昏迷患者应作气管切开排痰。③做好生活护理,保持口腔清洁,避免感染,定时协助患者翻身,按摩受压部位,防止压疮。④尿潴留患者给予留置导尿,观察并记录尿量、颜色、气味。⑤帮助患者做肢体被动运动,防止静脉血栓形成及肌肉萎缩。

2. 营养失调:低于机体的需要量　与肝功能减退、消化吸收障碍、限制蛋白质摄入有关。

(1)高热量饮食:保证每天热量供给5~6.7MJ(1200~1600kcal)。每天入液总量以不超过2500ml为宜,肝硬化腹水患者一般以前一天尿量加1000ml为标准控制入液量。

(2)蛋白质的摄入:肝性脑病患者摄入蛋白质的原则为保持正氮平衡:①急性期首日禁蛋白饮食,给予葡萄糖保证供应能量,昏迷者可鼻饲饮食;②慢性肝性脑病者无禁食蛋白质的必要,蛋白质摄入量为1~1.5g/(kg·d);③口服或静脉给予支链氨基酸制剂,可调整芳香族氨基酸/支链氨基酸比值,多食植物和奶制品。

(3)其他:维生素B_6可使多巴在外周神经处转为多巴胺,影响多巴进入脑组织,减少中枢神经系统的正常传导递质,因此不宜食用。

(六)健康指导

1. 疾病知识指导　向患者及家属讲解本病的有关知识,指导其认识肝性脑病的各种诱发因素,使其认识到疾病的严重性和自我护理保健的重要性。

2. 用药指导指导　患者按医嘱规定的药物、剂量、用法服药,了解药物的不良反应,并定期随访复诊。

3. 照顾者的指导　指导家属给予患者精神支持和生活方面的照顾,鼓励患者树立战胜疾病的信心。教会患者家属识别肝性脑病的早期征象,如出现性格行为异常、睡眠异常等,需及时到医院就诊。

（史铁英）

第八节　急性胰腺炎

案例导入

患者,男,54岁,以"左上腹痛8小时"为主诉入院。

病史评估:昨夜饮白酒1斤,8小时前出现持续性剧烈腹痛,呈刀割样,阵发性加剧,前倾位稍可缓解,伴腹胀及明显恶心,呕吐1次。既往有胆结石。

身体评估:T 38.2℃,P 92次/分,R 22次/分,BP 110/70mmHg,神志清楚,痛苦面容,平车入院。

辅助检查:血清淀粉酶为530.0U/L,脂肪酶2396U/L。B超:胰腺肿大。

初步诊断:急性胰腺炎。

请思考:胆结石引起急性胰腺炎的机制是什么?医嘱给予吗啡是否合理?为什么?该患者现存的主要护理问题及护理措施有哪些?

急性胰腺炎(acute pancreatitis,AP)指由于多种病因导致胰酶在胰腺内被激活引起胰腺组织自身消化、水肿、出血甚至坏死的炎症反应。临床主要表现为急性上腹痛、发热、恶心、呕吐、血和尿淀粉酶增高,重症胰腺炎常继发感染、腹膜炎和休克等多种并发症。

(一)病因和发病机制

引起急性胰腺炎的病因较多,我国以胆道疾病为常见病因,西方国家则以大量饮酒引起者多见。

1. **胆道疾病** 国内胆石症、胆道感染或胆道蛔虫是急性胰腺炎发病的主要原因,占50%以上,又称胆源性胰腺炎。引起胆源性胰腺炎的因素可能为:①胆石、感染、蛔虫等因素致Oddi括约肌水肿、痉挛,使十二指肠壶腹部出口梗阻,胆道内压力高于胰管内压力,胆汁逆流入胰管,引起急性胰腺炎;②胆石在移行过程中损伤胆总管、壶腹部或胆道感染引起Oddi括约肌松弛,使十二指肠液反流入胰管引起急性胰腺炎;③胆道感染时细菌毒素、游离胆酸、非结合胆红素等,可通过胆胰间淋巴管交通支扩散到胰腺,激活胰酶,引起急性胰腺炎。

2. **胰管阻塞** 胰管结石、胰管狭窄、肿瘤或蛔虫钻入胰管等均可引起胰管阻塞,其中以结石最为常见。当胰液分泌旺盛时胰管内压过高,使胰管小分支和胰腺腺泡破裂,胰液外溢到间质引起急性胰腺炎。

3. **酗酒和暴饮暴食** 可致胰液分泌增加,并刺激Oddi括约肌痉挛,十二指肠乳头水肿,使胰液排出受阻,引起急性胰腺炎。

4. **其他** 某些急性传染病、创伤、手术、某些药物以及任何原因引起的高钙血症和高脂血症等,都可能损伤胰腺组织引起急性胰腺炎。

(二)临床表现

急性胰腺炎按照病理可分为急性水肿型和急性出血坏死型。按照临床表现可分为轻症急性胰腺炎和重症急性胰腺炎,前者以胰腺水肿为主,临床多见,预后良好;后者常继发于感染、腹膜炎和休克等多种并发症,症状严重,病死率高。

1. 症状

(1)腹痛:为本病的主要表现和首发症状,常在暴饮暴食或酗酒后突然发生。疼痛剧烈而持续,呈钝痛、钻痛、绞痛或刀割样痛,可有阵发性加剧。腹痛常位于中上腹,向腰背部呈带状放射,弯腰抱膝体位可减轻疼痛,一般服用胃肠解痉药无效。水肿型腹痛一般3~5天后缓解;坏死型腹部剧痛,持续时间较长,由于渗液扩散可引起全腹痛。极少数年老体弱患者腹痛极轻或无腹痛。

(2)恶心、呕吐及腹胀:起病后多出现恶心、呕吐,频繁而持久,呕吐后腹痛不缓解,呕吐物为胃内容物,重者可混有胆汁,甚至血液。常伴有腹胀,甚至出现麻痹性肠梗阻。

(3)发热:多数患者有中度以上发热,持续3~5天。若持续发热1周以上伴有白细胞升高,应考虑有胰腺脓肿或胆道炎症等继发感染。

(4)水电解质及酸碱平衡紊乱:由于频繁呕吐,患者多有轻重不等的脱水和代谢性碱中毒。重症者可有显著脱水和代谢性酸中毒,伴血钾、血镁、血钙降低。

(5)低血压或休克:见于重症胰腺炎,极少数患者可突然出现休克,甚至发生猝死。其主要原因为有效循环血容量不足、胰腺坏死释放心肌抑制因子致心肌收缩不良、并发感染和消化道出血等。

2. 体征

(1)轻症急性胰腺炎:腹部体征较轻,与主诉腹痛程度不十分相符,可有腹胀和肠鸣音减弱,多数上腹有压痛,无腹肌紧张和反跳痛。

(2)重症急性胰腺炎:患者常出现急性腹膜炎体征,少数患者由于胰酶或坏死组织液沿腹膜后间隙渗到腹壁下,致两侧腰部皮肤呈暗灰蓝色,称Grey-Turner征(Grey-Turner sign),或出现脐周围皮肤青紫,称Cullen征(Cullen sign);如有胰腺脓肿或假性囊肿形成,上腹部可扪及肿块;胰头炎性水肿压迫胆总管时,可出现黄疸;低血钙时有手足搐搦。

3. 并发症

（1）局部并发症:主要表现为胰腺脓肿和假性囊肿。

（2）全身并发症:重症急性胰腺炎常并发不同程度的多器官功能衰竭。常在数天后出现,如急性肾衰竭、急性呼吸窘迫综合征、心力衰竭、消化道出血、胰性脑病、弥散性血管内凝血、败血症、糖尿病等,病死率极高。

（三）辅助检查

1. 白细胞计数　多有白细胞增多及中性粒细胞核左移。

2. 淀粉酶测定　血清淀粉酶一般在起病后 6~12 小时开始升高,48 小时开始下降,持续 3~5 天。血清淀粉酶超过正常值 3 倍即可诊断本病。尿淀粉酶升高较晚,在发病后 12~14 小时开始升高,下降缓慢,持续 1~2 周,尿淀粉酶受患者尿量的影响。

3. 血清脂肪酶测定　常在病后 24~72 小时开始升高,持续 7~10 天,对病后就诊较晚的急性胰腺炎患者有诊断价值,并且特异性较高。

4. C 反应蛋白（CRP）　是组织损伤和炎症的非特异性标志物,在胰腺坏死时 CRP 明显升高。

5. 其他生化检查　可有血钙降低,若低于 1.75mmol/L 则预后不良。血糖升高较常见,持久空腹血糖高于 10mmol/L 反映胰腺坏死。此外,可有血清 AST、LDH 增加,血清白蛋白降低。

6. 影像学检查　腹部 X 线平片可见肠麻痹或麻痹性肠梗阻征象;腹部 B 超与 CT、MRI 显像可见胰腺弥漫增大,其轮廓与周围边界模糊不清,坏死区呈低回声或低密度图像,对并发胰腺脓肿或假性囊肿的诊断有帮助。

（四）治疗要点

治疗原则为减轻腹痛、减少胰腺分泌和防治并发症。属于轻症急性胰腺炎的多数患者,经 3~5 天积极治疗多可治愈。重症急性胰腺炎必须采取综合性措施,积极抢救治疗。

1. 轻症急性胰腺炎治疗　①禁食及胃肠减压:目的减少胃酸分泌,进而减少胰液分泌,以减轻腹痛和腹胀;②静脉输液:补充血容量,维持水、电解质和酸碱平衡;③镇痛:腹痛剧烈者可予哌替啶,禁用吗啡;④抑酸治疗:给予 H_2 受体拮抗剂,抑制胰腺分泌,抑制胰酶活性,减少胰酶合成。

2. 重症急性胰腺炎治疗　除上述治疗措施外,还应有:①病情观察:专人看护,严密监测生命体征、意识等。②维持水、电解质和酸碱平衡:补充液体和电解质,维持有效循环血容量。伴有休克者给予白蛋白、全血及血浆代用品。③营养支持:早期一般采用全胃肠外营养,如无肠梗阻,尽早过渡到肠内营养。④抗感染治疗:重症患者常规应用抗生素,常用药物为氧氟沙星、环丙沙星、克林霉素、甲硝唑及头孢菌素类等。⑤减少胰腺分泌:生长抑素具有抑制胰液和胰酶的分泌,抑制胰酶合成的作用。⑥抑制胰酶活性:仅适用于重症胰腺炎的早期,常用抑肽酶 20 万~50 万 U/d,分 2 次溶于葡萄糖液静脉滴注。

3. 并发症的治疗　对急性出血坏死型胰腺炎伴腹腔内大量渗液者,或伴急性肾衰竭者,可采用腹膜透析治疗;急性呼吸窘迫综合征除药物治疗外,可作气管切开和应用呼吸机治疗;并发糖尿病者可使用胰岛素。

（五）常用护理诊断/问题及措施

1. 疼痛　腹痛与胰腺及其周围组织炎症、水肿或出血坏死有关。

（1）休息与体位:患者应绝对卧床休息,促进组织修复和体力恢复。腹痛时协助患者取弯腰、屈膝侧卧位,以减轻疼痛。因剧痛辗转不安者应防止坠床。

（2）饮食护理:①禁食和胃肠减压:轻型患者进行禁食和胃肠减压 3~5 天后,若症状缓解,各项化验指标均恢复至正常后,可给予少量无脂流食。②加强营养支持:及时补充水分及电解质,保证有效血容量。早期一般采用全胃肠外营养,如无肠梗阻,尽早过渡到肠内营养。③鼻腔肠管护理:若患者禁食、禁饮超过 1 周以上,考虑在 X 线引导下经鼻腔置空肠营养管,给予肠内营养。

（3）用药的护理：疼痛剧烈者，遵医嘱给予哌替啶等镇痛药，禁用吗啡，以防引起 Oddi 括约肌痉挛，加重病情。注意监测用药前、后患者疼痛有无减轻，疼痛性质和特点有无改变。若疼痛持续存在伴有高热，考虑是否并发胰腺脓肿；如疼痛剧烈，腹肌紧张，压痛和反跳痛明显，提示并发腹膜炎，应及时报告医生处理。

（4）非药物性环节疼痛的方法：教会患者行为疗法，如指导式想象、深呼吸、音乐疗法等；除急腹症外还可进行局部热敷；针灸镇痛。

2. 潜在并发症：低血容量性休克

（1）病情观察：严密观察生命体征，定时记录患者的生命体征、神志意识和血氧饱和度等。观察呕吐物的量及性质，行胃肠减压者，观察和记录引流液的颜色、量及性质。观察患者皮肤黏膜色泽、弹性有无变化，判断失水程度。准确记录 24 小时出入量，作为补液的依据。监测各项实验室检查的结果变化。

（2）维持有效血容量：禁食患者每天的液体入量需达到 3000ml 以上，以维持有效循环血容量。及时补充因呕吐、发热和禁食所丢失的液体和电解质，纠正酸碱平衡失调。注意根据患者脱水程度、年龄和心肺功能调节输液速度。

（3）低血容量性休克的抢救配合：如患者出现神志改变、脉搏细弱、血压下降、尿量减少、皮肤黏膜苍白、冷汗等低血容量性休克的表现，应积极配合医生进行抢救：①迅速准备好抢救用物；②患者取平卧位，注意保暖，吸氧；③立即建立静脉通路，遵医嘱补液、血浆或全血，补充血容量。根据血压调整给药速度，必要时测定中心静脉压，以决定输液量和速度；④如循环衰竭持续存在，按医嘱给予升压药。

（六）健康指导

1. 疾病知识指导　向患者及家属介绍本病的主要诱发因素、预后及并发症的知识。教育患者积极治疗胆道疾病，避免疾病的复发。若出现腹痛、腹胀、恶心等表现时及时就诊。

2. 饮食指导　指导患者及家属掌握饮食卫生知识，患者平时应养成规律进食习惯，避免暴饮暴食，腹痛缓解后，应从少量低脂、低糖饮食开始逐渐恢复正常饮食，应避免食刺激性强、产气多、高脂肪和高蛋白食物，戒除烟酒，防止复发。

（史铁英）

第九节　上消化道大量出血

案例导入

患者，男，51 岁，以"黑便伴头晕，乏力 8 天"为主诉入院。

病史评估：患者既往有 5 年十二指肠溃疡病史。无明显诱因后出现黑便，1 次/日，为黑色稀水样便，伴乏力、多汗、头晕。

身体评估：T 37.5℃，P 110 次/分，BP 90/60mmHg，神志清楚，面色苍白，皮肤湿冷。

辅助检查：红细胞计数 $2.49×10^{12}$/L，血红蛋白 78.2g/L。

初步诊断：上消化道出血。

请思考：为全面评估患者病情，还需要进一步收集哪些资料？该患者目前主要护理诊断？护士应采取哪些护理措施？

上消化道出血（upper gastrointestinal hemorrhage）指屈氏韧带以上的消化道，包括食管、胃、十二指肠、胰和胆道病变引起的出血，以及胃空肠吻合术后的空肠病变出血。上消化道急性大量出血一般指在数小时内失血量超过 1000ml 或循环血容量的 20%，其主要临床表现为呕血和（或）黑便，常伴有血容量减少引起的急性周围循环衰竭，严重者导致失血性休克。

（一）病因和发病机制

上消化道出血的病因很多,其中常见的有消化性溃疡、急性胃黏膜损害、食管胃底静脉曲张破裂和胃癌,其次为食管贲门黏膜撕裂综合征(Mallory-Weiss syndrome),少数由胰、胆道病变引起。某些全身性疾病亦可引起出血,如白血病、血友病、尿毒症、应激性溃疡。

（二）临床表现

上消化道大量出血的临床表现取决于出血病变的性质、部位、出血量与速度,与患者出血前的全身状况如有无贫血及心、肾、肝功能有关。

1. 呕血与黑便 是上消化道出血的特征性表现,见本章第一节概述中"呕血与黑便"。

2. 失血性周围循环衰竭 上消化道大量出血时,由于循环血容量急剧减少,静脉回心血量相应不足,导致心排血量降低,常发生急性周围循环衰竭,其程度轻重因出血量大小和失血速度快慢而异。患者出现头昏、心悸、乏力、出汗、口渴、晕厥等一系列组织缺血的表现。出血性休克早期患者脉搏细速、脉压变小;呈现休克状态时,患者表现为面色苍白、口唇发绀、呼吸急促,皮肤湿冷,呈灰白色或紫灰花斑,施压后褪色经久不能恢复,体表静脉塌陷;精神萎靡、烦躁不安,重者反应迟钝、意识模糊;收缩压降至 80mmHg 以下,脉压小于 25~30mmHg,心率加快至 120 次/分以上。休克时尿量减少,补足血容量后仍少尿或无尿,应考虑并发急性肾衰竭。

3. 发热 大量出血后,多数患者在 24 小时内出现发热,一般不超过 38.5°C,可持续 3~5 天。发热机制可能与循环血容量减少,急性周围循环衰竭,导致体温调节中枢功能障碍有关。

4. 氮质血症 上消化道大量出血后,肠道中血液的蛋白质消化产物被吸收,引起血中尿素氮浓度增高,称为肠性氮质血症。血尿素氮多在一次出血后数小时上升,24~48 小时达到高峰,一般不超过 14.3mmol/L(40mg/dl),3~4 天降到正常。

5. 贫血及血象变化 出血早期变化可能不明显,经 3~4 小时后,因组织液渗入血管内,使血液稀释,才出现失血性贫血的血象改变。出血 24 小时内网织红细胞增高,出血停止后逐渐降至正常,如出血不止则可持续升高。白细胞计数在出血后 2~5 小时升高,可达(10~20)×10^9/L,血止后 2~3 天恢复正常。肝硬化脾功能亢进者白细胞计数可不升高。

（三）辅助检查

1. 实验室检查测定 红细胞、白细胞和血小板计数,血红蛋白浓度、血细胞比容、肝肾功能、大便隐血等,有助于估计失血量及动态观察有无活动性出血,判断治疗效果及协助病因诊断。

2. 内镜检查 是上消化道出血后病因诊断的首选检查方法。出血后 24~48 小时内行急诊内镜检查,可以直接观察病灶的情况,明确出血部位,同时对出血灶进行止血治疗。

3. X 线钡餐造影检查 主要适用于不宜或不愿进行胃镜检查者。检查宜在出血停止且病情基本稳定数天后进行。

4. 其他 选择性动脉造影如腹腔动脉、肠系膜上动脉造影帮助确定出血部位,适用于内镜及 X 线钡餐造影未能确诊而又反复出血者。

（四）治疗要点

上消化道大量出血为临床急症,应采取积极措施进行抢救:迅速补充血容量,纠正水电解质失衡,预防和治疗失血性休克,给予止血治疗,同时积极进行病因诊断和治疗。

1. 补充血容量 根据估计的失血量输入平衡溶液或葡萄糖生理盐水、右旋糖酐或其他血浆代用品,尽快补充血容量,尽早输入全血,恢复和维持血容量及有效循环,保持血红蛋白不低于 90~100g/L。

2. 止血措施

(1) 非曲张静脉上消化道大量出血的止血措施:

1) 抑制胃酸分泌药:临床常用 H₂受体拮抗剂或质子泵抑制剂,常用药物有西咪替丁、雷尼替丁、奥美拉唑等,急性出血期均为静脉给药。

2)内镜直视下止血:适用于有活动性出血或暴露血管的溃疡,治疗方法包括激光光凝、高频电凝、微波、热探头止血,血管夹钳夹,局部药物喷洒和局部药物注射。

3)手术治疗:各种病因所致出血的手术指征和方式,见外科护理学有关章节。

(2)食管胃底静脉曲张破裂出血的止血措施:本病往往出血量大、出血速度快、再出血率和死亡率高,治疗措施上亦有其特殊性。

1)药物止血:①血管加压素:为常用药物,其作用机制是收缩内脏血管,从而减少门静脉血流量,降低门静脉及其侧支循环的压力,控制食管胃底曲张静脉出血。用法为血管加压素 0.2U/min 持续静脉滴注,根据治疗反应,逐渐增加至 0.4U/min。同时用硝酸甘油静脉滴注或舌下含服,可减轻大剂量用血管加压素的不良反应,并且硝酸甘油有协同降低门静脉压力的作用。②生长抑素:研究证明该药能明显减少内脏血流量,并见奇静脉血流量明显减少,临床使用的 14 肽天然生长抑素,用法为首剂负荷量 250μg 缓慢静脉滴注,继续以 250μg/h 持续静脉滴注。如静脉点滴中断超过 5 分钟,应重新静注 250μg 负荷量。

2)三(四)腔二囊管压迫止血:四腔管较三腔管多了一条在食管囊上方开口的管腔,用以抽吸食管内积蓄的分泌物或血液。用气囊压迫食管胃底曲张静脉,其止血效果肯定,但患者痛苦、并发症多、早期再出血率高,故不作为首选止血措施(图 4-4)。

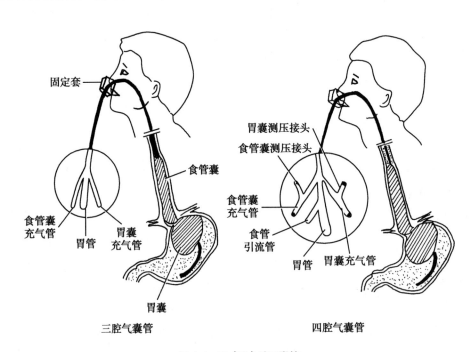

图 4-4 三(四)腔二囊管

3)内镜直视下止血:在用药物治疗和气囊压迫基本控制出血,病情基本稳定后,进行急诊内镜检查和止血治疗。①注射硬化剂至曲张的食管静脉,可用无水乙醇、鱼肝油酸钠、乙氧硬化醇等硬化剂;②食管曲张静脉套扎术:用橡皮圈结扎出血或曲张的静脉,使血管闭合;③组织黏合剂注射法:局部注射组织黏合剂,使出血的曲张静脉闭塞,主要用于胃底曲张静脉。

4)手术治疗:食管胃底静脉曲张破裂大量出血内科治疗无效时,应考虑外科手术或经颈静脉肝内门体静脉分流术。

(五)常用护理诊断/问题及措施

1. 潜在并发症:血容量不足

(1)病情观察:上消化道大量出血在短期内出现休克症状,为临床常见的急症,应做好病情的观察。

1）出血量的估计:详细询问呕血和(或)黑便发生的时间、次数、量及性状,以便估计出血量和速度。①大便隐血试验阳性提示每日出血量>5~l0ml;②出现黑便提示每日出血量在50~100ml以上;③呕血提示胃内积血量达250~300ml;④一次出血量在400ml以下时,一般不出现全身症状;⑤如出血量超过400~500ml,可出现头晕、心悸、乏力等症状;⑥如超过1000ml,临床即出现急性周围循环衰竭的表现,严重者引起失血性休克。

2）继续或再次出血的判断:观察中出现下列迹象,提示有活动性出血或再次出血:①反复呕血,甚至呕吐物由咖啡色转为鲜红色;②黑便次数增多且粪质稀薄,色泽转为暗红色,伴肠鸣音亢进;③周围循环衰竭的表现经补液、输血而未改善,或好转后又恶化,血压波动,中心静脉压不稳定;④红细胞计数、血细胞比容、血红蛋白测定不断下降,网织红细胞计数持续增高;⑤在补液足够、尿量正常的情况下,血尿素氮持续或再次增高;⑥门静脉高压的患者原有脾大,在出血后常暂时缩小,如不见脾恢复肿大亦提示出血未止。

3）周围循环状况的观察及检测指标:大出血时严密监测患者的生命体征和神志变化,进行心电监护。观察皮肤和甲床色泽、肢体温度和颈静脉充盈情况。准确记录出入量,留置导尿管,测每小时尿量,应保持尿量>30ml/h。定期检测各项实验室检测结果。如患者烦躁不安、面色苍白、皮肤湿冷、四肢湿冷提示微循环血液灌注不足;而皮肤逐渐转暖、出汗停止则提示血液灌注好转。

4）患者原发病的病情观察:肝硬化并发上消化道大量出血的患者,应注意观察有无并发感染、黄疸加重、肝性脑病等。

(2）体位:大出血时患者应绝对卧床休息,取平卧位并将下肢略抬高,以保证脑部供血。呕吐时头偏向一侧,防止窒息或误吸;必要时用负压吸引器清除气道内的分泌物、血液或呕吐物,保持呼吸道通畅,给予吸氧。

(3）用药护理:肝病患者忌用吗啡、巴比妥类药物;宜输新鲜血,因库存血含氨量高,易诱发肝性脑病。血管加压素可引起腹痛、血压升高、心律失常、心肌缺血,甚至发生心肌梗死,故滴注速度应缓慢,并严密观察不良反应,冠状动脉粥样硬化性心脏病患者忌用血管加压素。

(4）饮食护理:急性大出血伴恶心、呕血者应禁食。少量出血无呕吐者,可进温凉、清淡流质。出血停止后改为营养丰富、易消化、无刺激性半流质、软食,定时定量,逐步过渡到正常饮食。

(5）心理护理:向患者解释安静休息有利于止血,应关心、安慰患者。抢救工作应迅速而不忙乱,以减轻患者的紧张情绪。经常巡视,大出血时陪伴患者,使其有安全感。解释各项检查、治疗措施,听取并解答患者或家属的提问,以减轻他们的顾虑。

(6）三(四)腔二囊管的护理

1）插管前:向患者解释操作的目的、过程及配合方法等,以减轻患者的恐惧心理。仔细检查,确保食管引流管、胃管、食管囊管、胃囊管通畅并分别做好标记,检查两气囊无漏气后抽尽囊内气体,备用。

2）插管中:协助医生为患者作鼻腔、咽喉部局麻,经鼻或口腔插管至胃内。插管至65cm时抽取胃液,检查管端确在胃内,并抽出胃内积血。先向胃囊注气150~200ml,压力约50mmHg(6.7kPa)并封闭管口,缓缓向外牵引管道,使胃囊压迫胃底部曲张静脉。如单用胃囊压迫已止血,则食管囊不必充气。未能止血,继向食管囊注气约100ml,压力约40mmHg(5.3kPa)并封闭管口,使气囊压迫食管下段的曲张静脉。管外端以绷带连接0.5kg沙袋,经牵引架做持续牵引。将食管引流管、胃管连接负压吸引器或定时抽吸。

3）插管后:观察出血是否停止,并记录引流液的性状、颜色及量;经胃管冲洗胃腔,以清除积血,可减少氨在肠道的吸收,以免血氨增高而诱发肝性脑病。出血停止后,放松牵引,放出囊内气体,保留管道继续观察24小时,未再出血可考虑拔管,对昏迷患者亦可继续留置管道用于注入流质食物和药液。拔管前口服液体石蜡20~30ml,润滑黏膜和管、囊的外壁,抽尽囊内气体,以缓慢、轻巧的动作拔管。气囊压迫一般以3~4天为限,继续出血者可适当延长。

Rockall 再出血和死亡风险评分系统

变量	评分			
	0	1	2	3
年龄（岁）	<60	60~79	≥80	
休克	无休克*	心动过速△	低血压▲	
伴发病	无		心力衰竭、缺血性心脏病和其重要伴发病	肝衰竭、肾衰竭和癌肿播散
内镜诊断	无病变，Mallory-Weiss综合征	溃疡等其他病变	上消化道恶性疾病	
内镜下出血征象	无或有黑斑		上消化道血液潴留，黏附血凝块，血管显露或喷血	

注：*收缩压>100mm Hg，心率<100次/分；△收缩压>100mm Hg，心率100>次/分；▲收缩压<100mm Hg，心率>100次/分。积分≥5分高危，3~4分中危，0~2分低危

示例：61岁，SBP 105mmHg，HR110bpm，胃镜巨大溃疡，活检胃腺癌，附血凝块，无伴发病。积分=年龄（1）+心动过速（1）+无伴发病（0）+胃癌（2）+近期出血征象（2）=6分

2. 活动无耐力　与失血性周围循环衰竭有关。

（1）休息与活动：少量出血者应卧床休息。大出血者绝对卧床休息，协助患者取舒适体位并定时变换体位，注意保暖，病情稳定后，逐渐增加活动量。

（2）安全护理：轻度出血患者可起身适当活动，如指导患者坐起、站起时动作缓慢；出现头晕、心慌、出汗时立即卧床休息并告知护士；必要时由护士陪同如厕或暂时改为床上排泄。重度出血患者应多巡视，用床栏加以保护。

（3）生活护理：限制活动期间，协助患者完成个人日常生活活动。卧床者特别是老年人和重症患者注意预防压疮。呕吐后及时漱口。排便次数多者注意肛周皮肤清洁和保护。

（六）健康指导

1. 疾病预防指导　应帮助患者和家属掌握消化道出血疾病的病因和诱因、预防、治疗和护理知识，以减少再度出血的危险。生活起居要有规律，劳逸结合，保持乐观情绪，保证身心休息。应戒烟、戒酒，在医生指导下用药，勿自行随意用药。

2. 饮食指导　注意饮食卫生和饮食的规律，进营养丰富、易消化的食物，避免过饥或暴饮暴食，避免粗糙、刺激性食物，或过冷、过热、产气多的食物、饮料等，合理饮食是避免诱发上消化道出血的重要环节。

3. 病情监测指导　指导患者及家属学会早期识别出血征象及应急措施：出现头晕、心悸等不适，或呕血、黑便时，立即卧床休息，保持安静，减少身体活动；呕吐时取侧卧位以免误吸；立即送医院治疗。慢性病者应定期门诊随访。

（史铁英）

第十节　消化系统疾病患者常用诊疗技术及护理

一、腹腔穿刺术

腹腔穿刺术（abdominocentesis）是为了诊断和治疗疾病，用穿刺技术抽取腹腔液体，以明确腹水的性

质、降低腹腔压力或向腹腔内注射药物,进行局部治疗的方法。

（一）适应证

1. 抽取腹腔积液进行了各种实验室检查,以寻找病因。

2. 对大量腹水患者,可适当抽放腹水,以缓解胸闷、气短等症状。

3. 腹腔内注射药物,以协助治疗疾病。

（二）禁忌证

1. 有肝性脑病先兆者,禁忌腹腔穿刺放腹水。

2. 确诊有粘连性结核性腹膜炎、包虫病、卵巢肿瘤者。

（三）术前护理

1. 向患者解释穿刺的目的、方法及操作过程中可能会产生的不适,一旦出现立即告知术者。

2. 检查前嘱患者排尿,以免损伤膀胱。

3. 放液前测量腹围、脉搏、血压、体重、注意腹部体征,以观察病情变化。

（四）术中配合

1. 患者采取平卧、半卧或坐在靠椅上,屏风遮挡。

2. 选择穿刺点。一般常选择左下腹部脐与髂前上棘连线中外 1/3 交点处,或取脐与耻骨联合中点上 1cm,偏左或右 1.5cm 处,或侧卧位脐水平线与腋前线或腋中线的交点。

3. 穿刺部位常规消毒,戴无菌手套,铺消毒洞巾,自皮肤至腹膜壁层用 2% 利多卡因逐层作局部浸润麻醉。

4. 诊断性穿刺可选用 7 号针头进行穿刺,直接用无菌的 20ml 或 50ml 注射器抽取腹水。大量放液时可用针尾连接象皮管的 8 号或 9 号针头,在放液过程中,用血管钳固定针头并夹持橡皮管。

5. 放液结束后拔出穿刺针,穿刺部位盖上无菌纱布,并用多头绷带将腹部包扎。

6. 术中应密切观察患者有无头晕、恶心、心悸、气短、面色苍白等,一旦出现应立即停止操作,并对症处理。肝硬化患者一次放腹水一般不超过 3000ml。

（五）术后护理

1. 术后卧床休息 8~12 小时。

2. 测量腹围,观察腹水消长情况。

3. 观察患者面色、血压脉搏等变化,如有异常及时处理。

4. 密切观察穿刺部位有无渗液、渗血,有无腹部压痛、反跳痛和腹肌紧张等腹膜炎征象。

二、肝穿刺活体组织检查术

肝穿刺活组织检查术(liver biopsy)简称肝活检,是由穿刺采取肝组织标本进行组织学检查或制成涂片做细胞学检查,以明确肝脏疾病诊断,或了解肝病演变过程、观察治疗效果以及判断预后。

（一）适应证

1. 原因不明的肝大、肝功能异常者。

2. 原因不明的黄疸及门脉高压者。

3. 协助各型肝炎诊断,判断疗效及预后。

（二）禁忌证

1. 全身情况衰竭者。

2. 重度黄疸、肝功能严重障碍、大量腹水者。

3. 肝包虫病、肝血管瘤、肝周围化脓性感染者。

4. 严重贫血、有出血倾向者。

5. 不能合作者。

（三）术前护理

1. 根据医嘱测定患者肝功能,出、凝血时间,凝血酶原时间及血小板计数,若异常应根据医嘱肌内注射维生素 K_1 10mg,连用 3 天后复查,正常者方可穿刺。

2. 术前行胸部 X 线检查,观察有无肺气肿、胸膜肥厚。

3. 向患者解释穿刺的目的、意义、方法,消除顾虑和紧张情绪,并训练其屏息呼吸方法(深吸气,呼气,憋住气片刻),以利术中配合情绪紧张者可于术前 1 小时口服地西泮 5mg。穿刺前测量血压、脉搏。

4. 术前禁食 8~12 小时。

（四）术中配合

1. 患者取仰卧位,身体右侧靠近床沿,并将右手置于枕后,患者保持固定的体位。

2. 一般取右侧腋中线 8~9 肋间肝实音处穿刺。

3. 常规消毒穿刺部位皮肤,铺无菌孔巾,以 2% 利多卡因由皮肤至肝被膜进行局部麻醉。

4. 备好快速穿刺套针,根据穿刺目的不同,选择 12 或 16 号穿刺针,活检时选较粗的穿刺针。取一支 10~20ml 注射器与穿刺针连接,吸取 3~5ml 无菌生理盐水,使其充满穿刺针。

5. 协助医生进行穿刺,嘱患者先深吸气,然后于深呼气后屏气,术者将穿刺针迅速刺入肝内,穿刺深度不超过 6ml,吸得标本后,立即拔出。

6. 穿刺部位以无菌纱布按压 5~10 分钟,再以胶布固定,多头腹带紧束 12 小时,压上小沙袋 4 小时。

7. 将抽吸的肝组织标本制成玻片,或注入 95% 乙醇或 10% 甲醛固定液中送检。

（五）术后护理

1. 术后患者应卧床 24 小时,测量血压、脉搏,术后 4 小时内每 15~30 分钟测一次。如有脉搏细速、血压下降、烦躁不安、面色苍白、出冷汗等内出血征象,应立即通知医生紧急处理。

2. 注意观察穿刺部位,注意有无伤口渗血、红肿、疼痛。若穿刺部位疼痛明显,应仔细检查原因,如果是一般组织创伤性疼痛,可遵医嘱给予镇痛剂,若气胸或胆汁性腹膜炎时,应及时处理。

三、纤维胃、十二指肠镜检查术

纤维胃、十二指肠镜检查是应用最广、进展最快的内镜检查,亦称胃镜检查。通过此检查可直接观察食管、胃、十二指肠炎症、溃疡或肿瘤等的性质、大小、部位及范围,并可行组织学或细胞学的病理检查。

（一）适应证

适应证比较广泛,一般来说所有诊断不明的食管、胃、十二指肠疾病,均可行此项检查。主要适应证包括以下几种。

1. 有明显消化道症状,但不明原因者。

2. 上消化道出血需查明原因者。

3. 疑有上消化道肿瘤,但 X 线钡餐检查不能确诊者。

4. 需要随访观察的病变,如溃疡病、萎缩性胃炎、胃手术后等。

5. 需作内镜治疗者,如摘取异物、急性上消化道出血的止血、食管静脉曲张的硬化剂注射与结扎等。

（二）禁忌证

1. 严重心、肺疾病,如严重心律失常、心力衰竭、严重呼吸功能不全及哮喘发作等。

2. 各种原因所致休克、昏迷等危重状态。

3. 急性食管、胃、十二指肠穿孔,腐蚀性食管炎的急性期。

4. 神志不清、精神失常不能配合检查者。

5. 严重咽喉部疾病、主动脉瘤及严重的颈胸段脊柱畸形等。

（三）术前护理

1. 向患者仔细介绍检查的目的、方法、如何配合及可能出现的不适，使患者消除紧张情绪，主动配合检查。

2. 仔细询问病史和进行体格检查，以排除检查禁忌证。

3. 检查前禁食8小时，有幽门梗阻者，在检查前2~3天进食流质，检查前一晚行胃内冲洗再检查。

4. 如患者过分紧张，可遵医嘱给予地西泮5~10mg肌内注射或静脉注射。

5. 用物准备

（1）纤维胃、十二指肠镜检查仪器一套。

（2）喉头麻醉喷雾器，无菌注射器及针头。

（3）2%利多卡因、地西泮、肾上腺素等药物。

（4）其他用物如无菌手套、弯盘、牙垫、润滑剂、乙醇棉球、纱布、甲醛固定液标本瓶等。

（四）术中配合

1. 行局部麻醉患者，检查前5~10分钟，用利多卡因咽部喷雾2~3次。行全身麻醉患者，由麻醉医师完成前麻醉过程，注意全程生命体征监测。

2. 协助患者取左侧卧位，双腿屈曲，头垫低枕，松开领口及腰带。患者口边置弯盘，嘱患者咬紧牙垫。

3. 胃镜插入过程中，护士应密切观察患者的反应，保持患者头部位置不动，当胃镜插入15cm到达咽喉部时，嘱患者做吞咽动作，但不可将唾液咽下以免呛咳，让唾液流入弯盘或用吸管吸出。如患者出现恶心不适，护士应适时作些解释工作，并嘱患者深呼吸，肌肉放松，检查过程中密切观察患者面色、脉搏、呼吸等改变，出现异常时立即停止检查并作相应处理。

4. 配合医生处理插镜中可能遇到的问题包括：①如将镜头送入气管，术者可看到环形气管壁，患者有明显呛咳，应立即将内镜退出，重新进镜；②如镜头在咽喉部打弯，患者会出现明显疼痛不适，术者可看到镜身，应把角度钮放松，慢慢将内镜退出重新插入；③插镜困难的原因可能是未对准食管入口或食管入口处的环咽肌痉挛等，应查明原因，切不可用力，必要时在镇静药物的辅助下再次试插；④当镜面被黏液血迹、食物遮挡时，应注水冲洗。

（五）术后护理

1. 术后因患者咽喉部麻醉作用尚未消退，嘱其不要吞咽唾液，以免呛咳。麻醉作用消失后，可先饮少量水，如无呛咳可进饮食。当天饮食以流质、半流质为宜，行活检的患者应进食温凉的饮食。全身麻醉患者按全身麻醉术后护理常规。

2. 检查后少数患者出现咽痛、咽喉部异物感，嘱患者不要用力咳嗽，以免损伤咽喉部黏膜。若患者出现腹痛、腹胀，可进行按摩，促进排气。检查后数天内应密切观察患者有无消化道穿孔、出血、感染等并发症，一旦发现及时协助医生进行对症处理。

3. 对内镜及有关器械彻底清洁、消毒，妥善保管，避免交叉感染。

四、纤维结肠镜检查术

纤维结肠镜检查是通过肛门插入内镜，在内镜直视下操作。主要用以诊断溃疡性结肠炎、肿瘤、出血、息肉等，并可进行部分肠道病变的治疗。

（一）适应证

1. 原因不明的慢性腹泻、便血及下腹疼痛。

2. 钡剂灌肠有可疑病变需进一步明确诊断者。

3. 炎症性肠病的诊断与随访。

4. 结肠癌术前诊断、术后随访，息肉摘除术后随访观察。

5. 需作止血及结肠息肉摘除等治疗者。

6. 大肠肿瘤的普查。

（二）禁忌证

1. 严重心肺功能不全、休克及精神病患者。

2. 腹主动脉瘤、急性弥漫性腹膜炎、肠穿孔者。

3. 肛门、直肠严重狭窄者。

4. 急性重度结肠炎，如重症痢疾、溃疡性结肠炎等。

5. 妊娠妇女。

6. 极度虚弱，不能支持术前肠道准备者。

（三）术前护理

1. 向患者详细讲解检查的目的、方法、注意事项，解除其顾虑，取得配合。

2. 嘱患者检查前3天开始进少渣的半流质饮食，检查前1天进流质饮食，检查晨空腹。

3. 做好肠道准备。肠道清洁有多种方法，目前多用20%甘露醇500ml和5%的葡萄糖生理盐水1000ml混合液于检查前4小时口服，导致渗透性腹泻；或口服50%硫酸镁50~60ml，同时在20分钟内饮水1000~1500ml。

4. 遵医嘱给予镇静药物，临床常用地西泮肌内注射。

（四）术中配合

1. 协助患者取膝胸卧位或左侧卧位，腹部放松并屈膝，嘱患者尽量在检查中保持身体不要摆动。

2. 检查过程中，护士密切观察患者反应，如患者出现腹胀不适，可嘱其作缓慢深呼吸；如面色、呼吸、脉搏等异常应随时停止插镜，同时建立静脉通道以备抢救及术中用药。

（五）术后护理

1. 检查结束后，患者应留院观察15~30分钟。嘱患者注意卧床休息，做好肛门清洁。术后3天进少渣饮食。如行息肉摘除、止血治疗者，应给予抗菌治疗、半流质饮食和适当休息3~4天。

2. 注意观察患者腹胀、腹痛及排便情况。腹胀明显者，可行内镜下排气；观察粪便颜色，必要时行大便隐血试验，腹痛明显或排血便者应留院继续观察。如发现剧烈腹痛、腹胀、面色苍白、心率增快、血压下降、大便次数增多呈黑色，提示并发肠出血、肠穿孔，应及时报告医生，协助处理。

五、内镜逆行胰胆管造影

内镜逆行胰胆管造影（endoscopic retrograde cholangiopancreatography，ERCP）是在纤维十二指肠镜直视下，通过十二指肠乳头将导管插入胆管和（或）胰管内进行造影，更适用于低位胆管梗阻的诊断。

（一）适应证

1. 胆道疾病伴黄疸。

2. 疑为胆源性胰腺炎、胆胰或壶腹部肿瘤。

3. 先天性胆胰异常。

（二）禁忌证

急性胰腺炎、碘过敏者。

（三）术前护理

1. 向患者详细讲解检查的目的、方法、注意事项，解除其顾虑，取得配合。

2. 评估患者的心肺功能、凝血酶原时间以及血小板计数；指导患者练习左侧卧位和吞咽动作。

3. 检查前 6~8 小时禁食；检查开始前 15~20 分钟肌内注射地西泮 5~10mg、山莨菪碱 10mg 以及哌替啶 50mg，口服咽部局麻药。

（四）术中配合

内镜操作时指导患者进行深呼吸并放松，若造影过程中出现呼吸抑制、血压下降、呛咳、呕吐等情况，及时终止操作并做相应处理。

（五）术后护理

1. 注意观察患者生命体征。

2. 胰管造影者术后暂禁食，待血淀粉酶水平正常后可进食低脂半流质饮食。

3. 注意观察患者的腹部体征以及有无呕血、黑便等消化道出血的症状。

4. 鼻胆管引流者，观察引流液的颜色、量和性状。

5. 遵医嘱预防性使用抗生素。

（史铁英）

第十一节　消化系统临床思维案例

案例 4-1

病史： 患者，男性，61 岁，大学教师。以"反复上腹痛 10 余年，3 天呕血 2 次、黑便 4 次"为主诉入院。患者缘于入院前 10 余年无明显诱因出现中上腹闷痛，无阵发性加剧，无放射他处，饥饿时加重，进食后缓解，秋冬季好发，未规则服药及诊治。入院前 5 个月再发中上腹痛，性质基本同前，疼痛加重难以忍受，就诊某医院，行胃镜检查提示："十二指肠球部多发溃疡"，予"奥美拉唑、磷酸铝凝胶"等处理，症状有所好转但反复。入院前 3 天于劳累后再发中上腹闷胀痛，进而恶心、呕吐 2 次，非喷射性，呈咖啡色胃内容物，总量约 300ml，后排柏油样便 4 次，量约 600g，排便后腹痛好转，伴胸闷、心悸、头晕、出汗、全身乏力。

体格检查： T 37.3℃、P 108 次/分、R 19 次/分、BP 96/58mmHg 神志清楚，营养中等，贫血面容，眼结膜苍白。腹软，中上腹轻压痛，无反跳痛，肝脾未触及，移动性浊音阴性，肠鸣音 8 次/次。

辅助检查： 血常规示 Hb 71g/L，HCT 24%，粪 OB（＋）。

拟诊"急性上消化道出血：消化性溃疡可能性大"收住院。

1. 请归纳出该病例的临床特点，并做出解释。

 病情进展

入院后 4 小时，患者呕血 1 次，呈暗红色，含有少量胃内容物，量约 300ml，伴口渴、头晕、心悸等，查体：T 36.2℃、P 118 次/分、R 20 次/分、BP 88/56mmHg，神志清楚，面色苍白，四肢末梢稍凉，外周静脉稍塌陷，尿呈浓茶色。

2. 如何评估出血量？为明确诊断可行什么辅助检查及其准备工作？

 病情诊断

急诊胃镜报告：胃窦巨大溃疡伴有血痂覆盖。

3. 如何评估该患者再出血的风险及病情观察要点?

病情及诊治进展

入院后第3天,患者诉上腹闷胀痛,头晕、心悸、出冷汗,进而恶心、呕血1次,呈鲜红色,含血凝块,总量约350ml,随后排血便2次,呈暗红色,量约800ml。查体:T 36℃、P 128次/分、R 20次/分、BP 82/50mmHg,神志清楚,面色苍白,四肢末梢湿冷,外周经脉塌陷,4小时未排尿,急查血常规:Hb 52g/L,HCT 20%。

4. 目前患者可能的诊断是什么?有何依据?需要哪些急救措施?

病情转归

患者经过3周治疗,治疗方案:补液、PPI抑酸、输悬浮红细胞8单位、生长抑素及内镜下止血等治疗,无再出血征象,大便转黄色,生命体征平稳。血常规示:Hb 88g/L,HCT 35%;粪OB(−)。

5. 患者上消化道大出血痊愈,拟明日出院,如何做好出院指导?

(庄嘉元)

案例4-2

病史:患者,男性,45岁,农民。以"间断乏力、食欲不振5年余,双下肢水肿半年,加重7天"为主诉入院。患者既往患有乙型肝炎,未进行规范治疗。6个月前再度出现腹胀,伴有皮肤、巩膜黄染及尿色加深,皮肤瘙痒。入院前3天双下肢水肿进行性加重,腹胀明显,伴有上腹隐痛及腹泻,牙龈易出血。

体格检查:T 37.3℃,P 90次/分,R 20次/分,BP 110/60mmHg,神志清楚,消瘦,面色暗黄,可见蜘蛛痣及肝掌。腹膨隆,未见腹壁静脉曲张。

辅助检查:肝功能示:T-BIL 158.9μmol/L,D-BIL 108.4μmol/L,TP 51.7g/L,ALB 25.4g/L,ALT 619U/L,AST394.3U/L,碱性磷酸酶177U/L,谷氨酰转肽酶200U/L。

初步诊断为"肝硬化"收住院。

1. 请归纳出该病例的临床特点,并做出解释。

病情进展

入院后第4天患者因饮食不当,突然出现烦躁不安,继而呕血,量约400ml,排暗红色的粪便1次,量约100ml,伴有头晕、心悸。

2. 患者呕血、黑便的原因是什么?为进一步明确该原因,应做何检查?

病情进展

患者于出血后的第2天突然出现意识恍惚,呼之不应,强烈刺激后可睁眼,不能正确回答问题。查体:T 37.0℃,P 100次/分,R 20次/分,BP 90/60mmHg;血氨:空腹静脉血氨59μmol/L。

3. 该患者最可能出现了什么并发症?有何依据?

发现病情变化后,给予患者六合氨基酸、精氨酸等药物静点,经吸氧,食醋灌肠等积极治疗后,患者3天后神志清楚、问答合理、定向力计算正常。查体:巩膜黄染较前减轻,下肢水肿消失。可出院。

4. 出院后患者需要注意哪些内容?

（史铁英）

复习参考题

1. 简述胃炎与消化性溃疡的临床表现异同。

2. 消化性溃疡的常见并发症有哪些?

3. 简述肝硬化患者的临床表现。

4. 简述肝硬化腹水患者的护理。

5. 简述门体分流性肝性脑病的常见诱因。

6. 简述肝性脑病的临床分期与表现。

7. 简述急性胰腺炎患者的饮食护理。

8. 简述急性胰腺炎的治疗要点。

9. 简述上消化道出血出血量的评估要点。

10. 如何评估上消化道出血患者是否有继续出血?

泌尿系统疾病患者的护理

学习目标	
掌握	泌尿系统疾病常见症状体征肾源性水肿、尿路刺激征及尿异常的临床指征及护理;急性肾小球肾炎、慢性肾小球肾炎、肾病综合征、尿路感染、急性肾损伤和慢性肾衰竭的概念、临床表现、常见护理诊断/问题、措施及健康指导。
熟悉	泌尿系统疾病患者的护理评估;上述泌尿系统常见疾病的辅助检查及治疗要点;血液透析、腹膜透析的适应证、禁忌证及护理;泌尿系统疾病的临床思维方法。
了解	泌尿系统的结构和功能;上述泌尿系统常见疾病的病因及发病机制;肾活检的适应证、禁忌证及护理。

第一节　概述

泌尿系统由肾脏、输尿管、膀胱和尿道等器官组成。其中肾脏是人体重要的生命器官,其主要功能是生成尿液,排泄代谢产物及调节水、电解质和酸碱平衡,以维持机体内环境的稳定。此外,肾脏还具有重要的内分泌功能。

一、结构与功能

1. 肾脏的解剖和组织学结构

(1) 肾实质:分为皮质和髓质两部分。皮质位于表层,主要由肾小体和肾小管曲部组成。髓质位于深部,约占肾实质的 2/3,由 10 余个肾锥体组成,主要为髓袢和集合管。2~3 个肾椎体合成一个乳头,每个肾乳头开口于肾小盏,每 2~3 个肾小盏在合成一个肾大盏,最后集合成肾盂。

(2) 肾单位:是肾脏结构和功能的基本单位,由肾小体和肾小管组成。肾小体是由肾小球和肾小囊组成的球状结构,具有滤过作用,形成原尿。肾小管是细长迂回的小管,具有重吸收、分泌、排泄、浓缩和稀释功能。通常分为三段:第一段称为近端,依其走形曲直,可分为曲部和直部;第二段称为细段;第三段称为远端,也可分为直部和曲部。近端与远端小管的直部和细段连成 U 形,称为髓袢。远端小管最后汇入集合管(图 5-1)。

(3) 肾小球:①肾小球滤过膜,是指肾小球毛细血管袢的管壁,由肾小球毛细血管的内皮细胞、基底膜和肾小囊脏层上皮细胞(足细胞)的足突构成;②肾小球系膜:位于肾小球毛细血管之间。系膜区域由系膜细胞和系膜基质充填,系膜基质是系膜细胞的产物,系膜有支持、吞噬、收缩、合成和分泌作用;③肾小球旁器:由球旁细胞、致密斑和球外系膜细胞组成。球旁细胞具有分泌肾素的功能。致密斑能调节球旁细胞分泌肾素,球外系膜细胞具有吞噬功能,可调节肾小球的滤过面积(图5-2)。

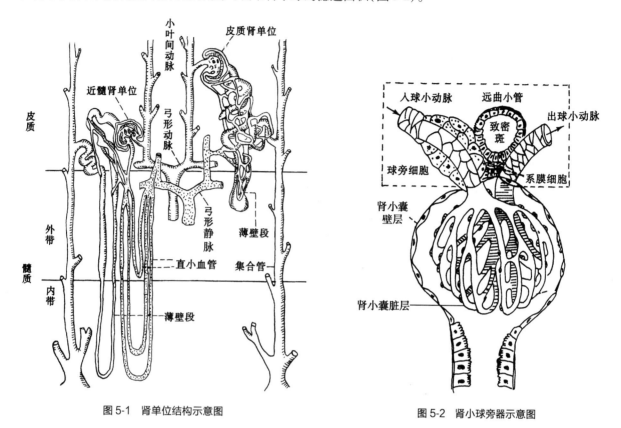

图5-1 肾单位结构示意图　　　　　　　　　　图5-2 肾小球旁器示意图

2. 肾脏的生理功能

(1) 肾小球的滤过功能:正常成人双侧肾脏血流量约为1L/min,当血液流经肾小球时,除血细胞和大分子蛋白质外,几乎所有的血浆成分均可通过肾小球滤过膜进入肾小囊,形成与血浆等渗的原尿,即肾小球滤过液。肾小球滤过率(glomerular filtration rate,GFR)受滤过膜的通透性、滤过面积、有效滤过压及肾血流量的影响。

(2) 肾小管功能:①重吸收功能:原尿流经肾小管,绝大部分物质被近端小管重吸收进入血液循环。②分泌和排泄功能:肾小管上皮细胞可将本身产生的或血液内的某些物质排泄到尿中,如 H^+、$NH4^+$、肌酐和某些药物等,以调节机体电解质、酸碱代谢的平衡和排出废物。③浓缩和稀释功能:体内水过多时,肾脏稀释尿液,排水量增加;体内缺水时,肾小管对水的重吸收增加,排水量减少。肾脏的浓缩和稀释功能可反映远端肾小管和集合管对水平衡的调节能力。肾衰竭时肾脏对水代谢的调节功能障碍,可发生水潴留或脱水。

(3) 肾脏的内分泌功能:①肾素(renin):肾素主要由肾小球旁器的球旁细胞产生,肾灌注压下降、交感神经兴奋及体内钠含量的减少均可刺激其分泌。肾素可使肝脏产生的血管紧张素原转变为血管紧张素 I,再经肺、肾的转换酶作用生成血管紧张素 II 及 III。血管紧张素 II 和 III 直接引起小动脉平滑肌收缩使血压上升,同时血管紧张素 II 和 III 还可刺激醛固酮的分泌,促进钠的潴留,增加血容量,使血压升高。②前列腺素(prostaglandin,PG):肾脏的 PG 大部分由肾髓质的间质细胞分泌,主要有 PGE_2、PGA_2 和少许 PGF_{2a}。前两者能扩张肾血管,增加肾血流量和水钠排出,使血压降低。PGF_{2a} 则有收缩血管的作用。③激肽释放酶(kallikrein):肾皮质内所含的缓激肽释放酶可促使激肽原生成激肽(主要是缓激肽),后者可扩张小动脉,增加肾血流量,并刺激前列腺素的分泌。④1α-羟化酶(1α-hydroxylase):肾皮质可产生 1α-羟化酶,促使

25-羟维生素 D_3 转化为活化形式的 $1,25\text{-}(OH)_2D_3$。$1,25\text{-}(OH)_2D_3$ 具有促进小肠对钙、磷的吸收,促进肾小管对钙、磷的重吸收以及骨钙动员等作用。慢性肾衰竭时,因肾实质损害导致 $1,25\text{-}(OH)_2D_3$ 生成减少,可出现低钙血症,从而诱发肾性骨营养不良。⑤促红细胞生成素(erythropoietin,EPO):EPO 具有促进骨髓造血细胞和原红细胞的分化成熟、促进网织红细胞释放入血以及加速血红蛋白合成等作用。肾脏疾病常伴有贫血,肾性贫血的发生与肾实质破坏导致 EPO 生成减少有关。

二、护理评估

(一)病史评估

1. 患病及治疗经过

(1)患病经过:应详细询问起病时间、起病急缓、有无明显诱因、有无相关的疾病病史和家族史、患病后的主要症状及其特点。①在询问诱因与病因时应注意:不同类型疾病的侧重点不一。如急性肾小球肾炎应重点了解有无反复咽炎、扁桃体炎等上呼吸道感染和皮肤脓疱疮等化脓性感染史;遗传性肾炎、多囊肾等应了解家族中有无同样或类似疾病的患者;肾功能受损者除询问有无肾脏疾病史外,还应注意询问有无高血压、糖尿病、过敏性紫癜、系统性红斑狼疮等疾病病史以及有无长期服用对肾有损害的药物。②在询问症状时注意:应着重了解有无肉眼血尿、尿量改变、排尿异常,有无水肿,有无腰痛、夜尿增加以及尿毒症的症状。了解症状演变发展的过程,是否出现并发症。

(2)检查及治疗经过:了解患者曾做过哪些检查及其结果。了解其治疗的经过、效果以及是否遵医嘱治疗。了解目前用药情况包括药物种类、剂量、用法,是按医嘱用药还是自行购买使用,有无明确的药物过敏史。由于泌尿系统疾病患者常需调整水、钠、钾、蛋白质等的摄入,评估时应详细了解患者有无特殊的饮食治疗要求及依从情况。

(3)目前的主要不适及病情变化:询问目前最突出的症状及其变化,了解患者食欲、睡眠、体重等方面有无改变。

2. 心理-社会资料

(1)心理状态:了解患者的情绪和精神状态,有无紧张、焦虑、抑郁、绝望等负性情绪及其程度。由于肾脏疾病大多时轻时重、迁延不愈,治疗上较为困难,患者常会出现各种不利于其疾病治疗的负性情绪,尤其是病情未控制、反复发作、预后差的患者,因此需注意评估患者的心理状态,以便及时予以干预。

(2)评估患者对疾病的认知程度:如肾衰竭患者是否了解饮食治疗知识,是否有自我监控和自我护理能力。

(3)患病对日常生活、学习或工作的影响:许多泌尿系统疾病的康复需要患者卧床休息,减少体力活动,故需详细评估患者患病后的日常活动、社会活动有无改变及其程度。

(4)社会支持:了解患者的家庭成员组成、家庭经济状况、家属对患者所患疾病的认知以及家属对患者的关心和支持程度;了解患者的工作单位所能提供的支持,有无医疗保障;评估患者出院后的就医条件,能否得到及时有效的社区保健服务。

(二)身体评估

1. 一般状态　患者的精神、意识、营养状况、体重以及有无高血压和体温升高。

2. 皮肤黏膜　皮肤黏膜有无苍白、尿素结晶、抓痕和色素沉着,有无水肿,如有则需评估水肿特点,包括水肿的出现时间、部位、是否为凹陷性等。

3. 胸部检查　有无胸腔积液,肺底部有无湿啰音,心界是否扩大。

4. 腹部检查　有无移动性浊音,有无肾区叩击痛及输尿管点压痛。

（三）辅助检查

1. 尿液检查 ①尿液一般检查：包括尿量、颜色、性状、气味、酸碱度及比重等；②尿液化学检查：包括蛋白质、葡萄糖等；③尿显微镜检查：包括细胞、管型等；④尿沉渣定量检查和尿细菌学检查等。

尿常规检查可用任何时间段的新鲜尿液，但最好是清晨第 1 次尿，因晨尿在膀胱内存留时间长，各种成分浓缩，有利于尿液有形成分的检出，且又无食物因素的干扰。尿液一般检查标本通常不加防腐剂。采集后应 1 小时内送检。如不能及时送检，可在 2~8℃冷藏，但也必须在 6 小时内完成检验。蛋白定量试验应留取 24 小时尿标本，并加甲苯防腐。收集标本的容器应清洁干燥，女性患者应避开月经期，防止阴道分泌物或经血混入。

2. 肾功能检查

（1）肾小球滤过功能：临床常用内生肌酐清除率（endogenous creatinine clearance rate，Ccr）来表示肾小球的滤过功能。在控制饮食、排除外源性肌酐来源的前提下，Ccr 能可靠地反映肾小球的滤过功能，是判断肾小球滤过功能损害的敏感指标。Ccr 测定前，要求患者连续 3 天低蛋白饮食（蛋白质<40g/d），禁食鱼、肉，禁饮咖啡、茶，避免剧烈运动。第 4 天留取 24 小时尿液，并在同一天采集患者的血标本，测定血、尿肌酐值。

临床上也常用血尿素氮（blood urea nitrogen，BUN）和血肌酐（serum creatinine，Scr）值来判断肾小球的滤过功能，但两者均在肾功能严重损害时才明显升高，故不能作为早期诊断指标。血尿素氮还易受肾外因素的影响，如高蛋白饮食、高分解状态、上消化道大出血等，其特异性不如血肌酐，但血尿素氮增高的程度与病情严重程度成正比，故对肾衰竭诊断有特殊价值。

（2）肾小管功能测定：包括近端和远端肾小管功能测定。检查近端肾小管功能，常用尿 β_2 微球蛋白测定。检查远端小管功能常采用尿浓缩稀释试验和尿渗量（尿渗透压）测定。

1）β_2 微球蛋白测定：β_2 微球蛋白为体内有核细胞产生的低分子量蛋白，自肾小球滤过后，被近端肾小管重吸收和分解代谢。近端肾小管功能障碍时，尿中 β_2 微球蛋白排泄增多，称为肾小管蛋白尿。

2）尿浓缩稀释试验：在日常或特定的饮食条件下，通过测定尿量及其比重，以判断肾单位远端（髓袢、远端小管、集合管）对水平衡的调节能力。常用方法有昼夜尿比重试验（又称莫氏试验，Mosenthal's test）和 3 小时尿比重试验。莫氏试验要求患者保持正常饮食，但每餐食物中含水量不宜超过 500~600ml，除 3 餐外不再进食。3 小时尿比重试验患者仅需保持日常饮食和活动即可。早期浓缩功能不佳多表现为夜尿量增多。

3）尿渗量测定：尿渗量和尿比重均反映尿中溶质的含量，但尿蛋白、葡萄糖等对尿比重的影响较尿渗量大，故在判断肾浓缩稀释功能上，测定尿渗量较尿比重更有意义。尿渗量测定：晚餐后禁饮水 8~12 小时，留取晨尿 100ml（不加防腐剂），同时采集肝素抗凝静脉血用于检查血浆渗量。尿渗量/血浆渗量的比值降低，说明肾浓缩功能受损；尿渗量/血浆渗量的比值等于或接近 1，说明肾浓缩功能接近完全丧失。

3. 免疫学检查 许多原发性肾脏疾病与免疫炎症反应有关，故免疫学检查有助于疾病类型及病因的判断。常用的检查项目包括血清补体成分测定（血清总补体、C_3 等）、血清抗链球菌溶血素"O"的测定。血清抗链球菌溶血素"O"滴度增高对肾小球肾炎的诊断有重要价值。

4. 肾活组织检查 可确定肾脏病的病理类型、受损程度、并指导治疗和估计疗效。

5. 影像学检查 可了解泌尿系统器官的形态、位置、功能及有无占位性病变。常用的检查项目包括泌尿系 X 线平片、静脉肾盂造影（intravenous pyelography，IVP）及逆行肾盂造影（retrograde pyelography）、肾血管造影、膀胱镜检查、B 超、CT、磁共振成像等。尿路器械操作应注意无菌操作，避免引起尿路感染。

静脉肾盂造影和逆行肾盂造影检查前 2~3 天患者应予少渣饮食，避免摄入豆类等产气食物；检查前夜开水冲服番泻叶以清洁肠道，如仍不见效，则在检查当日晨作清洁灌肠；检查日晨禁食，造影前 12 小时禁饮水。另外,检查前应做碘过敏试验。造影后嘱患者多饮水,以促进残留在体内的造影剂尽快排出,减少对肾脏的毒性作用。

三、常见症状体征的评估与护理

(一)肾源性水肿

肾源性水肿(renal edema)是由肾脏疾病引起过多的液体积聚在人体组织间隙所致的组织肿胀,是肾小球疾病最常见的临床表现。

肾源性水肿分为两大类:①肾炎性水肿:主要是由于肾小球滤过率下降,而肾小管的重吸收功能正常造成"球-管失衡"和肾小球滤过分数(肾小球滤过率/肾血浆流量)下降,引起水、钠潴留。同时,毛细血管通透性增高可进一步加重水肿。肾炎性水肿多从眼睑、颜面部开始,重者可波及全身,指压凹陷不明显。②肾病性水肿:主要是由于大量蛋白尿造成血浆蛋白过低所致。此外,部分患者因有效血容量减少,激活了肾素-血管紧张素-醛固酮系统,抗利尿激素分泌增多,进一步加重水肿。肾病性水肿一般较严重,多从下肢开始,常为全身性、体位性和凹陷性,可无高血压及循环淤血表现。

1. 护理评估

(1)病史:①原因或诱因:询问患者有无水肿;水肿发生的诱因及原因、时间、部位;水肿的特点、程度,以及随时间的进展情况,有无出现全身性水肿;②症状:询问患者有无出现尿量减少、头晕、乏力、呼吸困难、心跳加快、腹胀等。

(2)身体评估:观察患者的精神状况、生命体征、尿量、体重的改变。有无眼睑和面部水肿、下肢水肿、外阴水肿等;有无肺部啰音、胸腔积液征、心包摩擦音;腹部有无膨隆、有无移动性浊音等。

(3)心理-社会资料:水肿反复出现会加重患者的心理负担,注意观察有无精神紧张、焦虑、抑郁的表现,其程度如何。

(4)辅助检查:尿常规检查,尿蛋白定性和定量;血清电解质有无异常;肾功能的指标,如 Ccr、BUN、Scr、浓缩与稀释试验有无异常。

2. 常用护理诊断/问题

(1)体液过多:与肾小球滤过率下降致水、钠潴留、大量蛋白尿致血浆白蛋白浓度下降有关。

(2)有皮肤完整性受损的危险:与皮肤水肿、营养不良有关。

3. 护理目标

(1)患者的水肿减轻或完全消退。

(2)患者无皮肤破损或感染发生。

4. 护理措施及依据

(1)体液过多

1)休息:严重水肿的患者应卧床休息,以增加肾血流量和尿量,缓解水钠潴留。下肢明显水肿者,卧床休息时可抬高下肢,以增加静脉回流,减轻水肿。阴囊水肿者可用吊带托起。水肿减轻后,患者可起床活动,但应避免劳累。

2)饮食护理:①钠盐:限制钠的摄入,予以少盐饮食,每天 2~3g 为宜。②液体:液体入量视水肿程度和尿量而定。若每天尿量小于 500ml 或有严重水肿者需限制水的摄入,每天液体入量不应超过前一天 24 小时尿量加上 500ml。液体入量包括饮食、饮水、服药、输液等各种形式或途径进入体内的水分。③蛋白质:肾功能正常者不需限制蛋白质入量,为 0.8~1.0g/(kg·d),以优质蛋白为主。优质蛋白质指富含必需氨基酸的动物蛋白如牛奶、鸡蛋、鱼肉等,但不宜给予高蛋白饮食,因为高蛋白饮食可致尿蛋白增多而加重病情。有氮质血症者应限制蛋白质摄入,为 0.6~0.8g/(kg·d),慢性肾衰竭患者需根据 GFR 来调节蛋白质摄入量。④热量:补充足够的热量以免引起负氮平衡,尤其低蛋白饮食的患者,每天摄入热量不应低于

126kJ/（kg·d），即 30kcal/（kg·d）。⑤其他：注意补充各种维生素。

3）病情观察：记录 24h 液体出入量，监测尿量的变化；定期测量患者的体重；观察水肿消长情况，有无胸腔、腹腔、心包积液的表现；有无急性左心衰竭的表现；有无高血压脑病的表现；同时密切监测尿常规、肾小球滤过率、血尿素氮、血肌酐、血浆蛋白、血清电解质等变化。

4）用药护理：遵医嘱使用利尿剂、糖皮质激素或免疫抑制剂，观察药物的疗效及可能出现的副作用。使用激素时，应特别注意告知患者及家属不可擅自加量、减量及停药。①利尿剂：长期使用可出现电解质紊乱如低钾、低钠、低氯性碱中毒。呋塞米等强效利尿药具有耳毒性，可引起耳鸣、眩晕、听力丧失，应避免与链霉素等氨基糖苷类抗生素同时使用。②糖皮质激素：不良反应包括诱发或加重感染、消化性溃疡、水钠潴留、高血压、精神症状、医源性皮质醇增多症、类固醇性糖尿病、骨质疏松、股骨头无菌性坏死等。在治疗过程中应注意对其不良反应的观察和防治。③烷化剂主要不良反应：包括骨髓抑制、肝损害、出血性膀胱炎、胃肠道反应、感染脱发及性腺损害等。用环磷酰胺（CTX）当天多饮水、适当水化以及尽量上午用药，可减少出血性膀胱炎的发生。常规在用药前、用药后 1 天、3 天、7 天及 14 天监测血常规和肝功能，有助于及时发现和预防骨髓抑制及肝损害的发生。

5）健康指导：告知患者及家属出现水肿的原因，如何观察水肿的变化，以及如何保护水肿部位的皮肤，解释限制水钠对水肿消退的重要性，与患者一起讨论制订既符合患者治疗要求，又能为患者接受的饮食计划。

（2）有皮肤完整性受损的危险

1）皮肤护理：①水肿较严重的患者应避免着紧身的衣服；②卧床休息时宜抬高下肢，增加静脉回流，以减轻水肿，嘱患者经常变换体位，对年老体弱者可协助翻身，用软垫支撑受压部位；③对阴囊水肿者，可用吊带托起；④协助患者做好全身皮肤黏膜的清洁，嘱患者注意保护好水肿的皮肤，如清洗时勿过分用力，避免损伤皮肤，避免撞伤、跌伤等；⑤气温低需使用热水袋时，嘱患者应特别小心，避免烫伤皮肤；⑥严重水肿者应避免肌内注射，可采用静脉途径保证药物准确及时的输入。静脉穿刺拔针后，用无菌干棉球按压穿刺部位，防止液体从针口渗漏，严格无菌操作。

2）病情观察：观察皮肤有无红肿、破损、化脓等情况发生。体温有无异常。

5. 评价

（1）患者的水肿减轻或消退。

（2）患者皮肤无损伤或发生感染。

（二）尿路刺激征

尿路刺激征（urinary irritation symptoms）指膀胱颈和膀胱三角区受到炎症或机械刺激而引起的尿频、尿急、尿痛，可伴有排尿不尽感及下腹坠痛。若排尿次数增多，而每次尿量不多，且每日尿量正常，称为尿频。若一有尿意即要排尿，并常伴有尿失禁则称为尿急。若排尿时膀胱区和尿道有疼痛或灼热感称为尿痛。尿路刺激征常由尿路感染所致，也可见于泌尿系结石、结核、肿瘤和前列腺炎等。

1. 护理评估

（1）病史：①原因或诱因：询问患者既往有无泌尿系统畸形、泌尿系结石、结核、肿瘤、前列腺炎、妇科炎症等病史，有无留置导尿管、进行尿路器械检查。用过哪些抗生素，药物的剂量、用法、疗程及疗效如何，有无不良反应。②症状：询问患者的排尿情况，即每天小便的次数、排尿时是否伴有膀胱区或尿道疼痛，是否一有尿意即要排尿，并有排尿不尽的感觉，而每次的尿量是否较少等。有无伴有其他不适，如发热、腰痛等。

（2）身体评估：观察患者的精神、营养状况，体温有无升高。肾区有无压痛、叩击痛，输尿管行程有无压痛点，尿道口有无红肿等。

（3）心理-社会资料：由于尿路刺激征反复发作带来的不适，加之部分患者可能出现肾损害，因此患者可出现紧张、焦虑等心理反应,应注意评估患者的心理状态、家庭状况及社会支持等。

（4）辅助检查:尿常规检查的结果,如有无出现白细胞尿（脓尿）、血尿等;尿细菌镜检和定量培养结果,是否为有意义的细菌尿。

2. 常用护理诊断/问题

排尿障碍:尿频、尿急、尿痛与尿路感染所致的膀胱激惹有关。

3. 护理目标　患者的尿路刺激征减轻或消失。

4. 护理措施及依据

（1）休息:环境清洁、安静、光线柔和,维持合适的温度和湿度,使患者能充分休息。嘱患者于急性发作期间注意休息。指导患者从事一些感兴趣的活动,如听轻音乐、欣赏小说、看电视或聊天等,以分散患者的注意力,减轻焦虑,缓解尿路刺激征。

（2）增加水分的摄入:在无禁忌证的情形下,应嘱患者尽量多饮水、勤排尿,以达到不断冲洗尿路的目的,减少细菌在尿路停留的时间。

（3）保持皮肤黏膜的清洁:指导患者做好个人卫生,增加会阴清洗次数,减少肠道细菌对尿路的感染机会。女性患者月经期间尤应注意会阴部的清洁。

（4）疼痛护理:指导患者进行膀胱区热敷或按摩,以缓解疼痛。对高热、头痛及腰痛者给予退热镇痛剂。

（5）用药护理:遵医嘱使用抗生素,注意观察药物的治疗反应及有无出现副作用,嘱患者按时、按量、按疗程服药,勿随意停药以达到彻底治疗的目的。口服碳酸氢钠可碱化尿液,减轻尿路刺激征。此外,尿路刺激征明显者可予以阿托品、普鲁苯辛等抗胆碱能药物对症治疗。

5. 评价　患者的尿频、尿急、尿痛减轻或消失。

（三）肾性高血压

肾脏疾病常伴有高血压,称肾性高血压。肾性高血压按病因可分为肾实质性高血压和肾血管性高血压。前者是肾性高血压的常见原因,主要由急性或慢性肾小球肾炎、慢性肾盂肾炎、慢性肾衰竭等肾实质性疾病引起。后者占5%~15%,主要由肾动脉狭窄或堵塞引起,高血压程度较重,易进展为急进性高血压。

肾性高血压按发生机制又可分为容量依赖型高血压和肾素依赖型高血压两类。前者是因水钠潴留引起,用利尿剂或限制水钠摄入可明显降低血压;后者是由于肾素-血管紧张素-醛固酮系统被激活引起,过度利尿常使血压更加升高,而应用血管紧张素转换酶抑制剂、血管紧张素Ⅱ受体拮抗剂和钙通道阻滞剂可使血压下降。肾实质性高血压中,80%以上为容量依赖型,仅10%左右为肾素依赖型,尚有部分病例同时存在两种因素。

（四）尿异常

1. 尿量异常　正常人每天平均尿量约1500ml,尿量的多少取决于肾小球滤过率和肾小管重吸收量。

（1）少尿和无尿:少尿指每天尿量少于400ml,若每天尿量少于100ml称为无尿。少尿可因肾前性（如心排血量减少、血容量不足等）、肾性（如急、慢性肾衰竭）以及肾后性（如尿路梗阻等）因素引起。

（2）多尿:指每天尿量大于2500ml。多尿分为肾性和非肾性两类。肾性多尿见于各种原因所致的肾小管功能不全;非肾性多尿见于糖尿病、尿崩症和溶质性利尿等。

（3）夜尿增多:指夜间尿量超过白天尿量或夜间尿量超过750ml。持续的夜尿增多,且尿比重低而固定,提示肾小管浓缩功能减退。

2. 蛋白尿　每日尿蛋白定量超过150mg或尿蛋白/肌酐>200mg/g,尿蛋白质定性试验呈阳性反应,称为蛋白尿。

蛋白尿按发生机制,可分为6类。

（1）肾小球性蛋白尿：是最常见的一种蛋白尿，由于肾小球滤过膜通透性增加或所带负电荷改变，导致原尿中蛋白量超过肾小管重吸收能力所致。此种蛋白尿以分子量较小的白蛋白为主，一般>2g/d。

（2）肾小管性蛋白尿：正常肾小球可以滤过一些较白蛋白分子量小的蛋白质，几乎被肾小管完全吸收。当肾小管重吸收功能下降时，β_2微球蛋白、溶菌酶等小分子蛋白质随尿排出增多，但一般<2g/d，常见于肾小管病变，以及其他引起肾间质损害的病变。

（3）混合性蛋白尿：为肾脏病变同时累及肾小球及肾小管而产生的蛋白尿，尿中所含的蛋白成分具有上述两种蛋白尿的特点。见于各种肾小球疾病的后期，肾小球和肾小管均受损而引起。

（4）溢出性蛋白尿：某些肾外疾病引起的血中异常蛋白质如血红蛋白、免疫球蛋白轻链等增加，经肾小球滤过后不能被肾小管全部重吸收，见于多发性骨髓瘤、巨球蛋白血症、血管内溶血等。

（5）组织性蛋白尿：系肾组织破坏后胞质中的酶和蛋白质释出所致，多为相对分子量较小的蛋白尿。此类蛋白尿一般与肾小球性、肾小管性蛋白尿同时发生。

（6）功能性蛋白尿：为一过性蛋白尿，常因剧烈运动、高热、急性疾病、充血性心力衰竭或直立性体位所致，蛋白尿程度较轻，一般<1g/d。

3. 血尿　是指尿液中红细胞≥3个/HP，离心尿红细胞>5个/HP，或12小时尿 Addis 计数>50万个，血尿可由各种泌尿系统疾病引起，如肾小球肾炎、泌尿系结石、结核、肿瘤、血管病变、先天畸形等。临床上常将血尿按病因分为肾小球源性血尿和非肾小球源性血尿。新鲜尿沉渣相差显微镜检查示：肾小球源性血尿尿中红细胞大小形态不一，出现畸形红细胞，常伴有红细胞管型、蛋白尿等。非肾小球源性血尿系来自肾小球以外的病变，如尿路感染、结石、肿瘤、畸形等，红细胞大小形态均一。

4. 白细胞尿、脓尿和菌尿　新鲜离心尿液每个高倍视野白细胞超过5个或1小时新鲜尿液白细胞数超过40万或12小时尿中超过100万，称为白细胞尿。因蜕变的白细胞称脓细胞，故亦称脓尿。尿中白细胞明显增多常见于泌尿系统感染。肾小球肾炎等疾病也可出现轻度白细胞尿。菌尿是指中段尿涂片镜检，每个高倍视野均可见细菌，或培养菌落计数超过 10^5个/ml，可作出泌尿系统感染的诊断。

5. 管型尿　尿中管型是由蛋白质、细胞或其碎片在肾小管内形成，可分为细胞管型、颗粒管型、透明管型、蜡样管型等。正常人尿中偶见透明及颗粒管型。若12小时尿沉渣计数管型超过5000个，或镜检出现其他类型管型时，称为管型尿。白细胞管型是诊断肾盂肾炎或间质性肾炎的重要依据，上皮细胞管型可见于急性肾小管坏死，红细胞管型提示急性肾小球肾炎。

（五）肾区痛

当肾盂、输尿管内张力增高或包膜受牵拉时，可发生肾区痛，表现为肾区胀痛或隐痛。体检时表现为肾区压痛和叩击痛。肾区痛多见于肾脏或附近组织的炎症，或肾肿瘤、积液等引起肾体积增大，牵拉肾包膜。

肾绞痛是一种特殊的肾区痛，主要由输尿管内结石、血块等移行所致，疼痛常突然发作，可向下腹外阴及大腿内侧部位放射。

（李健芝）

第二节　肾小球疾病

一、概述

肾小球疾病是一组临床表现相似（如水肿、血尿、蛋白尿、高血压），但病因、发病机制、病理改变、病程和预后不尽相同，且主要侵犯双侧肾小球的疾病，分为原发性、继发性和遗传性。原发性肾小球疾病是指病因不明者;继发性肾小球疾病是指全身性疾病(如系统性红斑狼疮、糖尿病等)中的肾损害;遗传性肾小球疾病为遗传变异基因所致的肾小球疾病,如 Alport 综合征等。原发性肾小球疾病占肾小球疾病的绝大多数,是引起慢性肾衰竭的主要病因。本节主要介绍原发性肾小球疾病。

（一）发病机制

多数肾小球疾病是免疫介导性炎症疾病。免疫机制是肾小球疾病的始发机制,在疾病进程中也有非免疫非炎症因素参与。

1. 免疫介导性炎症反应

（1）循环免疫复合物沉积:某些外源性(如致肾炎链球菌的某些成分)或内源性抗原能刺激机体产生相应的抗体,在血循环中形成免疫复合物,沉积于肾小球系膜区和基底膜内皮细胞下而导致肾小球损伤。多数原发性肾小球疾病由此机制引起。

（2）原位免疫复合物的形成:肾小球中的某些固有抗原(如肾小球基膜)或种植抗原(如系统性红斑狼疮患者机体的 DNA)等能引起机体免疫反应产生相应的抗体,血循环中的抗体与肾小球中的固有抗原或种植抗原结合,在肾脏局部形成免疫复合物而致病。

2. 炎症介导系统　始发的免疫反应需引起炎症反应才能导致肾小球损伤及其临床症状。炎症反应有炎症细胞(如中性粒细胞、单核细胞、血小板等)和多种炎症介质(补体激活物质、凝血及纤溶因子、生物活性肽、各种中性蛋白酶等)的共同参与,它们之间相互作用导致肾小球的损伤。

3. 非免疫非炎症损伤　免疫性炎症损伤在肾小球疾病的发病机制中占主要地位,在疾病的慢性进展中也存在非免疫非炎症的致病因素,主要包括:①剩余的健存肾单位肾小球毛细血管内高压、高灌注及高滤过,可促进肾小球硬化;②高脂血症具有"肾毒性",可加重肾小球的损伤;③大量蛋白尿可作为一个独立的致病因素参与肾脏的病变过程。

（二）原发性肾小球疾病的分类

1. 原发性肾小球疾病的病理分型

（1）肾小球轻微病变(包括微小病变)。

（2）局灶性/节段性肾小球病变(包括局灶性肾小球肾炎和局灶节段性肾小球硬化)。

（3）弥漫性肾小球肾炎:①膜性肾病;②增生性肾炎系膜增生性肾小球肾炎、毛细血管内增生性肾小球肾炎、系膜毛细血管性肾小球肾炎、新月体性和坏死性肾小球肾炎;③硬化性肾小球肾炎。

（4）未分类的肾小球肾炎。

2. 原发性肾小球疾病的临床分型

（1）急性肾小球肾炎。

（2）急进性肾小球肾炎。

（3）慢性肾小球肾炎。

（4）无症状性血尿和(或)蛋白尿,又称为隐匿型肾小球肾炎。

（5）肾病综合征。

肾小球疾病的临床分型与病理类型存在着一定的联系,但并无肯定的对应关系,亦即一种病理类型可呈多种临床表现,而一种临床表现又可来自多种病理类型。肾活组织检查是确定肾小球疾病病理类型和病变程度的必要手段,而正确的病理诊断又必须和临床紧密结合。

二、急性肾小球肾炎

案例导入

患者,男,10岁,以"眼睑水肿、尿少4天"为主诉入院。

病史评估:患者2周前曾患脓疱疮,4天前无明显诱因出现眼睑水肿,尿量减少,每天约600ml,伴有血尿,无气促,胸闷等。

身体评估:T 37.5℃,P 86次/分,R 18次/分,BP 150/70mmHg,神志清楚,眼睑及下肢水肿,呈非凹陷性,两肺无啰音,步行入院。

辅助检查:①尿常规:尿蛋白++,RBC 5/HP,WBC 3~5/HP;②血液检查:RBC和Hb正常,ASO500U、CH50及C3减少。

诊断:急性肾小球肾炎。

请思考:①该患者眼睑水肿的原因是什么?②该患者目前主要的护理诊断有哪些?③针对患者目前存在的护理问题,应采取哪些护理措施?

急性肾小球肾炎(acute glomerulonephritis,AGN),简称急性肾炎,是一组起病急,以血尿、蛋白尿、水肿和高血压为主要表现,可伴有一过性肾功能不全的疾病。多见于链球菌感染后,其他细菌、病毒和寄生虫感染后也可引起。本节主要介绍链球菌感染后急性肾炎。

(一)病因和发病机制

本病常发生于β-溶血性链球菌"致肾炎菌株"引起的上呼吸道感染(如急性扁桃体炎、咽炎)、猩红热、皮肤感染(脓疱疮)后,感染导致机体产生免疫反应而引起双侧肾脏弥漫性的炎症反应。现多认为链球菌的致病抗原是胞浆或分泌蛋白的某些成分,引起免疫反应后可通过循环免疫复合物沉积于肾小球而致病,亦可形成原位免疫复合物种植于肾小球,引起机体的炎症反应而损伤肾脏。

本病病理类型为毛细血管内增生性肾小球肾炎。病变呈弥漫性,以肾小球内皮细胞及系膜细胞增生为主,肾小管病变不明显。

(二)临床表现

本病好发于儿童,男性居多。发病前常有前驱感染,潜伏期1~3周(平均10天左右),相当于机体产生初次免疫应答所需的时间。呼吸道感染的潜伏期较皮肤感染短。本病起病较急,病情轻重不一,轻者仅尿常规及血清补体C3异常,重者可出现急性肾衰竭。本病大多预后良好,常在数月内临床自愈。典型者呈急性肾炎综合征表现:

1. 尿异常　尿量减少,大部分患者起病时尿量常降至400~700ml/d,1~2周后逐渐增多。几乎所有患者均有肾小球源性血尿,约30%出现肉眼血尿,且常为首发症状和患者就诊原因。可伴有轻、中度蛋白尿,少数(<20%)为大量蛋白尿,达到肾病综合征水平。

2. 水肿　常为首发症状,见于80%以上的患者。多表现为晨起眼睑水肿,面部肿胀感,呈"肾病面容",可伴有双下肢轻度凹陷性水肿,严重者出现全身性水肿、胸水和腹水。

3. 高血压　约80%患者出现一过性轻、中度高血压,常与其水钠潴留有关,经利尿后血压恢复正常。少数出现严重高血压,甚至高血压脑病。

4. 肾功能异常　部分患者起病早期可因尿量减少,出现一过性轻度氮质血症。常于1~2周后尿量增加,肾功能于利尿后数日恢复正常,极少数出现急性肾衰竭。

5. 并发症

(1)心力衰竭:以老年患者多见。起病后1~2周内发生,但也可为首发症状,其发生与水钠潴留、循环血量过多有关。

(2)高血压脑病:以儿童多见,多发生于疾病早期。

(3)急性肾衰竭:极少见,为急性肾小球肾炎死亡的主要原因,但多数可逆。

(三)辅助检查

1. 尿液检查　均有镜下血尿,呈多形性红细胞,尿沉渣中还可有红细胞管型、颗粒管型及少量上皮细胞及白细胞。尿蛋白多为+~++,20%左右可有大量蛋白尿(尿蛋白定性+++~++++,24h尿蛋白定量>3.5g)。

2. 免疫学检查 血清补体C3及总补体发病初期均下降,于8周内恢复正常,对本病诊断意义很大。血清抗链球菌溶血素"O"滴度可增高,提示近期内曾有过链球菌感染。

3. 肾功能检查 肾小球滤过率下降,血尿素氮、血肌酐升高。

(四)治疗要点

本病为自限性疾病,因此基本上是对症治疗。饮食及降压治疗为基础治疗方案,部分患者可应用免疫抑制剂治疗。

1. 一般治疗 急性期应卧床休息,待肉眼血尿消失、水肿消退、血压恢复正常后逐渐增加活动量。限制水钠摄入,根据病情予以特殊的饮食治疗。

2. 对症治疗 利尿治疗可消除水肿,降低血压,通常利尿治疗有效。利尿后高血压控制不满意时,可加用其他降压药物(如血管紧张素转换酶抑制剂、钙通道阻滞剂)。

3. 控制感染灶 以往主张病初使用青霉素或其他抗生素10~14天,但其必要性存在争议。对于反复发作的慢性扁桃体炎,待肾炎病情稳定后,可作扁桃体摘除,术前、术后两周需注射青霉素。

4. 透析治疗 少数发生急性肾衰竭患者,应予透析治疗至肾功能恢复,一般不需长期维持透析。

(五)常用护理诊断/问题及措施

1. 体液过多 与肾小球滤过率下降导致水钠潴留有关。

(1)饮食护理:①限盐:急性期应严格限制盐的摄入,以减轻水肿和心脏负担,对于严重水肿、高血压或心力衰竭者,更应严格控制。一般每日进盐应低于3g。当病情好转,血压下降,水肿消退,尿蛋白减少后,即可由低盐饮食逐步转为正常饮食,防止长期低钠饮食及应用利尿剂引起水、电解质紊乱或其他并发症。②限水:出现肾功能异常尿量减少时,除限制钠盐外,也应限制水和钾的摄入。③蛋白质:肾功能正常时,给予正常量的蛋白质摄入1.0g/(kg·d);但当出现氮质血症时,应限制蛋白质的摄入,以优质动物蛋白为主,如牛奶、鸡蛋、鱼等含必需氨基酸的蛋白质。另外,饮食应注意足够的热量和维生素。

(2)休息和运动:急性期患者应绝对卧床休息2~3周,以增加肾血流量和尿量,改善肾功能,减少血尿、蛋白尿。对症状比较明显者,嘱其卧床休息4~6周,待水肿消退、肉眼血尿消失、血压平稳、尿常规及其他检查基本正常后,方可逐步增加活动量。病情稳定后可做一些轻体力活动,避免劳累和剧烈活动,坚持1~2年,待完全康复后才能恢复正常的体力劳动。

(3)病情观察:参见本章第一节"肾源性水肿"。

(4)用药护理:遵医嘱给予利尿剂、降压药及抗生素治疗,并观察药物疗效。少尿时慎用保钾利尿剂和血管紧张素转换酶抑制剂,以防诱发高钾血症。

2. 有皮肤完整性受损的危险 与皮肤水肿、机体抵抗力降低有关。

具体护理措施参见本章第一节"肾源性水肿"。

(六)健康指导

1. 疾病预防指导 避免劳累和受凉,尽量不去公共场所,防止呼吸道感染。

2. 疾病知识指导 向患者讲解疾病的过程及预后,耐心解答患者的疑问,解除患者思想顾虑。向患者讲解利尿剂、降压药物及抗生素的作用和不良反应,并注意观察疗效。急性肾炎的完全康复可能需要1~2年,当临床症状消失后,蛋白尿、血尿等可能仍然存在,故应定期随访,监测病情。

三、慢性肾小球肾炎

案例导入

患者,女,30岁,以"间断颜面及下肢水肿1年,加重1周"为主诉入院。

病史评估:患者1年前无诱因出现颜面部水肿,以晨起明显,伴双下肢轻度水肿、尿少、乏力、食欲减退。曾到医院检查,发现血压高(150/95mmHg),化验尿蛋白+~++,间断服用中药,病情时好时差。1周前感冒后咽痛,水肿加重,尿少,尿色较红,无尿频、尿急和尿痛。

身体评估:T 36.8℃,P 80次/分,R 18次/分,BP 160/100mmHg,双眼睑水肿,咽稍充血,心肺正常,腹平软,肝脾肋下未触及,移动性浊音阴性,下肢轻度凹陷性水肿。

辅助检查:Hb112g/L,WBC 8.8×10^9g/L,N 72%,L 28%,PLT 240×10^9g/L;尿蛋白++,WBC 0~1/HP,RBC 10~20/HP,颗粒管型0~1/HP,24小时尿蛋白定量3.0g;BUN 8.3mmol/L,Scr 156μmol/L,ALB 36g/L。

目前诊断:慢性肾炎。

请思考:①分析该病例的临床特点;②该患者目前主要的护理诊断有哪些?③为延缓并发症的发生,如何对患者实施健康教育?

慢性肾小球肾炎(chronic glomerulonephritis,CGN),简称慢性肾炎。是指起病隐匿,病情迁延,病变进展缓慢,最终将发展成慢性肾衰竭的肾小球疾病。主要临床表现为蛋白尿、血尿、水肿、高血压、肾功能损害。由于病理类型的不同,疾病表现可多样化。

(一)病因和发病机制

仅少数患者由急性肾炎发展而来,绝大多数患者的病因不明,起病即属慢性肾炎,与急性肾炎无关。

本病的病理类型不同,病因及发病机制也不尽相同。一般认为本病的起始因素为免疫介导性炎症,但随疾病的进展,也有非免疫非炎症性因素参与,如肾小球内高压力、高灌注、高滤过等,这些因素可促进肾小球硬化。另外,疾病过程中出现的高脂血症、蛋白尿等也会加重肾脏的损伤。慢性肾炎的常见病理类型有系膜增生性肾炎、系膜毛细血管性肾炎、膜性肾病及局灶性节段性肾小球硬化等。上述所有类型到晚期均进展成硬化性肾小球肾炎,临床上进入尿毒症阶段。

(二)临床表现

本病多数起病缓慢、隐袭,以青中年男性居多,临床表现多样。

1. 蛋白尿 是本病必有的表现,尿蛋白定量每日常在1~3g。长期尿中丢失蛋白,可导致低蛋白血症和机体抵抗力下降,容易并发感染,尤以泌尿道和呼吸道感染多见。

2. 血尿 多为镜下血尿,也可见肉眼血尿。

3. 水肿 早期水肿时有时无,且多为眼睑和(或)下肢轻中度水肿,晚期持续存在。

4. 高血压 肾功能不全时可出现高血压,肾衰竭时,绝大多数患者有高血压。长期高血压可引起心脏扩大、心律失常等,严重者出现心力衰竭和高血压脑病。

5. 肾功能损害 呈慢性进行性损害。随病情的发展可逐渐出现夜尿增多,肾功能减退,最后发展为慢性肾衰竭。进展的速度主要与病理类型有关。当在应激状态(如感染、劳累、妊娠、肾毒性药物的应用等)时,肾功能可急剧恶化,如能及时去除这些因素,肾功能仍可在一定程度上恢复。

(三)辅助检查

1. 尿液检查 尿蛋白+~+++,定量1~3g/24h。尿中可有多形性红细胞+~++,颗粒管型等。肾浓缩功能异常时可出现尿比重偏低。

2. 血液检查 肾功能不全的患者可有GFR下降,BUN、Scr增高。红细胞数量及血红蛋白含量下降,部分患者可有血脂升高,血浆蛋白降低。另外,血清补体 C3 始终正常,或持续降低 8 周以上。

3. B 超检查　双肾可有结构紊乱、缩小等改变。

4. 肾活组织检查　可确定病理类型。

（四）治疗要点

慢性肾炎的治疗原则为防止或延缓肾功能进行性恶化、改善临床症状以及防止严重并发症。

1. 限制食物中蛋白质及磷的摄入量　氮质血症的患者应予优质低蛋白、低磷饮食,并辅以 α-酮酸和必需氨基酸来治疗。低蛋白及低磷饮食可减轻肾小球内高压力、高灌注及高滤过状态,延缓肾小球的硬化。

2. 积极控制高血压和减少尿蛋白　高血压和蛋白尿是加速肾小球硬化,促进肾功能恶化的重要因素,积极控制高血压和减少尿蛋白是两个重要环节。①高血压的治疗目标:尿蛋白≥1g/d,血压控制在 125/75mmHg 以下;尿蛋白<1g/d,血压可放宽到 130/80mmHg 以下。尿蛋白的治疗目标则争取减少至<1g/d。②主要的降压措施:包括低盐饮食和使用降压药物,首选药为血管紧张素转换酶抑制剂(ACEI)和血管紧张素Ⅱ受体拮抗剂(ARB)。此两种药物不仅具有降压作用,还可降低肾小球毛细血管内压,缓解肾小球高灌注、高滤过状态,减少尿蛋白,保护肾功能。常用的 ACEI 类药物有卡托普利、贝那普利等,ARB 类药物有氯沙坦等。其他降压药如钙通道阻滞剂(如氨氯地平)、β 受体阻滞剂、血管扩张剂和利尿剂也可选用。

3. 抗血小板解聚药　应用大剂量双嘧达莫(300~400mg/d),或小剂量阿司匹林(40~300mg/d)有抗血小板聚集的作用,对系膜毛细血管性肾小球肾炎有一定降尿蛋白作用。

4. 避免加重肾损害的因素　如应避免劳累、感染、妊娠及应用肾毒性药物如氨基糖苷类抗生素等。

问题与思考

一位慢性肾炎患者,BP160/100mmHg,BUN 8.3mmol/L,Scr 200μmol/L,24 小时尿蛋白定量 2.0g。

1. 如何对患者进行饮食指导?

2. 降压治疗的目标是什么?

（五）常用护理诊断/问题及措施

1. 体液过多　与肾小球滤过率下降导致水钠潴留等因素有关。

具体措施参见本章第一节"肾源性水肿"。

2. 营养失调:低于机体需要量　与低蛋白饮食、长期蛋白尿致蛋白丢失过多有关。

（1）饮食护理:慢性肾炎患者肾功能减退时,应予以优质低蛋白饮食,0.6~0.8g/(kg·d),适当增加碳水化合物的摄入。控制磷的摄入,同时注意补充多种维生素及锌元素。

（2）静脉补充营养素:遵医嘱静脉补充必需氨基酸。

（3）营养监测:观察并记录进食情况;定期监测体重和上臂肌围;监测血红蛋白浓度和血清白蛋白浓度。

（六）健康指导

1. 饮食指导　饮食上注意摄入低优质蛋白,如牛奶、鸡蛋、鱼类等。勿食过咸的食物。保证热量充足和富含多种维生素。

2. 用药指导　勿使用对肾功能有害的药物,如氨基糖苷类抗生素、抗真菌药等。

3. 疾病知识指导　教会患者与疾病有关的家庭护理知识,如如何控制饮水量、自我监测血压等。避免受凉、潮湿,注意休息,避免剧烈运动和过重的体力劳动,防治呼吸道感染。注意个人卫生,预防泌尿道感染,如出现尿路刺激征时,应及时治疗。

4. 定期门诊随访　讲明定期复查的必要性。让患者了解病情变化的特点,如出现水肿或水肿加重、血压增高、血尿等时应及时就医。

四、肾病综合征

案例导入

患者,女,30岁,以"全身水肿1周"为主诉入院。

病史评估:患者1周前无明显诱因出现颜面部及双下肢水肿,呈凹陷性,无尿频、尿急、尿痛及肉眼血尿,门诊以"肾病综合征"收住院。

身体评估:BP 130/80mmHg,眼睑高度水肿,心肺部查体无异常,腹软,无压痛及反跳痛,移动性浊音阳性,双下肢中度水肿。

辅助检查:尿蛋白+++,血白蛋白25g/L,总蛋白52g/L;总胆固醇6.5mmol/L,甘油三酯1.82mmol/L,低密度脂蛋白3.96mmol/L,高密度脂蛋白0.87mmol/L;尿蛋白8.7g/24h;泌尿系B超未见异常。

请思考:①该患者的病情特点是什么?②该患者目前主要的护理诊断/问题有哪些?③该患者主要的护理措施是什么?

肾病综合征(nephrotic syndrome, NS)诊断标准:①大量蛋白尿(尿蛋白>3.5g/d);②低蛋白血症(血浆白蛋白<30g/L);③水肿;④高脂血症。其中①②两项为诊断所必需。

相关链接

大量蛋白尿

2012年K/DOQI指南建议将白蛋白/肌酐(ACR)>2200mg/g定义为大量蛋白尿,等同于24小时尿蛋白定量>3.5g。ACR的优势在于可以采用任意时间的尿液标本,便于患者采集;其次采用新鲜尿,避免了因为24小时尿液在气温、pH值变化以及混匀取样时产生的误差;ACR更能反映肾小球的病变,避免了因肾小管性蛋白尿、溢出性蛋白尿导致的误判。

(一)病因和发病机制

肾病综合征根据病因不同,可分为原发性和继发性。原发性肾病综合征是指原发于肾脏本身的肾小球疾病,如急性肾炎、急进性肾炎、慢性肾炎等在疾病发展过程中发生肾病综合征。继发性肾病综合征是指继发于全身性或其他系统疾病的肾损害,如系统性红斑狼疮、糖尿病、过敏性紫癜、肾淀粉样变性、多发性骨髓瘤等。本节仅讨论原发性肾病综合征。

原发性肾病综合征的发病机制为免疫介导性炎症所致的肾损害。引发原发性肾病综合征的主要病理类型有微小病变型肾病、局灶节段性肾小球硬化、非IgA型系膜增生性肾小球肾炎、IgA肾病、膜性肾病、膜增生性肾小球肾炎。

(二)临床表现

1. 大量蛋白尿 典型病例可有大量选择性蛋白尿。其发生机制为肾小球滤过膜的屏障受损,尤其是电荷屏障受损,肾小球滤过膜对血浆蛋白(多以白蛋白为主)的通透性增高,致使原尿中蛋白含量增多,当超过肾小管的重吸收量时,形成大量蛋白尿。

2. 低蛋白血症 主要为大量白蛋白从尿中丢失所致。肝脏代偿性合成白蛋白不足、胃肠黏膜水肿致蛋白质吸收减少等因素可进一步加重低蛋白血症。除血浆白蛋白降低外,血中免疫球蛋白和补体成分、抗凝及纤溶因子、金属结合蛋白等其他蛋白成分也可减少。尤其是肾小球病理损伤严重,大量蛋白尿和非选择性蛋白尿时更为显著。

3. 水肿 水肿是肾病综合征最突出的体征,其发生与低蛋白血症所致血浆胶体渗透压明显下降有关。

严重水肿者可出现胸腔、腹腔和心包积液。

4. 高脂血症 肾病综合征常伴有高脂血症。其中以高胆固醇血症最为常见;甘油三酯、低密度脂蛋白(LDL)、极低密度脂蛋白(VLDL)和脂蛋白(α)也常可增加。其发生与低蛋白血症刺激肝脏代偿性增加脂蛋白合成以及脂蛋白分解减少有关。

5. 并发症

(1)感染:为肾病综合征常见的并发症,也是导致本病复发和疗效不佳的主要原因,其发生与蛋白质营养不良、免疫功能紊乱及应用肾上腺糖皮质激素治疗有关。常见感染部位顺序为呼吸道、泌尿道、皮肤。

(2)血栓、栓塞:由于有效血容量减少,血液浓缩及高脂血症使血液黏稠度增加。此外,因某些蛋白质自尿中丢失,以及肝脏代偿性合成蛋白质增加,引起机体凝血、抗凝和纤溶系统失衡;加之强效利尿剂和糖皮质激素的应用均进一步加重高凝状态。因此 NS 易发生血栓、栓塞并发症,其中肾静脉血栓最为多见。血栓和栓塞并发症是直接影响肾病综合征治疗效果和预后的重要原因。

(3)急性肾衰竭:因水肿导致有效循环血容量减少,肾血流量下降,可诱发肾前性氮质血症,经扩容、利尿治疗后多可恢复。少数可发展为肾实质性急性肾衰竭,表现为无明显诱因出现少尿、无尿,经扩容、利尿无效,其发生机制可能是肾间质高度水肿压迫肾小管及大量蛋白管型阻塞肾小管,导致肾小管高压,肾小球滤过率骤减所致。

(4)其他:长期高脂血症易引起动脉硬化、冠状动脉粥样硬化性心脏病等心血管并发症;长期大量蛋白尿导致严重的蛋白质营养不良,儿童生长发育迟缓;免疫球蛋白减少致机体抵抗力下降,易致感染;金属结合蛋白及维生素 D 结合蛋白丢失可致体内铁、锌、铜缺乏,以及钙、磷代谢障碍。

(三)辅助检查

1. 尿液检查 尿蛋白定性一般为+++~++++,尿蛋白定量超过 3.5g。可有红细胞、颗粒管型等。

2. 血液检查 血浆白蛋白低于 30g/L,血中总胆固醇、三酰甘油、低及极低密度脂蛋白均可增高,血 IgG 可降低。

3. 肾功能检查 内生肌酐清除率正常或降低,血肌酐、尿素氮可正常或升高。

4. 肾 B 超检查 双肾正常或缩小。

5. 肾活组织病理检查 可明确肾小球病变的病理类型,指导治疗及判断预后。

(四)治疗要点

1. 一般治疗 卧床休息至水肿消退,但长期卧床会增加血栓形成机会,故应保持适当的床上及床旁活动。肾病综合征缓解后,可逐步增加活动量。给予高热量、低脂、高维生素、低盐及富含可溶性纤维的饮食。肾功能良好者给予正常量的优质蛋白,肾功能减退者给予优质低蛋白。

2. 对症治疗

(1)利尿消肿:肾病综合征患者利尿原则是不宜过快过猛,以免血容量不足,加重血液高黏倾向,诱发血栓、栓塞并发症,一般以每天体重下降 0.5~1.0kg 为宜。

多数患者经使用糖皮质激素和限水、限钠后可达到利尿消肿目的。经上治疗水肿不能消退者可用利尿剂,包括:①噻嗪类利尿药:常用氢氯噻嗪 25mg,每天 3 次。②保钾利尿药:常用氨苯蝶啶 50mg 或螺内酯 20mg,每天 3 次,与噻嗪类利尿药合用可提高利尿效果,减少钾代谢紊乱。③袢利尿药:常用呋塞米,20~120mg/d。④渗透性利尿药:常用不含钠的低分子右旋糖酐静脉滴注,随后加用袢利尿药可增强利尿效果。少尿者应慎用渗透性利尿剂,因其易与蛋白一起形成管型,阻塞肾小管。⑤静脉输注白蛋白,提高胶体渗透压,继而加用袢利尿剂常有良好的利尿效果。但白蛋白的使用可能使蛋白尿加重,肾功能进一步减退。在明确血容量不足、严重水肿和低蛋白血症的情况下使用白蛋白,但不建议长期连续使用。

(2)减少尿蛋白:持续大量蛋白尿可致肾小球高滤过,加重损伤,促进肾小球硬化,而减少尿蛋白可有效延缓肾功能恶化。应用血管紧张素转换酶抑制剂或血管紧张素 II 受体拮抗剂,除可有效控制高血压外,均可通过降低肾小球内压和直接影响肾小球基底膜对大分子的通透性,有不依赖于降低全身血压的减少尿蛋白作用。

3. 抑制免疫与炎症反应(主要治疗)

(1)糖皮质激素:可能通过抑制炎症反应、抑制免疫反应、抑制醛固酮和抗利尿激素分泌、影响肾小球基底膜通透性等综合作用而发挥其利尿、消除尿蛋白的作用。使用糖皮质激素应遵循"起始足量、缓慢减量、长期维持"的原则。①起始足量:泼尼松 1mg/(kg·d)口服(最大剂量 60mg/d),连用 6～8 周,部分患者可根据病理类型延长至 12 周,病情轻者,尿蛋白转阴后再服用 2 周,开始减量;②缓慢减量:每 1～2 周减去原用量的 10%,当减至 20mg 左右时病情易复发,应更加缓慢减量,需要注意观察,并尽量避免感冒、劳累等诱因;③长期维持:以最小剂量(10mg/d)再维持半年左右。激素可采用全天量顿服,或在维持用药期间,两天量隔天 1 次顿服,以减轻激素的不良反应。

(2)细胞毒药物:用于"激素依赖型(激素减药到一定程度即复发)"或"激素抵抗型(激素治疗无效)"肾病综合征,常与激素合用。环磷酰胺为最常用的药物,每天 100～200mg,分次口服,或隔天静注,总量达到 6～8g 后停药。

(3)钙调神经磷酸酶抑制剂:能选择性抑制 T 辅助细胞及 T 细胞毒效应细胞而起作用,已作为二线药物用于激素抵抗和细胞毒药物无效的难治性肾病综合征。他克莫司 0.05～0.10mg/(kg·d),或环孢素 A 3.0mg/(kg·d)起始,分 2 次口服,间隔 12 小时),后根据血药浓度调整剂量,药物浓度:他克莫司(5～10ng/ml),环孢素 A(100～150ng/ml),待有效后,逐渐减量至低剂量维持。

4. 并发症的防治　NS 的并发症是影响患者长期预后的重要因素,应积极防治。

(1)感染:一般不主张常规使用抗生素,但一旦发生感染,应选择敏感、强效及无肾毒性的抗生素进行治疗。

(2)血栓与栓塞:当血浆白蛋白低于 20g/L 时,提示存在高凝状态,应给予预防性抗凝治疗,如应用肝素。抗凝同时可辅以抗血小板药,如双嘧达莫。一旦出现血栓及栓塞,及早溶栓治疗。

(3)急性肾衰竭:可给予利尿剂及碱化尿液,必要时透析治疗。

5. 中医中药治疗　如雷公藤总贰,具有抑制免疫、抑制系膜细胞增生、改善滤过膜通透性的作用,可与激素及细胞毒药物联合应用。

(五)常用护理诊断/问题及措施

1. 体液过多　与低蛋白血症致血浆胶体渗透压下降等有关。

具体护理措施参见本章第一节"肾源性水肿"。

2. 营养失调:低于机体需要量　与大量蛋白尿、摄入减少及吸收障碍有关。

(1)饮食护理:具体护理措施参见本章第一节"肾源性水肿"。

(2)营养监测:记录进食情况,评估饮食结构是否合理,热量是否充足。定期监测血浆白蛋白、血红蛋白等指标,评估机体的营养状态。

3. 有感染的危险　与机体抵抗力下降、应用激素和(或)免疫抑制剂有关。

(1)预防感染

1)保持环境清洁:保持病房环境清洁,定时开门窗通风换气,定期进行空气消毒,并用消毒药水拖地、擦桌椅,保持室内温度和湿度合适。尽量减少病区的探访人次,限制上呼吸道感染者探访。

2)预防感染指导:告知患者预防感染的重要性;协助患者加强全身皮肤、口腔黏膜和会阴部护理,防止皮肤和黏膜损伤;指导其加强营养和休息,增强机体抵抗力;遇寒冷季节,注意保暖。

(2)病情观察:监测生命体征,注意体温有无升高;观察有无咳嗽、咳痰、肺部干湿啰音、尿路刺激征、皮肤红肿等感染征象。

4. 有皮肤黏膜完整性受损的危险　与水肿、营养不良有关。

具体护理措施参见本章第一节"肾源性水肿"。

（六）健康指导

1. 休息与活动　应适度进行床上及床旁活动。病情缓解后可逐步增加活动量,如活动后尿蛋白增加应酌情减少活动。

2. 用药指导　讲解常用药物的作用、不良反应及服药方法,如激素以清晨顿服为好,环磷酰胺则不宜在下午6时后使用,以免其代谢产物存留在膀胱时间过长,引起出血性膀胱炎。

3. 出院指导　出院后应坚持按时按量服药,尤其是糖皮质激素,勿擅自减量或停药。定期来医院复查血常规、尿常规、肾功能,出现异常及时就诊。学会测量血压,随时监测血压变化。做好尿量记录。育龄妇女坚持避孕。

（李健芝）

第三节　尿路感染

案例导入

患者,女,40岁,以"反复尿频、尿急、尿痛3个月"为主诉入院。

病史评估:3月前无明显诱因出现尿频、尿急、尿痛,伴耻骨弓上不适,无发热、腰痛、肉眼血尿,于当地医院就诊,化验尿白细胞高,镜下血尿,诊断为"尿路感染",服用抗生素(氧氟沙星,0.4g/d)后上述症状好转,但反复发作。既往有"慢性宫颈炎"病史。

身体评估:BP 130/80mmHg,眼睑无水肿。咽部无红肿。双肺呼吸音清,心率80次/分,肾区无叩击痛,脊肋角及输尿管点无压痛,双下肢无水肿。

辅助检查:尿蛋白(±),尿潜血(-),WBC 30~40个/HP;血常规及便常规正常。

请思考:①该病例有哪些临床特点? ②为明确诊断应做哪些辅助检查? ③尿细菌定量培养标本有哪些要求?

尿路感染(urinary tract infection,UTI)简称尿感,是由于各种病原微生物感染所引起的尿路急、慢性炎症。多见于育龄女性、老年人、免疫力低下及尿路畸形者。根据感染发生的部位,可分为上尿路感染和下尿路感染,前者指肾盂肾炎,后者主要指膀胱炎。根据有无尿路结构或功能异常,又分为复杂性和非复杂性尿路感染。复杂性尿路感染指伴有尿路引流不畅、结石、畸形、膀胱输尿管反流等结构或功能异常,或在慢性肾实质性疾病的基础上发生的尿路感染;不伴有上述情况者称为非复杂性尿路感染。

（一）病因和发病机制

1. 病因　革兰氏阴性杆菌为尿路感染最常见致病菌,其中以大肠杆菌最常见,约占全部尿路感染的85%;其次为肺炎克雷伯菌、变形杆菌等。5%~15%的尿路感染由革兰氏阳性细菌引起,主要是肠球菌和凝固酶阴性的葡萄球菌。大肠杆菌最常见于无症状性菌尿、非复杂性尿路感染或首次发生的尿路感染。医院内感染、复杂性或复发性尿路感染或尿路器械检查后发生的尿路感染多为肠球菌、变形杆菌、肺炎克雷伯菌和铜绿假单胞菌所致。其中变形杆菌常见于伴有尿路结石者,铜绿假单胞菌多见于尿路器械检查后,金黄色葡萄球菌则常见于血源性感染。此外,偶见厌氧菌、真菌、病毒和原虫感染所致的尿路感染。

2. 发病机制

（1）感染途径:①上行感染:主要的感染途径。病原菌经尿道上行至膀胱,甚至输尿管、肾盂引起的感染称为上行感染,约占尿路感染的95%。正常情况下前尿道和尿道口周围定居着少量细菌,如链球菌、乳酸菌、葡萄球菌等,并不致病。某些因素如性生活、尿路梗阻、医源性操作、生殖器感染等可导致上行性感染的发生;②血行感染:致病菌可从机体任何部位感染灶侵入血流,到达肾脏和尿路其他部位引起的感染,这种情况很少见。多发生于患有慢性疾病或接受免疫抑制剂治疗的患者,金黄色葡萄球菌为主要致病菌。

(2) 机体的防御能力:细菌进入泌尿系统后是否引起感染与机体的防御功能和细菌的数量、毒力有关。机体的防御机制主要包括:①尿液的冲刷作用可清除绝大部分入侵的细菌;②尿路黏膜及其所分泌 IgA 和 IgG 等可抵御细菌入侵;③尿液中高浓度尿素和酸性环境不利于细菌生长;④男性前列腺分泌物可抑制细菌生长。

(3) 易感因素

1) 尿路梗阻:是尿路感染最重要的易感因素。尿路梗阻时,上行的细菌不能被及时地冲刷出尿道,易在局部停留、生长和繁殖而发生感染。最常见于尿路结石、膀胱癌、前列腺增生等各种原因所致的尿路梗阻。

2) 膀胱输尿管反流:输尿管壁内段及膀胱开口处的黏膜形成阻止尿液从膀胱输尿管口反流至输尿管的屏障。当其功能或结构异常时,可引起膀胱内的含菌尿液进入肾盂而引起感染。

3) 机体免疫力低下:见于长期使用免疫抑制剂、糖尿病、长期卧床、严重的慢性病和获得性免疫缺陷综合征等患者。

4) 神经源性膀胱:支配膀胱的神经功能障碍,如脊髓损伤、糖尿病、多发性硬化等疾病,因长时间的尿液潴留和(或)应用导尿管引流尿液导致感染。

5) 妊娠:孕期输尿管蠕动功能减弱、暂时性膀胱输尿管活瓣关闭不全及妊娠后期子宫增大致尿液引流不畅。

6) 性别和性活动:女性因尿道短而直,尿道口离肛门近而易被细菌污染。尤其在经期、妊娠期和绝经期易发生感染。性生活时可将尿道口周围的细菌挤压入膀胱引起尿路感染。

7) 医源性因素:见于导尿或留置导尿管、膀胱镜或输尿管镜检查、逆行尿路造影等致尿道黏膜损伤时。

8) 其他:泌尿系统结构异常如肾发育不良、肾盂输尿管畸形、移植肾、多囊肾等。

(二) 临床表现

1. 膀胱炎　占尿路感染的 60% 以上。主要表现为尿频、尿急、尿痛,伴有耻骨弓上不适。尿液常混浊,并有异味,约 30% 可出现血尿。一般无全身症状。

2. 急性肾盂肾炎　临床表现因炎症程度不同而差异较大,多数起病急骤,表现如下:

(1) 全身症状:常有寒战、高热,伴有头痛、全身酸痛、无力、食欲减退。

(2) 泌尿系统表现:常有尿频、尿急、尿痛等膀胱刺激症状,多伴有腰痛或肾区不适,肋脊角压痛和(或)叩击痛。可有脓尿和血尿。部分患者可无明显的膀胱刺激症状,而以全身症状为主,或表现为血尿伴低热和腰痛。

(3) 并发症

1) 肾乳头坏死:常发生于严重的肾盂肾炎伴有糖尿病或尿路梗阻时。临床表现为高热、剧烈腰痛、血尿,可有坏死组织脱落从尿中排出,发生肾绞痛。

2) 肾周围脓肿:常由严重的肾盂肾炎直接扩散而来,患者多有尿路梗阻等易感因素。患者原有的临床表现加重,出现明显的单侧腰痛,向健侧弯腰时疼痛加剧。

3. 无症状性菌尿　指患者有真性菌尿,但无尿路感染的症状。多见于老年人和孕妇,60 岁以上老年人的发生率为 10%,孕妇为 7%。如不治疗,约 20% 无症状菌尿者可发生急性肾盂肾炎。

(三) 辅助检查

1. 尿常规　尿液常混浊,可有异味。尿中白细胞显著增加,出现白细胞管型提示肾盂肾炎;红细胞也增加,少数可有肉眼血尿;尿蛋白常为阴性或微量。

2. 血常规 急性肾盂肾炎血中白细胞增多,并有中性粒细胞核左移。

3. 尿细菌学检查

(1) 涂片细菌检查:尿涂片镜检细菌是一种快速诊断有意义细菌尿的方法。可采用未经沉淀的清洁中段尿一滴,涂片作革兰氏染色,用油镜找细菌,如平均每个视野有≥1个细菌,提示尿路感染。本法设备简单、操作方便,检出率达80%~90%,可初步确定是杆菌或球菌,对及时选择有效抗生素有重要参考价值。

(2) 细菌培养:尿路感染的确诊必须依靠尿细菌定量培养。凡有真性菌尿者,均可诊断为尿路感染。真性菌尿的标准为:清洁中段尿定量培养须≥10^5/ml;但如临床上无尿路感染症状,则要求2次清洁中段尿定量培养均≥10^5/ml,且为同一菌种。此外,膀胱穿刺尿定性培养有细菌生长也提示真性菌尿。

4. 影像学检查 尿路感染急性期不宜作IVP,可作B超检查确定有无结石、梗阻等。对于反复发作的尿路感染或急性尿路感染治疗7~10天无效的女性应行IVP,男性首次尿路感染亦应作IVP。IVP的目的是寻找能用外科手术纠正的易感因素。

相关链接

尿路感染的诊断

1. 尿路感染的诊断 凡有真性菌尿者,均可诊断为尿路感染。

2. 尿路感染的定位诊断

(1) 根据临床表现定位:上尿路感染常有发热、寒战,甚至毒血症状,伴有明显腰痛,输尿管点和(或)肋脊点压痛、肾区叩击痛等。而下尿路感染,常以膀胱刺激征为突出表现,一般少有发热、腰痛等。

(2) 根据实验室检查定位:出现下列情况提示上尿路感染:

1) 膀胱冲洗后尿培养阳性;

2) 尿沉渣镜检有白细胞管型,并排除间质性肾炎、狼疮性肾炎等疾病;

3) 尿 N-乙酰-β-D-氨基葡萄糖苷酶(NAG)升高、尿 β2 微球蛋白升高;

4) 尿渗透压降低。

(四)治疗要点

1. 急性膀胱炎

(1) 单剂量疗法:可选用磺胺甲基异噁唑 2.0g、甲氧苄啶 0.4g、碳酸氢钠 1.0g,1次顿服(简称 STS 单剂);氧氟沙星 0.4g,一次顿服;阿莫西林 3.0g,一次顿服。单剂量疗法易复发。

(2) 短疗程疗法:目前更推荐此法,与单剂量疗法相比,更加有效,耐药性并无增高;可减少复发,增加治愈率。可选择以下抗生素:磺胺类、喹诺酮类、半合成青霉素或头孢类等,任选一药,连用 3 天,约 90% 的患者可治愈。

(3) 7天疗法:对于妊娠妇女、老年患者、糖尿病患者、机体免疫力低下及男性患者不宜使用单剂量和短程疗法,应持续抗生素治疗 7 天。

在停服抗生素 7 天后,需进行尿细菌定量培养。若结果阴性表示急性细菌性膀胱炎已治愈;若仍为真性细菌尿,应继续抗生素治疗 2 周。

2. 急性肾盂肾炎

(1) 病情较轻者:口服有效抗生素 10~14 天,可选用喹诺酮类(如氧氟沙星 0.2g,2 次/日;环丙沙星 0.25g,2 次/日)、半合成青霉素类(如阿莫西林 0.5g,3 次/日)或头孢菌类(如头孢呋辛 0.25g,2 次/日),一般用药 72 小时可显效,若无效则应根据药敏结果更改药物。治疗 14 天后,通常 90% 可治愈。如尿菌仍阳性,应参考药敏试验选用有效抗生素继续治疗 4~6 周。

(2) 严重感染全身中毒症状明显者:需住院治疗,应静脉用药。可选用氨苄西林 1.0~2.0g,每 4 小时一次;头孢噻肟钠 2.0g,每 8 小时一次;头孢曲松钠 1.0~2.0g,每 12 小时一次;左氧氟沙星 0.2g,每 12 小时一次。必要时联合用药。氨基糖苷类抗生素肾毒性大,应慎用。若治疗后病情好转,可于热退后继续用药 3 天,再改口服抗生素,完成 2 周疗程。治疗 72 小时无好转,应根据药敏结果更换抗生素,疗程不少于 2 周。经此治疗,仍有持续发热者,应注意肾盂肾炎并发症。

急性肾盂肾炎的疗效评价标准:①治愈:症状消失,尿菌阴性,疗程结束后 2 周、6 周复查尿菌均为阴性;②治疗失败:治疗后尿菌仍阳性;或治疗后尿菌阴性,但 2 周或 6 周复查尿菌阳性,且为同一菌株。

3. 再发性尿路感染　包括重新感染和复发。

(1)重新感染:治疗后症状消失,尿菌阴性,但在停药 6 周后再次出现真性细菌尿,菌株与上次不同,称为重新感染。重新感染提示患者的防御能力差,目前多用长程低剂量抑菌疗法,即每晚临睡前排尿后服用小剂量抗生素 1 次,如复方磺胺甲噁唑 1~2 片或呋喃妥因 50mg~100mg 或氧氟沙星 200mg,每 7~10 天更换药物一次,疗程半年。

(2)复发:治疗后症状消失,尿菌阴转后在 6 周内再次出现菌尿,菌株与上次相同,称为复发。对于复发性尿路感染,应积极寻找并去除易感因素如尿路梗阻等,按药敏选择强有力的杀菌性抗生素,疗程不少于 6 周。

4. 无症状细菌尿　是否治疗目前有争议,一般认为有下述情况应予治疗:①妊娠期无症状性菌尿;②学龄前儿童;③曾出现有症状感染者;④肾移植、尿路梗阻及其他尿路有复杂情况者。根据药敏结果选用有效抗生素,主张短疗程用药。

(五)常用护理诊断/问题及措施

1. 排尿障碍　尿频、尿急、尿痛,与泌尿道感染有关。

具体护理措施参见本章第一节"尿路刺激征"。

2. 体温过高　与急性肾盂肾炎有关。

(1)饮食护理:给予清淡、营养丰富、易消化食物。高热者注意补充水分,同时做好口腔护理。

(2)休息和睡眠:增加休息与睡眠,为患者提供一个安静、舒适的休息环境,加强生活护理。

(3)密切观察病情:监测体温的变化并做好记录,如高热持续不退或体温进一步升高,且出现腰痛加剧等,应考虑是否出现肾周脓肿、肾乳头坏死等并发症,应及时通知医生处理。

(4)物理降温:高热患者可采用冰敷、酒精擦浴等物理降温的措施,并注意观察和记录降温的效果。

(5)用药指导:按医嘱使用抗生素,向患者解释药物的作用、用法、疗程、注意事项。口服复方磺胺甲噁唑期间要注意多饮水和同时服用碳酸氢钠,以增强疗效、减少磺胺结晶的形成。

(6)尿细菌学检查的护理:向患者解释检查的意义和方法。作尿细菌定量培养时,最好用清晨第 1 次(尿液在膀胱内停留 6~8 小时以上)的清洁、新鲜中段尿液送检。

为保证尿细菌定量培养结果的准确性,应注意:①在应用抗菌药之前或停用抗菌药 5 天之后留取尿标本;②留取尿液时要严格无菌操作,先充分清洁外阴、包皮,消毒尿道口,再留取中段尿液,并在 1 小时内作细菌培养,或冷藏保存;③尿标本中勿混入消毒药液,女性患者留尿时注意勿混入白带。

(六)健康指导

1. 疾病预防指导　①多饮水,勤排尿,是最有效的预防措施;②注意会阴部清洁;③与性生活有关的尿路感染,应在性交后立即排尿,并口服一次常用量的抗生素;④尽量避免尿路器械的使用,必须使用时,严格无菌操作。⑤膀胱-输尿管反流者,要"二次排尿",即每次排尿后数分钟,再排尿一次。

2. 用药指导　向患者详细说明正规应用抗菌药物是治疗成功的关键,不可擅自换药、减量或过早停药。注意观察药物的不良反应,发现异常及时报告医护人员。

(李健芝)

第四节 急性肾损伤

案例导入

患者,男,28岁,以"少尿2天"为主诉入院。

病史评估:患者1周前因车祸后出现全身多处损伤,并左锁骨、左肋骨骨折,在当地医院急诊手术性治疗;2天前,患者突然出现尿量明显减少,24小时尿量250~300ml,伴有呼吸困难、心悸、恶心、呕吐、口鼻出血等症状。

身体评估:BP 169/100mmHg,神志清楚、急性面容、精神差、双眼睑和双下肢轻度水肿、鼻出血;左肩可见手术伤口、左上肢肿胀,右上肢、足背可见多处皮肤淤斑,左侧胸部轻压痛。

辅助检查:①尿检:尿蛋白(++);②血液检查:血钾6.3 mmol/L,BUN 30.6 mmol/L,SCr 870 mol/L,凝血酶原时间18.4秒,凝血酶时间26.1秒,血红蛋白100g/L,血 pH7.20,HCO$_3^-$ 15.6mmol/L。

诊断:急性肾损伤。

请思考:①患者目前存在哪些护理诊断? ②针对患者目前存在的护理问题,应采取哪些护理措施? ③针对患者现在的情况,如何开展健康教育?

急性肾损伤(acute kidney injury,AKI)以往称为急性肾衰竭(acute renal failure,ARF),是指由多种病因引起的肾功能快速下降而出现的临床综合征。可以发生于以往无肾脏病患者,也可以发生在原有慢性肾脏病患者的基础上。AKI 的提出更强调对这一综合征早期诊断、早期治疗的重要性。约5%住院患者可发生 AKI,在重症监护室患者中发生率为30%,尽管肾病学界对 AKI 日趋重视,目前仍无特殊治疗,死亡率高,是肾脏病中的危急重症。

相关链接

急性肾损伤

指肾功能在48小时内突然减退,血肌酐(Scr)升高至绝对值>26.5umol/L(0.3mg/dl)或 Scr 升高超过基础值的50%,或尿量<0.5ml/(kg·h)且持续时间>6小时。由于影响因素多,血肌酐和尿量不够敏感,因此不是 AKI 最佳诊断标志物。目前一些新型肾小管上皮细胞损伤标记物试用于 AKI 早期诊断,研究较多的包括肾损伤分子-1(KIM-1)、白细胞介质-18(IL-18)及中性粒细胞明胶酶相关脂质运载蛋白(NGAL)等。

(一)病因和发病机制

1. 病因 AKI 病因多种,根据病因发生的解剖位置不同可分为三大类:肾前性、肾性、肾后性。

肾前性 AKI 的常见病因包括血容量减少(如各种原因引起的液体丢失和出血)、有效动脉血容量减少和肾内血流动力学改变等。肾后性 AKI 源于急性尿路梗阻,从肾盂到尿道任一水平尿路上均可发生梗阻。肾性 AKI 有肾实质损伤,包括肾小管、肾间质、肾血管和肾小球性疾病导致的损伤。肾小管性 AKI 的常见病因肾肾缺血或肾毒性物质(包括外源性毒素,如生物毒素、化学毒素、抗生素、对比剂等和内源性毒素,如血红蛋白、肌红蛋白等)损伤肾小管上皮细胞,可引起急性肾小管坏死(acute tubular necrosis,ATN)。

2. 发病机制

(1)肾前性 AKI:肾前性 AKI 最常见,由肾脏血流灌注不足所致,见于细胞外液容量减少,或虽然细胞外液容量正常,但有效循环容量下降的某些疾病,或某些药物引起的肾小球毛细血管灌注压降低。常见病因包括:①有效血容量不足;②心排量降低;③全身血管扩张;④肾动脉收缩;⑤肾自主调节反应受损。

在肾前性 AKI 早期,肾脏自流自我调节机制通过调节肾小球出球和入球小动脉的血管张力,即入球小动脉扩张和出球小动脉收缩,以维持肾小球滤过率(GFR)和肾血流量,可使肾功能维持正常。当血压过低,超过自我调节能力即可导致 GFR 降低,但短期内并无明显的肾实质损伤。如果肾灌注量减少能在 6 小时内得到纠正,则血流动力学损害可以逆转,肾功能也可迅速恢复。若低灌注持续,可发生肾小管上皮细胞明显损伤,继而发展为 ATN。

(2)肾性 AKI:根据损伤位置,肾性 AKI 可分为小管性、间质性、血管性和小球性。其中以 ATN 最常见。本节主要介绍 ATN。

不同病因、不同程度的 ATN,可以有不同的始动因素和持续发展因素。中毒性和缺血性 ATN 可是多因素的,如中毒性 ATN 可发生在老年、糖尿病等多种易患因素基础上,也可由缺血因素参与。中毒性和缺血性损害也可一起引起 ATN。其发病机制仍未完全阐明,目前认为主要涉及小管、血管和炎症因子等方面。

1)小管因素:缺血/再灌注、肾毒性物质可引起近端肾小管损伤,包括亚致死性可逆性功能紊乱、小管上皮细胞凋亡或死亡,并导致小管对钠重吸收减少,管-球反馈增强,小管管型形成导致小管梗阻,管内压增加,GFR 下降。小管严重受损会导致肾小球滤过液的反渗,通过受损的上皮或小管的基底膜漏出,致肾间质水肿和肾实质进一步损伤。

2)血管因素:肾缺血既可通过血管作用使入球小动脉细胞内钙离子增加,从而对血管收缩刺激和肾自主神经刺激敏感性增加,导致肾自主调节功能损害、血管舒缩功能紊乱和内皮损伤,也可产生炎症反应。血管内皮损伤和炎症反应均可引起血管收缩因子(如内皮素、肾内肾素-血管紧张素系统、血栓素 A_2 等)产生过多,而血管舒张因子,主要为一氧化碳(NO)、前列腺素(PGI_2、PGE_2)合成减少。这些变化可进一步引起血流动力学异常,导致肾血流量下降、肾内血流重新分布、肾皮质血流量减少、肾髓质充血等,这些均可引起 GFR 下降。

3)炎症因子的参与:缺血性 AKI 实际是一种炎症性疾病,肾缺血可通过炎症反应直接使血管内皮细胞受损,也可通过小管细胞产生炎症介质(IL-6、IL-18、TNFα、TGFβ、MCP-1、RANTES 等)使内皮细胞受损,受损的内皮细胞表达上调 ICAM-1 和 P 选择素,使白细胞黏附及移行增加,炎症反应导致肾组织的进一步损伤,GFR 下降。

(3)肾后性 AKI:双侧尿路梗阻或孤立肾患者单侧尿路出现梗阻时可发生肾后性 AKI。尿路发生梗阻时,尿路内反向压力首先传导至肾小球囊腔,由于肾小球入球小动脉扩张,早期 GFR 尚能暂时维持正常。如果梗阻持续无法解除,肾皮质大量区域出现无灌注或低灌注状态,GFR 逐渐降低。

(二)临床表现

典型 ATN 临床病程可分为三期。

1. 起始期   此期患者常受低血压、缺血、脓毒血症和肾毒素等因素影响,尚未发现明显的肾实质损害,此阶段 AKI 是可预防的。随着肾小管上皮细胞发生明显损伤,GFR 下降,则进入维持期。

2. 维持期   又称少尿期。一般持续 7~14 天,也可短至几天或长至 4~6 周。GFR 维持在低水平,患者常出现少尿(<400ml/d)或无尿(<100ml/d)。但有些患者尿量在 400ml/d 以上,称为非少尿型 AIK,其病情大多较轻,预后较好。无论尿量是否减少,随着肾功能减退,可出现一系列临床表现。

(1)AKI 的全身并发症:①消化系统:食欲减退、恶心、呕吐、腹胀、腹泻等,严重者可出现消化道出血。②呼吸系统:除感染外,因容量负荷过多导致的急性肺水肿,出现呼吸困难、咳嗽、憋气等症状。③循环系统:多因尿少和未控制饮水,以致体液过多,出现高血压、心力衰竭表现;因毒素潴留、电解质紊乱、贫血及酸中毒,可引起各种心律失常及心肌病变。④神经系统症状:出现意识障碍、躁动、谵妄、抽搐、昏迷等尿毒症脑病症状。⑤血液系统症状:可有出血倾向及轻度贫血现象。⑥感染是 AKI 常见且严重的并发症。在 AKI 同时或疾病发展过程中还可合并多个器官衰竭,死亡率很高。

（2）水、电解质和酸碱平衡失调:①代谢性酸中毒:因肾排酸能力降低,且合并高分解代谢状态,使酸性代谢产物明显增多。②高钾血症:因肾脏排钾减少、酸中毒、组织分解过快导致高钾血症。在严重创伤、烧伤的所致横纹肌溶解引起的 AKI,每日血钾上升 1.0~2.0mmol/L。③低钠血症:主要是由于水潴留引起稀释性低钠血症。④其他:可有低钙、高磷血症等,但远不如慢性肾衰竭明显。

3. 恢复期　从肾小管细胞再生、修复,至肾小管完整性恢复称为恢复期。GFR 逐渐恢复至正常或接近正常范围。少尿型患者开始出现利尿,可有多尿表现,在不使用利尿剂的情况下,尿量可达每日 3000~5000ml,或更多。通常维持 1~3 周,继而逐渐恢复正常。与 GFR 相比,肾小管上皮细胞功能的恢复相对延迟,常需数月后恢复正常。部分患者最终遗留不同程度的肾脏结构和功能损伤。

（三）辅助检查

1. 血液检查　可有轻度贫血、血肌酐和尿素氮进行性升高,血清钾浓度升高,血 pH 和碳酸氢根离子浓度降低。血钠正常或偏低,血钙浓度降低,血磷浓度升高。

2. 尿液检查　尿蛋白多为±~+,以小分子蛋白质为主。尿沉渣可见肾小管上皮细胞、上皮细胞管型、颗粒管型及少量红、白细胞等;尿比重降低且固定,多在 1.015 以下;尿渗透浓度低于 350 mOsm/kg H_2O,尿与血渗透浓度之比低于 1.1;尿钠增高,多在 20~60mmol/L。

3. 影像学检查　首选尿路超声检查,以排除尿路梗阻。腹部 X 线平片有助于发现肾、输尿管和膀胱部位结石。CT 血管造影和磁共振血管造影可明确有无肾血管病变。

4. 肾活组织检查　是重要的诊断手段。在排除了肾前性及肾后性原因后,对于没有明确致病原因(肾缺血或肾毒性)的肾性 AKI,如无禁忌证,应尽早行肾活组织检查。

（四）治疗要点

AKI 治疗主要包括尽早识别并纠正可逆因素、维持内环境稳定、营养支持、防治并发症及肾脏替代治疗等方面。

1. 尽早纠正可逆病因　AKI 治疗首先要纠正可逆的病因,例如各种严重外伤、心力衰竭、急性失血等,应积极扩容、处理血容量不足、休克和感染等。停用影响肾灌注或有肾毒性的药物。存在尿路梗阻时,及时去除梗阻因素。

2. 维持体液平衡　每日大致的进液量可按前一天尿量加 500ml 计算。发热患者如果体重不增加则可增加进液量。在容量控制治疗中应用袢利尿剂可增加尿量,有助于清除体内过多的液体;当使用后尿量不增加,需停止继续使用,防止不良反应发生。

3. 饮食和营养　补充营养以维持机体的营养状况和正常代谢,有助于损伤细胞的修复和再生,提高存活率。AKI 患者每日所需能量为 1.3 倍基础能耗量(BEE),即 147kJ/(kg·d)[35kcal/(kg·d)],主要由碳水化合物和脂肪提供;蛋白质摄入量限制为 0.8g/(kg·d),对于有高分解代谢或营养不良以及接受透析的患者蛋白质摄入量可适当增加。尽量减少钠、钾、氯的摄入量。

4. 高钾血症的处理　当血钾超过 6.5mmol/L,心电图表现 QRS 波增宽等明显的异常变化时,应予以紧急处理:①10% 葡萄糖酸钙 10~20ml 稀释后缓慢静注(≥5 分钟),以拮抗钾离子对心肌的毒性作用;②5% 碳酸氢钠 100~200ml 静脉滴注,以纠正酸中毒并促进钾离子向细胞内转移;③50% 葡萄糖液 50~100ml 加普通胰岛素 6~12U 缓慢静脉注射,以促进糖原合成,使钾离子向细胞内转移;④离子交换(降钾)树脂 15~30g 口服,每日 3 次;⑤以上措施无效时,最有效的方法为血液透析治疗。

5. 纠正代谢性酸中毒　应及时处理,如 HCO_3^- 低于 15mmol/L,予以 5% 碳酸氢钠 100~250ml 静脉滴注。对严重酸中毒者应立即开始透析。

6. 控制感染　感染是常见并发症，也是死亡的主要原因之一。应尽早使用抗生素。根据细菌培养和药物敏感试验选用对肾无毒或毒性低的药物，并按内生肌酐清除率调整用药剂量。

7. 肾脏替代治疗　严重高钾血症（>6.5mmol/L）、代谢性酸中毒（pH<7.15）、容量负荷过重且对利尿剂治疗无效者、心包炎、严重脑病等均是透析治疗的指征。对非高分解型、尿量不少的患者可试行内科保守治疗。重症患者倾向于早期进行透析治疗，其目的包括：①对于容量负荷过重患者可尽早清除体内过多水分；②清除尿毒症毒素；③纠正高钾血症和代谢性酸中毒以稳定机体内环境；④有助于液体、热量、蛋白质及其他营养物质的补充。

AKI 的透析治疗可选用腹膜透析、间歇性血液透析或连续性肾脏替代治疗，详见本章第六节"泌尿系统疾病常用诊疗技术及护理"。

8. 多尿期的治疗　多尿期开始时，肾小球滤过功能尚未完全恢复，肾小管浓缩功能较差，每日尿量较多，治疗重点仍以维持水、电解质和酸碱平衡，控制氮质血症，治疗原发病和防治各种并发症。已进行透析患者，应维持透析。多尿期 1 周后，血肌酐和尿素氮降至正常范围，饮食中蛋白质摄入量可逐渐增加，并逐渐减少透析频率直至停止透析。

9. 恢复期的治疗　一般无需特殊处理，定期随访肾功能，避免肾毒性药物的使用。

（五）常用护理诊断/问题及措施

1. 潜在并发症：水、电解质和酸碱平衡失调

（1）休息与体位：应绝对卧床休息以减轻肾脏负担。下肢水肿者抬高下肢促进血液回流。

（2）维持与监测水平衡：坚持"量出为入"的原则。严格记录 24 小时出入液量，同时将出入量的记录方法、内容告诉患者，以便得到患者的充分配合。

严密观察患者有无体液过多的表现：①皮下有无水肿；②每日监测体重，若体重每天增加 0.5kg 以上，提示补液过多；③血清钠浓度若偏低且无失盐，提示体液潴留；④正常中心静脉压为 6~10cmH$_2$O（0.59~0.98kPa），若高于 12cmH$_2$O（1.17kPa），提示体液过多；⑤胸部 X 线若显示肺充血征象，提示体液潴留；⑥出现心率快、呼吸急促和血压增高，如无感染征象，应怀疑体液过多。

（3）监测并及时处理电解质和酸碱平衡失调：①监测血清钾、钠、钙等电解质的变化，如发现异常及时通知医生处理；②密切观察有无高钾血症的征象，如脉律不齐、肌无力、心电图改变等。预防高钾血症的措施还包括积极预防和控制感染、及时纠正代谢性酸中毒、禁止输入库存血等；③限制钠盐；④密切观察有无低钙血症的征象，如手指麻木、易激惹、腱反射亢进、抽搐等。如发生低钙血症，可摄入含钙高的食物如牛奶，并可遵医嘱使用活性维生素 D3 及钙剂等。

2. 营养失调：低于机体需要量　与患者食欲减退、限制蛋白质摄入、透析和原发疾病等因素有关。

（1）饮食护理：对于能进食的患者，给予优质蛋白饮食，蛋白质的摄入量应限制为 0.8g/（kg·d），并适量补充必需氨基酸。对有高分解代谢、营养不良或接受透析的患者，蛋白质摄入量可适当放宽。给予充足热量，每天供给 35kcal/kg（147KJ/kg）热量，其中 2/3 由碳水化合物提供，1/3 由脂类提供，以减少机体蛋白质分解。尽可能减少钾、钠、氯的摄入量。不能经口进食者可用鼻饲或肠外营养。

（2）监测营养状况：监测反映机体营养状况的指标是否改善，如血浆白蛋白等。

3. 有感染的危险　与机体抵抗力降低有关。护理措施参见本章第五节"慢性肾衰竭"。

（六）健康指导

1. 心理指导　急性肾衰竭患者治愈后还有一定的心理负担，应做好患者的心理疏导，告知患者治愈后一般无遗留后遗症，在治愈后 1~2 年避免使用肾毒性药物。

2. 生活指导　严格执行饮食计划，并注意加强营养；增强体质，适当锻炼；注意个人清洁卫生，主要保暖，防止受凉；避免妊娠、手术、外伤。

3. 预防指导　慎用氨基糖苷类等肾毒性抗生素。尽早避免需用大剂量造影剂的影像学检查，尤其是

老年患者及肾血流灌注不良者(如脱水、失血、休克)。加强劳动防护,避免接触重金属、工业毒物等。误服或误食毒物时,应立即进行洗胃或导泻,并采用有效解毒剂。

4. 出院指导　叮嘱患者定期随访,强调监测肾功能、尿量的重要性,并教会其测量和记录尿量的方法。一般出院后 3 个月、半年、1 年各检查 1 次,若有异常,应及时就医治疗。

(蔡金辉)

第五节　慢性肾衰竭

案例导入

患者,男,55 岁,以"慢性肾炎 10 年,伴蛋白尿、血尿、高血压及双下肢水肿加重 10 天"为主诉入院。

病史评估:10 年前因双下肢水肿,在当地医院就诊,间断服用利尿药、降压及护肾等药物。近 10 天无明显诱因出现双下肢水肿加重。

身体评估:BP 170/100mmHg,P 88 次/分,双眼睑、双下肢中度水肿。贫血貌,心肺(-),腹软,无压痛及反跳痛,移动性浊音阴性。

辅助检查:①尿检:尿蛋白+++,潜血+;②血液检查:血肌酐 660μmol/L,尿素氮 27mmol/L,血尿酸 598mmol/L,内生肌酐清除率 15ml/min,血红蛋白 76g/L,血钾 5.94mmol/L;③影像学检查:双肾 B 超示双肾缩小、双肾皮质变薄、集合系统回声紊乱等。

目前诊断:慢性肾衰竭。

请思考:①该患者明显水肿的原因是什么? ②该患者目前存在哪些护理诊断? 应采取哪些护理措施?

慢性肾脏病(chronic kidney diseases,CKD)是指各种原因引起的慢性肾脏结构和功能障碍(肾脏损伤病史≥3 个月),包括 GFR 正常和不正常的病理损伤、血液或尿液成分异常,及影像学检查异常;或不明原因的 GFR 下降(GFR<60ml/min)超过 3 个月。而广义的慢性肾衰竭(chronic renal failure,CRF)则是指慢性肾脏病引起的肾小球滤过率下降及与此相关的代谢紊乱和临床症状组成的综合征,简称慢性肾衰。

目前国际公认的慢性肾脏病分期依据美国肾脏病基金会制订的指南分为 1~5 期,见表 5-1。

表 5-1　慢性肾脏病分期及建议

分期	特征	GFR [ml/(min · 1.73m²)]	防治目标·措施
1	GFR 正常或升高	≥90	CKD 诊治;缓解症状;保护肾功能
2	GFR 轻度降低	60~89	评估、延缓 CKD 进展;降低 CVD(心血管病)风险
3a	GFR 轻到中度降低	45~59	延缓 CKD 进展;评估、治疗并发症
3b	GFR 中到重度降低	30~44	延缓 CKD 进展;评估、治疗并发症
4	GFR 重度降低	15~29	综合治疗;透析前准备
5	ESRD	<15 或透析	如出现尿毒症,需及时替代治疗

(一)病因和发病机制

CRF 的病因主要有:糖尿病肾病、高血压肾小动脉硬化、原发性与继发性肾小球肾炎、肾小管间质性病变(慢性肾盂肾炎、慢性尿酸性肾病、梗阻性肾病、药物性肾病等)、肾血管病变、遗传性肾病(多囊肾、遗传性肾炎)等。在发达国家,糖尿病肾病、高血压肾小动脉硬化已成为 CRF 的主要病因;包括中国在内的发展中国家,这两种疾病在 CRF 各种病因中仍位居原发性肾小球肾炎之后,但近年也有明显增高趋势。

本病的发病机制尚未完全明了,主要有以下学说。

1. 肾小球高滤过学说　各种原因引起肾单位被破坏,健存肾单位的代谢废物排泄负荷增加,因而代偿性发生肾小球毛细血管的高灌注、高压力和高滤过(肾小球内"三高")。肾小球内"三高"会引起肾小球硬化、肾小球通透性增加,使肾功能进一步恶化。

2. 矫枉失衡学说　慢性肾衰竭时,肾小球滤过率下降引起某些物质代谢失衡,机体在矫正适应这一过程中,又发生新的不平衡,对机体反而造成进一步损害,称为矫枉失衡。典型例子即磷的代谢:慢性肾衰竭时 GFR 下降,尿磷排出减少,引起高磷血症。由于血钙磷浓度乘积保持恒定,高磷引起低血钙,刺激甲状旁腺素(PTH)分泌,通过影响肾小管上皮细胞,减少对磷的重吸收,试图纠正高磷血症。但这种继发甲状旁腺功能亢进,可通过溶骨活性增强,引起肾性骨营养不良、皮肤瘙痒等,进一步损伤肾脏。

3. 肾小管高代谢学说　残余肾单位肾小管的高代谢状态,可致氧自由基产生增多,加重细胞和组织损伤,引起肾小管萎缩、小管间质炎症、纤维化和肾单位功能丧失。

(二)临床表现

1. 水、电解质和酸碱平衡失调　可出现水肿或脱水、高钠或低钠血症、高钾或低钾血症、低钙血症、高磷血症、代谢性酸中毒等。

2. 蛋白质、糖类和脂肪代谢障碍　可表现为蛋白质代谢产物蓄积(如氮质血症)、血清白蛋白水平降低、糖耐量减低、高甘油三酯血症和高胆固醇血症。

3. 各系统症状体征

(1)心血管系统表现:

1)高血压和左心室肥厚:大部分患者存在不同程度的高血压,多是由于水钠潴留、肾素-血管紧张素增高及某些舒张血管因子不足所致。高血压可引起动脉硬化、左心室肥厚和心力衰竭。

2)心力衰竭:是尿毒症患者最常见的死亡原因。其原因大多与水钠潴留及高血压有关,部分患者亦与尿毒症性心肌病有关。

3)心包炎:主要与尿毒症毒素、水电解质紊乱、感染、出血等因素有关。可分为尿毒症性心包炎或透析相关性心包炎;前者已较少见,后者的临床表现与一般心包炎相似,唯心包积液多为血性。

4)动脉粥样硬化:与高血压、脂质代谢紊乱、钙磷代谢紊乱引起血管钙化等因素有关。动脉粥样硬化常发展迅速,引起冠状动脉、脑动脉和全身周围动脉粥样硬化,也是主要的致死因素。

(2)呼吸系统表现:常表现为气促;若发生酸中毒,可表现为深而长的呼吸。循环负荷过重、心功能不全时可发生肺水肿,部分患者发生尿毒症性胸膜炎或胸腔积液。

(3)消化系统表现:食欲缺乏是最常见和最早期表现;还可表现为恶心、呕吐、腹胀、腹泻;晚期患者呼出气体中有尿味;口腔炎、口腔黏膜溃疡、消化道黏膜糜烂、溃疡以及上消化道出血也很常见。

(4)血液系统表现:①贫血:几乎所有患者均有轻至中度贫血,且多为正细胞、正色素性贫血。导致贫血的主要原因是由于肾脏促红细胞生成素生成减少所致,故称为肾性贫血。引起贫血的其他原因包括铁摄入不足、叶酸缺乏、营养不良、红细胞寿命缩短、慢性失血、感染等。②出血倾向:常表现为皮下出血、鼻出血、月经过多等。出血倾向与血小板功能障碍以及凝血因子减少等有关。③白细胞异常:本病患者中性粒细胞趋化、吞噬和杀菌的能力减弱,因而容易发生感染。部分患者白细胞数量减少。

(5)神经、肌肉系统表现:神经系统异常包括中枢和周围神经病变。中枢神经系统异常称为尿毒症脑病,早期常有疲乏、失眠、注意力不集中等,其后会出现性格改变、抑郁、记忆力下降、判断力降低。晚期患者常有周围神经病变,患者可出现肢体麻木、疼痛,深反射消失、肌无力等。

(6)皮肤表现:常见皮肤瘙痒。患者面色较深而萎黄,呈"尿毒症"面容,与贫血、尿素的沉积等有关。

（7）肾性骨营养不良症:简称肾性骨病,包括纤维囊性骨炎、骨生成不良、骨软化症和骨质疏松症。骨病有症状者少见,早期诊断主要靠骨活组织检查。肾性骨病的发生与活性维生素 D_3 不足、继发性甲状旁腺功能亢进有关(图5-3)。

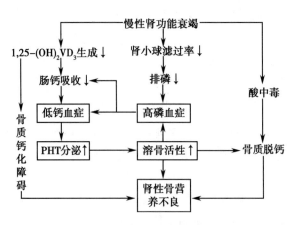

图5-3 肾性骨营养不良的发生机制

（8）内分泌失调:本病患者的血浆活性维生素 D_3、EPO 降低。性激素紊乱可有雌激素、雄激素水平下降,催乳素、黄体生成素水平升高。女性可出现闭经、不孕,男性患者可表现阳痿、不育等。

（9）感染:为主要死因之一,与机体免疫功能低下、白细胞功能异常等有关。以肺部和尿路感染常见,血透患者易发生动静脉瘘感染、肝炎病毒感染等。

（三）辅助检查

1. 血常规 红细胞计数下降,血红蛋白浓度降低,白细胞计数可升高或降低。

2. 尿液检查 夜尿增多,尿渗透压下降。尿沉渣中有红细胞、白细胞、颗粒管型、蜡样管型等。

3. 肾功能检查 内生肌酐清除率降低,血肌酐增高。

4. 血生化检查 血清白蛋白降低,血钙降低、血磷升高、血 PTH 升高,血钠和血钾可增高或降低,可有代谢性酸中毒。

5. 影像学检查 B 超或 X 线平片示双肾缩小。

（四）治疗要点

1. 治疗原发疾病和纠正加重肾衰竭的因素 积极治疗引起 CRF 的原发疾病,如高血压、糖尿病肾病、狼疮性肾炎等。纠正某些可逆因素,如循环血容量不足、水、电解质和酸碱平衡紊乱、使用肾毒性药物、尿路梗阻、感染、心力衰竭等,以延缓或防止肾功能减退,保护残存肾功能。

2. CRF 营养治疗 见本节"饮食护理"部分。

3. CRF 药物治疗

（1）纠正水电解质和酸碱平衡失调:①水钠平衡失调:一般失水可通过口服补充,重度失水者可静脉滴注 5% 葡萄糖液。水过多时,应严格限制入水量,有条件时最好用透析治疗。低钠时补充钠盐。钠过多常伴有水肿,应限制水、钠的摄入,使用利尿剂等。②高血钾:尿毒症患者易发生高钾血症,应定期监测血钾,高钾血症的防治同急性肾损伤。③钙、磷失调:若血磷高、血钙低时,除限制磷摄入外,可应用磷结合剂口服,以碳酸钙较好。口服碳酸钙 2g,每日 3 次,既可供给机体钙,又可减少肠道内磷的吸收,同时还有利于纠正酸中毒。若血磷正常、血钙低、继发甲状旁腺功能亢进时,给予活性维生素 D_3(骨化三醇)0.25～0.5μg/d 口服。④代谢性酸中毒:一般口服碳酸氢钠,严重者静脉补碱。若经过积极补碱仍不能纠正,应及时透析治疗。

（2）高血压的治疗:ACEI、ARB、钙离子拮抗剂、袢利尿剂、β 受体阻滞剂、血管扩张剂等均可应用,以ACEI、ARB、钙离子拮抗剂的应用较为广泛。透析前 CRF 患者的血压应<130/80mmHg,但维持性透析患者

血压一般不超过 140/90mmHg。

（3）贫血的治疗：肾性贫血应给予重组人红细胞生成素（rHuEPO），2000~3000U，每周 2~3 次，皮下注射，治疗靶目标为 Hb120（女）~130（男）g/L。治疗期间，应同时静脉补充铁剂，如硫酸亚铁、蔗糖铁，补充叶酸、B 族维生素。rHuEPO 的应用使绝大多数患者无需输血，仅严重贫血者予输血。

（4）控制感染：抗生素的选择和应用，与一般感染相同，唯剂量要调整。在疗效相近的情况下，选用肾毒性最小的药物。

（5）高脂血症的治疗：治疗原则与一般高血脂者相同，应积极治疗，可使用他汀类或贝特类药物。

（6）口服吸附疗法或导泻疗法：口服氧化淀粉、活性炭制剂、大黄制剂或甘露醇，可促进尿毒症毒素由肠道排出，缓解尿毒症症状，这些疗法主要应用于透析前的 CRF 患者。

4. 肾脏替代治疗

（1）透析疗法：可代替肾的排泄功能，但无法代替其内分泌和代谢功能。尿毒症患者经药物治疗无效时，便应透析治疗，如血液透析和腹膜透析，根据患者的具体情况选择血液透析或腹膜透析治疗。

（2）肾移植：成功的肾移植可使肾功能（包括内分泌和代谢功能）得以恢复，但排斥反应可导致肾移植失败，故应选择血型配型和 HLA 配型合适的供肾者，并在肾移植后长期使免疫抑制剂。

（五）常用护理诊断/问题及措施

1. 营养失调：低于机体需要量　与长期肾脏排出蛋白及限制蛋白质摄入有关。

（1）饮食护理

1）蛋白质的质和量：CRF 患者应限制蛋白质的摄入，且饮食中 50% 以上的蛋白质为优质蛋白，如鸡蛋、牛奶、瘦肉等，由于植物蛋白中含非必需氨基酸多，因此应尽量减少摄入，如花生、豆类及其制品。一般认为摄入 0.6~0.8g/（kg·d）的蛋白质可维持患者的氮平衡。具体摄入量应根据患者的 GFR 来调整：①非糖尿病肾病患者，当 GFR≥60 ml/（min·1.73m²）时，蛋白质摄入量为 0.8g/（kg·d）。当 GFR<60 ml/（min·1.73m²）时，蛋白质摄入量为 0.6g/（kg·d）。当 GFR<25ml/（min·1.73m²）时，蛋白质摄入量为 0.4g/（kg·d）；②糖尿病肾病患者，从出现蛋白尿起，蛋白质摄入量应控制在 0.8g/（kg·d）。当出现 GFR 下降后，蛋白质摄入量减至 0.6g/（kg·d）。如有条件，患者在低蛋白饮食 0.4~0.6g/（kg·d）的基础上，可同时补充必需氨基酸和（或）α-酮酸。α-酮酸的优点在于：它与胺基（NH2）生成必需氨基酸，有助于尿素氮的再利用和改善蛋白营养状况。

2）热量：供给患者充足的热量，以减少体内蛋白质的消耗。每日供应热量 125.6~146.5kJ/kg（30~35kcal/kg），主要由碳水化合物供给。可选用热量高蛋白质含量低的食物，如麦淀粉、藕粉、薯类、粉丝等。同时供给富含维生素 C、B 族维生素的食物。

（2）改善患者食欲：适当增加活动量，尽量使食物色、香、味俱全，有良好的感官性状，进食前最好能休息片刻，提供整洁、舒适的进食环境，少量多餐。慢性肾衰竭患者胃肠道症状较明显，口中常有尿味，应加强口腔护理，以增进食欲。

（3）肾功能和营养状况的监测：定期监测血尿素氮、血肌酐、血清白蛋白、血红蛋白等的变化。

2. 潜在并发症：水、电解质、酸碱平衡失调　具体护理措施参见本章第四节"急性肾损伤"。

3. 有皮肤完整性受损的危险　与皮肤水肿、瘙痒、凝血机制异常、机体抵抗力下降有关。

（1）评估皮肤情况：评估皮肤的颜色、弹性、湿度及有无水肿、瘙痒，检查受压部位有无发红、水疱、感染、脱屑等。

（2）皮肤的一般护理：避免皮肤过于干燥，应以中性肥皂和沐浴液进行皮肤清洁，洗后涂上润肤剂，以免皮肤瘙痒。必要时，按医嘱给予抗组胺类药物和止痒剂，如炉甘石洗剂。

（3）水肿的护理：如患者有水肿，具体护理措施参见本章第一节"肾源性水肿"。

4. 活动无耐力　与并发心力衰竭、贫血、电解质和酸碱平衡紊乱等有关。

（1）评估活动的耐受程度：定期评估患者活动时有无疲劳、胸痛、呼吸困难、头晕等，掌握患者对活动的耐受情况，及时指导患者控制适当的活动量。

（2）休息与活动：①病情较重或有心力衰竭者，应绝对卧床休息，并提供安静的休息环境，协助患者做好各项生活护理；②能起床活动的患者，则应鼓励其适当活动，如室内活动、完成力所能及的生活自理活动等；活动时有人陪伴，以无心慌、气喘、疲乏为宜；③贫血严重者应卧床休息，并告知患者坐起、下床时动作宜缓慢；有出血倾向者活动时应注意安全，避免皮肤黏膜受损；④长期卧床患者应指导或协助其进行主动或被动运动，如屈曲肢体、按摩四肢肌肉等，避免发生静脉血栓形成或肌肉萎缩。

（3）用药护理：积极纠正患者的贫血，如遵医嘱用促红细胞生成素，观察用药后反应，如头痛、高血压、癫痫发作等，定期查血红蛋白和血细胞比容等。遵医嘱用降压药、强心药等。

5. 有感染的危险　与机体免疫功能低下有关。

（1）观察感染征象：如有无体温升高、寒战、疲乏无力、食欲下降、咳嗽、咳脓性痰、尿路刺激征、白细胞增高等。准确留取各种标本如痰液、尿液、血液等送检查。

（2）预防感染：病室定期通风并作空气消毒，改善患者的营养状况，严格无菌操作，加强生活护理，尤其是口腔及会阴部皮肤的卫生。教导患者尽量避免去公共场所。皮肤瘙痒时可遵医嘱用止痒剂，避免用力搔抓。卧床患者应定期翻身，指导有效的咳痰技巧。

（六）健康指导

1. 疾病知识指导　向患者及家属讲解 CRF 的基本知识，使其了解本病虽然预后较差，但只要坚持治疗，消除和避免加重病情的各种因素，可以延缓病情进展，提高生存质量。指导家属关心、照料患者，给患者以情感支持，使患者保持稳定积极的心态。

2. 疾病预防指导　早期发现和积极治疗各种可能导致肾损害的疾病，如高血压、糖尿病等。已有肾脏基础疾病者，主要避免加速肾功能减退的各种因素，如避免使用肾毒性药物、防止血容量不足等。

3. 饮食指导　向患者介绍饮食治疗的意义，让患者和家属懂得合理的饮食方案，是治疗 CRF 的重要措施。指导患者和家属选用优质低蛋白、低磷、高热量的食品。

4. 预防感染　讲解防寒保暖、避免过劳的重要性，增强患者自我保健意识，预防感染。注意个人卫生。

5. 透析指导　CRF 患者应注意保护和有计划的使用血管，尽量保留前臂、肘等部位的大静脉，以备用于血液透析。已行血液透析治疗的患者，应注意保护好动-静脉瘘管；腹膜透析者保护好腹膜透析管道。

（蔡金辉）

第六节　泌尿系统疾病患者常用诊疗技术及护理

一、血液透析

血液透析（hemodialysis，HD）简称血透。血透是将患者的血液与透析液分别引入透析器内半透膜（透析膜）两侧，利用膜平衡原理，经弥散、对流等作用，达到清除代谢产物及毒性物质，纠正水、电解质及酸碱平衡紊乱的一种治疗方法。溶质的清除主要依靠弥散，即依靠半透膜两侧溶液浓度差，从浓度高的一侧向浓度低的一侧移动。溶质清除的另一种方式是对流，即依据膜两侧压力梯度，水分和小于膜截留分子量的溶质从压力高侧向压力低侧移动。在普通血透中弥散起主要作用。透析装置主要包括透析器、透析液、透析机与供水系统等（图5-4）。

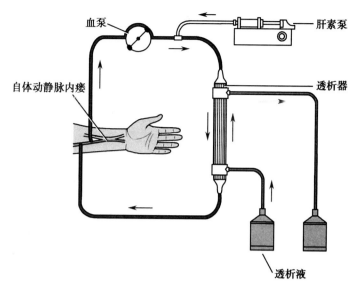

图 5-4 　血液透析示意图

（一）适应证

1. 终末期肾病　透析指征：非糖尿病肾病 eGFR<10ml/（min·1.73m²）；糖尿病肾病 eGFR<15ml/（min·1.73m²）。当有以下情况时，可酌情提前开始透析治疗：发生严重并发症，经药物治疗不能有效控制者，如容量过多（包括急性心力衰竭、急性肺水肿迹象、顽固性高血压）、高钾血症（如血钾达 6.0mmol/L 以上或心电图疑有高血钾图形）、代谢性酸中毒、高磷血症等。

2. 其他急性肾损伤，药物或毒物中毒，严重水、电解质和酸解平衡紊乱。

（二）禁忌证

无绝对禁忌证，但下列情况应慎用：①颅内出血或颅内压增高；②药物难以纠正的严重休克；③严重心肌病变并有难治性心力衰竭；④活动性出血；⑤精神障碍不合作者。

（三）术前护理

1. 透析装置的准备　透析装备包括血液透析机、透析器、透析管路、透析液、透析供水系统。血液透析机可控制透析液流量及温度、脱水量、血液流量等，并具有体外循环的各种监护系统。护士应熟练掌握透析机的操作，且注意在开机后各项指标达到稳定后才能开始进行透析。透析器是物质交换的场所，最常用的是中空纤维型透析器。中空纤维是由人工合成的半透膜，空芯腔内供血液通过，外为透析液。

2. 透析药品、物品的准备　透析药品包括透析用药（生理盐水、肝素、5%碳酸氢钠）、急救用药（高渗葡萄糖注射液、10%葡萄糖酸钙、地塞米松、肾上腺素等）。透析物品包括穿刺针、无菌治疗巾、碘伏和棉签等消毒物品、止血带、一次性手套等。

3. 患者的准备　主要是血管通路的准备，临时或短期血液透析患者可以选用临时中心静脉置管血管通路。需较长期血液透析患者应选用长期血管通路，如自体动静脉内瘘。使用动静脉内瘘时，需熟悉内瘘的穿刺和保护方法。如果患者肢体血管条件差，无法建立自体动静脉内瘘，可以建立移植血管通路，包括自体移植血管通路、同种异体移植血管通路、异种移植血管通路、人造移植血管通路等。设置患者干体重，干体重是指血液透析后患者体内过多的液体全部或绝大部分被清除时的体重。术前需测量患者的体重；一般情况下透析间期患者体重增长不超过 5%或每日体重增长不超过 1kg。患者术前测量体重与干体重之差即为当次血液透析清除患者体内的液体量。

4. 心理护理　由于尿毒症患者及家属对血透疗法很陌生，容易产生恐惧，心理压力大，因此应向患者及家属介绍和解释血透的必要性、方法及注意事项，透析前应尽量消除患者的恐惧和紧张心理。

（四）术中配合

1. 开机自检　①检查透析机电源线连接是否正常；②打开机器电源总开关；③按照要求进行机器自检。

2. 血液透析器和管路的安装　①检查血液透析器及透析管路有无破损，外包装是否完好；②查看有效日期及型号；③安装管路时遵守无菌原则。安装顺序按照体外循环的血流方向依次安装。

3. 密闭式预冲　①启动透析机血泵80~100ml/min，用生理盐水排净透析管路和透析器（膜内）气体。生理盐水流向为动脉端→透析器→静脉端。②将泵速调至200~300ml/min，连接透析液接头与透析器旁路，排净透析器（膜外）气体。

4. 建立体外循环（操作流程如图5-5）　动静脉内瘘穿刺是为维持性血液透析患者建立血管通路的常用方法。

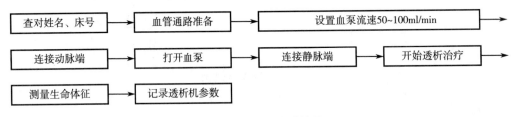

图5-5　体外循环操作流程

（1）检查血管通路：有无红肿、渗血、硬结，摸清血管走向和搏动强弱。

（2）选择穿刺点后，用碘伏消毒穿刺部位。

（3）根据血管的粗细和血流量要求等选择穿刺针大小。

（4）采用阶梯式或纽扣式等方法，以动脉端穿刺点距离动静脉内瘘口5cm以上、动静脉穿刺点的距离8~10cm以上为宜，固定穿刺针。根据医嘱推注首剂量肝素。

（5）透析管路连接患者动静脉端；逐渐调节血泵速度至200~250ml/min。

5. 回血下机　推荐密闭式回血下机。

（1）调整血泵速度至50~100ml/min。

（2）打开动脉端预冲测管，用生理盐水将动脉侧管内的血液回流至动脉壶。

（3）关闭血泵，靠重力将动脉侧管近心端的血液会输至患者体内。

（4）夹闭动脉管路和动脉穿刺处管路。

（5）打开血泵，用生理盐水全程回血。

（6）夹闭静脉管路和静脉穿刺处管路。

（7）拔针，首先拔出动脉内瘘针，再拔出静脉内瘘针，拔针后压迫穿刺处2~3min。用弹力绷带或胶布加压包扎动、静脉内瘘穿刺部位10~20min，压迫力度以触摸到动静脉内瘘有震颤为度。检查动、静脉内瘘穿刺部位无出血或渗血后松开包扎带。

（8）测量患者生命体征，并记录、签名。

（9）血液透析治疗结束后嘱患者平卧10~20min。

（10）听诊内瘘杂音良好。指导患者注意事项，送患者离开血液净化中心。

6. 血液透析常见并发症及处理

（1）低血压：透析中低血压指透析过程中收缩压下降>20mmHg，平均动脉压下降10mmHg以上，伴有低血压症状，如恶心、呕吐、胸闷、面色苍白、出冷汗、头晕、心悸，甚至一过性意识丧失等；是血液透析常见并发症之一。主要原因是超滤速度过快[0.35ml/（kg·min）]、干体重过低、透析液钠浓度偏低等；也见于血液透析前服用降压药物、中重度贫血、自主神经功能障碍（如糖尿病神经病变患者）、心脏舒张功能障碍、心律失常等。紧急处理措施:①立即减慢血流速度,停止超滤,协助患者平躺,抬高床尾,并给予吸氧;②在血管通路输注生理盐水、高渗葡萄糖溶液或白蛋白溶液等;③监测血压变化,必要时遵医嘱使用升压药,若血压仍不回升,需停止透析。

（2）失衡综合征:指透析中或透析结束后不久出现的以神经精神症状为主的临床综合征。多发生于严重高尿素氮血症的患者接受透析治疗之初。轻者表现为头痛、恶心、呕吐、躁动;重者表现为抽搐、昏迷等。主要是由于血液透析使血液中的毒素浓度迅速下降,血浆渗透压降低,而由于血脑屏障使脑脊液中的毒素下降较慢,以致脑脊液的渗透压高于血液的渗透压,水分由血液进入脑脊液中形成脑水肿,导致颅内压升高。处理措施:轻者减慢血流速度、吸氧,静脉输注高渗葡萄糖溶液、高渗盐水;严重者立即终止透析,静脉滴注甘露醇并进行相应抢救。血液透析失衡综合征引起的昏迷一般于24小时内好转。

（3）肌肉痉挛:多出现在透析中后期。主要表现为足部肌肉、腓肠肌痉挛性疼痛。常见原因包括低血压、低血容量及电解质紊乱(低钙血症、低镁血症、低钾血症等)、超滤速度过快、应用低钠透析液等。紧急处理措施:轻者暂停超滤即可缓解;重者需输注高渗葡萄糖液或高渗盐水。超滤设置要适量、正确,并将透析液钠浓度调至145mmol/L或更高。对痉挛肌肉进行外力挤压按摩也有一定效果。

（4）透析器反应:因使用新透析器产生的一组症状,又称为首次使用综合征。表现为透析开始1小时内出现的皮肤瘙痒、荨麻疹、流涕、腹痛、胸痛、背痛等症状;重者可发生呼吸困难,甚至休克、死亡。主要与透析器生物相容性差引起的Ⅰ型或Ⅱ型变态反应有关。采用生物相容性好的透析器。处理措施:一般给予吸氧、抗组胺药物、镇静药物等对症处理后可缓解;如果明确为Ⅰ型变态反应,需立即停止透析,舍弃透析器和管路中的血液,并使用异丙嗪、糖皮质激素、肾上腺素等控制症状。

（5）其他:如心律失常、栓塞(如空气栓塞、血栓栓塞)、溶血、出血、透析器破膜、体外循环凝血等。

（五）术后护理

1. 透析后注意穿刺点及内瘘的护理,防止感染及堵塞。

2. 测量体重,与患者预约下次血液透析的时间。

3. 饮食护理　血液透析患者的营养问题极为重要,营养状况直接影响患者的长期存活及生存质量的改善,因此要加强饮食指导,使患者合理调配饮食。

（1）热量:透析患者能量供给一般为146.5kJ/(kg·d),亦即35kcal/(kg·d),其中碳水化合物占60%~65%,以多糖为主;脂肪占35%~40%。

（2）蛋白质:摄入量为1.2g/(kg·d)为宜,合并高分解状态的急性疾病时可增加至1.3g/(kg·d),其中50%以上为优质蛋白。

（3）控制液体摄入:透析间期注意控制体重。每日入水量一般以前1天尿量加500ml计算。

（4）限制钠、钾、磷的摄入:给予低盐饮食,食盐摄入一般控制在2~3g/d,严重高血压、水肿或水钠潴留、无尿时食盐摄入应<2g/d。慎食含钾高的食物,如蘑菇、海带、豆类、莲子、卷心菜、榨菜、香蕉、橘子等。磷的摄入量应控制在800~1000mg/d,避免含磷高的食物,如全麦面包、动物内脏、干豆类、坚果类、奶粉、乳酪、蛋黄、巧克力等。烹调前先将食物浸泡、过沸水后捞出,可去除食物中的部分钾和磷。

（5）维生素和矿物质:透析时水溶性维生素严重丢失,需补充维生素C、B族维生素、叶酸等。透析患者每天钙摄入量应达到2000mg,除膳食中的钙以外,一般要补充钙剂(碳酸钙或醋酸钙)和活性维生素D_3。

二、连续性肾脏替代治疗

连续性肾脏替代治疗(continuous renal replacement therapy,CRRT)是指一组体外血液净化的治疗技术,是所有连续、缓慢清除水分和溶质治疗方式的总称。CRRT的治疗目的不仅仅局限于替代功能受损的肾脏,更扩展到常见危重疾病的急救,成为各种危急重症病救治中最重要的支持措施之一。目前主要包括以下技术:①缓慢连续超滤;②连续性静-静脉血液滤过;③连续性静-静脉血液透析滤过;④连续性静-静脉血液;⑤连续性高通量透析;⑥连续性高容量血液滤过;⑦连续性血浆滤过吸附。

（一）适应证

（1）AKI 合并严重电解质紊乱、酸碱代谢失衡、心力衰竭、肺水肿、脑水肿、急性呼吸窘迫综合征、外科术后、严重感染等。

（2）慢性肾衰竭合并急性肺水肿、尿毒症脑病、心力衰竭、血流动力学不稳定等。

（3）多器官功能障碍综合征、脓毒血症或败血症性休克、急性呼吸窘迫综合征、挤压综合征、乳酸酸中毒、急性重症胰腺炎、心肺体外循环手术、慢性心力衰竭、肝性脑病、严重液体潴留、需要大量补液、严重电解质和酸碱代谢紊乱等。

（二）禁忌证

CRRT 无绝对禁忌证,但存在以下情况需要慎用:①无法建立合适的血管通路;②严重凝血功能障碍;③严重活动性出血,特别是颅内出现时。

（三）术前护理

以连续性静-静脉血液透析滤过模式及肝素抗凝为例。

1. 准备置换液、生理盐水、肝素溶液、注射器、消毒液、无菌纱布、棉签及胶布等物品。

2. 操作者按要求着装,洗手、戴帽子、戴口罩、戴手套。

3. 检查并连接电源,打开 CRRT 机电源开关。

4. 根据 CRRT 机显示屏提示步骤,逐步安装 CRRT 管路及血滤器,安放置换液袋,连接置换液、生理盐水预冲液、抗凝用肝素液及废液袋,打开各管路夹。进行管路预冲及机器自检。

5. CRRT 机自检通过后,夹闭动脉夹和静脉夹。

（四）术中配合

以连续性静-静脉血液透析滤过模式及肝素抗凝为例。

1. 设置血流量、置换液流速、透析液流速、超滤液流速及肝素输注速度等参数,此时血流量在 100ml/min 以下为宜。

2. 打开患者留置导管帽,消毒导管口,抽出导管内封管液,注入生理盐水,确认导管通畅后从静脉端注入符合剂量肝素。

3. 将管路动脉端与导管动脉端连接,打开管路动脉夹及静脉夹,按治疗键,CRRT 机开始运转,放出适量管路预冲液后按停血泵,夹闭管路静脉夹,将管路静脉端与导管静脉端连接后,打开管路和导管的夹子,开启血泵继续治疗。固定好管路,治疗巾遮盖留置导管连接处。

4. 回血下机

（1）按结束治疗键,停止血泵,夹闭管路及留置导管动脉端,分离管路动脉端与留置导管动脉端,将管路动脉端与生理盐水连接,将血泵流速调节至 100ml/min 以下,开启血泵回血。

（2）回血完毕,按停血泵。夹闭管路及留置导管静脉端,分离管路静脉端与留置导管静脉端。

（3）消毒留置导管管口,用生理盐水冲洗留置导管管腔,封管、包扎、固定。

5. 治疗过程中的监护

（1）检查管路是否连接紧密连接。

（2）机器是否处于正常状态:绿灯亮,显示屏显示治疗量。

（3）核对患者治疗参数设定是否正确。正确执行医嘱。

（4）专人床边监测,观察患者状况及管路是否凝血,记录各项生命体征监测参数,每小时记录 1 次治疗参数和治疗量,核实是否与医嘱一致。

（5）根据机器提示,及时补充肝素溶液、更换废液袋、更换管路及血滤器。

（6）根据机器提示,逐步卸下过滤器、管路及各液体袋。关闭电源。

（五）术后护理

1. 密切观察患者生命体征变化,特别注意患者有无低血压症状。

2. 注意患者电解质紊乱及酸碱平衡失调,如低钾血症或高钾血症、低钙血症、酸碱失衡等。

3. CRRT治疗时间长,抗凝剂使用总量较大,需注意观察患者有无发生出血或出血倾向等症状。

三、腹膜透析

腹膜透析(peritoneal dialysis,PD),简称腹透,是慢性肾衰竭患者最常用的替代疗法之一,指利用患者自身腹膜的半透膜特性,通过弥散和对流的原理,规律、定期地向腹腔内灌入透析液并将废液排出体外,以清除体内潴留的代谢产物,纠正电解质和酸碱失衡、超滤过多水分的肾脏替代治疗方法。常见的腹膜透析方式包括:持续非卧床腹膜透析(continuous ambulatory peritoneal dialysis,CAPD)、间歇性腹膜透析(intermittent peritoneal dialysis,IPD)、持续循环腹膜透析(continuous cycle peritoneal dialysis,CCPD)、夜间间歇性腹膜透析(nocturnal intermittent peritoneal dialysis,NIPD),潮式腹膜透析(tidal peritoneal dialysis,TPD)和自动腹膜透析(automated peritoneal dialysis,APD)等。目前以持续非卧床腹膜透析在临床应用最为广泛(图5-6)。

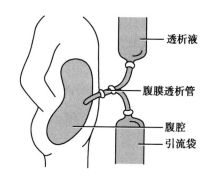

图5-6 腹膜透析示意图

（一）适应证

腹膜透析适用于多种原因导致的慢性肾衰竭治疗。下列情况优先考虑腹膜透析治疗:老年人、婴幼儿、儿童;原有心、脑血管疾病或心血管系统功能不稳定;血管条件差或反复血管造瘘失败;凝血功能障碍以及有明显出血倾向者;尚存较好残肾功能;偏好居家治疗,或需要日间工作、上学患者;交通不便的农村偏远地区患者。

（二）禁忌证

1. 绝对禁忌证 ①腹膜广泛粘连或纤维化;②腹壁广泛感染或严重烧伤或其他皮肤病;③腹膜有严重缺损者。

2. 相对禁忌证 ①腹腔内有新鲜植入物者,或存在腹腔内脏外伤,或腹部大手术早期,或结肠造瘘或粪瘘;②腹膜瘘;③腹腔内恶性肿瘤;④有进展性肺部疾患或复发性气胸,或严重肺部病变伴肺功能不全者;⑤合并炎症性肠病或缺血性肠病,或反复发作的憩室炎患者;⑥腹部皮肤有感染灶者;⑦腹部存在机械缺陷者:如外科无法修补的腹部疝等;⑧妊娠;⑨严重的腰骶椎间盘疾病者。

（三）术前护理

1. 物品准备 包括碘伏帽、夹子、腹膜透析液、巴士消毒液、胶布、弯盆、磅秤、输液架及治疗车。

2. 操作者着装规范、洗手、戴口罩。环境清洁、舒适,光线充足,适合无菌操作,关闭门窗、风扇、空调。避免人员走动。

3. 患者评估 包括①患者病情、治疗目的、意识状态、生命体征及体位;②患者对腹膜透析治疗的认知程度,对腹膜透析治疗的重要性及注意事项的了解程度;③患者的心理状态及需求;④患者的沟通、理解及合作能力;⑤患者腹膜透析管道及管道出口情况。

4. 向患者做好解释,包括①腹膜透析换液的目的和配合方法;②换液前、中、后的注意事项;③患者取卧位或坐位,以配合操作。

（四）术中配合

1. 检查 核对医嘱、患者姓名、住院号、透析单、腹膜透析方式,遵医嘱在透析液中添加药物,检查腹膜透析双联系统管路,核对透析液类别、温度、性质、有效期、浓度、用法及剂量等。

2. 核对　床旁核对患者信息;检查并取出腹膜透析双联系统管路。

3. 查看　协助患者合适体位,取出并检查患者身上的导管情况,包括外接短管与钛接头的连接处是否紧密、短管是否处于夹闭状态、碘伏帽是否密合等。

4. 连接　五部接管法。一"抓",拇指与食指抓住短管,管口略向下倾斜,手放平后固定不动;二"夹",将双联系统管路接口处夹在小指与无名指之间,双联系统管路置于短管下方;三"拉",将将食指伸入接口拉环内用力向外拉开,注意避免污染;四"拧",将短管上的碘帽拧开并弃去,保持管口无菌状态;五"接",另一手从下方抓住双联系统管路接口处,将双联系统管路接口与短管连接,连接时注意短管口稍向下,拧紧双联系统管路与短管。

5. 引流　夹闭入液管道,将透析液袋口的绿色出口塞折断,悬挂透析液袋于输液架上,将引流袋放在低位,置于地面清洁盆内,打开短管旋钮开关,开始引流,引流完毕后关闭短管开关。引流过程中注意观察引流液颜色、量、透明度及患者的反应等。

6. 冲洗　松开入液管道夹子,充分预冲,观察透析液流入引流袋5秒后再夹闭出液管路。

7. 灌注　打开短管旋钮开关,开始灌注,注意灌注的速度及患者反应,灌注结束后关闭短管开关,夹闭入液管路。

8. 分离　撕开碘伏帽的外包装,将短管与双联系统管路分离,将碘伏帽与端管口拧紧。将拉环套在双联系统管路上,卸下夹子。

9. 测引流量、记录　测量废液重量,测得重量减去双联系统管路及袋子的重量,得出的数值记录在腹膜透析记录单上。

10. 常见并发症的观察和护理

(1) 引流不畅:为常见并发症。原因为透析管的移位、受压、扭曲、纤维蛋白堵塞、大网膜的粘连、肠腔或腹腔内气体过多等。护理方法:轻压腹部、稍移动导管方向;改变患者体位;肝素或尿激酶注入透析管内,溶解纤维块;排空膀胱;服用导泻剂或灌肠,促使肠排气;以上处理无效时重新手术置管。

(2) 腹痛、腹胀:常见原因为腹透液的温度过高或过低、渗透压过高、腹透液流入或流出的速度过快、腹透管置入位置过深、腹膜炎。护理时应注意调节适宜的腹透液温度、渗透压,控制腹透液进出的速度,腹透管置入位置过深时应由置管医生对腹透管进行适当调整,积极治疗腹膜炎。

(3) 腹膜炎:是腹膜透析的主要并发症。伤口感染、手术操作及透析液污染为主要原因,大部分的感染来自透析管道的皮肤出口处。用2000ml透析液连续腹腔冲洗3~4次,并在透析液中加入抗生素和肝素,严重感染时,全身应用抗生素,仍无效者应考虑拔管,改为血液透析。

(4) 导管出口处感染和隧道感染:常见原因为腹透管出口处未保持清洁、干燥、腹透管腹外段反复、过度牵拉引起局部组织损伤。表现为导管出口周围发红、肿胀、疼痛,甚至伴有脓性分泌物,沿隧道移行处压痛。处理方法:①指导患者正确进行出口处护理,每周更换敷料2次,用无刺激性溶液清洗。保证导管妥善固定,防止牵拉导管导致出口处摩擦;②定期评估出口处皮肤及周围组织的变化,注意是否出现红肿或压痛;③若仅出口处红肿、压痛,可在出口处涂抹莫匹罗星软膏,同时增加更换敷料的次数,1次/2天;④若出口处有结痂,用生理盐水进行软化,不可用力去除结痂。

(五) 术后护理

1. 腹透管道护理　要注意透析管道皮肤出口处的清洁卫生,防止感染。勿使腹膜透析管受压、扭曲,防止纤维蛋白堵塞管道等。

2. 饮食护理　给予高热量、高生物效价优质蛋白、高维生素、低钠饮食。由于腹膜透析可致体内大量蛋白质及其他营养成分丢失,故应通过饮食补充。患者蛋白质的摄入量为1.2~1.3g/(kg·d),其中50%以上为优质蛋白;热量摄入为147kJ/(kg·d),即35kcal/(kg·d);水的摄入应根据每天出量而定,每天水分摄入量=500ml+前一天尿量+前一天腹透超滤量。

3. 腹透技能指导 教会患者保持室内环境清洁,正确的洗手技术,操作时戴口罩,检查透析液有效期、葡萄糖含量、有无渗漏和杂质。教会患者夹闭管道或打开透析液时要无菌操作,使患者出院后能顺利进行自我家庭透析。

4. 定期复诊 嘱患者定期化验血生化、检查肾功能,发现异常时及时到医院就诊。

第七节 泌尿系统临床思维案例

案例5-1

患者,男,43岁,因头痛、头晕、乏力半年,加重伴恶心、呕吐5天入院。

病史:患者于半年前无明显诱因出现头痛、头晕、乏力,夜尿量增多。无尿频、尿急、尿痛,无肉眼血尿及少尿,无恶心、呕吐。在当地医院测血压170/100mmHg,间断服用氨氯地平,未监测血压,未化验尿常规及肾功能。5天前患者上述症状加重并出现恶心、呕吐,为非喷射性呕吐,呕吐物为胃内容物,就诊于当地医院化验"尿常规:PRO ++,镜检WBC 5~7个/HP;血常规:Hb 78g/L;肾功能:BUN 22.4mmol/L,Cr 832μmmol/L"。为进一步诊治遂来我院,门诊以"慢性肾衰竭,尿毒症期"收住院。既往10年前曾诊断慢性肾小球肾炎,当时尿蛋白(+),曾应用中药治疗,后未复查。否认糖尿病史及肝炎病史。

体格检查:T 37℃,P 75次/分,R 20次/分,BP 170/90mmHg,贫血貌,双侧扁桃体无肿大,甲状腺不大。双肺呼吸音清,未闻及干湿性啰音。心率P75次/分,律齐,无杂音。腹平软,无压痛及反跳痛,肝脾肋下未及,肝区及双肾区无叩击痛。肠鸣音正常。双下肢无水肿。

辅助检查:血常规:Hb70g/L;尿常规:PRO+++,BLD++,红细胞5~6/HP;生化检查:血钠135mmol/L,血钾5.1mmol/L,血钙1.91mmol/L,血磷2.36mmol/L,肌酐918μmmol/L,GFR 20ml/min;尿蛋白定量1.5g/24h;胸片正常;B超:肝胆脾未见明显异常,双肾体积缩小、皮质变薄。

请回答以下问题:

1. 请归纳出该病例的诊断依据,并作出解释。

2. 如何对该患者进行饮食指导?

 病情及诊疗进展

住院后第2天,开始给患者行血液透析治疗,在透析过程中,患者突然出现恶心、呕吐、胸闷、面色苍白、出冷汗、头晕、心悸,收缩压较前下降20mmHg。

3. 该患者最可能出现了什么并发症?如何处理?

 病情及诊疗进展

患者行规律的血液透析1年后,由于经济原因,自暴自弃,在透析间期,与朋友赌钱打牌,大量喝水,突然出现呼吸困难、口唇发绀、频繁咳嗽、咳浆液性泡沫样痰、心率增快、面色苍白、出冷汗、皮肤湿冷,急诊入院。

4. 该患者最可能出现什么并发症?如何紧急处理?

(李健芝)

1. 简述肾病性水肿与心源性水肿的临床表现区别。

2. 简述肾病患者体液过多的护理措施。

3. 简述原发性肾病综合征的临床表现。

4. 简述原发性肾病综合征患者的饮食护理。

5. 简述慢性肾衰竭的分期及治疗方案。

6. 简述血液透析过程中并发低血压的处理措施。

7. 简述腹膜透析中出现腹痛的原因及护理。

8. 简述腹膜透析术后的饮食要点。

血液及造血系统疾病患者的护理

学习目标	
掌握	常见症状体征如贫血、出血、感染与发热的护理；血液系统常见疾病如缺铁性贫血，再生障碍性贫血、溶血性贫血、特发性血小板减少性紫癜（ITP），血友病、弥漫性血管内凝血（DIC）、白血病、淋巴瘤及多发性骨髓瘤的临床表现、常见护理问题及措施、健康指导；外周穿刺中心静脉导管技术（PICC）、静脉输液港的应用与维护。
熟悉	血液及造血系统疾病病人的护理评估；上述血液系统常见疾病的病因、分类或分型、治疗要点；骨髓穿刺术的术前准备及术后护理；血液系统疾病的临床思维分析方法。
了解	血液及造血系统的结构和功能；上述血液系统常见疾病的发病机制及辅助检查；骨髓穿刺术的适应证与禁忌证。

第一节　概述

　　血液系统疾病系指原发或主要累及血液和造血器官的疾病,简称血液病。血液病的种类较多,包括各类红细胞疾病、白细胞疾病和出血性疾病。其共同的特点多表现为外周血中的细胞和血浆成分的病理性改变,机体免疫功能低下以及出、凝血机制的功能紊乱,还可以出现骨髓、脾、淋巴结等造血组织和器官的结构及其功能异常。

一、结构与功能

（一）造血器官及血细胞的生成

　　造血器官和组织包括骨髓、肝、脾、淋巴结以及分布在全身各处的淋巴组织和单核-吞噬细胞系统。

　　1. 肝、脾及骨髓　肝、脾为人体胚胎早期的主要造血器官;骨髓为胚胎后期及出生后的最主要的造血器官。在疾病或骨髓代偿功能不足时,肝、脾、淋巴结可恢复胚胎时期的造血功能称为髓外造血。

　　2. 淋巴系统　由中枢淋巴器官和周围淋巴器官组成。中枢淋巴器官包括胸腺和骨髓,周围淋巴器官包括淋巴结、脾、扁桃体以及沿消化道和呼吸道分布的淋巴组织。

　　3. 单核-吞噬细胞　来源于骨髓粒、单系祖细胞,血中为单核细胞,游走至组织即成为吞噬细胞,又称组织细胞。单核-吞噬细胞系统包括骨髓内原始和幼稚单核细胞、血液中单核细胞、淋巴结、脾和结缔组织中固定和游走的吞噬细胞、肺泡内吞噬细胞、肝脏的 Kupffer 细胞以及神经系统的小神经胶质细胞等。

4. 造血干细胞(hemapoietic stem cell,HSC)　HSC 是各种血细胞的起始细胞,具有不断自我更新,多向分化与增殖的能力,又称多能或全能干细胞。在一定条件和某些因素的调节下,造血干细胞能增殖、分化为各类血细胞的祖细胞。造血干细胞分化及增殖详见下图6-1。

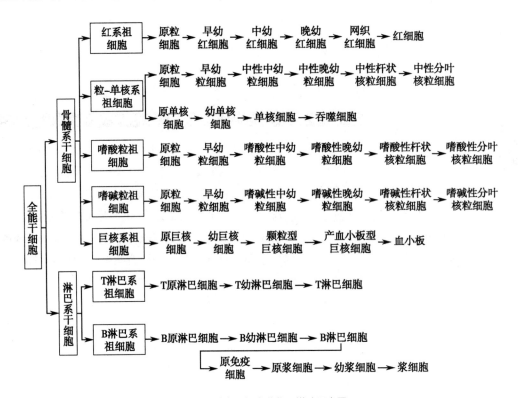

图6-1　造血干细胞分化及增殖示意图

(二)血细胞的生理功能

1. 红细胞与血红蛋白　血红蛋白是红细胞内负责结合与运载 O_2 和 CO_2 功能的一种蛋白质。网织红细胞是指存在于外周血液中的尚未完全成熟的红细胞;网织红细胞计数是反映骨髓造血功能的重要指标,对贫血等血液病的诊断和预后估计有一定的临床意义。若红细胞数目明显减少,可导致机体重要器官和组织缺氧及功能障碍。

2. 白细胞　①中性粒细胞:吞噬异物尤其是细菌,是机体抵御入侵细菌的第一道防线。②嗜酸性粒细胞:有抗过敏、抗寄生虫作用。③嗜碱性粒细胞:能释放组胺及肝素。④单核细胞:单核细胞也是一种吞噬细胞,其功能是清除死亡或不健康的细胞以及这些细胞破坏后的产物、微生物及其产物,是机体抵御入侵细菌的第二道防线。⑤淋巴细胞:参与细胞免疫与体液免疫。

3. 血小板　主要参与机体的止血与凝血过程。血浆成分复杂,含有多种蛋白质、凝血与抗凝血因子、补体、抗体、酶、电解质、各种激素及营养物质。若血小板减少、血小板功能障碍或各种凝血因子缺乏,均可导致出血。

二、护理评估

在全面收集患者的主、客观资料的基础上,血液系统疾病患者的护理评估重点内容归纳如下。

(一)病史评估

1. 患病及治疗过程

(1) 患病过程:了解患者的患病情况及治疗经过,有利于做出疾病缓急、病情轻重及预后的初步判断。

首先了解患者的起病方式、发病时间,有无明确的病因与诱因,主要症状、体征及其特点。如急性白血病多为急性起病,主要表现为发热、出血、贫血与骨关节痛;慢性白血病多隐匿起病,主要表现为程度不等的贫血、乏力与腹部不适等。

(2)检查及治疗过程:如了解相关辅助检查及其结果,特别是外周血象和骨髓象检查。还需了解治疗的主要方法、疗效及药物的不良反应、患者对治疗与护理的依从性(尤其是化疗等特殊治疗)。

(3)目前情况与一般状况:如患病后患者的体重、食欲、睡眠、排便习惯等的变化及营养支持状况等。

2. 既往病史、家族史及个人史 主要了解与血液病相关的疾病史以及可能影响患者康复和治疗效果的相关疾病史,如肝脏疾病、系统性红斑狼疮、慢性肾脏疾病与胃肠道疾病等。同时还需了解家族中有无类似疾病或相关疾病史,如血友病有明显的家族遗传倾向。个人史方面,重点了解患者的工作与居住环境、工作性质,了解患者的饮食习惯,是否有挑食、偏食或素食习惯。不良的饮食习惯是导致各类营养性贫血的主要原因之一,特别是缺铁性贫血与巨幼细胞性贫血。女性患者的月经史和妊娠分娩史对贫血原因的诊断也有帮助。

3. 心理-行为-社会支持状况

(1)心理-行为状况:多数血液病治疗周期长,病情易复发,常需反复多次住院治疗,且不少患者治疗效果欠佳,加上化疗等药物所带来的不良反应,患者及家属易于产生各种负性情绪,如焦虑、抑郁、悲观甚至绝望。应了解患者的性格特征(外向或内向)、对疾病治疗与康复的态度(乐观或悲观)及其行为倾向。了解患者工作或学习情况以及患病对患者日常工作与生活的影响,是否存在角色适应不良和应对无效。

(2)社会支持状况:了解患者的家庭成员组成、经济状况、相互关系,家庭成员对患者所患疾病的认识程度以及对患者的关心和支持程度。此外,还需了解患者的工作单位或现有条件所能提供的帮助和支持,有无基本医疗保障;了解患者出院后继续就医的条件,居住地的初级卫生保健或社区保健设施等资源。

(二)身体评估

1. 一般状态

(1)生命体征:观察患者有无发热、发热的程度和热型的特点。

(2)意识状态:重症患者,特别是大量出血或颅内出血的患者,均会出现不同程度的意识障碍。

(3)面容与外貌:如贫血面容、地中海贫血患者的特殊面容变化、药物不良反应所致的脱发、满月脸、女性患者男性化等。

(4)营养状态:包括皮下脂肪厚度、身高与体重等。较为严重的缺铁性贫血或营养不良性贫血患者多伴有消瘦、发育迟缓等营养不良的表现;恶性血液病的患者可出现恶病质。

(5)体位:重症贫血的患者,可因并发贫血性心脏病、心力衰竭而被迫采取半卧位;慢性粒细胞白血病患者因脾肿大或出现脾栓塞,而被迫采取半卧位、屈膝仰卧或左侧卧位。

2. 皮肤黏膜 对于观察与判断贫血与出血患者的病情、发现肿瘤细胞局部浸润和皮肤感染灶等极为重要。观察皮肤是否苍白、黄染,有无淤点、淤斑、血肿、斑丘疹、局部发红或溃烂、水肿等表现。

3. 浅表淋巴结 浅表淋巴结肿大是多种恶性血液病的常见体征。应注意检查其出现的部位、数目、大小、表面情况、质地、活动度,以及有无压痛等。

4. 五官检查 睑结膜有无苍白,球结膜有无充血或出血;双侧瞳孔是否等大、等圆及对光反射情况。鼻腔有无出血;口腔黏膜有无溃疡、白斑、出血点或血泡形成,牙龈有无出血、渗血、溢脓或增生;咽后壁有无充血,双侧扁桃体有无肿大及其表面有无脓性分泌物。

5. 胸部检查 胸骨中下段压痛及叩击痛,是白血病的重要体征之一;肺部听诊出现啰音常提示并发肺部感染;心尖搏动位置、心率快慢、心律是否规则、有无心脏杂音等,均有助于贫血性心脏病或心力衰竭的临床判断。

6. 腹部检查 腹部外形的变化、有无包块、肝脾大小等。腹部包块常可见白血病、淋巴瘤;白血病、多发性骨髓瘤与慢性溶血等可有不同程度的肝脾肿大;巨脾则是慢性粒细胞白血病的典型特征。

7. 其他检查　如有无局部肌肉、骨及关节压痛或触痛,肢体或关节有无变形或活动障碍等。神经系统有无感觉异常、神经反射异常及脑膜刺激征等表现。

（三）辅助检查

1. 外周血象检查　主要包括血细胞计数、血红蛋白测定、网织红细胞计数以及血涂片进行血细胞的形态学检查。外周血细胞质和量的改变可反映骨髓造血的病理变化,是血液病诊断和病情观察不可或缺的实验手段。

（1）红细胞计数和血红蛋白测定:主要用于评估患者有无贫血及其严重程度。正常人红细胞计数,男性为 $(4\sim5.5)\times10^9/L$,女性为 $(3.5\sim5.0)\times10^9/L$;血红蛋白男性为 $120\sim160g/L$,女性为 $110\sim150g/L$。正常成人的网织红细胞在外周血中占 $0.5\%\sim1.5\%$,绝对值为 $(77\pm23)\times10^9/L$。

（2）白细胞计数及分类:主要用于有无感染及其原因的判断,有助于某些血液病的诊断。正常成人白细胞计数为 $(4\sim10)\times10^9/L$,白细胞计数 $>10\times10^9/L$ 称白细胞增多,常见于急性感染、白血病等。白细胞计数 $<4\times10^9/L$ 称白细胞减少,其中以中性粒细胞减少为主。当中性粒细胞绝对值 $<1.5\times10^9/L$ 时称粒细胞减少症,$<0.5\times10^9/L$ 时称粒细胞缺乏症,常见于病毒感染,再生障碍性贫血、粒细胞减少症等。

（3）血小板计数:是出血性疾病首先的筛查项目之一。正常值 $(100\sim300)\times10^9/L$,血小板计数 $<100\times10^9/L$ 称血小板减少,通常在 $<50\times10^9/L$ 时患者即有出血症状,见于再生障碍性贫血、急性白血病、特发性血小板减少性紫癜等;血小板 $>400\times10^9/L$ 为血小板增多,可见于骨髓增生性疾病、慢性粒细胞白血病早期等。

2. 骨髓细胞学检查　包括骨髓涂片(骨髓象)及血细胞化学染色,主要用于了解骨髓造血细胞生成的质与量的变化,对多数血液病的诊断和鉴别起决定性作用。骨髓的增生程度,按骨髓中有核细胞数量,分为增生极度活跃、明显活跃、活跃、减低和明显减低五个等级。

3. 其他　①血液病相关实验室检查:包括止、凝血功能检查,溶血性贫血的相关检查,血清铁蛋白及血清铁检测,血液免疫学检查等。②影像学检查:主要包括 B 超、CT、磁共振显像（MRI）、正电子发射体层显像（PET）、放射性核素等。通过针对肝、脾、淋巴系统和骨骼系统的各种显像扫描,以利于对不同血液病的临床病情判断。

三、常见症状体征的评估与护理

（一）出血或出血倾向

血小板数目减少及其功能异常、毛细血管脆性或通透性增加、血浆中凝血因子缺乏以及循环血液中抗凝物质的增加,均可导致出血或出血倾向。常见于:①血液系统疾病:如特发性血小板减少性紫癜、急性白血病、再生障碍性贫血、过敏性紫癜与血友病等;②非血液系统疾病或某些传染病:如重症肝病、尿毒症、流行性脑膜炎、钩端螺旋体病、登革热及肾病综合征出血热等;③其他:毒蛇咬伤、水蛭咬伤、溶栓药物过量等。患者多表现为自发性出血或轻度受伤后出血不止。

1. 护理评估

（1）病史评估:①原因或诱因:询问患者有无外伤;家族成员中有无类似出血症状或血液病家族史;既往疾病及用药史。②症状:询问患者出血发生的时间、部位、范围,有无呕血、便血、血尿、月经过多等内脏出血表现及其严重程度。

（2）身体评估:观察患者有无皮肤黏膜淤点、淤斑,其数目、大小及分布情况;有无鼻腔黏膜与牙龈出血;有无伤口渗血;关节有无肿胀、压痛、畸形及其功能障碍等。有内脏出血的患者要监测生命体征与意识状态,对于主诉头痛的患者,要注意检查瞳孔和脑膜刺激征。

（3）辅助检查:有无血小板计数下降、出血与凝血时间延长、束臂试验阳性、凝血因子缺乏等改变。

2. 常用护理诊断/问题　有受伤的危险:出血,与血小板减少、凝血因子缺乏或血管壁异常有关。

3. 护理目标　患者不发生出血或出血能被及时发现并处理。

4. 护理措施及依据

(1) 病情观察:注意观察患者出血的发生部位、发展或消退情况;及时发现新的出血、重症出血及其先兆,并应结合患者的情况作出正确的临床判断。

(2) 皮肤出血的预防与护理:避免人为的损伤而导致或加重出血。被褥衣裤宜柔软,避免穿紧身胸衣;注意避免肢体的碰撞或外伤;沐浴或清洗时避免水温过高和过于用力擦洗皮肤;勤剪指甲,以免抓伤皮肤。各项护理操作动作轻柔;尽可能减少注射次数;静脉穿刺时,应避免用力拍打及揉擦,结扎压脉带不宜过紧和时间过长;注射或穿刺部位拔针后需适当延长按压时间,必要时局部加压包扎;有出血倾向的高热患者禁用酒精试浴。

(3) 鼻出血的预防与护理:①防止鼻黏膜干燥而出血:保持室内相对湿度在50%~60%左右,可局部使用液体石蜡或金霉素软膏等保湿。②避免人为诱发出血:告知患者勿用力擤鼻,以防止鼻腔压力过大而导致毛细血管破裂出血或渗血;避免用手抠鼻痂和外力撞击鼻部。③少量出血时,可用棉球或明胶海绵填塞,无效者可用0.1%肾上腺素棉球或凝血酶棉球填塞,并局部冷敷。出血严重时,尤其后鼻腔出血,可用凡士林纱条行后鼻腔填塞术。

(4) 口腔、牙龈出血的预防与护理:为防止牙龈和口腔黏膜损伤而导致或加重局部出血,应指导患者用软毛刷刷牙,忌用牙签剔牙;尽量避免食用油炸、带刺或含骨头的食物、带壳的坚果类食品以及质硬的水果等;进食时要细嚼慢咽,避免口腔黏膜损伤。牙龈渗血时,可用凝血酶或0.1%肾上腺素棉球、明胶海绵贴敷牙龈或局部压迫出血。

(5) 关节腔出血或深部组织血肿的预防与护理:减少活动量,避免过度负重和易致创伤的运动。一旦发生出血,应立即停止活动,卧床休息;关节腔出血者宜抬高患肢并固定于功能位,深部组织出血者要注意测量血肿范围,局部可用冰袋冷敷。当出血停止后,应改为热敷,促进淤血消散。

(6) 消化道出血的预防及护理:见第四章第九节"上消化道大量出血"。

(7) 眼底出血的预防与护理:避免长时间低头及屏气用力,注意休息勿用眼过度。若突发视野缺损或视力下降,常提示眼底出血。应尽量让患者卧床休息,减少活动,避免揉擦眼睛,以免加重出血。

(8) 颅内出血的预防与护理:颅内出血是血液病患者死亡的主要原因之一。保证充足的睡眠,避免情绪激动、剧烈咳嗽和用力排便等;伴有高血压者需检测血压。若患者突然出现头痛、视力模糊、呼吸急促、喷射性呕吐甚至昏迷,双侧瞳孔变形不等大、对光反射迟钝,则提示颅内出血。一旦发生,应及时通知医师,并做好抢救工作的配合:①立即去枕平卧,头偏向一侧;②随时吸出分泌物,保持呼吸道通畅;③吸氧;④迅速建立两条静脉通道,按医嘱快速静脉点滴或静注甘露醇、地塞米松、呋塞米等,降低颅内压;⑤留置尿管;⑥观察并记录患者的生命体征、意识状态以及瞳孔、尿量的变化,做好重症患者交接班。

(9) 输血或成分输血的护理:见《护理学基础》相关章节。

5. 评价　患者无出血或出血逐渐得到控制。

(二) 发热

发热是血液病患者的常见症状之一,其主要原因是由于白细胞减少和(或)功能缺陷、免疫抑制剂的应用以及贫血或营养不良等,导致机体抵抗力下降从而继发各种感染的结果。此外,白血病、淋巴瘤、多发性骨髓瘤等血液恶性肿瘤还可出现肿瘤热,与肿瘤细胞所产生的内源性致热因子有关;主要表现为持续低至中度发热,可有高热;常规抗生素治疗无效,但化疗药物可使患者体温下降。

1. 护理评估

(1) 病史:询问患者有无感染的诱因,如过度疲劳、受凉、与感染性疾病患者的接触史、皮肤黏膜损伤、肛裂、各种治疗与护理管道的放置等;有无相关感染灶的临床表现,如咽痛或咽部不适、牙龈疼痛,咳嗽、咳痰及痰液的性质,胸痛、呼吸困难、膀胱刺激征,腹痛、腹泻,肛周疼痛,女性患者外阴瘙痒及分泌物异常等;有无畏冷、寒颤等伴随症状。

（2）身体评估:观察患者的生命体征,尤其是体温及其变化规律;皮肤、口腔黏膜及牙龈有无红肿、破溃、脓性分泌物;咽部及扁桃体有无充血、肿大;肺部有无湿啰音;肛周有无红肿、化脓;腹部及输尿管行程压痛点有无压痛,肾区有无叩痛等。

（3）辅助检查:血常规、尿常规及 X 线或 CT 肺部检查有无异常,血培养加药敏试验的结果,不同感染部位分泌物、渗出物或排泄物的细菌涂片或培养加药敏试验的结果等。

2. 常用护理诊断/问题　体温过高:与继发感染或肿瘤细胞产生内源性致热源有关。

3. 目标　体温能得到有效的控制,力求降至正常范围。

4. 护理措施及依据　①休息与营养:高热患者应卧床休息,多补充营养及水分。②降温:首选物理降温,但出血倾向者禁用酒精擦浴,以防血管扩张而进一步加重出血,降温后汗多应及时更换衣物。③监测病情:注意体温变化、热型及伴随症状,感染灶的表现。④诊治配合:协助医生做好各种检验标本的采集及送检工作;遵医嘱正确配制和输注抗生素等药物,并注意其疗效与不良反应的观察和预防。

5. 评价　患者体温降至正常范围。

（三）贫血

见本章第二节贫血。

（四）骨、关节疼痛

常见于恶性血液病,如白血病、多发性骨髓瘤和淋巴瘤等。可表现为局部或全身,关节疼痛及压痛或叩击痛;发生骨折者,局部还可以出现畸形等临床表现。临床多发性骨髓瘤的患者多以骨痛为首发症状。

（胡　荣）

第二节　贫血

案例导入

患者,女,28 岁,以"头晕乏力 1 年,加重 1 个月"为主诉入院。

病史评估:1 年来自觉头晕乏力、精神差,近 1 个月来病情加重,时有心悸气促感,活动时加剧。平素爱挑食,月经不规则,量偏多。

身体评估:精神疲倦,HR 96 次/分,心尖部可闻及Ⅱ级收缩期杂音;脸色苍白,皮肤黏膜无出血;指甲薄而无光泽;肝、脾、淋巴结未触及。

辅助检查:血象:RBC $3.0×10^{12}/L$,Hb 68g/L,WBC $5.0×10^9/L$,PLT $160×10^9/L$。

初步诊断:贫血待查。

请思考:导致该患者贫血的可能原因是什么?如何评价该患者贫血的严重程度?还需要评估患者的哪些资料?对该患者的饮食指导有哪些?

贫血(anemia)是指单位容积外周血液中血红蛋白(Hb)浓度、红细胞(red blood cell,RBC)计数和(或)血细胞比容(hematocrit,HCT)低于相同年龄、性别和地区正常值低限的一种常见的临床症状。其中血红蛋白浓度最为重要。贫血本身并不是一种独立的疾病,各系统疾病均可引起贫血,是临床上最为常见的症状之一。一般认为成年人在平原地区的贫血标准为:男性 Hb<120g/L,RBC<$4.5×10^{12}$/L 及(或)HCT<0.42;女性(非妊娠)Hb<110g/L,RBC<$4.0×10^{12}$/L 及(或)HCT<0.37;妊娠期女性 Hb<100g/L,RBC<$3.5×10^{12}$/L

及(或)HCT<0.30。

（一）分类

1. **按贫血的病因与发病机制分类** ①红细胞生成减少性贫血：由造血干祖细胞异常、造血微环境受损、造血原料不足或利用障碍等所致。②红细胞破坏过多性贫血：可见于各种原因引起的溶血。③失血性贫血：常见于各种原因引起的急性和慢性失血。

2. **按血红蛋白浓度分类** 根据血红蛋白浓度将贫血严重程度划分为轻度（Hb 低于正常值，但>90g/L）、中度（Hb 60~90g/L）、重度（Hb 30~59g/L）、极重度（Hb<30g/L）。

3. **按红细胞形态特点分类** 根据平均红细胞容积（MCV）、平均红细胞血红蛋白浓度（MCHC），可将贫血分为大细胞性贫血（见于巨幼细胞性贫血）、正常细胞性贫血（见于再生障碍性贫血、急性失血性贫血、溶血性贫血）及小细胞低色素性贫血（见于缺铁性贫血、铁粒幼细胞性贫血、珠蛋白生成障碍性贫血）。

4. **按骨髓红系增生情况分类** 分为增生性贫血（如缺铁性贫血、巨幼细胞性贫血、溶血性贫血等）和增生低下性贫血（如再生障碍性贫血）。

（二）护理评估

1. **病史评估**

（1）病因及诱因：询问患者的饮食习惯及膳食结构；有无慢性腹泻，消化性溃疡及痔疮出血，月经量过多，胃肠道手术史，血液病家庭史；有无特殊药物使用史或理化物质接触史。

（2）症状：询问患者有无头晕、头痛、萎靡、耳鸣、眼花、失眠、多梦、记忆力下降、注意力不集中，甚至晕厥等神经系统表现；有无气短、端坐呼吸、甚至呼吸困难等呼吸系统表现；有无心悸、气促，活动后明显加重，甚至心律失常、心功能不全等循环系统的表现；有无食欲下降、消化不良、腹胀、恶心、呕吐、大便规律及性状改变等消化系统表现；有无多尿、低比重尿、蛋白尿等泌尿系统表现；有无月经不调、性欲减低、不孕等生殖系统表现。

2. **身体评估** 皮肤黏膜苍白是贫血最突出的体征，重点评估患者的口唇、甲床、眼睑黏膜是否苍白；心率与心律的变化，有无杂音及心力衰竭的表现等；注意有无不同类型贫血的特殊体征和原发病的体征，如缺铁性贫血的反甲、营养性巨幼细胞性贫血的末梢神经炎、溶血性贫血的黄疸、再生障碍性贫血的出血与感染、恶性血液病的肝、脾、淋巴结肿大等。

3. **辅助检查**

（1）血常规：红细胞和血红蛋白下降的程度，是否伴有白细胞、网织红细胞、血小板数目的改变，有无幼稚细胞及其比例。

（2）尿常规：有无蛋白尿以及尿胆原和尿胆素含量升高。

（3）粪便常规：有无隐血试验阳性，有无寄生虫卵。

（4）肝肾功能：有无肝功能异常，有无血清胆红素，血清肌酐水平升高等。

（5）骨髓检查：骨髓增生状况及相关细胞学或化学检查的结果。

（6）其他检查：胃肠钡餐、钡剂灌肠、纤维胃镜和肠镜检查是否提示胃肠道慢性疾病和肿瘤，妇科 B 超检查有无子宫肌瘤等。

（三）常用护理诊断/问题及措施

活动无耐力：与贫血导致机体组织缺氧有关。

（四）护理目标

患者的缺氧症状得以减轻或消失，活动耐力恢复正常。

（五）护理措施

1. **休息与活动** 指导患者合理休息与活动，减少机体的耗氧量。应根据贫血的程度、发生发展的速度及基础疾病等，与患者一起制订休息与活动计划，逐步提高患者的活动耐力水平。

2. 给氧　严重贫血患者应予常规氧气吸入，以改善组织缺氧。

（六）护理评价

患者的活动耐力逐渐恢复正常。

一、缺铁性贫血

缺铁性贫血（iron deficiency anemia，IDA）是体内贮存铁缺乏，导致血红蛋白合成减少而引起的一种小细胞低色素性贫血。IDA 是各类贫血中最常见的一种，以生长发育期儿童和育龄妇女的发病率较高。在多数发展中国家，约 2/3 的儿童和育龄妇女缺铁，其中 1/3 患缺铁性贫血。

（一）铁的代谢

1. 铁的分布　血红蛋白铁约占 67%，贮存铁占 29%，余下的 4% 为组织铁，存在于肌红蛋白、转铁蛋白及细胞内某些酶类中。

2. 铁的来源和吸收　正常成人每天用于造血的需铁量为 20~25mg，主要来自衰老红细胞破坏后释放的铁，但每天需从食物中摄取 1~2mg 的铁作为补充。十二指肠及空肠上段是铁的主要吸收部位。

3. 铁的转运和利用　吸收入血的亚铁（Fe^{2+}）经铜蓝蛋白氧化为高铁（Fe^{3+}）后，部分与血浆中的转铁蛋白结合成为转铁蛋白复合体，并将铁运送到骨髓和其他组织中，被幼红细胞和其他需铁的组织摄取。

4. 铁的贮存及排泄　以铁蛋白和含铁血黄素的形式贮存于肝、脾和骨髓等器官的单核-吞噬细胞系统中。正常情况下，人体每天铁的排泄总量不超过 1mg，主要通过粪便，少量通过汗液、尿液排出，哺乳期妇女还可经乳汁排出。

（二）病因和发病机制

1. 病因　①铁摄入量不足：多见于婴幼儿、青少年、妊娠和哺乳期的妇女需铁量增加，挑食或偏食，饮食结构不合理等。②铁吸收不良：常见于胃大部分切除及胃空肠吻合术后、慢性萎缩性胃炎、长期原因不明的腹泻、慢性肠炎、服用制酸剂以及 H_2 受体拮抗剂等。③铁丢失过多：慢性失血是成人缺铁性贫血最常见和最重要的病因。反复多次和持续少量的失血，如消化性溃疡、肠息肉、肠道癌肿、月经过多、钩虫病、痔疮等，可增加铁的丢失，使体内贮存铁逐渐耗竭。此外，反复发作的阵发性睡眠性血红蛋白尿亦可因大量血红蛋白经尿中排出而致缺铁。

2. 发病机制　铁缺乏时机体会动用贮存铁，但当贮存铁被耗尽时，体内铁的代谢便会受到影响。此外，缺铁对造血系统、组织细胞的代谢都会产生影响。

（三）临床表现

1. 一般表现　如面色苍白、头晕、乏力、易倦、心悸、气促、耳鸣等。

2. 缺铁性贫血的特殊表现

（1）组织缺铁表现：如皮肤干燥、角化、萎缩、无光泽，毛发干枯易脱落，指（趾）甲扁平、不光整、脆薄易裂甚至出现反甲或匙状甲；黏膜损害多表现为口角炎、舌炎、舌乳头萎缩，可有食欲不振，严重者可发生吞咽困难（Plummer-Vinson 综合征）。

（2）神经、精神系统异常：儿童较为明显，表现为过度兴奋、易激惹、好动、注意力不集中、发育迟缓等。少数患者会出现异食癖，如喜吃生米、泥土、石子、烟头等。约 1/3 的患者可发生末梢神经炎或神经痛，严重者可出现智能发育障碍等。

（四）辅助检查

1. 血象　典型的血象表现呈小细胞低色素性贫血。血红蛋白减少较红细胞减少更为明显。网织红细胞计数正常或轻度增高。白细胞及血小板计数正常或减低。

2. 骨髓象　增生活跃或明显活跃，以红系增生为主，红系中以中、晚幼红细胞为主。骨髓涂片铁染色示骨髓细胞外铁消失，亦可有细胞内铁减少，红细胞内铁幼粒细胞减少或消失。

3. 铁代谢　血清铁蛋白(SF)及血清铁(ST)减少。血清铁蛋白<12μg/L是早期诊断贮存铁缺乏的一个常用指标;转铁蛋白饱和度(TS)下降,小于15%;血清铁(ST)低于8.95μmol/L;总铁结合力(TIBC)升高,大于64.44μmol/L。骨髓铁染色反映单核-吞噬细胞系统中的贮存铁,因此可作为诊断缺铁的金标准。

(五)治疗要点

1. 病因治疗　是纠正缺铁性贫血的首要措施。

2. 补铁　①首选口服铁剂:临床常用多糖铁复合物、琥珀酸亚铁、富马酸亚铁和硫酸亚铁等。②铁剂肌内注射:适用于口服铁剂后胃肠道反应严重而不能耐受、吸收障碍或需要迅速纠正贫血的患者(如急性大出血、妊娠后期)。右旋糖酐铁最常用,但注射右旋糖酐铁有导致过敏性休克的可能,首次应用必须做过敏试验。

3. 铁剂治疗有效的指标及补铁疗程　①补铁有效表现为:用药1周后外周血网织红细胞开始升高,10天左右达高峰;2周后血红蛋白开始上升,2个月左右恢复正常。②疗程:为补足贮存铁,血红蛋白恢复正常后继续服用铁剂3~6个月,或待血清铁蛋白正常后停药。

(六)常用护理诊断/问题及措施

1. 营养失调:低于机体需要量　与铁摄入不足、吸收不良、需要量增加或丢失过多有关。

(1) 饮食护理:①纠正不良的饮食习惯,避免偏食或挑食;②增加含铁丰富食物的摄取如动物瘦肉、肝脏、血、蛋黄、海带、菠菜、黑木耳等;③补充维生素C,促进食物铁的吸收;④减少摄入抑制铁吸收的食物如牛奶、浓茶、咖啡;牛奶会改变胃内的酸性环境,浓茶与咖啡中的鞣酸可与食物铁结合而妨碍食物中铁的吸收。

(2) 口服铁剂的用药指导:①餐中或餐后服用,以预防或减轻消化道不良反应;②避免与硫酸镁等抗酸药及H₂受体拮抗剂、牛奶、茶、咖啡同服,可服用维生素C、乳酸等酸性药物或食物;③口服液体铁剂时为避免牙齿染黑须使用吸管;④服铁剂期间,粪便会变成黑色,此为铁与肠内硫化氢作用而生成黑色的硫化铁所致,应提前作好解释,以消除患者顾虑;⑤强调按剂量、按疗程服药和定期行实验室相关检查的重要性,以保证治疗有效和避免药物过量。

(3) 注射铁剂的护理:①首次给药前须做过敏试验,同时备用肾上腺素,观察有无过敏反应如脸色潮红、头痛、肌肉关节痛和荨麻疹,严重者可出现过敏性休克;注射1小时后无过敏反应方可遵医嘱予常规剂量治疗;②应采用深部肌内注射法,并经常更换注射部位,以减少或避免局部疼痛与硬结形成;③为避免药液溢出引起皮肤着色,可抽取药液后更换注射针头,并采用Z形注射法或留空气注射法。

2. 活动无耐力　与贫血引起全身组织缺氧有关。护理措施见本章第一节"概述"。

(七)健康指导

1. 易患人群缺铁性贫血的预防　①婴幼儿要及时添加辅食,包括蛋黄、肝泥、肉末等;②生长发育期的青少年和月经期/妊娠期/哺乳期的女性,多食含铁丰富或铁强化食物,避免挑食或偏食,必要时预防性补充铁剂;③患有慢性胃炎、消化性溃疡、肠道寄生虫感染、长期腹泻、痔疮出血、月经过多及胃大部切除术后的患者应警惕缺铁性贫血的发生,定期复查血象,积极治疗原发病。

2. 饮食指导及用药指导　见本节"(六)常用护理诊断/问题及措施"。

3. 病情监测指导　观察贫血的一般表现及缺铁性贫血的特殊表现有无缓解或加重;若出现活动后心慌、气促,不能平卧、下肢水肿或尿量减少,多提示病情加重或并发贫血性心脏病,应及时就医。

4. 随访与复查　铁剂治疗开始满1周、2周、1个月及之后的每个月定期复查血象至停药,必要时复查铁代谢相关指标。

二、再生障碍性贫血

再生障碍性贫血(aplastic anemia,AA),简称再障,是一种获得性骨髓造血功能衰竭症,临床主要表现为骨髓造血功能低下、贫血、出血、感染及全血细胞减少。我国再障的年发病率为 7.4/10 万,其中重型再障为 1.4/10 万。再障可发生于各年龄段,老年人发病率有增高的趋势。

(一)病因和发病机制

1. 病因 原发性再障的原因不明。继发性再障致病因素有:①药物及化学物质:氯霉素最常见,其次为解热镇痛药以及抗癌药、磺胺药等。化学物质苯及其衍生物(如油漆、塑料、染料、杀虫剂及皮革制品黏合剂等);②物理因素:X 线、放射性元素等;③病毒感染:如肝炎病毒、EB 病毒、巨细胞病毒、登革热病毒等。其中以病毒性肝炎与再障的关系较明确。

2. 发病机制 尚未完全阐明,主要学说有:①造血干祖细胞缺陷(种子学说);②造血微环境受损(土壤学说);③免疫异常(虫子学说)。

(二)临床表现

1. 重型再障(SAA) 起病急,进展快,病情重,以贫血、出血、感染为主要表现。贫血进行性加重。出血部位广泛,除皮肤黏膜外,常有内脏出血,半数以上因颅内出血而危及生命。感染不易控制,常引起脓毒血症。半数以上患者在数月至 1 年内死亡,死亡原因为颅内出血及严重感染。见表 6-1。

2. 非重型再障(NSAA) 此型多见,起病缓,进展慢,以贫血为主要表现。出血较轻,主要见于皮肤及黏膜,除女性有子宫出血外,很少有内脏出血。感染以呼吸道多见,合并严重感染者少。少数病例病情恶化可演变为急性再障,预后极差。见表 6-1。

表 6-1 SAA 与 NSAA 的鉴别

判断指标	SAA	NSAA
起病进展	起病急,进展快	起病缓,进展慢
首发症状	感染,出血	贫血为主,偶有出血
外周血象 中性粒细胞绝对值	$<0.5 \times 10^9/L$	$>0.5 \times 10^9/L$
血小板计数	$<20 \times 10^9/L$	$>20 \times 10^9/L$
网织红细胞绝对值	$<15 \times 10^9/L$	$>15 \times 10^9/L$
骨髓象	多部位增生极度减低	增生减低或有局部增生灶

(三)辅助检查

1. 血象 红细胞、白细胞、血小板及网织红细胞均减少。

2. 骨髓象 重型再障:骨髓增生低下或极度低下,粒、红细胞显著减少,常无巨核细胞。非重型再障:骨髓增生减低或呈灶性增生,三系细胞均有不同程度减少;增生部位红系和粒系减少不明显,但巨核细胞明显减少。

(四)治疗要点

1. 对症治疗 纠正贫血、止血和控制感染。

2. 重型再障治疗

(1)免疫抑制剂:抗胸腺细胞球蛋白(ATG)或抗淋巴细胞球蛋白(ALG)联合环孢素(CsA)治疗,同时使用糖皮质激素,以预防过敏反应和血清病。

(2)造血细胞因子:多作为一种辅助药物,单用无效,可促进骨髓功能恢复。常用药物包括粒细胞集落刺激因子(G-CSF)、粒-巨噬细胞集落刺激因子(GM-CSF)、促红细胞生成素(EPO)和白细胞介素-3(IL-3)。

(3)造血干细胞移植:见本章"造血干细胞移植的护理"。

3. 非重型再障治疗 首选用药为雄激素,作用机制为刺激肾脏产生促红细胞生成素,对骨髓有直接刺激红细胞生成作用。常用丙酸睾酮及其衍生物,通常药物治疗 1 个月左右网织红细胞开始上升,继之血红蛋白升高,经 3 个月后红细胞开始上升,而血小板上升需要较长时间,疗程至少 6 个月以上。

（五）常用护理诊断/问题及措施

1. 有感染的危险　与粒细胞减少有关。

（1）病情监测:密切观察患者体温变化及是否出现咽痛、咳嗽、咳痰、口腔溃疡、肛周疼痛等局部感染表现,注意血液、尿液、粪便与痰液的细菌培养及药敏试验结果。

（2）预防感染:①粒细胞<$0.5×10^9$/L 时,应予保护性隔离。②呼吸道感染的预防:保持病室内空气清新、物品整洁,定期使用消毒液擦拭室内家具、地面,并用紫外线或臭氧照射消毒。限制探视人数,外来人员需戴口罩,避免到人群聚集的地方和与上呼吸道感染的患者接触。③口腔感染的预防:加强口腔护理,指导患者养成进餐前后、睡前、晨起用生理盐水、复方茶多酚含漱液、氯己定或复方硼砂含漱液(朵贝液)交替漱口的习惯。④皮肤感染的预防:保持皮肤清洁、干燥,勤沐浴、更衣和更换床上用品。保持会阴清洁,每日用清水清洗会阴,必要时行会阴护理。⑤肛周感染的预防:睡前、便后清洗肛周,有外痔者用 1∶5000 高锰酸钾溶液坐浴,每次 15~20 分钟。

（3）加强营养支持:鼓励患者进食高蛋白、高含维生素的清淡饮食,必要时遵医嘱静脉补充营养,提高患者的抵抗力。

2. 有损伤、出血的危险　与血小板减少有关。护理措施见本章第一节概述。

3. 活动无耐力　与贫血所致机体组织的缺氧有关。护理措施见本节贫血。

4. 潜在并发症:雄激素不良反应

（1）局部反应:①表现:丙酸睾酮为油剂,注射后不易吸收,注射部位可形成硬块,严重者可导致坏死。②预防及处理:需采取深部、缓慢、分层肌内注射,并注意轮换注射部位,每天检查注射局部,发现硬结可行理疗。

（2）内分泌失调及身体意象紊乱:①表现:患者常出现面部痤疮、毛发增多、声音变粗、闭经、乳房缩小、性欲增加等,导致心理上难以接受,甚至拒绝治疗。②心理护理:向患者解释雄激素类药物的应用目的,说明病情缓解后,随着药物剂量的减少,不良反应会逐渐消失。帮助患者认识不良心理状态对身体康复不利。如病情允许,鼓励患者适当进行户外活动;鼓励患者多与亲人、病友交谈,争取社会支持系统的帮助,减少孤独感,增强其康复的信心,积极配合治疗。

（3）肝功能受损:长期应用雄激素类药物可对肝脏造成损害,治疗过程中应定期检查肝功能。

（六）健康教育

1. 易患人群的预防　针对危险品的职业性接触者,如油漆工、从事橡胶与制鞋、室内装修工等,应加强卫生宣教,提高对工作环境危害的认识,严格遵守操作规程,做好个人防护,定期体检,检查血象。自身加强锻炼,增强体质,预防病毒感染。

2. 疾病知识指导　介绍疾病相关知识,增强患者及家属的信心,以积极配合治疗及护理。饮食方面注意加强营养和食物清洁卫生。避免服用对造血系统有害的药物,如氯霉素、磺胺药、保泰松、安乃近、阿司匹林等。

3. 休息与活动指导　劳逸结合,适当参加户外活动,不到公共场所,血小板低于 $20×10^9$/L 应卧床休息;注意保暖,避免受凉感冒;注意安全,防止外伤。

4. 病情自我监测　指导患者观察贫血、出血、感染的症状体征和药物的不良反应等。若出现头晕、头痛、心慌、气促等症状,咽痛、咳嗽、尿路刺激征、肛周疼痛等常见感染灶的症状,或黑便、呕血、血尿、阴道出血等内脏出血等表现,应及时就医。

5. 用药指导及随访　向患者及其家属详细介绍药物的名称、剂量、用法及其不良反应,应遵医嘱按时、按量、按疗程用药,并定期复查,以便及时了解病情变化及其疗效。

三、溶血性贫血

溶血性贫血（hemolytic anemia，HA）是指红细胞寿命短缩、破坏加速而骨髓造血代偿功能不足时所发生的一组贫血。骨髓有相当于正常造血能力 6~8 倍的代偿潜力。当红细胞破坏增加而骨髓造血功能足以代偿时，可以不出现贫血，称为溶血性疾病。我国溶血性贫血的发病率占贫血的 10%~15%。

（一）病因、发病机制及临床分类

溶血性贫血按红细胞被破坏的原因可分为遗传性和获得性两大类；按溶血发生的场所可分为血管外溶血和血管内溶血；临床上较常用按病因及发病机制的分类体系：

1. 红细胞内结构异常或缺陷所致的溶血性贫血

（1）红细胞膜异常：①遗传性红细胞膜结构与功能缺陷：遗传性球形细胞增多症、遗传性椭圆形红细胞增多症、遗传性棘红细胞增多症、遗传性口形红细胞增多症；②获得性血细胞膜糖化肌醇磷脂锚连膜蛋白（GPI）异常：阵发性睡眠性血红蛋白尿（PNH）。

（2）遗传性红细胞内酶缺乏：葡萄糖-6-磷酸脱氢酶（G-6-PD）缺乏、丙酮酸激酶缺乏。

（3）遗传性血红蛋白病（珠蛋白生成障碍性贫血）：珠蛋白肽链数量异常如地中海贫血、珠蛋白肽链结构异常如血红蛋白病 S、D、E 等。

（4）血红素异常：先天性红细胞卟啉代谢异常如红细胞生成性血卟啉病、铅中毒。

2. 红细胞外环境异常所致的溶血性贫血

（1）免疫因素：①同种免疫：新生儿溶血性贫血、血型不合输血后溶血；②自身免疫：温抗体或冷抗体型、系统性红斑狼疮；③药物性免疫：如奎尼丁、青霉素、甲基多巴等。

（2）其他：①化学因素：苯、磺胺、砷化物、亚硝酸盐等。②生物因素：蛇毒、毒蕈中毒、疟疾、细菌、病毒等。③物理和机械因素：大面积烧伤、人造心脏瓣膜、微血管病性溶血性贫血等。

（二）临床表现

以贫血、黄疸、脾大、网织红细胞增高及骨髓中红系造血细胞代偿性增生为主，与溶血过程持续的时间和溶血的严重程度有关。

1. 急性溶血　起病急骤，突发寒战，随后出现高热、腰背及四肢酸痛，伴头痛、呕吐、酱油色尿（血红蛋白尿）、黄疸等。严重者还可发生周围循环衰竭、急性肾衰竭，因短期内红细胞大量破坏，其分解产物对机体的毒性作用所致。

2. 慢性溶血　起病缓慢，症状较轻，以贫血、黄疸、脾大为特征。由于长期高胆红素血症，可并发胆石症和肝功能损害。

（三）辅助检查

1. 血常规　红细胞计数和血红蛋白浓度有不同程度的下降，网织红细胞比例明显增加，甚至可见有核红细胞。

2. 尿液检查　①尿胆原呈强阳性而尿胆素呈阴性，这是溶血性黄疸的特殊表现；②隐血试验：血管内溶血的隐血试验可为阳性，甚至强阳性，但无镜下或肉眼血尿。

3. 血清胆红素测定　总胆红素水平增高；游离胆红素含量增高，结合胆红素/总胆红素<20%。

4. 骨髓象　红细胞系显著增生，可见大量幼稚红细胞，以中幼和晚幼细胞为主，粒红比值明显减低或倒置；粒细胞系相对减少，各阶段比例及细胞形态大致正常；巨核细胞系一般正常。

5. 血浆游离血红蛋白测定　有助于血管内与血管外溶血的鉴别。前者血浆游离血红蛋白含量明显增高，后者多正常。

6. 含铁血黄素尿试验　阳性多见于慢性血管内溶血。

7. 血清结合珠蛋白检测　血管内溶血时，结合珠蛋白与游离血红蛋白结合，使血清中结合珠蛋白降低。

8. 红细胞寿命测定　用放射性核素^{51}Cr标记红细胞来检测其半衰期，是诊断溶血最可靠的指标。

9. 红细胞脆性试验　是检测红细胞膜缺陷的常用指标。

10. 抗人球蛋白试验（Coombs试验）　主要用于自身免疫性溶血性贫血的诊断与鉴别诊断。阳性可考虑为自身免疫性溶血性贫血、系统性红斑狼疮等。

11. 酸溶血试验（Ham试验）　有血红蛋白尿者均应作此项检查，阳性主要见于阵发性睡眠性血红蛋白尿（PNH）。

12. 血红蛋白电泳　是珠蛋白生成异常的主要检测指标。常用于地中海贫血的诊断与鉴别诊断。HbA$_2$增高是诊断β-轻型地中海贫血的重要依据。

13. 高铁血红蛋白还原试验　主要用于G-6-PD缺乏症的筛查或普查。

14. G-6-PD活性测定　是诊断G-6-PD缺乏症最为可靠的诊断指标。

（四）治疗要点

1. 自身免疫性溶血性贫血　①肾上腺皮质激素:泼尼松1~1.5mg/（kg·d）分次口服,若治疗3周无效,则更换其他疗法。红细胞数恢复正常后,维持治疗剂量1个月,然后缓慢减量,小剂量泼尼松5~10mg/d持续至少6个月;②脾切除;③免疫抑制剂:常用药物有达那唑、抗CD20的单抗（美罗华）、硫唑嘌呤、环磷酰胺等,可与激素同用,总疗程需半年左右;④贫血较重者输注洗涤红细胞。

2. 阵发性睡眠性血红蛋白尿　①支持疗法:输注洗涤红细胞、雄激素、小剂量铁剂等。②控制急性溶血:右旋糖酐有抑制PNH红细胞溶血的作用,口服碳酸氢钠或静脉滴注5%碳酸氢钠,泼尼松20~30mg/d,缓解后减量并维持2~3个月。③血管栓塞的防治:口服华法林,注意观察出血倾向和检测凝血象。④抗补体单克隆抗体。

3. 遗传性球形红细胞增多症　脾切除,溶血或贫血严重时应加用叶酸。

4. G-6-PD缺乏症　脱离可能诱发溶血的因素,如停止服用可疑的药物和蚕豆,不要接触樟脑丸,控制感染,注意纠正水电解质酸碱失衡和肾功能不全,可根据贫血程度输注红细胞及使用糖皮质激素。

5. 地中海贫血　①轻型不需要治疗,积极防治感染等诱发因素;②脾切除;③输血:青少年应采用高量输血疗法,保持血红蛋白110~130g/L,以保证比较正常的生长发育;④造血干细胞移植。

（五）常用护理诊断/问题、措施

1. 活动无耐力　与贫血引起的全身组织缺氧有关。护理措施见本节"贫血"。

2. 潜在并发症:急性肾衰竭

（1）病情监测:密切观察患者的生命体征、神志、自觉症状的变化,注意贫血、黄疸有无加重,尿量、尿色有无改变,记录24小时出入量。及时了解实验室检查的结果,如血红蛋白浓度、网织红细胞计数、血清胆红素浓度等。一旦出现少尿甚至无尿,要及时报告医师,并做好相应的救治准备与配合。

（2）饮食指导:避免进食一切可能加重溶血的食物或药物,鼓励患者多饮水、勤排尿,以促进溶血后所产生的毒性物质排泄,同时也有助于减轻药物引起的不良反应,如环磷酰胺引起的出血性膀胱炎。

（3）用药护理:遵医嘱正确用药,并注意药物不良反应的观察与预防。

（六）健康指导

1. 疾病预防指导　①有遗传性溶血性贫血家族史或发病倾向者,在婚前、婚后应进行遗传学相关的婚育咨询,以避免或减少死胎及溶血性疾病患儿的出生。②加强输血管理,预防异型输血后溶血。③蚕豆病高发区应广泛开展健康宣教,做好预防工作。

2. 预防溶血指导　①如已明确为化学毒物或药物引起的溶血,应避免再次接触或服用;②阵发性睡眠性血红蛋白尿患者忌食酸性食物和药物,如维生素C、阿司匹林、苯巴比妥、磺胺等,还应避免精神紧张、感染、过劳、妊娠、输血及外科手术等诱发因素;③G-6-PD缺乏者禁食蚕豆及其制品。

3. **休息与活动** 溶血发作期应卧床休息,减少活动;病情缓解后增加体育锻炼,但活动量以不感疲劳为度,保证充足的休息和睡眠。

4. **自我病情监测** 当出现贫血、溶血及其相关症状或体征和药物不良反应时应及时到医院就诊。

(杜 欣 胡 荣)

第三节 出血性疾病

案例导入

患者,女,28岁,以"反复皮肤黏膜出血半年,加重1月"为主诉入院。

病史评估:半年来下肢反复出现淤斑,因无任何不适未加注意,近1个月常有鼻出血及刷牙时口腔出血。

身体评估:中度贫血貌,口腔右颊部可见2处出血点,心率106次/分,律齐,心尖部SMⅡ,脾轻度肿大,质地中等,下肢皮肤可见散在紫癜及淤斑。

辅助检查:外周血象示RBC $2.6×10^{12}$/L,Hb 80g/L,WBC $5.2×10^9$/L,PLT $22×10^9$/L,网织红细胞0.03;骨髓检查示有核细胞增生明显活跃,以中晚幼红细胞增生为主,巨核细胞成熟受阻。

请思考:分析该患者皮肤黏膜出血的原因;需补充收集患者的哪些资料? 患者目前最大的危险是什么?

一、概述

出血性疾病是指由于正常止血机制发生障碍,造成以自发性出血或轻微损伤后出血不止为主要表现的一组疾病。正常止血机制障碍是确定是否属于出血性疾病范畴的依据。

(一)正常止血、凝血、抗凝及纤维蛋白溶解机制

1. **止血机制** 正常人体局部小血管受损后引起出血,几分钟内可自然停止的现象,称为生理性止血(hemostasis)。生理性止血是机体重要的保护机制,其过程可分为血管收缩、血小板黏附及血栓形成、血液凝固三个环节,其中以血小板的作用最为重要。任何原因导致的血管壁通透性增加、血小板数目减少及其功能异常和凝血功能障碍,均可能导致出血。

2. **凝血机制** 血液凝固是一个系列性且具有明显放大效应的酶促反应过程,各种无活性的凝血因子(酶原)按一定顺序相继被激活而生成凝血酶,最终使纤维蛋白原转变为纤维蛋白,以致血液由流动的液体状态转变成凝胶状态。目前已知参与人体凝血过程的凝血因子有12种。凝血过程可分为三个阶段:①第一阶段为凝血活酶形成:包括两条途径,外源性凝血途径:由血液之外的组织因子(TF)暴露于血液而启动的凝血过程。参与该凝血途径的凝血因子主要包括:Ⅲ、Ⅶ、Ⅴ;内源性凝血途径:血管损伤时,血管内皮下胶原暴露,凝血因子Ⅶ与带负荷的胶原接触而启动的凝血过程。参与该凝血途径的凝血因子主要包括:Ⅻ、Ⅺ、Ⅸ、Ⅷ和Ⅴ。②第二阶段为凝血酶的形成:血浆中无活性的凝血酶原在凝血活酶的作用下,转变为凝血酶。③第三阶段为纤维蛋白形成:在凝血酶的作用下,纤维蛋白原裂解形成纤维蛋白单体,单体自动聚合,形成不稳定性纤维蛋白,再经FⅩⅢa的作用,形成稳定性交联纤维蛋白。

3. **抗凝机制** 抗凝系统主要包括抗凝血酶Ⅲ(最主要的抗凝物质)和肝素,蛋白C系统及组织因子途径抑制物(TFPI)。

4. **纤维蛋白溶解机制** 纤维蛋白溶解系统主要为纤维蛋白溶酶原(PLG)被激活为纤溶酶,纤溶酶将纤维蛋白或纤维蛋白原分解为纤维蛋白降解产物（FDP）。

（二）出血机制及分类

1. 血管壁异常　①遗传性：如遗传性出血性毛细血管扩张症、家族性单纯性紫癜、先天性结缔组织病等；②获得性：如重症感染（如脓毒血症）、化学物质与药物作用（如药物性紫癜）、营养缺乏（如维生素C、维生素P缺乏症）与内分泌代谢障碍（如糖尿病、Cushing病）、过敏性紫癜、动脉硬化、结缔组织病、机械性紫癜和体位性紫癜等。

2. 血小板异常　①血小板减少：血小板生成减少如再生障碍性贫血、白血病等；血小板破坏过多如特发性血小板减少性紫癜；血小板消耗过多如血栓性血小板减少性紫癜、弥散性血管内凝血。②血小板增多：原发性如原发性出血性血小板增多症，继发性如慢性粒细胞白血病、感染、创伤及脾切除术后。③功能异常：遗传性如血小板无力症、巨大血小板综合征、血小板病；继发性如抗血小板药物、感染、尿毒症、肝病、异常球蛋白血症等引起。

3. 凝血异常　遗传性如各型血友病、遗传性凝血酶原缺乏症、遗传性纤维蛋白原缺乏症等；获得性如严重肝病（肝病性凝血障碍）、尿毒症（尿毒症性凝血异常）、维生素K缺乏症等。

4. 抗凝及纤维蛋白溶解异常　主要为获得性疾病，如抗因子Ⅷ、Ⅸ抗体形成、肝素及香豆素类药物过量、敌鼠钠中毒、蛇咬伤、水蛭咬伤、溶栓药物过量等。

5. 复合性止血机制异常　遗传性如血管性血友病；获得性如弥散性血管内凝血。

（三）临床表现

根据出血性疾病的临床表现及相关实验室检查，大致可将出血性疾病分为血管性疾病、血小板性疾病与凝血障碍性疾病，见表6-2。

表6-2　不同类型出血性疾病的临床特征

临床特征	血管性疾病	血小板性疾病	凝血障碍性疾病
性别	多见于女性	多见于女性	多见于男性
阳性家族史	少见	罕见	常见
出生后脐带出血	罕见	罕见	常见
出血的部位	以皮肤黏膜为主偶有内脏出血	以皮肤黏膜为主重症时常有内脏出血	以深部组织和内脏出血为主
出血的表现			
皮肤黏膜	皮肤淤点、紫癜	牙龈出血、皮肤淤点、紫癜，常见大片淤斑	罕有淤点、紫癜可见大片淤斑
血肿	罕见	可见	常见
关节腔出血	罕见	罕见	常见
内脏出血	偶见	常见	常见
眼底出血	罕见	常见	少见
月经过多	少见	多见	少见
手术或外伤后出血不止	少见	可见	多见
病程与预后	短暂，预后较好	迁延，预后一般	常为终身性，预后不定

（四）辅助检查

1. 筛选试验　出血过筛试验简单易行，可大体估计止血障碍的部位和机理。

（1）血管或血小板异常：出血时间（BT），血小板计数等。

（2）凝血异常：活化部分凝血活酶时间（APTT），凝血酶原时间（PT），凝血酶时间（TT）等。

2. 确诊试验　一些常用的出、凝血试验在出血性疾病诊断中的意义见表6-3。

表 6-3　常用的出、凝血试验在出血性疾病诊断中的意义

项目	血管性疾病	血小板疾病	凝血异常性疾病		
			凝固异常	纤溶亢进	抗凝物增多
BT	±	±	±	-	-
血小板计数	-	±	-	-	-
PT	-	-	±	-	±
APTT	-	-	+	+	+
TT	-	-	±	+	+
纤维蛋白原	-	-	±	+	-
FDP	-	-	-	+	-

二、特发性血小板减少性紫癜

特发性血小板减少性紫癜(idiopathic thrombocytopenia purpura,ITP),又称自身免疫性血小板减少性紫癜,是一种因自身免疫反应造成血小板破坏过多及其寿命缩短的出血性疾病。临床上以自发性皮肤、黏膜甚至内脏出血,血小板减少、血小板生存时间缩短和抗血小板自身抗体出现,骨髓巨核细胞发育成熟障碍等为特征。临床可分为急性和慢性两型。急性型多见于儿童,慢性型多见于 40 岁以下的女性,男女之比约为 1 : 4。

(一)病因和发病机制

病因未明,可能与如下因素有关。

1. 感染　约 80% 急性 ITP 患者在发病前 2 周左右有上呼吸道感染史;慢性 ITP 患者常因感染而使病情加重。这些表明 ITP 发病与细菌或病毒感染有关。

2. 免疫因素　ITP 患者体内有抗血小板抗体,血小板与抗体结合后易破坏。这是导致血小板减少的主要原因。

3. 脾脏因素　体外培养证实,脾是 ITP 患者血小板相关抗体的产生部位,而且与抗体结合的血小板主要在脾脏破坏。正常血小板的平均寿命是 7~11 天,ITP 患者血小板寿命明显缩短,为 1~3 天。另外,患者脾脏切除后,多数血小板计数上升,表明脾脏在 ITP 发病中起重要作用。

4. 其他因素　慢性型 ITP 多见于 40 岁以下的女性,推测本病的发生可能与雌激素抑制血小板生成及促进单核-巨噬细胞对与抗体结合的血小板的吞噬和破坏有关。

(二)临床表现

1. 急性型　多见于儿童,80% 以上的患者起病前 1~2 周有呼吸道感染史,尤其是病毒感染史。起病急,常有畏寒、发热,全身皮肤可有淤点、紫癜、淤斑、甚至血肿,亦可见鼻腔、牙龈及口腔黏膜出血。当血小板低于 $20\times10^9/L$ 时可有内脏出血,如呕血、便血、咯血、血尿、阴道出血等,颅内出血可危及生命。急性型病程多为自限性,常在数周内恢复。

2. 慢性型　多见于 40 岁以下女性。起病隐匿,多数出血较轻而局限,表现为反复发生的皮肤及黏膜淤点、淤斑,鼻出血、牙龈出血、外伤后不易止血等,女性患者月经量过多较为常见。每次发作常持续数周或数月,可迁延多年。反复发作或病程较长者可有贫血和轻度脾大。

(三)辅助检查

1. 血象　血小板计数减少,急性型常低于 $20\times10^9/L$,慢性型常为 $(30~80)\times10^9/L$,血小板平均体积偏大。出血多者可有红细胞和血红蛋白减少,白细胞计数多正常。

2. 骨髓象　急性型骨髓巨核细胞轻度增加或正常,慢性型巨核细胞显著增加。形成血小板的巨核细胞(产板巨细胞)显著减少(<30%)。

3. 其他　出血时间延长、束臂试验阳性、血块回缩不良;80%以上的ITP患者血小板相关抗体和血小板相关补体增高,缓解期可降至正常。90%以上的患者血小板生存时间明显缩短。

（四）治疗要点

1. 一般疗法　血小板明显减少(<20×10⁹/L)、出血严重者应卧床休息,防止外伤。避免应用降低血小板数量、抑制血小板功能及任何引起或加重出血的药物。

2. 糖皮质激素　首选药物,近期有效率约为80%。其作用机制为:减少血小板自身抗体生成及减轻抗原抗体反应;抑制单核-吞噬细胞破坏血小板;降低毛细血管通透性;刺激骨髓造血及促进血小板向外周的释放。常用泼尼松 1mg/(kg·d)口服,待血小板接近正常,可于1个月内逐渐减到最小剂量(5~10mg/d)维持,无效者4周后停药。

3. 丙种球蛋白　静脉输注,常用剂量为 400mg/(kg·d)×5天。主要用于ITP的急症处理、不能耐受糖皮质激素、脾切除术前、ITP合并妊娠或分娩前等的一线治疗。

4. 脾切除　可减少血小板抗体产生及减轻血小板的破坏。但不作为一线治疗。

5. 抗CD20单克隆抗体(Rituximab,利妥昔单抗)　可有效清除体内B淋巴细胞,减少自身抗体的抗体的生成。

6. 其他　长春新碱、环孢素A、霉酚酸酯、环磷酰胺、硫唑嘌呤等其他免疫抑制剂。达那唑及促血小板生成药可用于难治性ITP的治疗;其中达那唑与糖皮质激素有协同作用,可减少糖皮质激素的用量;促血小板生成药包括重组人血小板(rhTPO)、TPO拟肽罗米司亭等,其主要机制是促进血小板的生成和抑制血小板破坏。

7. 急症的处理　主要的治疗措施有血小板输注、静脉输注丙种球蛋白和静脉注射大剂量甲泼尼龙。适用于①血小板计数<20×10⁹/L者;②出血严重而广泛者;③疑有或已发生颅内出血者;④近期将实施手术或分娩者。

（五）常用护理诊断/问题及措施

1. 有损伤、出血的危险　与血小板减少有关,护理措施见本章第一节概述。

2. 潜在并发症:糖皮质激素的不良反应　护理措施见第五章第二节"肾病综合征"部分。

（六）健康指导

1. 疾病知识指导　向患者及其家属讲解疾病的成因、主要临床表现、治疗方法等,让患者主动配合治疗与护理。告知患者加强自我保护,避免损伤的方法及重要性。

2. 休息与活动　血小板在 50×10⁹/L 以下时,不得做强体力活动,避免损伤;血小板在 20×10⁹/L 以下时,应卧床休息。

3. 用药指导　服用糖皮质激素者,应告知必须遵医嘱按时、按剂量、按疗程用药,不可自行减量或停药,以免加重病情,同时注意观察与预防不良反应的发生。避免使用阿司匹林、双嘧达莫、吲哚美辛、保泰松、右旋糖酐等影响血小板功能的药物。

4. 自我监测病情　一旦发现皮肤黏膜出血加重如鼻出血不易止,月经量明显增多、呕血或便血、咯血、血尿、头痛、视力改变等内脏出血的表现时,应及时就诊。

5. 随访与复查　定期门诊复查血象、血压、血糖等;女性患者应避孕;妊娠期发病者应尽早就医。

三、血友病

血友病(hemophilia)是因遗传性凝血因子缺乏而引起的一组出血性疾病。分为:①血友病A,又称遗传性抗血友病球蛋白缺乏症或FⅧ:C缺乏症;②血友病B,又称遗传性FⅨ缺乏症。其中以血友病A最为常见,约占遗传性出血性疾病的85%,其次是血友病 B,遗传性 FXI 缺乏症极少见。血友病发病率为 5/10 万~10/10 万,婴儿发病率约为 1/5000。

（一）病因和发病机制

血友病 A 和血友病 B 均为性染色体（X 染色体）连锁隐性遗传（女性遗传、男性发病）。不同类型血友病的发病基础与其所缺乏的凝血因子种类有关,但共同的结果均是造成机体内源性凝血途径正常运作的原料缺乏,凝血活酶生成减少,凝血酶原激活受限,最终导致凝血功能障碍而使患者发生出血或出血倾向。

（二）临床表现

血友病的临床表现取决于其类型及相关凝血因子缺乏的严重程度,其共同特点为出血和局部血肿形成所致的压迫症状与体征。

1. 出血　是血友病患者最主要的临床表现,其中血友病 A 出血较重。出血特征:①与生俱来并伴随终身;②常表现为软组织或深部肌肉内血肿,出血多为自发性或轻度外伤、小手术（如拔牙、扁桃体摘除）出血不止;③负重关节（如膝关节）反复出血,最终形成血友病关节,表现为关节肿胀、僵硬、畸形,可伴有骨质疏松、关节骨化及相应的肌肉萎缩。

2. 血肿压迫的表现　血肿形成造成周围神经受压,可出现局部肿痛、麻木及肌肉萎缩;血管受压可造成相应部位组织的淤血、水肿或缺血、坏死;颈部、咽喉部软组织出血及血肿形成,压迫或阻塞气道,可引起呼吸困难甚至窒息。

（三）辅助检查

1. 筛查试验　血小板计数、功能正常;出血时间、凝血酶原时间正常,活化部分凝血活酶时间（APTT）延长,但无法鉴别血友病的类型。

2. 确诊试验　FVIII 活性测定辅以 FVIII:Ag 测定和 FIX 活性测定辅以 FIX:Ag 测定可分别确诊血友病 A 和血友病 B。

3. 基因诊断试验　主要用于携带者和产前诊断。产前诊断的时间是妊娠第 10 周左右做绒毛膜活检检查,妊娠第 16 周左右做羊水穿刺检查。

（四）治疗要点

以补充凝血因子的替代治疗为主,及时处理局部出血,加强预防损伤性出血。

1. 补充凝血因子　是目前防治血友病患者出血最重要的措施。常用制剂:①FVIII 制剂主要有冷沉淀物（含 FVIII 及纤维蛋白原等,但 FVIII 的含量可较血浆高 5~10 倍）、FVIII 的浓缩剂或基因重组的纯化 FVIII（rFVIII）;②FIX 制剂主要有凝血酶原复合物（含 FIX、X、VII 和 II）、FIX 的浓缩剂或基因重组的纯化 FIX（rFIX）。

2. 去氨加压素（DDAVP）　是一种人工合成的抗利尿激素类物质,有抗利尿和动员体内贮存因子VIII释放的作用,可用于轻症血友病 A 患者。

3. 糖皮质激素　通过改善血管通透性及减少抗 FVIII:C 抗体产生而发挥作用,对反复接受 FVIII:C 治疗而效果差者效果较佳。

4. 抗纤溶剂　能保护已形成的血凝块不溶解,可用于口腔伤口及拔牙时止血,如氨基己酸。

5. 其他　目前血友病已开始试用基因治疗。对于关节强直、畸形的患者,可在补充足量相应凝血因子的基础上行关节成形术或置换术。

（五）常用护理诊断/问题、措施

1. 有损伤出血的危险　与凝血因子缺乏有关。

（1）出血的预防:①避免生活中的损伤:告知患者不要过度负重或剧烈运动如拳击、足球、篮球等;不要穿硬底鞋或赤脚走路;使用刀、剪、锯等工具时,应小心操作,必要时佩戴防护性手套;少食带骨、刺的食物,以免刺伤口腔或消化道黏膜。②避免医源性损伤:尽量避免手术治疗,必须手术时,术前应根据手术规模大小常规补充足够量的凝血因子;尽量避免或减少各种不必要的穿刺或注射,必须时,拔针后局部按压

5分钟以上,直至出血停止;禁止使用静脉留置针,以免针刺点渗血难止。

（2）局部出血处理的配合:按医嘱实施或配合止血处理。对关节腔出血患者,休息(制动)、局部压迫、冷敷及抬高患肢是最重要的非药物性治疗措施。

（3）用药护理:①避免使用阿司匹林等有抑制凝血机制作用的药物。②正确输注各种凝血因子制品,凝血因子取回后,应立即输注;输注冷冻血浆或冷沉淀物者,输注前应将冷冻血浆或冷沉淀物置于37℃温水(水浴箱)中解冻、融化,并以患者可耐受的速度快速输入。输注过程中密切观察有无输血反应。

2. 有失用综合征的危险　与反复多次关节腔出血有关。

（1）评估关节腔出血与病变:经常评估关节外形、局部有无压痛、关节活动能力有无异常等,以判断关节病变处于急性出血期、慢性炎症期还是已经发生纤维强直。

（2）关节康复训练:针对病变关节进行科学合理的康复训练,是预防血友病患者发生关节失用的重要措施。应告知患者及其家属康复训练的目的意义、主要方法、注意事项及配合要求等。

（六）健康指导

1. 疾病预防指导　对于有家族史的患者,婚前应常规进行血友病的遗传咨询。血友病患者及女性携带者不宜婚配,否则应避免生育,以减少本病的遗传。女性携带者均应进行产前诊断,一般可于妊娠第13~16周进行羊水穿刺,确定胎儿性别及基因表型,若明确胎儿为血友病,应及时终止妊娠。

2. 疾病知识指导　向患者及其家属介绍疾病的原因、遗传特点、主要表现、诊断与治疗等。说明本病为遗传性疾病,需终身治疗,并应预防出血的发生。

3. 出血的应急处理指导　包括常见出血部位的止血方法。有条件者,可教会患者及家属注射凝血因子的方法,以在紧急情况下应急处理严重出血。告诉患者若需外出或远行,应携带写明血友病的病历卡,以备发生意外时能得到及时的处理。

4. 心理指导　指导患者寻求社会支持,为患者提供有关血友病社会团体及互联网群友信息,鼓励患者及其家属参与相关的社团及咨询活动,相互交流疾病知识与治疗经验,减轻心理压力。

5. 病情监测指导　自发皮肤黏膜或外伤后伤口出血按常规处理效果不好或出血量多,关节肿胀等,应及时就医。

四、弥散性血管内凝血

弥散性血管内凝血(disseminated intravascular coagulation,DIC)是由多种致病因素激活机体的凝血系统,导致机体弥漫性微血栓形成、凝血因子大量消耗并继发纤溶亢进,从而引起全身性出血、微循环障碍乃至单个或多个器官功能衰竭的一种临床综合征。本病多起病急,进展快,死亡率高,是临床急重症之一。早期诊断及有效治疗是挽救患者生命的重要前提和保障。

（一）病因和发病机制

1. 病因　许多疾病可导致 DIC 的发生,其中以感染最多见,恶性肿瘤、病理产科、手术与创伤所致者亦常见,见表6-4。

表6-4　DIC 常见病因

病因类型	基础疾病
感染性疾病	革兰氏阴性菌或阳性菌引起的感染及败血症,病毒、立克次体、真菌、钩端螺旋体等感染
恶性肿瘤	急性早幼粒细胞白血病、淋巴瘤、前列腺癌、胰腺癌、肝癌、绒毛膜上皮癌、肾癌、肺癌及脑肿瘤等
手术及创伤	如大面积烧伤,严重创伤,毒蛇咬伤,富含组织因子的器官手术及创伤,如脑、前列腺、胰腺、子宫及胎盘等
病理产科	羊水栓塞、胎盘早剥、感染性流产、死胎滞留、重症妊娠高血压等

2. 发病机制　　DIC 的本质是凝血与抗凝血功能的失衡。见图 6-2。

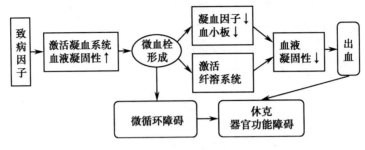

图 6-2　DIC 的发病机制

（二）临床表现

从病理生理角度来看,DIC 的发生与发展过程可分为高凝血期、消耗性低凝血期、继发性纤溶亢进期 3 个阶段。但临床上各期可能有部分交叉或重叠,特别是消耗性低凝血期与继发性纤溶亢进期,常难以截然分开。临床具体表现可因原发病及 DIC 病期不同而有较大差异。

1. 出血　　发生率 84%～95%,是 DIC 最常见的临床表现之一,多突然发生,为广泛、多发的皮肤黏膜的自发性、持续性出血,伤口和注射部位的渗血,可呈大片淤斑。严重者可有内脏出血,甚至颅内出血而致死。

2. 低血压、休克或微循环障碍　　发生率 30%～80%。轻症常表现为低血压,重症则出现休克或微循环障碍,且早期即可出现单个或多个重要器官功能不全,包括肾、肺及大脑等。患者常表现为四肢皮肤湿冷、发绀,少尿或无尿,并可出现呼吸困难及不同程度的意识障碍等。休克可进一步加剧组织的缺血、缺氧与坏死,从而促进 DIC 的发生与发展,形成恶性循环。

3. 栓塞　　发生率为 40%～70%。皮肤黏膜栓塞可使浅表组织缺血、坏死及局部溃疡形成;内脏栓塞常见于肾、肺、脑等,可引起急性肾衰竭、呼吸衰竭、颅内高压等,从而出现相应的症状与体征。多器官功能衰竭为 DIC 的最主要死亡原因。

4. 溶血　　发生率约为 25%。DIC 时微血管管腔变窄,当红细胞通过腔内的纤维蛋白条索时,可引起机械性损伤和碎裂,产生溶血,称为微血管病性溶血。溶血一般较轻,早期不易察觉,也可表现为进行性贫血,大量溶血时可出现黄疸、血红蛋白尿等。

（三）诊断标准及辅助检查

诊断标准需符合临床表现及实验室检查指标。

1. 临床表现　　存在易引起 DIC 的基础疾病;并出现下列 2 项以上的临床表现:①严重或多发性的出血倾向;②不易用原发病解释的微循环衰竭或休克;③多发性微血管栓塞症状、体征;④抗凝血治疗有效。

2. 实验室检查指标　　同时具备下列各项指标中 3 项以上的异常:①血小板$<100\times10^9$/L 或进行性下降;②血浆纤维蛋白原含量<1.5g/L 或进行性下降;③血浆鱼精蛋白副凝试验(3P 试验)阳性或纤维蛋白(原)降解产物(FDP)>20mg/L;④凝血酶原时间(PT)缩短或延长 3 秒以上,或部分凝血活酶时间(APTT)缩短或延长 10 秒以上。

（四）治疗要点

DIC 的防治原则:积极防治原发病和及早诊断;改善微循环;恢复凝血与纤溶间的动态平衡;保护和维持重要器官功能。

1. 去除诱因、治疗原发病　　是有效救治 DIC 的前提和基础。

2. 抗凝疗法　　是终止 DIC、减轻器官功能损伤、重建凝血-抗凝血功能平衡的重要措施。一般应在有效治疗基础疾病的前提下,与补充凝血因子的治疗同时进行。

（1）肝素是DIC首选的抗凝疗法,但下列情况应慎用:①DIC后期,患者有多种凝血因子缺乏及明显纤溶亢进;②蛇毒所致DIC(因蛇毒的促凝作用一般不能被普通肝素所拮抗);③近期有肺结核大咯血或消化性溃疡活动性大出血;④手术后或损伤创面未经良好止血者。

（2）肝素的主要不良反应是出血:在治疗过程中,注意观察患者的出血状况,监测各项实验室指标,如凝血时间(试管法)或凝血酶原时间(PT)或部分凝血活酶时间(APTT)。若肝素过量而致出血,可采用鱼精蛋白静注,鱼精蛋白1mg可中和肝素1mg(肝素剂量1mg＝128U)。

3. 补充凝血因子和血小板　对于APTT时间显著延长者可输新鲜全血、新鲜血浆或冷沉淀物,以补充凝血因子。对于纤维蛋白原显著降低(<1g/L)或血小板显著减少者,可分别输注纤维蛋白原浓缩剂或血小板悬液。

4. 抗纤溶治疗　适用于继发性纤溶亢进为主的DIC晚期,一般应在已进行有效原发病治疗、抗凝治疗及补充凝血因子的基础上应用。常用药有氨基己酸、氨甲苯酸等。

（五）常用护理诊断/问题、措施

1. 有损伤出血的危险　与DIC所致的凝血异常或肝素应用过量等有关。

（1）出血的观察:密切观察出血部位、范围,若出现持续、多部位的出血或渗血,特别是手术伤口、穿刺点和注射部位的持续性渗血,应警惕DIC的发生。

（2）监测实验室检查指标:正确、及时采集和送检各类标本,追踪检查结果,及时通知医生。

（3）其他:见本章第一节概述。

2. 潜在并发症:休克、组织器官栓塞

（1）严密观察病情变化:①休克表现的观察:定时监测患者的生命体征、神志和尿量,记录24小时出入量;观察皮肤的颜色、温度与湿度。②栓塞表现的观察:有无皮肤黏膜和重要器官栓塞的症状和体征,如肺栓塞表现为突然胸痛、呼吸困难、咯血;脑栓塞引起头痛、抽搐、昏迷等;肾栓塞可引起腰痛、血尿、少尿或无尿,甚至发生急性肾衰竭;胃肠黏膜出血、坏死可引起消化道出血;皮肤栓塞可出现手指、足趾、鼻、颈、耳部发绀,甚至引起皮肤干性坏疽等。

（2）休克抢救配合与护理:见第四章第十节上消化道出血。

（六）健康指导

1. 疾病知识的指导　向患者及其家属解释疾病的可能原因、主要表现、临床诊断和治疗配合、预后等。特别要解释反复进行实验室检查的重要性和必要性,治疗的目的、意义和不良反应。

2. 心理指导　劝导家属多关怀和支持患者,以缓解患者的不良情绪,提高战胜疾病的信心,主动配合治疗。

3. 休息与活动指导　保证充足的休息与睡眠;根据患者情况循序渐进地增加运动量,以促进身体的康复,运动时一定要注意避免损伤。

（杜　欣　胡　荣）

第四节　白血病

案例导入

病史评估:患者,女,20岁,以"面色苍白、头晕乏力1个月,反复鼻出血1周"为主诉入院。源于1个月前无明显诱因出现面色苍白、头晕乏力,因能坚持日常生活而未就诊。1周前出现鼻出血,量中等,经压迫能止血。

身体评估:T 39℃　　P 106 次/分　　BP 100/70mmHg　　R 30 次/分,神志清楚,贫血外观,体型消瘦。

辅助检查:血象 WBC 3×10⁹/L,分类幼稚细胞30%,分叶30%,淋巴35%,单核5%,Hb 60g/L,PLT 10×10⁹/L。

初步诊断:急性白血病。

入院后,因化疗后脱发、呕吐而拒绝接受治疗。

请思考:病史评估还需要补充哪些资料? 为该患者进行身体评估的重点是什么? 如何为该患者实施心理护理?

白血病(leukemia)是一类造血干细胞的恶性克隆性疾病。其克隆中白血病细胞增殖失控、分化障碍、凋亡受阻,而停滞在细胞发育的不同阶段。在骨髓和其他造血组织中,白血病细胞大量增生累积,并浸润其他器官和组织,而正常造血功能受抑制。临床上以进行性贫血、持续发热或反复感染、出血和组织器官的浸润等为主要表现,以外周血中出现形态各异、为数不等的幼稚细胞为特征。

白血病约占癌症总发病率的5%。在我国白血病发病率约为 2.76/10 万,接近于亚洲国家,但低于欧美,以急性白血病多见,男性发病率略高于女性,各年龄组均可发病。在恶性肿瘤所致的死亡率中,白血病居第六位(男性)和第八位(女性),但在儿童及 35 岁以下成人中则居第一位。

(一)分类

1. 按病程和白血病细胞的成熟度分类　急性白血病(acute leukemia)起病急,进展快,病程短,仅为数月。细胞分化停滞在较早阶段,骨髓和外周血中以原始和早期幼稚细胞为主。慢性白血病(chronic leukemia)起病缓,进展慢,病程长,可达数年。细胞分化停滞在较晚阶段,骨髓和外周血中多为较成熟的幼稚细胞和成熟细胞。临床常见类型有慢性粒细胞白血病及慢性淋巴细胞白血病,少见类型如毛细胞白血病,幼淋巴细胞白血病等。

2. 按白细胞计数分类　多数患者白细胞计数增高,超过 10×10⁹/L,称为白细胞增多性白血病;若超过100×10⁹/L,称为高白细胞性白血病;部分患者白细胞计数在正常水平或减少,称为白细胞不增多性白血病。

(二)病因和发病机制

病因迄今未明,实验与临床资料表明,白血病的发病与下列因素有关。

1. 生物因素　主要包括病毒感染及自身免疫功能异常。目前已经证实,成人 T 淋巴细胞白血病是由人类 T 淋巴细胞病毒 I 型(human T lymphocytotrophic virus-I,HTLV-I)引起的。它是一种 C 型逆转录病毒,具有传染性,可通过哺乳、性生活及输血而传播。

2. 化学因素　如接触苯及其衍生物的人群白血病发生率高于一般人群。某些抗肿瘤的细胞毒药物如氮芥、环磷酰胺、丙卡巴肼、依托泊苷等,都公认有致白血病的作用。

3. 放射因素　包括 X 射线、r 射线及电离辐射等。白血病的发生取决于人体吸收辐射的剂量,全身或部分躯体受到中等或大剂量辐射后都可诱发白血病。

4. 遗传因素　家族性白血病约占白血病的7/1000,当家庭中有一个成员发生白血病时,其近亲发生白血病的概率比一般人高 4 倍。有染色体畸变的人群白血病的发病率高于正常人。

5. 其他血液病　某些血液病如骨髓增生异常综合征、淋巴瘤、多发性骨髓瘤等最终可能发展为白血病。

白血病的发病机制较复杂。上述各种因素均可促发遗传基因的突变或染色体的畸变,而使白血病细胞株形成,联合人体免疫功能的缺陷,使已形成的肿瘤细胞不断增殖,最终导致白血病的发生。

一、急性白血病

急性白血病是造血干细胞的恶性克隆性疾病,发病时骨髓中异常的原始细胞及幼稚细胞(白血病细胞)大量增殖并广泛浸润肝、脾、淋巴结等各种脏器,抑制正常造血。

（一）分类

根据细胞形态学和细胞化学分类,目前国际普遍采用的是 FAB 分类法(法、美、英白血病协作组,简称 FAB),将急性白血病分为分急性淋巴细胞白血病(acute lymphoblastic leukemia,ALL,简称急淋)和急性非淋巴细胞白血病(acute nonlymphoblastic leukemia,ANLL,简称急非淋)或急性髓系白血病(acute myelogenous leukemia,AML)。急非淋又分为 8 亚型:急性髓细胞白血病微分化型(M_0);急性粒细胞白血病未分化型(M_1);急性粒细胞白血病部分分化型(M_2);急性早幼粒细胞白血病(APL,M_3);急性粒—单核细胞白血病(M_4);急性单核细胞白血病(M_5);急性红白血病(M_6);急性巨核细胞白血病(M_7)。FAB 分类法存在一定的局限性,因此在此基础上医学界又提出了 MICM 分型,即综合应用了形态学(morphology)、细胞化学、免疫学(immunology)、细胞遗传学(cytogenetics)及分子生物学(molecular biology)检查。

（二）临床表现

起病急缓不一,急者多为高热或严重出血,缓者常为面色苍白、疲乏或轻度出血。部分患者因月经过多或拔牙后出血不止而就医后被发现。

1. 贫血 常为首发症状,呈进行性加重,半数患者就诊时已为重度贫血。贫血的原因主要是由于骨髓中白血病细胞极度增生与干扰,造成正常红细胞生成减少。此外,无效红细胞生成、溶血、出血以及某些阻碍 DNA 代谢的抗白血病药物,如阿糖胞苷、甲氨蝶呤的应用等也是影响因素之一。

2. 发热 持续发热是急性白血病最常见的症状和就诊的主要原因之一,50%以上的患者以发热起病。大多数发热由继发感染所致,但白血病本身也能引起肿瘤性发热。继发感染主要与下列因素有关:①正常粒细胞缺乏或功能缺陷;②化疗药物及糖皮质激素的应用,促使机体的免疫功能进一步下降;③白血病细胞的浸润以及化疗药物的应用,易于造成消化道与呼吸道黏膜屏障受损;④各种穿刺或插管留置时间长。感染可以发生于机体的任何部位,但以口腔黏膜、牙龈、咽峡最为常见,其次是呼吸道及肛周皮肤等。局部可以表现为炎症、溃疡、坏死或脓肿形成,严重者可致脓毒血症、感染性休克。最常见的致病菌是革兰氏染色阴性杆菌,如肺炎克雷氏杆菌、绿脓杆菌、大肠杆菌和产气杆菌等;但近年来革兰氏染色阳性球菌感染的发生率有所上升,包括金黄色葡萄球菌、表皮葡萄球菌和粪链球菌等;此外,随着长期化疗、糖皮质激素和大量广谱抗生素的应用,继发二重感染,促使真菌的感染甚至败血症的发生也有增多的趋势。部分患者还会发生病毒(如带状疱疹)及原虫(如肺孢子)等的感染。

3. 出血 几乎所有的患者在整个病程中都有不同程度的出血。明显的出血倾向也是导致患者就医的主要原因之一。最主要原因为血小板减少,此外,血小板功能异常、凝血因子减少,以及白血病细胞的浸润和感染细菌毒素对血管的损伤等也有关系。出血可发生于全身任何部位,以皮肤淤点、淤斑、鼻出血、牙龈出血、女性患者月经过多或持续阴道出血较为常见。眼底出血可致视力障碍,严重时发生颅内出血而导致死亡。此外,急性早幼粒细胞白血病者易并发 DIC 而出现全身广泛性出血,是急性白血病亚型中出血倾向最为明显的一种。

4. 器官和组织浸润的表现

（1）肝、脾和淋巴结:急性白血病可有轻中度肝、脾肿大,但并非普遍存在。主要与白血病细胞的浸润及新陈代谢增高有关。约 50%患者在就诊时伴有淋巴结肿大(包括浅表淋巴结和纵隔、腹膜后等深部淋巴结),多见于急淋。

（2）骨骼和关节:骨骼、关节疼痛是白血病常见的症状,胸骨下段局部压痛对白血病诊断有一定价值。急性粒细胞白血病患者由于骨膜受累,还可在眼眶、肋骨及其他扁平骨的骨面形成粒细胞肉瘤(绿色瘤,chloroma),其中以眼眶部位最常见,可引起眼球突出、复视或失明。

（3）口腔和皮肤:可有牙龈增生、肿胀;皮肤出现蓝灰色斑丘疹(局部皮肤隆起、变硬、呈紫蓝色结节状)、皮下结节、多形红斑、结节性红斑等,多见于急非淋 M_4 和 M_5。

（4）中枢神经系统白血病（central nervous system leukemia，CNSL）：近年来，化学治疗使白血病缓解率提高，生存期明显延长，但由于化学药物难以通过血脑屏障，隐藏在中枢神经系统的白血病细胞不能被有效杀灭，因而引起 CNSL，成为白血病髓外复发的主要根源。CNSL 可发生在疾病的各个时期，但常发生在缓解期，以急淋最常见，儿童患者尤甚，其次为急非淋 M_4、M_5 和 M_2。轻者表现为头痛、头晕，重者可有呕吐、视乳头水肿、视力模糊、颈项强直、抽搐、昏迷等。

（5）睾丸：睾丸出现无痛性肿大，多为一侧性，另一侧虽无肿大，但在活检时往往也发现有白血病细胞浸润；睾丸白血病多见于急淋化疗缓解后的幼儿和青年，是仅次于 CNSL 髓外复发的根源。

（6）其他：白血病还可浸润其他组织器官，如肺、心、消化道、泌尿生殖系统等。

问题与思考

一急性白血病住院患者诉头痛，可能有几种原因？该如何着手分析病情？

（三）辅助检查

1. 外周血象　白细胞过高或过低者预后较差。血涂片分类检查可见数量不等的原始和（或）幼稚细胞，但白细胞不增多型患者的外周血很难找到原始细胞。患者常有不同程度的正细胞性贫血，可见红细胞大小不等，可找到幼红细胞。约 50% 的患者血小板低于 $60×10^9/L$，晚期血小板往往极度减少。

2. 骨髓象　骨髓穿刺检查是急性白血病的必查项目和确诊的主要依据，对临床分型、指导治疗和（或）疗效判断、预后估计等意义重大。多数患者的骨髓象呈增生明显活跃或极度活跃，以有关系列的原始细胞和（或）幼稚细胞为主。FAB 将原始细胞占全部骨髓有核细胞的 30% 以上作为急性白血病的诊断标准，WHO 则将这一标准下降至 20%。少数患者的骨髓呈增生低下。奥尔（Auer）小体仅见于急非淋，有独立诊断的意义。

3. 细胞化学　主要用于急淋、急粒及急单白血病的诊断与鉴别诊断。常用方法有过氧化物酶染色、糖原染色、非特异性酯酶及中性粒细胞碱性磷酸酶测定等。

4. 免疫学检查　通过针对白血病细胞所表达的特异性抗原的检测，借以分析细胞所属系列、分化程度和功能状态，以区分急淋与急非淋，及其各自的亚型。

5. 染色体和基因检查　急性白血病常伴有特异的染色体和基因异常改变，并与疾病的发生发展、诊断、治疗与预后关系密切。

6. 其他　血清尿酸浓度增高，主要与大量细胞被破坏有关，尤其在化疗期间，甚至可形成尿酸结晶而影响肾功能。患者并发 DIC 时可出现凝血异常。血清和尿溶菌酶活性增高是 M_4 和 M_5 的特殊表现之一。CNSL 患者脑脊液压力升高，脑脊液检查可见白细胞计数增加，蛋白质增多，而糖定量减少，涂片可找到白血病细胞。

（四）治疗要点

根据患者的 MICM 分型结果及临床特点进行预后危险分层，综合患者的经济能力与意愿，选择并设计最佳治疗方案。

1. 对症支持治疗　①高白细胞血症的紧急处理：高白细胞血症（外周血 WBC$>100×10^9/L$）不仅会增加患者的早期死亡率，而且也会增加髓外白血病的发病率和复发率。当循环血液中白细胞极度增高（$>200×10^9/L$）时还可发生白细胞淤滞症（leukostasis），表现为呼吸困难、低氧血症、头晕、言语不清、反应迟钝、颅内出血及阴茎异常勃起等。一旦出现可使用血细胞分离机，单采清除过高的白细胞，同时给以水化和化疗前短期预处理、碱化尿液等，并应有效预防大量白血病细胞溶解所诱发的高尿酸血症、酸中毒、电解质平衡紊乱和凝血异常等并发症。②防治感染：患者如出现发热，应及时查明感染部位，做细菌培养和药敏试验，使用有效抗生素。酌情使用细胞因子如粒细胞集落刺激因子（G-CSF）和粒细胞-巨噬细胞集落刺激因子

（GM-CSF）可促进造血细胞增殖,可以减轻化疗所致粒细胞缺乏,缩短粒细胞恢复时间,提高患者对化疗的耐受性。③改善贫血:Hb<60g/L 可输注浓缩红细胞;但出现白细胞淤滞症时则不宜输血,以免进一步加重血液黏稠度。④防治出血:血小板低者可输单采血小板悬液,保持血小板>20×10⁹/L;并发 DIC 时,则应做出相应处理。⑤防治高尿酸性肾病（hyperuricemic nephropathy）:由于白血病细胞的大量破坏,尤其是化疗期间,可使血清及尿液中尿酸水平明显升高,尿酸结晶的析出可积聚于肾小管,导致少尿甚至急性肾衰竭。因此,应嘱患者多饮水或给予 24 小时持续静脉补液,以保证足够每小时尿量在 150ml/m² 以上;充分碱化尿液;口服别嘌醇。⑥营养支持:监测及维持水、电解质平衡,给患者高蛋白、高热量、易消化食物,必要时经静脉补充营养。

2. 抗白血病治疗

（1）诱导缓解治疗:是急性白血病治疗的第一阶段。主要是通过联合化疗,迅速、大量地杀灭白血病细胞,恢复机体正常造血,使患者尽可能在较短的时间内获得完全缓解（complete remission,CR）。常用抗白血病药物见表 6-5,急性白血病常用诱导联合化疗方案表 6-6。

表 6-5　常用抗白血病药物

种类	药名	缩写	主要不良反应
抗代谢药	甲氨蝶呤	MTX	骨髓抑制,口腔及胃肠道黏膜炎症,肝损害
	巯嘌呤	6-MP	骨髓抑制,消化道反应,肝损害
	阿糖胞苷	Ara-C	骨髓抑制,消化道反应,肝损害,巨幼变,高尿酸血症
	安西他滨	Cy	与阿糖胞苷相似但较轻
	氟达拉滨	FLU	骨髓抑制、神经毒性、自身免疫现象
	吉西他滨	GEM	骨髓抑制,肝脏转氨酶异常,消化道反应,过敏反应
	羟基脲	HU	骨髓抑制,消化道反应
烷化剂	环磷酰胺	CTX	骨髓抑制,消化道反应,出血性膀胱炎
	苯丁酸氮芥	CLB	骨髓抑制,免疫抑制
	白消安	BUS	骨髓抑制,皮肤色素沉着,精液缺乏,停经
植物类	长春新碱	VCR	末梢神经炎,共济失调
	高三尖杉酯碱	HHT	骨髓抑制,心脏损害,消化道反应,低血压
	依托泊苷	VP-16	骨髓抑制,消化道反应,脱发,过敏反应
	替尼泊苷	VM-26	骨髓抑制,消化道反应,肝损害
蒽环类抗生素	柔红霉素	DNR	骨髓抑制,心脏损害,消化道反应
	去甲氧柔红霉素	IDA	同上
	阿霉素	ADM	同上
	阿克拉霉素	ACLA	骨髓抑制,心脏损害,消化道反应
酶类	门冬酰胺酶	L-ASP	肝损害,过敏反应,高尿酸血症,高血糖,胰腺炎,氮质血症
激素类	泼尼松	P	类库欣综合征,高血压,糖尿病
细胞分化诱导剂	维 A 酸	ATRA	皮肤黏膜干燥,口角破裂,消化道反应,头晕,关节痛,肝损害
	三氧化二砷	ATO	疲劳,肝脏转氨酶异常,可逆性高血糖
酪氨酸激酶抑制剂	伊马替尼	IM	骨髓抑制、消化道反应、肌痉挛,肌肉骨骼痛,水肿,头痛,头晕
	尼洛替尼		骨髓抑制、一过性血间接胆红素升高症和皮疹
	达沙替尼		体液潴留（包括胸腔积液）、消化道反应,头痛、皮疹、呼吸困难、出血、疲劳、肌肉骨骼疼痛、感染、咳嗽、腹痛和发热

表 6-6　急性白血病常用诱导联合化疗方案

类型	诱导联合疗方案
ALL	DVLP 方案：柔红霉素+长春新碱+门冬酰胺酶+地塞米松
AML	DA/IA（"标准"方案）：柔红霉素+阿糖胞苷或去甲氧柔红霉素+阿糖胞苷
	HA 方案：高三尖杉酯碱+阿糖胞苷
	HAD 方案：高三尖杉酯碱+阿糖胞苷+柔红霉素
	HAA 方案：高三尖杉酯碱+阿糖胞苷+阿克拉霉素
	DAE 方案：柔红霉素+阿糖胞苷+依托泊苷
M₃	双诱导方案：维 A 酸+三氧化二砷
	维 A 酸+三氧化二砷+蒽环类

（2）缓解后治疗：是 CR 后患者治疗的第二阶段，主要方法为化疗和造血干细胞移植（详见融合教材）。由于急性白血病患者达到完全缓解后，体内尚有 $10^8 \sim 10^9$ 左右的白血病细胞，这些残留的白血病细胞称为微小残留病灶（minimal residual disease，MRD），是白血病复发的根源。必须进一步降低 MRD，以防止复发、争取长期无病生存（disease free survival，DFS），甚至治愈（DFS 持续 10 年以上）。①ALL：目前化疗多数采用间歇重复原诱导方案，定期给予其他强化方案的治疗。口服 6-MP 和 MTX 的同时间断给予 VP 方案的联合化疗，是目前普遍采用且有效的维持治疗方案。如未行异基因 HSCT，ALL 在缓解后的巩固维持治疗一般需持续 2~3 年，需定期检测 MRD 并根据 ALL 亚型决定巩固和维持治疗的强度和时间。另外，Ph+ALL 在化疗时可以联用酪氨酸激酶抑制剂（TKIs，如伊马替尼或达沙替尼）进行靶向治疗。②AML：年龄小于 60 岁的 AML 患者，临床依据相关染色体及分子学的检测结果对预后进行危险度分组及选择相应的缓解后治疗方案。M3 患者在获得分子学缓解后可采用化疗、维甲酸以及砷剂等药物交替维持治疗 2 年。非 M3 缓解后治疗方案主要包括大剂量 Ara-C 为基础的化疗，异体或自体造血干细胞移植。因年龄、并发症等原因无法采用上述治疗者，也可用常规剂量的不同化疗方案轮换巩固维持，但长期生存率低。

（3）CNSL 的防治：ALL 患者需要预防 CNSL 的发生。目前防治措施多采用早期强化全身治疗和鞘内注射化疗药（如 MTX、Ara-C、糖皮质激素）和（或）高剂量的全身化疗药（如 HD MTX、Ara-C），CNSL 发生时可进行颅脊椎照射。

（4）老年急性白血病的治疗：60 岁以上的急性白血病患者常由骨髓增生异常综合征转化而来或继发于某些理化因素，合并症多，耐药、并发重要脏器功能不全、不良核型者较多见，更应强调个体化治疗。多数患者化疗需减量用药，以降低治疗相关死亡率，少数体质好又有较好支持条件的老年患者，可采用中年患者的化疗方案进行治疗。

（五）常用护理诊断/问题及措施

1. 有受伤的出血危险　与血小板减少、白血病细胞浸润等有关。护理措施见本章第二节"常见症状体征的护理"。

2. 有感染的危险　与正常粒细胞减少、化疗有关。

（1）保护性隔离：对于粒细胞缺乏（成熟粒细胞绝对值≤$0.5×10^9$/L）的患者，应采取保护性隔离，条件允许宜住无菌层流病房或消毒隔离病房。尽量减少探视以避免交叉感染。加强口腔、皮肤、肛门及外阴的清洁卫生。若患者出现感染征象，应协助医生做血液、咽部、尿液、粪便或伤口分泌物的培养，并遵医嘱应用抗生素。

（2）其他护理措施：见本章第二节"再生障碍性贫血"部分。

3. 潜在并发症：化疗药物的不良反应

（1）静脉炎及组织坏死的防护

1）静脉炎及组织坏死：一些化疗药物对组织刺激性大，多次注射常会引起静脉周围组织炎症，如注射的血管出现条索状红斑、触之温度较高、有硬结或压痛,炎症消退后,注射的血管因内膜增生而狭窄,严重的可有血管闭锁。发疱性化疗药物渗漏后可引起局部组织坏死。

相关链接

化疗药物分类

根据化疗药物外渗对皮下组织损伤的程度,化疗药物可分为三类:①发疱性化疗药物:一旦渗到血管外,短时间内可发生红、肿、热、痛,甚至皮肤及组织坏死,也可导致永久性溃烂,如阿霉素、表阿霉素、柔红霉素、放线菌素 D、丝裂霉素、氮芥、长春新碱、长春花碱、长春地辛、诺维苯、胺苯丫啶、美登素等;②刺激性化疗药物:可引起轻度组织炎症和疼痛,一般不会导致皮下及组织坏死,如环磷酰胺、氟脲嘧啶、博来霉素、替尼泊苷注射液、足叶乙苷、喜树碱、卡铂、顺铂等;③非刺激性化疗药物:对皮肤及组织无明显的刺激,如阿糖胞苷、门冬酰胺酶、甲氨蝶呤(MTX)等。

2)化疗时应注意:①合理使用静脉:首选中心静脉置管,如外周穿刺中心静脉导管、植入式静脉输液港。如果应用外周浅表静脉,尽量选择粗直的静脉;②输入刺激性药物前后,要用生理盐水冲管,以减轻药物对局部血管的刺激;③输入刺激性药物前,一定要证实针头在血管内;④联合化疗时,先输注对血管刺激性小的药物,再输注刺激性发疱性药物。

3)发疱性化疗药物外渗的紧急处理:①停止:立即停止药物注入。②回抽:不要拔针,尽量回抽渗入皮下的药液。③评估:评估并记录外渗的穿刺部位、面积、外渗药液的量、皮肤的颜色、温度、疼痛的性质。④解毒:局部滴入生理盐水以稀释药液或用解毒剂(常用解毒剂有:硫代硫酸钠用于氮芥、丝裂霉素、放线菌素 D 等;8.4%碳酸氢钠用于蒽环类;透明质酸用于植物碱类等)。⑤封闭:利多卡因局部封闭,由疼痛或肿胀区域多点注射,封闭范围要大于渗漏区,环形封闭,48 小时内间断局部封闭注射 2~3 次。⑥涂抹:可用50%硫酸镁、中药"六合丹"、多磺酸粘多糖乳膏(喜疗妥)或赛肤润液体敷料等直接涂在患处并用棉签以旋转方式向周围涂抹,范围大于肿胀部位,每 2 小时涂 1 次。⑦冷敷与热敷:局部 24 小时冰袋间断冷敷;但植物碱类化疗药除外,例如长春新碱、长春花碱、依拖泊苷(足叶乙甙)等化疗药不宜冰敷,宜局部间断热敷 24 小时。⑧抬高:药液外渗 48 小时内,应抬高受累部位,以促进局部外渗药液的吸收。

4)静脉炎的处理:发生静脉炎的局部血管禁止静脉注射;患处勿受压,尽量避免患侧卧位,鼓励患者多做肢体活动;使用多磺酸粘多糖乳膏等药物外敷,热敷或红外线仪理疗以促进血液循环。

(2)骨髓抑制的防护:骨髓抑制是多种化疗药物共有的不良反应,对于急性白血病的治疗具有双重效应:首先是有助于彻底杀灭白血病细胞,但严重的骨髓抑制又可明显增加患者重症贫血、感染和出血的风险而危及生命。多数化疗药物骨髓抑制作用最强的时间约为化疗后的第 7~14 天,恢复时间多为之后的5~10 天,但存在个体差异性。化疗期间要遵医嘱定期检查血象(初期为每周 2 次,出现骨髓抑制者根据病情需要随时进行);每次疗程结束后要复查骨髓象,了解化疗效果和骨髓抑制程度。应避免应用其他抑制骨髓的药物。一旦出现骨髓抑制,需加强贫血、感染和出血的预防、观察和护理,协助医生正确用药。

(3)消化道反应的防护:恶心、呕吐、纳差等消化道反应出现的时间及反应程度除与化疗药物的种类有关外,常有较大的个体差异性。患者一般第 1 次用药时反应较强烈,以后逐渐减轻;症状多出现在用药后 1~3 小时,持续数小时到 24 小时不等,体弱者症状出现较早且较重。故化疗期间应注意:

1)良好的休息与进餐环境:为患者提供一个安静、舒适、通风良好的休息与进餐环境,避免不良刺激。

2)选择合适的进餐时间,减轻胃肠道反应:建议患者选择胃肠道症状最轻的时间进食,避免在治疗前后 2 小时内进食;当出现恶心、呕吐时应暂缓或停止进食,及时清除呕吐物,保持口腔清洁。必要时,可遵医嘱在治疗前 1~2 小时给予镇吐药物,并根据药物作用半衰期的长短,每 6~8 小时重复给药 1 次,维持 24 小时的有效血药浓度,以达减轻恶心、呕吐反应的最好效果。

3）饮食指导：给予高热量、富含蛋白质与维生素、适量纤维素、清淡、易消化饮食，以半流质为主，少量多餐。避免进食高糖、高脂、产气过多和辛辣的食物，并尽可能满足患者的饮食习惯或对食物的要求，以增加食欲。进食后可依据病情适当活动，休息时取坐位和半卧位，避免饭后立即平卧。

4）其他：如减慢化疗药物的滴速。若胃肠道症状较严重，无法正常进食，应尽早遵医嘱给予静脉补充营养。

（4）口腔溃疡的护理：原则上是要减少溃疡面感染的几率，促进溃疡的愈合。对已发生口腔溃疡者，应加强口腔护理，每天 2 次，并教会患者漱口液的含漱及局部溃疡用药的方法。

1）漱口液的选择与含漱方法：一般情况下可选用生理盐水、朵贝液等交替漱口；若疑为厌氧菌感染可选用 1%～3% 过氧化氢溶液；霉菌感染可选用 1%～4% 的碳酸氢钠溶液、制霉菌素溶液（制霉菌素片剂 250 万单位研磨至细粉加入生理盐水 250ml）、1：2000 的洗必泰溶液或口泰溶液。含漱方法：于餐后及睡前清洁口腔后含漱，每次含漱时间为 15～20 分钟，每天至少 3 次，溃疡疼痛严重者可在漱口液内加入 2% 利多卡因镇痛。

2）促进溃疡面愈合的用药：碘甘油（或食用茶籽油）10ml 加思密达 1 包与地塞米松 5mg，调配成糊状；此外尚可选用溃疡贴膜、金因肽、锡类散、新霉素、金霉素甘油等；霉菌感染者可选用制霉菌素甘油。用药方法：三餐后及睡前用漱口液含漱后，将药涂于溃疡处。为保证药物疗效的正常发挥，涂药后 2～3 小时方可进食或饮水。此外，四氢叶酸钙（口服及含漱）对大剂量甲氨蝶呤化疗引起的口腔溃疡效果显著。

（5）心脏毒性的预防与护理：柔红霉素、阿霉素、高三尖杉酯碱类药物可引起心肌及心脏传导损害，用药前、后应监测患者心率、节律及血压；药物要缓慢静脉滴注，<40 滴/分；注意观察患者面色和心率，以患者无心悸为宜。一旦出现毒性反应，应立即报告医生并做好相应的处理准备与配合工作。

（6）肝功能损害的预防与护理：巯嘌呤、甲氨蝶呤、门冬酰胺酶对肝功能有损害作用，用药期间应观察患者有无黄疸，并定期监测肝功能。

（7）尿酸性肾病的预防与护理：见本章第四节中的"慢性粒细胞白血病"部分的护理。

（8）鞘内注射化疗药物的护理：协助患者采取头低抱膝侧卧位，协助医生做好穿刺点的定位和局部的消毒与麻醉；推注药物速度宜慢；拔针后局部予消毒方纱覆盖、固定，嘱患者去枕平卧 4～6 小时，注意观察有无头痛、呕吐、发热等化学性脑膜炎及其他神经系统的损害症状。

（9）脱发的护理

1）化疗前心理护理：向患者说明化疗的必要性及化疗可能会导致脱发现象，但绝大多数患者在化疗疗程结束后，头发会再生，使患者有充分的心理准备，坦然面对。

2）出现脱发后的心理护理：①评估患者对化疗所致落发、秃发的感受和认识，并鼓励其表达出内心的感受如失落、挫折、愤怒；②指导患者使用假发或戴帽子，以降低患者身体意像障碍；③协助患者重视自身的能力和优点，并给予正向回馈；④鼓励亲友共同支持患者；⑤介绍有类似经验的患者与她分享经验；⑥鼓励患者参与正常的社交活动。

（10）其他不良反应的预防与护理：长春新碱能引起末梢神经炎、手足麻木感，停药后可逐渐消失。门冬酰胺酶可引起过敏反应，用药前应皮试。急性早幼粒细胞白血病应用维甲酸治疗能引起维甲酸综合征。

相关链接

维 A 酸综合征

维 A 酸综合征（retinoic acid syndrome，RAS），又称分化综合征，是采用维 A 酸治疗急性早幼粒细胞白血病过程中最严重的不良反应，好发于治疗前后白细胞总数较高或明显增高的患者。机制未明，可能与维 A 酸诱导大量白血病细胞分化或细胞因子的大量释放和黏附分子表达增加有关。多于首次治疗后 2～21

天发病,中位发病时间为7天。主要临床表现有发热、体重增加、身体下垂部位皮肤水肿、间质性肺炎、胸腔积液、呼吸窘迫、肾功能损害,偶见低血压、心包积液或心衰,严重时需辅助机械通气。主要死因是弥漫性肺间质性炎症引起的呼吸衰竭。处理措施:①及时应用大剂量糖皮质激素:地塞米松10mg静注,每天2次,连用3天;②暂时停服维A酸,症状消失后可继续使用,一般不会再出现RAS;③对症或辅助治疗:吸氧、利尿、白细胞单采清除和联合化疗等。

4. 悲伤　与急性白血病治疗效果差、死亡率高有关。

(1) 评估患者的心理反应:白血病患者的心理反应过程与其他类型的恶性肿瘤患者大致相同,常经历震惊否认期、震怒期、磋商期、抑郁期和接受期。患者的心理反应程度随年龄、文化背景等不同而有较大差异。未确诊的患者主要表现为由怀疑而引起的焦虑;一旦确诊白血病,多数患者会产生强烈的恐惧、忧伤、悲观失望等负性情绪,甚至企图轻生。随着治疗的进展,病情好转,尤其是急性白血病缓解时,患者信心增加,此时可较坦然地正视自己的疾病。当白血病复发时,患者的恐惧感会再度出现,表现为神情紧张、抑郁、易激惹,常感孤独、绝望等。护士应了解白血病患者不同时期的心理反应,并进行针对性的护理。

(2) 心理支持:①护士应耐心倾听患者诉说,了解其苦恼,鼓励患者表达出内心的悲伤情感;②向患者说明长期情绪低落、焦虑、抑郁等可造成内环境的失衡,并引起食欲下降、失眠、免疫功能低下,反过来加重病情,从而帮助患者认识不良的心理状态对身体的康复不利;③向患者介绍已缓解的典型病例,或请一些长期生存的患者进行现身说法;④组织病友之间进行养病经验的交流。

(3) 建立良好生活方式:帮助患者建立良好生活方式,化疗间歇期坚持每天适当活动、散步、打太极拳,饮食起居规律,保证充足的休息、睡眠和营养,根据体力做些有益的事情,使患者感受到生命的价值,提高生存的信心。

(4) 社会支持:当患者确诊后,家属首先要能承受住这一打击,努力控制自己的情绪,同时关心、帮助患者,使患者感受到家人的爱与支持;护士尽力帮助患者寻求社会资源,建立社会支持网,增强战胜病魔的信心。

5. 活动无耐力　与大量、长期化疗,白血病引起代谢增高及贫血有关。护理措施见本章第二节"贫血"的护理。

(六)健康指导

1. 疾病预防　避免接触对骨髓造血系统有损害的理化因素如电离辐射,亚硝胺类物质,染发剂、油漆等含苯物质,保泰松及其衍生物、氯霉素等药物。对应用某些抗肿瘤的细胞毒药物如氮芥、环磷酰胺、丙卡巴肼、依托泊苷等,应定期查血象及骨髓像。

2. 生活指导

(1) 饮食:饮食宜富含高蛋白、高热量、高维生素,清淡、易消化少渣软食,避免辛辣刺激,防止口腔黏膜损伤。多饮水,多食蔬菜、水果,以保持大便通畅。

(2) 休息和活动:保证充足的休息和睡眠,适当加强健身活动,如散步、打太极拳、练剑等,以提高机体的抵抗力。

(3) 皮肤护理:剪短指甲,避免瘙痒;沐浴时水温以37~40℃为宜,以防水温过高促进血管扩张,加重皮肤出血。

3. 用药指导　向患者说明急性白血病缓解后仍应坚持定期巩固强化治疗,可延长急性白血病的缓解期和生存期。

4. 预防感染和出血　注意保暖,避免受凉;讲究个人卫生,少去人群拥挤的地方;经常检查口腔、咽部有无感染,学会自测体温。勿用牙签剔牙、刷牙用软毛刷;勿用手挖鼻孔,空气干燥可涂金霉素眼膏或用薄荷油滴鼻腔;避免创伤。定期门诊复查血象,发现出血、发热及骨、关节疼痛要及时去医院检查。

5. 心理指导　向患者及其家属说明白血病是骨髓造血系统肿瘤性疾病,虽然难治,但目前治疗进展快、效果好,应树立信心。家属应为白血病患者创造一个安全、安静、舒适和愉悦宽松的环境,使患者保持良好的情绪状态,有利于疾病的康复。化疗间歇期,可根据病情,做力所能及的简单家务,以增强患者的自信心。

二、慢性粒细胞白血病

慢性粒细胞白血病(chronic myeloid leukemia CML,简称慢粒),其特点为病程发展缓慢,外周血粒细胞显著增多且不成熟,脾脏明显肿大。自然病程可经历慢性期、加速期和急变期,多因急性变而死亡。本病各年龄组均可发病,以中年最多见。

（一）临床表现

1. 慢性期　起病缓,早期常无自觉症状,随病情的发展可出现乏力、低热、多汗或盗汗、体重减轻等代谢亢进的表现。脾大为最突出的体征,可达脐平面,甚至可伸入盆腔,质地坚实、平滑,无压痛。但如发生脾梗死,则压痛明显。大多数患者可有胸骨中下段压痛。半数患者肝脏中度肿大,浅表淋巴结多无肿大。慢性期可持续 1~4 年。

2. 加速期　起病后 1~4 年间 70% 慢粒患者进入加速期,主要表现为原因不明的高热、虚弱、体重下降,脾脏迅速肿大,骨、关节痛以及逐渐出现贫血、出血。白血病细胞对原来有效的药物发生耐药。

3. 急变期　加速期从几个月到 1~2 年即进入急变期,急变期表现与急性白血病类似,多数(20%~30%)为急粒变。

（二）辅助检查

1. 慢性期

（1）外周血象:可见各阶段的中性粒细胞,以中性中幼、晚幼和杆状核粒细胞为主,且数量显著增多,常高于 $20×10^9/L$,疾病晚期可高达 $100×10^9/L$。疾病早期血小板多在正常水平,部分患者增多;晚期血小板逐渐减少,并出现贫血。

（2）骨髓象:骨髓增生明显或极度活跃。以粒细胞为主,粒红比例明显增高,其中中性中幼、晚幼和杆状核细胞明显增多;原粒细胞<10%;嗜酸、嗜碱性粒细胞增多;红系细胞相对减少;巨核细胞正常或增多,晚期减少。

（3）染色体检查:90%以上慢粒白血病患者血细胞中出现 Ph 染色体,t(9;22)(q34;q11),即 9 号染色体长臂上 C-ab1 原癌基因易位至 22 号染色体长臂的断裂点集中区(bcr)形成 bcr/ab1 融合基因。

（4）中性粒细胞碱性磷酸酶(NAP):活性减低或呈阴性反应。治疗有效时 NAP 活性可以恢复,疾病复发时又下降,合并细菌性感染时可略增高。

（5）血液生化:血清及尿中尿酸浓度增高,与化疗后大量白细胞破坏有关。此外,血清维生素 B_{12} 浓度及维生素 B_{12} 结合力显著增加。

2. 加速期　①外周血或骨髓原粒细胞≥10%;②外周血嗜碱性粒细胞>20%。③不明原因的血小板进行性减少或增加;④除 Ph 染色体以外又出现其他染色体异常;⑤粒-单系祖细胞(CFU-GM)集簇增加而集落减少;⑥骨髓活检显示胶原纤维显著增生。

3. 急性变　①骨髓中原粒细胞或原淋+幼淋巴细胞或原单+幼单核细胞>20%;②外周血中原粒+早幼粒细胞>30%;③骨髓中原粒+早幼粒细胞>50%;④出现髓外原始细胞浸润。

（三）治疗要点

1. 靶向治疗　酪氨酸激酶抑制能特异性阻断 ATP 在 ABL 激酶上的结合位置,使酪氨酸残基不能磷酸化,从而抑制 bcr/ab1 阳性细胞的增殖。近年来临床应用较多的是伊马替尼(格列卫),疗效可达 95%~

98%,对伊马替尼不能耐受或无效的患者,可选择第二代酪氨酸激酶抑制剂尼罗替尼或达沙替尼。

2. 化学治疗　①羟基脲:是目前治疗慢粒的首选化疗药物。起效快,但持续时间短,用药后2~3天白细胞数下降,停药后很快回升。②白消安(马利兰)起效较羟基脲慢,但持续时间长,用药2~3周后外周血白细胞才开始减少,停药后白细胞减少可持续2~4周;③其他药物:高三尖杉酯碱、阿糖胞苷、靛玉红、巯嘌呤、美法仑、鸟嘌呤、环磷酰胺、砷剂及其他联合化疗亦有效。

3. α-干扰素(IFN-α)　该药与羟基脲或小剂量阿糖胞苷联合应用,可提高疗效。

4. 异基因造血干细胞移植　是目前被普遍认可的根治性标准治疗。宜在慢性期待血象和体征控制后尽早进行。HLA相合同胞间移植后患者3~5年无病存活率为60%~80%。

5. 慢粒白血病急变的治疗　同急性白血病的治疗方法。

6. 其他　白细胞淤滞症可使用血细胞分离机,单采清除过高的白细胞,同时给予羟其脲化疗和水化、碱化尿液,保证足够尿量,并口服别嘌醇,以预防尿酸性肾病。脾放射用于脾肿大明显,有胀痛而化疗效果不佳时。

(四)常用护理诊断/问题及措施

1. 疼痛　脾胀痛为主,与脾大、脾梗死有关。

(1)病情观察:每日测量患者脾脏的大小、质地并做好记录。注意脾区有无压痛,观察有无脾栓塞或脾破裂的表现。脾栓塞或脾破裂时,患者突感脾区疼痛,发热、多汗以致休克,脾区拒按,有明显触痛,脾可进行性肿大,脾区可闻及摩擦音,甚至出现血性腹水。

(2)缓解脾胀痛:置患者于安静、舒适的环境中,减少活动,尽量卧床休息,并取左侧卧位,以减轻不适感。指导患者进食宜少量多餐以减轻腹胀,尽量避免弯腰和碰撞腹部,以避免脾破裂。

2. 潜在并发症:尿酸性肾病

(1)病情观察:化疗期间定期检查白细胞计数、血尿酸和尿尿酸含量以及尿沉渣检查等。记录24小时出入量,注意观察有无血尿或腰痛发生。一旦发生血尿,应通知到医生停止使用,同时检查肾功能。

(2)供给充足的水分:鼓励患者多饮水,化疗期间每日饮水量3000ml以上,以利于尿酸和化疗药降解产物的稀释和排泄,减少对泌尿系统的化学刺激。

(3)用药护理:遵医嘱口服别嘌醇,以抑制尿酸的形成。在化疗给药前或给药后的一段时间里遵医嘱给予利尿剂,及时稀释排泄的降解药物。注射药液后,最好每半小时排尿一次,持续5小时,就寝时排尿1次。

(五)健康指导

1. 饮食指导　由于患者体内白血病细胞数量多,基础代谢增加,每天所需热量增加。因此,应给患者提供高热量、高蛋白、高维生素,易消化吸收的饮食。

2. 休息与活动　慢性期病情稳定后可工作和学习,适当锻炼,但不可过劳。生活要有规律,保证充足的休息和睡眠。

3. 用药指导　慢性期的患者必须主动配合治疗,以延长慢性期,减少急性变的发生。对长期应用α-干扰素和伊马替尼治疗的患者应注意其不良反应。α-干扰素常见不良反应为畏寒、发热、疲劳、恶心、头痛、肌肉及骨骼疼痛,肝、肾功能异常,骨髓抑制等,故应定期查肝肾功能及血象。伊马替尼最常见的非血液学不良反应有恶心、呕吐、腹泻、肌肉痉挛、水肿、皮疹,但一般症状较轻微;血象下降较常见,可出现粒细胞缺乏、血小板减少和贫血,严重者需减量或暂时停药,故应定期查血象。

4. 观察与随访　出现贫血加重,发热,腹部剧烈疼痛,尤其是腹部受撞击可疑脾破裂时应立即到医院检查。感染与出血的预防见急性白血病。

(胡　荣)

第五节 淋巴瘤

案例导入

病史评估:患者,男性,45岁,以"左颈无痛性淋巴结肿大3个月,迅速增大2周"为主诉入院。患者源于3个月前无意中触及左颈一花生米大小肿物,疑为淋巴结炎,未就诊,自服抗生素治疗;近2周来迅速增大,伴不规则发热。

身体评估:T 37.9℃ P 95次/分 BP 125/80mmHg R 23次/分,贫血外观,体型消瘦,颈部肿物3.5cm×3.0cm×2.5cm,结节状,质地较硬,不易推动。

初步诊断:左颈淋巴结肿大原因待查。

请思考:引起颈部淋巴结肿大的原因有哪些?还需要哪些辅助检查以明确病情?

淋巴瘤(lymphoma)为起源于淋巴结和淋巴组织的恶性肿瘤。其发生大多与免疫应答过程中淋巴细胞增殖分化产生的某种免疫细胞恶变有关。可发生于身体任何部位的淋巴结或结外的淋巴组织,且通常以实体瘤形式生长于淋巴组织丰富的组织器官中,其中以淋巴结、扁桃体、脾及骨髓等部位最易受累。临床上以进行性、无痛性淋巴结肿大和(或)局部肿块为特征,同时可有相应器官受压迫或浸润受损症状。组织病理学上将淋巴瘤分为霍奇金淋巴瘤(Hodgkin lymphoma,HL)和非霍奇金淋巴瘤(non-Hodgkin lymphoma,NHL)两大类,两者虽均发生于淋巴组织,但它们在流行病学、病理特点和临床表现方面有明显的不同。目前,我国淋巴瘤的发病率占全部恶性肿瘤的5%左右,以NHL多见;死亡率为1.5/10万,排在恶性肿瘤死亡的第11~13位。

(一)病因和发病机制

淋巴瘤的病因与发病机制尚不清楚,可能与病毒感染及免疫缺陷等因素有关。80%以上Burkitt淋巴瘤患者血中EB病毒抗体滴度明显增高;逆转录病毒人类T淋巴细胞白血病病毒Ⅰ型(HTLV-Ⅰ)已被证明是成人T细胞白血病或淋巴瘤的病因;HTLV-Ⅱ近来也被认为与T细胞皮肤淋巴瘤(蕈样肉芽肿)的发病有关;Kaposi肉瘤病毒也被认为是原发于体腔的淋巴瘤的病因。此外,宿主的免疫功能也与淋巴瘤的发病有关;幽门螺杆菌可能与胃黏膜淋巴瘤有关。

(二)病理和分型

淋巴瘤典型淋巴结病理学特征为正常滤泡性结构、被膜周围组织、被膜及被膜下窦由大量异常淋巴细胞或组织细胞所破坏。①HL:目前采用2001年世界卫生组织(WHO)的淋巴造血系统肿瘤分类,分为结节性淋巴细胞为主型HL和经典HL两大类。结节性淋巴细胞为主型占HL的5%,经典型占HL的95%。我国以混合细胞型为最常见,肿瘤组织中存在大量且典型的里-斯(Reed-Sternberg,R-S)细胞。淋巴细胞削减型多见于老年人,预后最差;除结节硬化型较固定外,其他各型可以相互转化。几乎所有的HL细胞均来源于B细胞,仅少数来源于T细胞。②NHL:2008年WHO新分类将每一种淋巴瘤类型确定为独立疾病,提出了淋巴组织肿瘤分型新方案,该方案既考虑了形态学特点,也反映了应用单克隆抗体、细胞遗传学和分子生物学等新技术对淋巴瘤的新认识和确定的新病种,该方案包含了各种淋巴瘤和急性淋巴细胞白血病。NHL依据免疫学还分为惰性和侵袭性。

(三)临床表现

HL多见于青年,儿童少见。NHL可见于各年龄组,随年龄的增长而发病增多,男性多于女性。进行性、无痛性的淋巴结肿大或局部肿块是淋巴瘤共同的临床表现。临床表现因病理类型、分期及侵犯部位不同而错综复杂。

1. 淋巴结肿大 多以进行性、无痛性的颈部或锁骨上淋巴结肿大为首发症状，其次是腋下、腹股沟等处的淋巴结肿大，且以 HL 多见。肿大的淋巴结可以活动，也可相互粘连，融合团块，触诊有软骨样的感觉。咽淋巴环病变可有吞咽困难、鼻塞、鼻出血及颌下淋巴结肿大。深部淋巴结肿大可引起局部的压迫症状，如纵隔淋巴结肿大可致咳嗽、胸闷、气促、肺不张及上腔静脉压迫综合征等；腹膜后淋巴结肿大可压迫输尿管，引起肾盂积水等，此以 NHL 较为多见。

2. 发热 热型多不规则，可呈持续高热，也可间歇低热，30%~40% 的 HL 患者以原因不明的持续发热为首发症状，少数 HL 患者出现周期热。但 NHL 一般在病变较广泛时才发热，且多为高热。热退时大汗淋漓可为本病特征之一。

3. 皮肤瘙痒 为 HL 较特异的表现，也可为 HL 唯一的全身症状。局灶性瘙痒发生于病变部淋巴引流的区域，全身瘙痒大多发生于纵隔或腹部有病变的患者。多见于年轻患者，特别是女性。

4. 酒精疼痛 17%~20%HL 患者，在饮酒后 20 分钟，病变局部发生疼痛即称为"酒精疼痛"。其症状可早于其他症状及 X 线表现，具有一定的诊断意义。当病变缓解后，酒精疼痛即行消失，复发时又重现。酒精疼痛的机理不明。

5. 组织器官受累 NHL 较 HL 易发生早期远处扩散，有的病例在临床确诊时已播散至全身。其中肝脏受累可引起肝大和肝区疼痛，少数可发生黄疸。胃肠道损害以回肠居多，其次是胃，可出现食欲减退、腹痛、腹泻、腹部包块、肠梗阻和出血。肾损害表现为肾肿大、高血压、肾功能不全及肾综合征。骨骼损害以胸椎及腰椎最常见，主要表现为局部骨痛、压痛及脊髓压迫症等。口、鼻咽部等处受累可出现程度不同的吞咽困难及鼻塞；部位患者还会因肺实质浸润、胸腔积液等而出现相应的症状与体征。中枢神经系统病变多出现于疾病进展期，以累及脑膜及脊髓为主。部分 NHL 患者晚期会发展为急性淋巴细胞白血病。

（四）辅助检查

1. 血象 HL 血象变化较早，常有轻或中度贫血，少数有白细胞计数轻度或明显增加，中性粒细胞增多，约 20% 患者嗜酸性粒细胞升高。骨髓浸润广泛或有脾功能亢进时，全血细胞减少。

2. 骨髓象 骨髓象多为非特异性，若能找到 R-S 细胞则是 HL 脊髓浸润的依据，活检可提高阳性率；NHL 白细胞多正常，伴淋巴细胞绝对或相对增多。

3. 其他检查 淋巴结活检是淋巴瘤确诊和分型的主要依据。胸部 X 线、腹部超声、胸（腹）部 CT 或 PET-CT 等有助于确定病变的部位及其范围，其中腹部检查以 CT 为首选，PET-CT 现已作为评价淋巴瘤疗效的重要指标。疾病活动期有血沉增快、血清乳酸脱氢酶活性增加，其中乳酸脱氢酶增加提示预后不良；骨骼受累时血清碱性磷酸酶活力或血钙增加。NHL 可并发溶血性贫血，抗人球蛋白试验阳性。中枢神经系统受累时脑脊液中蛋白含量增加。

（五）分期

采用 1971 年霍奇金淋巴瘤工作组在美国 Ann Arbor 制订并公布的及 1989 年在英国 Cotswald 做了修订的临床分期方案，各期又按有无"B"症状即发热（体温 >38℃）；或盗汗；或 6 个月内不明原因的体重下降 >10%，分为 A 或 B。

Ⅰ期：单个淋巴结区域或淋巴样组织受累（如脾脏、胸腺、韦氏环等）。

Ⅱ期：在膈肌的两组或多组淋巴结受累（纵隔为单一部位；而双侧肺门淋巴结属不同区域）。受累区域数目应以脚注标出（如Ⅱ₂）。

Ⅲ期：受累淋巴结区域或结构位于横膈两侧。

Ⅲ₁ 伴有或不伴有脾脏、肺门、腹腔或门脉淋巴结。

Ⅲ₂ 伴有主动脉旁、髂主动脉旁或肠系膜淋巴结。

Ⅳ期：除了与受累淋巴结临近的结外器官也有病变外，一个或多个其他结外部位受累。

（六）治疗要点

以化疗为主、化疗与放疗相结合、联合应用相关生物制剂的综合治疗，是目前淋巴瘤治疗的基本策略。

1. 以化疗为主，联合放疗的综合治疗 HL 常用联合化疗方案有 MOPP/COPP（氮芥/环磷酰胺、长春新碱、丙卡巴肼、泼尼松）和 ABVD，其中以 ABVD（阿霉素、博来霉素、长春新碱、甲氮咪胺）方案为首选。NHL 多中心发生且跳跃性播散倾向，使其临床分期的价值不如 HL，故其治疗以化疗为主；惰性 NHL 发展缓慢，化疗及放疗均有效，但不易缓解；侵袭性 NHL 均应以化疗为主。CHOP（环磷酰胺、阿霉素、长春新碱、泼尼松）方案是治疗侵袭性 NHL 的基本方案，ESHAP（依托泊苷、甲泼尼松、阿糖胞苷、顺铂）方案用于复发性淋巴瘤。

2. 生物治疗 凡 CD20 阳性的 B 细胞淋巴瘤均可用 CD20 单抗（利妥昔单抗）治疗，CD20 单抗联合 CHOP 组成 RCHOP 方案治疗惰性和侵袭性 B 细胞淋巴瘤，可提高 CR 率和延长无病生存期。干扰素对蕈样肉芽肿和滤泡性小裂细胞型有抑制作用，可延长缓解期。胃 MALT 淋巴瘤经抗幽门螺杆菌治疗后部分患者症状改善，淋巴瘤消失。但合并严重活动性感染或免疫应答严重损害（如低免疫球蛋白血症，CD4 或 CD8 细胞计数严重下降）、严重心衰、类风湿性关节炎的患者不应使用利妥昔单抗治疗。

3. 骨髓或造血干细胞移植 对 55 岁以下、重要脏器功能正常的而患者，如缓解期短、难治易复发的侵袭性淋巴瘤，经过 4 个疗程 CHOP 方案使淋巴结缩小超过 3/4 者，可考虑全淋巴结放疗及大剂量联合化疗后进行异基因或自身骨髓（或外周血造血干细胞）移植，以期获得长期缓解和无病生存。

（七）常用护理诊断/问题、措施及依据

1. 体温过高 与 HL 本身或感染有关。

护理措施见本章第一节"发热"的护理。

2. 有皮肤完整性受损的危险 与放疗引起局部皮肤烧伤有关。

（1）病情观察：评估患者放疗后的局部皮肤反应，有无发红、瘙痒、灼热感以及渗液、水疱形成等放射性皮炎的表现。

（2）局部皮肤护理：照射区的皮肤在辐射作用下一般都有轻度损伤，对刺激的耐受性非常低，易发生二次皮肤损伤。故应避免局部皮肤受到强热或冷的刺激，尽量不用热水袋、冰袋，沐浴水温以 37~40℃ 为宜；外出时避免阳光直接照射；不要用有刺激性的化学物品，如肥皂、乙醇、油膏、胶布等。放疗期间应穿着宽大、质软的纯棉或丝绸内衣，洗浴毛巾要柔软，擦洗放射区皮肤时动作轻柔，减少摩擦，并保持局部皮肤的清洁干燥，防止皮肤破损。

（3）放射损伤皮肤的护理：随着肿瘤放疗设备及技术的不断完善与提高，局部皮肤损伤的发生率日趋下降，且以轻症反应为多。轻微红斑最好用温和的肥皂进行清洗，清洗可以减少细菌负荷，从而降低感染风险。如皮肤为干反应，表现为局部皮肤灼痛，应注意皮肤的滋润保湿和减少患者不适；没有香味、亲水和不含羊毛脂的润肤霜可以用于治疗干性脱屑和（或）防止湿性脱屑的发生；可给予 0.2% 薄荷淀粉或氢化可的松软膏外涂。如为湿反应，表现为局部皮肤刺痒、渗液、水疱，可用 2% 亚甲蓝，冰片蛋清、氢化可的松软膏、抗生素软膏外涂，渗出明显时可用 3% 硼酸溶液湿敷，也可用硼酸软膏外敷后加压包扎 1~2 天，渗液吸收后暴露局部；如局部皮肤有溃疡坏死，应全身抗感染治疗，局部外科清创、植皮。

3. 潜在并发症：化疗药物不良反应 护理措施见本章第四节"急性白血病"的护理。

（八）其他护理诊断/问题

1. 营养失调：低于机体需要量 与肿瘤对机体的消耗或放、化疗有关。

2. 悲伤 与治疗效果差或淋巴瘤复发有关。

（九）健康指导

参见本章第四节"急性白血病"。

（胡 荣）

第六节　多发性骨髓瘤

案例导入

病史评估:患者,男,48岁,以"腰痛1个月,乏力伴头晕1周"为主诉入院。缘于1个月前无明显诱因出现腰痛,位于下腰部,呈持续性闷痛,因能坚持日常生活而未予重视诊疗;1周前出现面色苍白、乏力伴头晕。无畏冷、寒战、发热,无尿频、尿急、尿痛、血尿,无皮肤青紫、牙龈出血。

身体评估:T 36.5℃　P 88次/分　BP 125/70mmHg　R 20次/分,神志清楚,体型正常,贫血面容。皮肤色泽稍苍白,皮肤未见黄染,未见发绀,未见皮下出血。全身浅表淋巴结未触及肿大。肝脾未触及肿大。

辅助检查:血象WBC $3.9×10^9$/L,红细胞$3.39×10^{12}$/L,Hb 78g/L,PLT $77×10^9$/L;骨髓常规示,浆细胞比例增高;血清免疫球蛋M 0.18g/L,免疫球蛋A 0.24g/L,免疫球蛋白G 42.70g/L。PET-CT示:颅骨、双侧肩胛骨、胸骨、双侧肋骨、脊柱、骨盆多发骨质破坏,双侧肱骨、股骨骨髓腔密度增浓影。

初步诊断:多发性骨髓瘤。

入院后,患者接受了化疗,化疗后患者出现发热伴气促,考虑肺部感染。

请思考:病史评估还需要补充哪些资料? 为该患者进行身体评估的重点是什么? 该患者主要的护理诊断及相应的护理要点是什么?

多发性骨髓瘤(multiple myeloma,MM)是浆细胞恶性增殖性疾病。骨髓中有大量的异常浆细胞(或称骨髓瘤细胞)克隆性增生,引起广泛溶骨性骨骼破坏、骨质疏松,血清中出现单克隆免疫球蛋白(M蛋白),正常的多克隆免疫球蛋白合成受抑制,尿中出现本周蛋白,从而引起不同程度的相关脏器与组织的损伤。常出现骨痛、贫血、肾功能不全、感染和高钙血症等临床表现。本病多见于中老年患者,以50~60岁为多,男女之比约为3:2。在所有肿瘤中所占比例约为1%,占血液肿瘤的10%。近年来,随着人口的老龄化,MM的发病率有增多趋势。

(一)病因和发病机制

迄今尚未明确。可能与病毒感染(人类8型疱疹病毒)、电离辐射、接触工业或农业毒物、慢性抗原刺激及遗传因素等众多因素有关。进展性骨髓瘤患者骨髓中细胞因子白细胞介素6(IL-6)异常升高,提示以IL-6为中心的细胞因子网络失调可引起骨髓瘤细胞增生。现认为IL-6作为MM细胞极为重要的生长因子,与骨髓瘤疾病的形成与恶化密切相关。

(二)临床表现

根据免疫球蛋白分型可分为IgG型(最常见)、IgA型、IgD型、IgM型、轻链型、IgE型、非分泌型。此外,依据依据轻链类型可分为κ型和λ型。多发性骨髓瘤起病缓慢,早期可数月至数年无症状。

1. 骨骼损害　骨痛是最常见的早期症状,疼痛部位多在腰骶部,其次是胸廓和肢体。若活动或扭伤后出现剧烈疼痛,可能为病理性骨折;骨髓瘤细胞浸润骨骼时可引起局部肿块,发生率高达90%,好发于肋骨、锁骨、胸骨及颅骨,胸、肋、锁骨连接处出现串珠样结节者为本病的特征。少数病例仅有单个骨骼损害,称为孤立性骨髓瘤。高钙血症可表现为疲乏、恶心、呕吐、多尿、脱水、头痛、嗜睡、意识模糊,严重可致心律失常、昏迷等。

2. 肾损害　为本病的重要表现之一。主要表现为程度不等的蛋白尿、管型尿和急、慢性肾衰竭。与骨髓瘤细胞直接浸润、M蛋白轻链沉积于肾小管及继发性高钙血症、高尿酸血症等有关。其中肾衰竭是本病仅次于感染的致死原因。脱水、感染和静脉肾盂造影等则是并发急性肾衰竭的常见诱因。

3. 感染　是MM患者首位致死原因。主要与正常多克隆免疫球蛋白及中性粒细胞的减少,免疫力下降,患者易继发各种感染。其中以细菌性肺炎及尿路感染较常见,严重者可发生败血症而导致患者死亡。亦可见真菌、病毒感染。病毒感染以带状疱疹多见。

4. 贫血与出血倾向　90%以上患者会出现程度不同的贫血,并随着病情的进展而日趋严重;主要与骨髓瘤细胞浸润,正常的造血功能受抑制及并发肾衰竭等有关。出血以程度不同的鼻出血、牙龈出血和皮肤紫癜多见;出血的机制主要与血小板减少及 M 蛋白包在血小板表面,影响血小板的功能,凝血障碍及高免疫球蛋白血症和淀粉样变性损伤血管壁等有关。

5. 高黏滞综合征　主要表现为头昏、眩晕、眼花、耳鸣、手指麻木、冠状动脉供血不足、慢性心衰、不同程度的意识障碍甚至昏迷。这与血清中 M 蛋白增多,尤以 IgA 易聚合成多聚体,可使血液黏滞性过高、血流缓慢,从而致使机体组织不同程度的淤血和缺氧有关。其中以对视网膜、中枢神经和心血管系统的影响尤为显著。

6. 淀粉样变性和雷诺现象　少数患者,尤其是 IgD 型,可发生淀粉样变性。主要表现为舌、腮腺肿大,心脏扩大,腹泻或便秘,皮肤苔藓样变,外周神经病变以及肝、肾功能损害等。若 M 蛋白为冷球蛋白,则可引起雷诺现象。

7. 淋巴结、肝和脾肿大　骨髓瘤细胞浸润所致,可见肝脾轻中度肿大,颈部淋巴结肿大。

8. 神经损害　因胸、腰椎破坏压迫脊髓所致截瘫较常见,其次为神经根受累,脑神经瘫痪较少。周围神经病变可能是过量 M 蛋白沉积所致,表现为双侧对称性远端皮肤感觉异常(如麻木、烧灼样疼痛、触觉过敏、针刺样疼痛、足冷),运动障碍(肌肉无力)及自主神经失调(如口干、便秘)等。若同时有多发性神经病变、器官肿大、内分泌病、单株免疫球蛋白血症和皮肤改变者,称为 POEMS 综合征(骨硬化骨髓瘤)。

9. 其他　①髓外浆细胞瘤,部分患者仅在软组织出现孤立病变如口腔及呼吸道等软组织中。②浆细胞白血病:系骨髓瘤细胞浸润外周血所致,浆细胞超过 2.0×10^9/L 时即可诊断,大多属 IgA 型,其症状和治疗同其他急性白血病。

（三）辅助检查

1. 血象与骨髓象　正常细胞性贫血,可伴有少数幼粒、幼红细胞。晚期有全血细胞减少,血中出现大量骨髓瘤细胞。骨髓象主要为浆细胞系异常增生(至少占有核细胞数的 15%),并伴有质的改变。骨髓瘤细胞大小形态不一,成堆出现。

2. 血液生化检查　蛋白电泳出现 M 蛋白;免疫电泳发现重链;血清免疫球蛋白定量测定发现 M 蛋白增多,正常免疫球蛋白减少。骨质广泛破坏,出现高钙血症。晚期肾功能减退,血磷也增高。IL-6 和 C 反应蛋白(CRP)的升高,血沉显著增快,血清 β_2 微球蛋白及血清乳酸脱氢酶活力均高于正常。

3. 尿和肾功能检查　90%患者有蛋白尿,血清尿素氮和肌酐可增高。约半数患者尿中出现本周蛋白。

4. 其他　影像学检查可出现骨骼的病理改变;细胞遗传学检查可出现染色体的异常。

（四）治疗要点

无症状或无进展的 MM 患者可以观察,每 3 个月复查 1 次。有症状的 MM 患者应积极治疗。

1. 对症治疗　镇痛(二膦酸盐有抑制破骨细胞的作用,可减少疼痛);高钙血症者应增加补液量,使每天尿量>1500ml,应用糖皮质激素和(或)降钙素促进钙排泄;控制感染与纠正贫血;高黏滞血症可采用血浆置换术。肾功能不全的治疗:①水化、利尿,减少尿酸形成和促进尿酸排泄,高尿酸血症者还需口服别嘌醇;②有肾衰竭者,尤其是急性肾衰竭,应积极透析;③慎用非甾体类抗炎镇痛药;④避免使用静脉造影剂。

2. 化学治疗　有症状 MM 的初治为诱导化疗,常用的化疗方案见表6-7。沙利度胺为第一代免疫调节剂,具有抗血管新生作用;硼替佐米为第一代蛋白酶体抑制剂,通过降解受调控的促生长细胞周期蛋白来诱导肿瘤细胞的凋亡;来那度胺是沙利度胺类似物,为第二代免疫调节剂,具有免疫调节和肿瘤杀伤双重作用,口服用药,副作用少,与地塞米松联合用于治疗复发或难治性 MM。抗骨髓瘤化疗的疗效标准为:

M 蛋白减少 75% 以上,或尿中本周蛋白排出量减少 90% 以上(24 小时尿本周蛋白排出量小于 0.2g),即可认为治疗显著有效。

表6-7 骨髓瘤常用联合治疗方案

MPT 方案: 美法仑(马法兰)+泼尼松+沙利度胺
VAD/PAD 方案: 长春新碱/硼替佐米+阿霉素+地塞米松
VADT 方案: 长春新碱+阿霉素+地塞米松+沙利度胺
DT 方案: 地塞为松+沙利度胺
DT-PACE 方案: 地塞为松+沙利度胺+顺铂+阿霉素+环磷酰胺+依托泊苷

3. 造血干细胞移植 自体干细胞移植可提高缓解率,改善患者总生存期和无事件生存率,是适合移植患者的标准治疗。化疗诱导缓解后移植,效果较好。疗效与年龄、性别无关,与常规化疗敏感性、肿瘤负荷大小和血清 β_2-微球蛋白水平有关。年轻患者可考虑同种异基因造血干细胞移植,但移植相关死亡率较高。

(五)常用护理诊断/问题、措施及依据

1. 疼痛 骨骼疼痛为主,与肿瘤细胞浸润骨骼和骨髓及发生病理性骨折有关。

(1) 疼痛评估:从患者的主观描述及客观表现中评估疼痛的程度、性质及患者对疼痛的体验与反应。

(2) 心理-社会支持:关心、体贴、安慰患者,对患者提出的疑虑给予耐心解答。鼓励患者与家属、同事和病友沟通交流,使患者获得情感支持和配合治疗的经验。护士和家属还可与患者就疼痛时的感受和需求交换意见,使患者得到理解和支持。

(3) 缓解疼痛:协助患者采取舒适的体位,可适当按摩病变部位,以降低肌肉张力,增加舒适,但避免用力过度,以防病理性骨折。指导患者采用放松、臆想疗法、音乐疗法等,转移对疼痛的注意力;指导患者遵医嘱用镇痛药,并密切观察镇痛效果。

2. 躯体活动障碍 与骨痛、病理性骨折或胸、腰椎破坏压缩,压迫脊髓导致瘫痪等有关。

(1) 活动与生活护理:睡硬垫床,保持床铺干燥平整;协助患者定时变换体位;保持适度的床上活动,避免长久卧床而致加重骨骼脱钙。截瘫患者应保持肢体于功能位,定时按摩肢体,防止下肢萎缩。鼓励患者咳嗽和深呼吸。协助患者洗漱、进食、大小便及个人卫生等,每天用温水擦洗全身皮肤,保持皮肤清洁干燥。严密观察皮肤情况,受压处皮肤应给予温热毛巾按摩或理疗,预防压疮发生。

(2) 饮食护理:进食高热量、高蛋白、富含维生素易消化食品,增强机体的抵抗力。每天应饮水 2000~3000ml,多摄取粗纤维食物,保持排便通畅,预防便秘。

3. 潜在并发症:化疗药物不良反应

护理措施参见本章第四节"急性白血病"的护理。

(六)其他护理诊断/问题

1. 有感染的危险 与正常多克隆免疫球蛋白及中性粒细胞减少等有关。

2. 营养失调:低于机体需要量 与肿瘤对机体的消耗或化疗等有关。

(七)健康指导

1. 疾病知识指导 由于患者极易发生病理性骨折,故应注意卧床休息,使用硬板床或硬床垫;适度活动可促进肢体血液循环和血钙在骨骼的沉积,减轻骨骼的脱钙。注意劳逸结合,尤其是中老年患者,避免过度劳累、做剧烈运动和快速转体等动作。饮食指导见本病的护理措施。

2. 用药指导遵医嘱用药,有肾损害者避免应用损伤肾功能的药物;沙利度胺(反应停)有抑制新生血管生长的作用,但可致畸胎,妊娠妇女禁用。硼替佐米的主要毒性反应有周围神经病变、骨髓抑制(血小板减少、贫血、中性粒细胞减少)、胃肠道反应及带状疱疹,应注意观察。国际骨髓瘤工作组(2013)建议:2 级伴疼痛及以上的周围神经病变停药。

3. 病情监测 病情缓解后仍需定期复查与治疗。若活动后出现剧烈疼痛,可能为病理性骨折,应立即就医。注意预防各种感染,一旦出现发热等症状,应及时就医。

（胡　荣）

第七节　血液及造血系统疾病患者常用诊疗技术及护理

一、外周穿刺中心静脉导管技术

外周穿刺中心静脉导管(peripherally inserted central catheter, PICC)是经上肢的贵要静脉、肘正中静脉、头静脉、肱静脉和颈外静脉(新生儿还可通过下肢的大隐静脉、头部颞静脉、耳后静脉等)穿刺置管,尖端位于上腔静脉或下腔静脉的导管。可用于输注各种药物、输液、营养支持治疗以及输血等,也可用于血液样本采集。PICC 留置时间可长达 1 年,能为患者提供中长期的静脉输液治疗,减少频繁静脉穿刺给患者带来的痛苦,且避免了刺激性药物对外周血管的损伤及化疗药物外渗引起的局部组织坏死,解决了外周血管条件差的患者输液的难题。

（一）适应证

1. 需长期输液治疗或反复输注刺激性药物,如肿瘤化疗。

2. 需长期或反复输血或血制品或采血。

3. 需长期输注高渗性或高黏稠度液体,如长期胃肠外营养。

4. 应用输液泵或压力输液治疗。

5. 缺乏外周静脉通路。

（二）禁忌证

1. 插管途径或穿刺局部近期有感染。

2. 已知或怀疑有菌血症或败血症。

3. 不能确认穿刺静脉。

4. 在预定插管部位或肢体既往有放射治疗史、静脉血栓形成史、外伤史或血管外科手术史、乳癌根治术后。

5. 有严重出血倾向。

6. 血管顺应性差。

7. 已有锁骨下或颈内静脉插管。

（三）留置 PICC 的维护及护理

1. 定期更换导管接头 应至少每 7 天更换 1 次导管接头,减少血源性感染的机会;若肝素帽或无针接头内有血液残留、完整性受损或取下后,均应立即更换。

2. 正确进行 PICC 的冲管与封管

（1）冲管方法及注意事项

1）冲管注射器的选择:冲管和封管应使用 10ml 及以上注射器或一次性专用冲洗装置。

2）冲管液及量:常规采用生理盐水冲管,成人 20ml,儿童 6ml。

3）冲管时机及要求:治疗期间输入化疗药物、氨基酸、脂肪乳等高渗、强刺激性药物或输血前后,应及时冲管。治疗间歇期每 7 天需到医院冲管 1 次。

4）冲管方法:采用脉冲式方法,即冲-停-冲-停,有节律地推动注射器活塞,使盐水产生湍流以冲净管壁。如果遇到阻力或者抽吸无回血,应进一步确定导管的通畅性,不应强行冲洗导管。

（2）封管方法及注意事项:封管液为生理盐水或 0~10U/ml 肝素盐水,封管液量应两倍于导管+辅助延长管的容积,并以正压式方法封管。

（3）注药、冲管与封管应严格遵循 S-A-S-H 的顺序:生理盐水（S）、药物注射（A）、生理盐水（S）、肝素盐水（H）。

3. 敷料的更换　穿刺后 24 小时更换无菌透明敷料,以后无菌透明敷料每 7 天应至少更换一次;若穿刺部位发生渗液、渗血时应及时更换敷料;穿刺部位的敷料发生松动、污染等完整性受损时则应立即更换。

4. 常见并发症的观察及护理

（1）穿刺部位渗血:多发生在穿刺后 24 小时内。常因肘关节伸屈活动,上肢支撑用力而导致穿刺点渗血。因此,置管后应嘱患者可行前臂内旋和外旋活动,但应避免上肢用力和（或）进行肘关节的伸屈活动。

（2）导管堵塞:为非正常拔管的主要原因之一,主要表现为输液速度变慢、冲管时阻力大。一旦出现上述征象,首先应分析堵塞的可能原因,不宜强行推注生理盐水,并应遵医嘱及时处理和作好相关的记录。导管堵塞的常见原因与分类①血栓性堵塞:最常见,主要由于封管方法不正确;冲管不及时或不彻底;患者血液黏滞性高,如老年人、糖尿病等;穿刺侧肢体活动过度或冲管压力过大,造成局部血管内膜损伤,以致管腔内形成血凝块或血栓。因此化疗患者在两疗程之间的停药期间,应定期、规范冲洗导管,以防导管内血栓形成。血栓性堵塞若能及时使用尿激酶等溶栓剂,可取得较好的复通效果。②非血栓性堵塞:主要原因为导管打折、扭曲,药物结晶沉积或异物颗粒堵塞等。

（3）静脉炎:也是非正常拔管的主要原因之一,包括机械性损伤性静脉炎和感染性静脉炎两种。前者主要与穿刺插管时的损伤有关,宜将患肢抬高、制动,避免受压;必要时,应停止在患肢静脉输液。后者常与各种原因导致穿刺点感染而向上蔓延有关,有导致败血症的危险。若按静脉炎常规处理 2~3 天后症状不缓解或加重,尤其疑为感染性静脉炎者,应立即拔管。

（4）静脉血栓形成:在静脉炎病理基础上易形成静脉血栓,患者若出现插管侧臂、肩、颈肿胀及疼痛,应提高警惕,指导患者抬高患肢并制动,不应热敷、按摩、压迫,且应立即通知医师对症处理并记录肿胀、疼痛、皮肤温度及颜色、出血倾向及功能活动情况。一旦彩超确诊应在溶栓治疗后拔除导管,以防血栓脱落形成栓塞。

（5）导管异位:以导管位于颈内静脉最常见。主要与患者体位不当、经头静脉穿刺、血管变异等有关。为减少导管异位的发生,头静脉穿刺置管时,应注意当导管到达肩部时,嘱患者头转向穿刺侧手臂,下颌靠近肩部,以便导管顺利进入上腔静脉。

（6）导管相关血流感染:出现全身感染症状,而无其他明显感染来源,患者外周血培养及对导管半定量和定量培养分离出相同的病原体,应及时拔除导管,并遵医嘱酌情应用抗生素。

（7）导管脱出:与下列因素有关:①缺乏自我护理知识;②穿脱衣物时将导管拉出③输液管道太短,以致患者体位改变时牵拉脱出;④导管固定不良;⑤更换贴膜敷料时操作失误带出导管。若导管不慎脱出,严禁将脱出体外部分再行插入;若脱出部分超过 5cm 时,该导管只能短期使用（<2 周）,应考虑拔管。

5. 指导患者自我保护导管　适度抬高置管侧肢体;穿刺部位保持干燥;避免置管侧肢体提重物、过度外展、屈伸、旋转运动而增加对血管内壁的机械性刺激;输液或卧床时避免压迫置管侧肢体导致血流缓慢;当置管侧肢体出现酸胀、疼痛等不适时,应立即告知医护人员,或到医院就诊。若发生导管折断,应立即按住血管内导管残端,尽快到就近医院急诊处理。

6. 其他　行 CT 或 MRI 检查时,禁止使用高压注射泵推注造影剂,因其可产生较大压力,如遇导管阻塞可致导管破裂。

二、静脉输液港技术

植入式静脉输液港(implantable venous access port)又称植入式中心静脉导管系统(central venous port access system,CVPAS),是一种可以完全植入体内的闭合静脉输液系统,包括尖端位于上腔静脉的导管部分及埋植于皮下的注射座。输液港经手术安置于皮下,只需使用无损伤针穿刺输液港底座,即可建立起输液通道,减少反复静脉穿刺的痛苦和难度,同时,输液港可将各种药物通过导管直接输送到中心静脉,依靠局部大流量、高流速的血流迅速稀释和输送药物,防止刺激性药物对静脉的损伤。因此,输液港可长期留置,术后不影响患者的日常生活,且并发症较 PICC 少。

(一)适应证

同 PICC 技术。

(二)禁忌证

1. 植入部位近期有感染。

2. 已知或怀疑有菌血症或败血症。

3. 对输液港材料过敏。

4. 患者体型不适宜任意规格植入式输液港的尺寸。

5. 预定的植入部位曾经放射治疗或行外科手术。

6. 患有严重肺部阻塞性疾病。

7. 有严重出血倾向。

(三)输液港的应用与维护

1. 输液港植入术后的护理

(1) 了解术中患者情况,遵医嘱常规应用抗生素3天。

(2) 加强病情观察:患者自觉症状、生命体征、伤口局部情况等。

(3) 伤口护理:术后第3天更换伤口敷料,如有伤口渗血、渗液多或有感染,应及时更换敷料。7~10天拆线。一般在术后3天,待伤口基本愈合后,可开始使用。

2. 输液港的穿刺操作　①暴露穿刺部位,评估及清洁皮肤,操作者洗手。②打开护理包;戴无菌手套;两个注射器分别抽吸盐水(必要时用注射器抽肝素盐水备用);连接、冲洗蝶翼针和肝素帽。③消毒皮肤:以输液部位为中心先用酒精再用碘伏由内向外螺旋状消毒皮肤,消毒范围10cm×12cm(范围大于敷料)3次;更换无菌手套,铺洞巾。④定位:左手(非主力手)触诊,找到输液港注射座,确认注射座边缘;拇指、食指、中指固定注射座,将注射座拱起。⑤穿刺:右手持蝶翼针,垂直刺入穿刺隔,经皮肤和硅胶隔膜,直达储液槽基座底部。⑥抽回血,用10~20ml生理盐水脉冲式冲管(推-停-推-停)。⑦固定:可在无损伤针下方垫适宜厚度的小方纱,用10cm×12cm的透明贴膜固定好穿刺针,用胶布固定好延长管。

3. 输液港冲洗及封管

(1) 冲管时机:抽血或输注高黏滞性液体(输血、成分血、TPN、脂肪乳剂等)后,应立即冲洗导管,再接其他输液;输注两种有配伍禁忌的液体之间需冲管;输液期间每6~8小时用20ml生理盐水常规冲管1次。治疗间歇期每4周需冲管1次。

(2) 冲管方法及正压封管:脉冲式冲管,即推-停-推-停,有节律地推动注射器活塞,使盐水产生湍流以冲洗干净储液槽及导管壁;应用生理盐水或肝素盐水正压封管。

4. 输液港敷料的更换　①去除敷料,75%酒精、碘伏各3次消毒皮肤;75%酒精擦拭凸出皮肤的针头、延长管;②洗手、戴无菌手套;③固定:无菌透明敷料固定,胶布妥善固定延长管及静脉输液管道;④更换肝素帽;⑤注明敷料更换日期、时间、操作者姓名。

5. 输液港无损伤针头的更换　输液期间每7天更换一次输液港无损伤针头。①去除敷料,消毒皮肤,移去静脉输液管道;②用酒精擦拭接口后,用20ml 生理盐水冲管,正压封管;③用无菌纱布按压穿刺部位同时拔出针头,检查针头完整性;④止血后消毒皮肤,覆盖无菌敷料,用胶布固定24 小时。

6. 患者及家属的指导

(1) 日常活动:待伤口痊愈,患者可洗澡,日常生活可如常;避免撞击穿刺部位;避免术侧肢体过度外展、上举或负重,如引体向上、托举哑铃、打球、游泳等活动度较大的体育锻炼。

(2) 定期冲管及复查:出院后每月到医院接受肝素稀释液冲洗导管1 次,避免导管堵塞。每3~6 个月复查胸片1 次。

(3) 自我监测:放置导管部位可能会出现淤斑,需1~2 周会自行消失。若输液港处皮肤出现红、肿、热、痛,则表明皮下有感染或渗漏;肩部、颈部及同侧上肢出现水肿、疼痛时,可能为栓塞表现,应立即回医院就诊。

三、骨髓穿刺术

骨髓穿刺术(bone marrow puncture)是一种常用诊疗技术,检查内容包括细胞学、原虫和细菌学等几个方面,以协助诊断血液病、传染病和寄生虫病;可了解骨髓造血情况,作为化疗和应用免疫抑制剂的参考。骨髓移植时经骨髓穿刺采集骨髓液。常选择髂前上棘或髂后上棘为穿刺点。

(一)适应证

协助诊断各种贫血、造血系统肿瘤、血小板或粒细胞减少症、疟疾或黑热病。

(二)禁忌证

血友病等出血性疾病。

(三)护理

1. 术前准备

(1) 解释:向患者解释本检查的目的、意义及操作过程,取得患者的配合。

(2) 查阅报告单:注意出血及凝血时间。

(3) 用物准备:治疗盘、骨髓穿刺包、棉签、2% 利多卡因、无菌手套、玻片、胶布,需做骨髓培养时另备培养基、酒精灯等。

(4) 体位准备:根据穿刺部位协助患者采取适宜的体位,若于髂前上棘作穿刺者取仰卧位;若于髂后上棘穿刺者取侧卧位或俯卧位;棘突穿刺点则取坐位,尽量弯腰,头俯屈于胸前使棘突暴露。

2. 术后护理

(1) 解释:向患者说明术后穿刺处疼痛是暂时的,不会对身体有影响。

(2) 观察:注意观察穿刺处有无出血,如果有渗血,立即换无菌纱块,压迫伤口直至无渗血为止。

(3) 保护穿刺处:指导患者48~72 小时内保持穿刺处皮肤干燥,避免淋浴或盆浴;卧床休息,避免剧烈活动,防止伤口感染。

(胡 荣)

第八节 血液及造血系统临床思维案例

案例 6-1

病史:患者,男性,18 岁,高三学生。以"皮肤乌青块伴面色苍白20 天,鼻出血3 天"为主诉入院。患者于入院前20 天无意间发现四肢皮肤自发乌青块,伴面色苍白、乏力、活动后气促。3 天前无明显诱因出现鼻出血,量中等,不易止。

体格检查:中度贫血貌,上下肢皮肤散在淤点,不高出皮肤表面,压之不褪色,颈部、腋下可扪及多个蚕豆大小淋巴结,质地中等,活动、无压痛,牙龈渗血,颊部有小溃疡,胸骨下端有压痛,心率76次/分,律齐,无杂音,肺部(-),腹软,肝肋下2cm,脾肋下3cm,质地中等,无压痛。

辅助检查:外周血象示红细胞 $2.4×10^{12}/L$,血红蛋白 70g/L,白细胞 $52×10^9/L$,血小板 $32×10^9/L$;白细胞分类示中性粒细胞 0.10,淋巴细胞 0.54,原始+幼稚细胞 0.36。

拟诊"急性白血病"收住入院。问题:

1. 请归纳出该病例的临床特点,并做出解释。

 病情进展

入院后第3天,口腔护理时发现患者颊部口腔溃疡面出现白斑。

2. 该患者宜选用何种漱口液? 如何指导患者含漱? 宜选何种药物? 如何用药?

 病情及诊疗进展

住院后骨髓穿刺涂片,有核细胞增生明显活跃,片中见原始+幼稚细胞占0.80,此类细胞大小不等,以大细胞为主,细胞化学染色 POX(-),PAS(++),呈粗颗粒状,NSE(-)。诊断为急性淋巴细胞白血病,采用 VDLP 化疗方案。经一个疗程化疗后患者达到完全缓解,出院后1周,患者突然出现头痛、恶心、呕吐、手足抽搐,急诊入院。

3. 该患者最可能出现了什么并发症? 有何依据? 此时宜首选哪项辅助检查以判断病情?

 病情进展

患者于第二疗程化疗后第8天突然出现头痛,喷射状呕吐,烦躁。查体:T 37℃,P 82次/分,BP 135/85mmHg,R 18次/分;瞳孔等大等圆,对光反射正常。急查血象:WBC $1×10^9/L$,Hb 65g/L;PLT $10×10^9/L$。

4. 该患者最可能出现了什么并发症? 有何依据? 此时首选哪项辅助检查以判断病情?

(胡　荣)

复习参考题

1. 简述成人贫血的诊断标准及分度。

2. 简述颅内出血的护理措施。

3. 简述急性重型再生障碍性贫血的临床表现及血象特点。

4. 简述应用丙酸睾酮肌内注射治疗慢性再生障碍性贫血时局部不良反应的防护。

5. 简述急、慢性重型再生障碍性贫血的治疗要点。

6. 简述 DIC 诱发因素。

7. 简述急性白血病易感染的主要原因及感染常见部位。

8. 简述发疱性化疗药外渗的处理措施。

第七章　内分泌与代谢性疾病患者的护理

学习目标

掌握　常见症状体征如身体外形改变、生殖发育及性功能异常的护理；内分泌系统常见疾病如甲状腺功能亢进、糖尿病、痛风的临床表现、常见护理问题及措施、健康指导；糖耐量试验、胰岛素泵的应用方法。

熟悉　内分泌代谢疾病患者的护理评估；上述内分泌系统常见疾病的病因、分类或分型、治疗要点；糖耐量试验、胰岛素泵的护理措施；内分泌系统疾病的临床思维分析方法。

了解　内分泌与代谢性系统的结构和功能；上述内分泌系统常见疾病的发病机制及辅助检查；糖耐量试验、胰岛素泵的适应证与禁忌证。

第一节　概述

为了适应不断改变的外界环境,保持机体内环境的相对稳定性,人体通过神经、内分泌和免疫系统的相互配合和调控,使机体内各器官系统的活动协调一致,共同完成机体的新陈代谢、生长、发育、生殖和衰老等生命活动。内分泌与代谢疾病主要包括内分泌系统疾病、代谢疾病和营养疾病。内分泌系统疾病包括下丘脑、垂体、甲状腺、肾上腺等疾病,激素药物使用及其他系统疾病也可能引起内分泌疾病。代谢疾病是机体新陈代谢过程中某一环节障碍引起的相关疾病,如糖尿病。营养疾病是营养物质不足、过剩或比例失调引起的相关疾病,如肥胖症。

一、结构与功能

1. 内分泌系统的结构与功能　由内分泌腺和分布在心血管、胃肠、肾脏、脂肪组织、脑(尤其下丘脑)等部位的内分泌组织和细胞。它们分泌的激素辅助神经系统将信息物质传递到全身各靶器官,发挥其对细胞的生物作用。

（1）内分泌腺和激素分泌细胞

1）内分泌腺:主要包括下丘脑、垂体、甲状腺、甲状旁腺、肾上腺、性腺和胰岛。人体内分泌腺和分泌的激素及主要作用见表 7-1。

表 7-1 常见内分泌腺（组织）、激素及靶器官（组织）及生理作用

内分泌腺（组织）	激素	靶器官（组织）	生理作用
下丘脑	促甲状腺激素释放激素（TRH）	甲状腺	促进甲状腺激素释放
	促性腺激素释放激素（GnRH）	性腺	刺激性腺激素的分泌
	促肾上腺皮质激素释放激素（CRH）	肾上腺皮质	刺激肾上腺皮质激素合成与释放
	生长激素释放激素	垂体	刺激生长激素分泌
	生长抑素	多种内分泌腺及人体组织	抑制生长激素、促甲状腺激素、促肾上腺皮质激素和催乳素类的释放；抑制胰岛素、胰高血糖素、肾素、甲状旁腺激素以及降钙素等的分泌；抑制胃肠道运动和消化道激素的分泌
	催乳素释放因子	垂体	促进垂体释放催乳素
	催乳素释放抑制因子	垂体	抑制垂体释放催乳素
	血管升压素（抗利尿激素）（ADH）	垂体	提高远曲小管和集合管对水的通透性，促进水的吸收，是尿液浓缩和稀释的关键性调节激素
	促黑激素释放因子	垂体	促进促黑激素释放
	促黑激素释放抑制因子	垂体	抑制促黑激素释放
垂体	促甲状腺激素（TSH）	甲状腺	促进甲状腺的生长和甲状腺激素的合成与释放
	促肾上腺皮质激素（ACTH）	肾上腺皮质束状带	促进肾上腺皮质组织增生和糖皮质类固醇的合成与分泌
	黄体生成激素（LH）	成熟卵泡	引起排卵并生成黄体
	促卵泡素（FSH）	卵泡	促进卵泡发育成熟，促进雌激素分泌
	生长激素（GH）	人体各组织	促进除神经组织以外的所有其他组织生长，促进机体蛋白质合成代谢，刺激骨关节软骨和骨骺软骨生长等
	催乳素（PRL）	乳腺、卵泡等	促进乳腺发育生长，刺激并维持泌乳，刺激黄体生成素合成
	促黑激素（MSH）	黑色素细胞	促进黑色素合成
甲状腺	甲状腺素（T₄）三碘甲状腺原氨酸（T₃）	人体各组织	促进机体能量、物质代谢和生长发育
	降钙素	人体各组织	降低血钙、血磷的水平
甲状旁腺	甲状旁腺素（PTH）	人体各组织	调解体内钙磷代谢，维持血钙平衡
肾上腺	皮质醇	人体各组织	抑制蛋白质合成，促进其分解，脂肪重新分布，抑制免疫功能、抗炎、抗过敏、抗病毒、抗休克等
	醛固酮（ALD）	肾脏	促进远曲小管和集合管重吸收水钠，排出钾
	肾上腺素	人体各组织 α 和 β 受体	使皮肤、黏膜、肾血管收缩，骨骼肌动脉，冠状动脉扩张，改善心肌供血，提高心肌兴奋性，扩张支气管平滑肌
	去甲肾上腺素	人体各组织 α 受体	收缩血管，正性肌力，升高血压
性腺	雄激素	生殖器官	刺激男性性器官的发育和第二性征出现；促进蛋白质合成、骨骼生长、红细胞生成；促进精子生成
	雌激素	生殖器官	刺激女性性器官的发育和女性第二性征出现
	孕激素	生殖器官	抑制排卵，促使子宫内膜增生，抗醛固酮作用等
胰岛	胰岛素	人体各组织	促进葡萄糖利用和蛋白质合成，抑制脂肪、糖原及蛋白质分解
	胰高血糖素	人体各组织	促进肝糖原分解和糖异生，拮抗胰岛素

2）弥散性神经-内分泌细胞系统：除神经组织以外各组织的神经内分泌细胞,主要分布于胃肠、肾脏、脂肪组织、脑和胰,合成和分泌肽类与胺类激素。

3）组织的激素分泌细胞：非内分泌组织的部分细胞叶具有激素和(或)细胞因子的合成和分泌功能,如脂肪细胞、成纤维细胞等。

（2）激素：内分泌细胞释放的有机化合物质,通过各种方式到达靶器官或组织而实现相应的信息传递或功能调控。目前已知的激素和化学介质达 150 种。

1）激素分类：根据其化学特性可分为 4 类：肽类激素(如胰岛素)、氨基酸类激素(如甲状腺素)、胺类激素(如肾上腺素)、类固醇类激素(如糖皮质激素)。

2）激素分泌方式：内分泌、旁分泌、自分泌、胞内分泌、神经分泌、并邻分泌、腔分泌、双重分泌等方式。

3）激素降解与转化：激素通过血液、淋巴液和细胞外液转运到靶细胞发挥作用,并经肝肾和靶细胞代谢降解而灭活。血液中肽类激素的半衰期仅 3~7 分钟。类固醇类激素的半衰期随激素的类型和分子结构而异,一般较肽类激素长。

4）激素的作用机制：激素要发挥作用,首先必须转变为具有活性的激素,以便其与特异性受体结合。根据激素受体所在部位不同,激素有两种不同的作用机制：①作用于细胞膜受体：主要为肽类激素、胺类激素、细胞因子、前列腺素等；②作用于细胞核内受体：主要为类固醇激素、T_3、维生素 D、视黄醇(维生素 A 酸)等。

5）激素与神经系统、免疫系统：下丘脑是联系神经系统和内分泌系统的枢纽,与垂体之间构成一个神经内分泌轴,内分泌系统直接由下丘脑所调控,以调整周围内分泌腺和靶组织。下丘脑、垂体与靶腺之间又存在反馈调节,如垂体激素可通过血液、脑脊液或垂体门脉系统的逆向血流与扩散作用,反馈作用于下丘脑,甚至更高级的神经中枢。反馈控制是内分泌系统的主要调节机制,使相距较远的腺体之间相互联系,彼此配合,保持机体内环境的稳定性,维持正常的生理状态。

2. 营养和代谢

（1）营养物质的供应和摄取：人类通过摄取食物以维持生存和健康,保证生长发育和各种活动。人体所需营养物质少数在体内合成,主要来自食物。这些来自外界以食物形式摄入的物质就是营养素。《中国居民膳食营养素参考摄入量》对营养素分类如下：①宏量营养素：包括蛋白质、碳水化合物、脂肪等；②维生素；③矿物质；④水和其他膳食成分：膳食纤维等。食物营养价值是指食物中所含营养素和能量能否满足人体需要。每日所需能量为基础能量消耗、特殊功能活动和体力活动等所消耗能量的总和。而摄取这些营养物质的行为受神经、内分泌等控制,还受文化、家庭、宗教信仰、市场、经济等因素和条件的影响。

（2）营养物质的消化、吸收、代谢和排泄：食物在胃肠道经消化液、酶、激素等作用转变为氨基酸、单糖、脂肪酸、甘油,与水、盐、维生素等一起被吸收入血或经淋巴入血,到达肝和周围组织被利用,以合成物质或提供能量,这被称为合成代谢。机体自身的物质也随时被分解提供能量或合成新的物质,称为分解代谢。营养物质进入机体后在体内合成和分解代谢过程中的一系列化学反应被称为中间代谢,它受基因控制,在酶、激素和神经内分泌水平进行调节,同时也受代谢底物的质和量、辅助因子、体液组成、离子浓度等反应环境,以及中间和最终产物的质和量等因素的调节。中间代谢所产生的物质,除被机体储存或重新利用外,最后以水、二氧化碳、含氮物质或其他代谢产物的形式,经肺、肾、肠、皮肤、黏膜等排出体外。

二、护理评估

（一）病史评估

1. 患病及治疗经过

（1）患病经过：详细了解患者患病的起始时间,有无诱因,发病的缓急,主要症状。评估患者有无进食或营养异常,有无排泄功能异常和体力减退等。如糖尿病患者多有烦渴多饮、多尿、易饥多食、便秘或腹泻、体力减退;甲状腺功能亢进症患者可出现食欲亢进、体重减轻、怕热多汗、排便次数增多等;全身受累关节红肿热痛见于痛风急性期患者等;向心性肥胖、满月脸、多血质见于库欣综合征患者。

（2）检查、治疗经过及效果:评估患者既往检查情况,用药及治疗效果。目前使用药物的种类、剂量、用法、疗程。

2. 既往史及家族史　主要了解与内分泌和代谢性疾病相关的疾病史。许多内分泌与代谢性疾病有家族倾向性,如甲状腺疾病、糖尿病等,应询问患者家族中有无类似疾病和相关疾病史。

3. 心理-社会状况

（1）心理状况:糖尿病和甲状腺功能亢进症本身常伴有精神兴奋、情绪不稳定、易激怒或情绪淡漠、抑郁、失眠等,而慢性病程和长期治疗又常可引起焦虑、性格改变、应对能力下降、社交障碍等心理社会功能失调。护士应注意评估患者患病后的精神、心理变化。

（2）生活方式:了解患者的出生地及生活环境,日常生活是否规律,有无烟酒嗜好、特殊的饮食喜好或禁忌,每天进食情况。

（3）社会支持系统:如家庭成员组成、家庭经济状况、文化和教育情况,对疾病的认识和对患者的照顾情况,患者的医疗费用来源和支付方式,社区卫生保健系统是否健全,能否满足患者出院后的医疗护理需求等。

（二）身体评估

患者的典型临床表现和病理性特征对于诊断内分泌与代谢性疾病有重要参考价值。

1. 一般状况

（1）生命体征与意识状态:生命体征是观察患者病情变化的重要指标,重症患者可伴有不同程度的意识障碍。例如甲状腺功能亢进症患者常有脉搏增快;而甲状腺功能减退的患者常有脉搏减慢。血压增高见于库欣综合征、糖尿病。糖尿病酮症酸中毒、高血糖高渗综合征昏迷时常有意识改变。

（2）发育与体型:库欣综合征可出现向心性肥胖。甲状腺功能减退症可致体格矮小和智力低下称为呆小病。

（3）营养状况:营养状况异常通常采用肥胖和消瘦进行描述。①肥胖:指实际体重超过标准体重的20%或体重指数（body mass index, BMI）$\geq 25kg/m^2$。分为单纯性肥胖和继发性肥胖。继发性肥胖多见于下丘脑疾病、库欣综合征、胰岛素瘤、2型糖尿病（肥胖型）、性腺功能减退症、甲状腺功能减退症、代谢综合征等。②消瘦:指实际体重低于标准体重的20%或体重指数$<18.5kg/m^2$。常见于甲状腺功能亢进症、1型糖尿病、肾上腺皮质功能减退症、Sheehan综合征、嗜铬细胞瘤等。

（4）面容:甲状腺功能亢进症患者可表现为眼球突出、颈部增粗;库欣综合征患者常有满月脸、痤疮和多血质貌;呆小症患者常表现为面色苍白或蜡黄,鼻短上翘,鼻梁塌陷等。

2. 皮肤

（1）颜色:肾上腺皮质疾病患者可表现为皮肤、黏膜色素沉着;腺垂体功能减退症患者可出现皮肤干燥、粗糙、毛发脱落,重者出现黏液性水肿;库欣综合征患者可出现痤疮、多毛。

（2）湿度:皮肤潮湿见于甲状腺功能亢进症。皮肤干燥无弹性见于高血糖高渗状态。

（3）温度:全身皮肤发冷见于甲状腺功能减退症。

3. 头颈部检查

（1）头发:全身性多毛见于先天性肾上腺皮质增生、库欣综合征等。而睾丸功能减退、肾上腺皮质和卵巢功能减退、甲状腺功能减退等均可引起毛发脱落。

（2）眼:甲状腺功能亢进症可有突眼、眼球运动障碍;垂体瘤可出现头痛伴视力减退或视野缺损等。

（3）颈部:甲状腺肿大见于甲状腺功能亢进症。

4. 胸腹部检查　垂体瘤患者常有闭经溢乳;库欣综合征患者可有腹部皮肤紫纹。

5. 四肢、脊柱、骨关节检查　骨质疏松症可导致脊柱、骨关节变形,甚至驼背。

6. 外生殖器检查 腺垂体疾病可导致外生殖器发育异常。

（三）辅助检查

1. 实验室检查 主要用于内分泌腺的功能诊断和定位诊断。

（1）血液和尿生化测定：某些激素与血清某些电解质和其他物质之间有相互调节作用（如血清钠、钾与醛固酮和糖皮质激素，钙、镁、磷与甲状旁腺激素，血糖与胰岛素和胰高血糖素等），测定基础状态下血糖、血脂、血电解质等，可间接了解相关激素的分泌功能。

（2）激素浓度测定：血液激素浓度是内分泌功能的直接证据。一般采取空腹静脉血液标本测定。部分激素呈脉冲性分泌，需要限定特殊的采血时间，如测定血浆皮质醇生理波动需采集早晨 8：00、下午 4：00 和夜间 12：00 的标本。尿液中的激素代谢产物也可以反映激素的水平，如测定 24 小时尿 17-羟皮质类固醇间接反映全天肾上腺分泌皮质醇的情况。

同时，激素水平的测定对某些内分泌疾病的定位诊断有帮助。如血浆 ACTH 和皮质醇均升高则提示病变在垂体或异位 ACTH 综合征；如 ACTH 降低，皮质醇升高则病变在肾上腺皮质。同样，如血 TSH 和 T_3、T_4 均升高，则可能为垂体 TSH 瘤或 TSH 不敏感综合征；如 TSH 明显降低，而 T_3、T_4 升高则为甲状腺病变所致的甲状腺功能亢进症。如血清 FSH 和 LH 均升高，提示病变在性腺，减低则提示病变在垂体或下丘脑。

（3）激素分泌动态试验：此类试验可进一步探讨内分泌功能状态及病变的性质。①兴奋试验：多适用于分泌功能减退的情况，可估计激素的贮备功能。如 TRH 刺激试验、胰岛素低血糖兴奋试验、精氨酸兴奋试验等。②抑制试验：多适用于分泌功能亢进的情况，观察其正常反馈调节是否消失，有无自主性激素分泌过多，是否有肿瘤存在等，如地塞米松抑制试验。常用内分泌与代谢性疾病实验室检查方法及注意事项见表 7-2。

表 7-2　常用内分泌与代谢性疾病实验室检查及注意事项

名称	检查目的	方法及注意事项
TRH 兴奋试验	原发性与中枢性甲状腺功能减退症的鉴别	试验前先抽血 2ml 置于血清管中，测得 TSH 为基值。然后将 TRH200500μg 溶于生理盐水 2~4ml 中快速静注，于注射后 15 分钟、30 分钟、60 分钟、120 分钟各抽血 2ml 置于血清管中送检。本试验不需空腹，试验前停用甲状腺激素、抗甲状腺激素、雌激素、糖皮质激素、左旋多巴等药物。注射 TRH 可引起暂时性心悸、头昏、恶心、面部潮红及尿意感，一般不需处理，10~15 分钟后可缓解
甲状腺摄[131]I 率试验	评价甲状腺功能的传统方法，目前用于甲状腺毒症病因的鉴别	试验前 10 小时开始禁食。试验当天空腹口服 74MBq 的 $Na^{131}I$，在服药后第 2、4 和 24 小时分别作甲状腺部位放射性计数。做本试验前 3 个月不作碘油 X 线造影，2 个月内不食含碘药物及食物，一个月内停用抗结核药、激素类及抗甲状腺药物，心脏病患者、妊娠、哺乳妇女不宜做本试验
血清 T_3、T_4、FT_3、FT_4、rT_3 测定	判断甲状腺功能	清晨空腹抽取静脉血 2~3ml 置于血清管静置，留取血清待测。试验前停用避孕药、雌激素、糖皮质激素、苯妥英钠等药物
血浆促肾上腺皮质激素测定	垂体-肾上腺疾病鉴别诊断	抽取静脉血 2~3ml 置于 4℃ 冰槽或冰水中即刻送检，观察 ACTH 分泌节律，可当天晨 8 时、下午 4 时及夜间 12 时准时抽血
尿 17-羟皮质类固醇测定	测定肾上腺皮质功能	留 24 小时尿液加浓盐酸 5ml 防腐，混匀后计尿总量，取 30ml 送检。试验前 3~7 天停用肾上腺皮质激素，嘱患者禁止食用咖啡、浓茶、青菜及中药等有色食物，禁用 B 族维生素、氯丙嗪、利血平、奎宁、磺胺类、解热镇痛类药物等
尿 17-酮皮质类固醇测定	肾上腺及性腺疾病诊断	方法同上；试验前 3~7 天停用一切药物，尤其是激素类

名称	检查目的	方法及注意事项
口服地塞米松抑制试验	诊断库欣综合征和病因鉴别	小剂量法：试验日晨 8 时抽血测血浆皮质醇，午夜 12 时准时予患者口服地塞米松 1mg，次晨 8 时再抽血测血浆皮质醇 大剂量法：小剂量不能抑制，进一步行大剂量法。方法是每 6 小时口服地塞米松 2mg，连服两天，于服药第 2 天留 24 小时尿查尿游离皮质醇，服药第 3 天晨 8 时抽血测定促肾上腺皮质激素和皮质醇
尿儿茶酚胺及其代谢产物 VMA 测定	诊断嗜铬细胞瘤	棕色瓶留 24 小时尿加浓盐酸 5ml 防腐，混匀后取适量送检。嘱患者试验前 3 天禁食咖啡、浓茶、巧克力及茄子、西红柿、香蕉及柠檬汁，停用水杨酸、核黄素、胰岛素等药物，降压药应停 1 周以上
口服葡萄糖耐量试验（OGTT）	有糖尿病可疑者明确诊断	试验当天晨空腹将 75g 无水葡萄糖（儿童为 1.75g/kg，总量不超过 75g）溶于 300ml 水中，协助患者于 5 分钟内服下，从服糖第一口开始计时，于服糖前和服糖后 2 小时分别在前臂采血测血糖。嘱患者试验前禁食 8~10 小时；试验过程中禁烟、酒、咖啡和茶，不做剧烈运动，无须绝对卧床。试验前 3~7 天停服利尿剂、避孕药等可能影响 OGTT 的药物，且前 3 天每天饮食需含碳水化合物至少 150g，试验日晨禁止注射胰岛素

2. 影像学检查

（1）X 线、CT 和 MRI、B 超检查：可鉴定下丘脑-垂体、甲状腺、性腺疾病、肾上腺肿瘤、胰岛肿瘤等。

（2）放射性核素检查：甲状腺摄 ^{131}I 率可用于评价甲状腺功能。

（3）静脉导管检查：选择性静脉导管在不同部位取血测定激素，以明确病变部位。

（4）选择性动脉造影：对于病灶直径较小，不能用 CT 和 MRI 等方法做出定位时，可采用此方法。

3. 病因检查　自身抗体检测有助于明确内分泌疾病的性质以及自身免疫病的发病机制，也可作为早期诊断和长期随访的依据。如甲状腺球蛋白抗体、甲状腺过氧化物酶抗体、胰岛素抗体等。

三、常见症状体征的评估与护理

（一）身体外形的改变

1. 护理评估

（1）病史：评估患者引起身体外形改变的原因，发生改变的时间，有无焦虑、自卑、抑郁等心理变化，是否影响人际交往和社交活动，是否用药治疗等。

（2）身体评估：包括体型、毛发，有无满月脸、皮肤紫纹、痤疮和色素沉着，有无突眼、甲状腺是否肿大等。

（3）实验室及其他检查：包括垂体功能、甲状腺功能、甲状旁腺功能和肾上腺皮质功能有无异常，胰岛素水平是否变化等。

2. 护理诊断/问题　体像紊乱：与疾病引起身体外形改变等因素有关。

3. 护理目标

（1）患者能建立有效的调适机制和良好的人际关系。

（2）身体外形改变逐渐恢复至正常。

4. 护理措施及依据

（1）提供心理支持：多与患者接触和交流，鼓励患者表达其感受，交谈时语言要温和，耐心倾听。讲解疾病的有关知识，给患者提供有关疾病的资料，向患者说明身体外形的改变是疾病发生、发展过程的表现，只要积极配合检查和治疗，部分改变可恢复正常，消除紧张情绪，树立自信心。也可安排患有相同疾病并已治疗成功的病友进行交流。注意患者的心理状态和行为,预防自杀行为的发生。必要时还可安排心理医生给予心理疏导。

（2）恰当修饰:指导患者改善自身形象,如甲状腺功能亢进突眼的患者外出可戴深色眼镜;肥胖、侏儒和巨人症患者可指导其选择合身的衣服;毛发稀疏的患者外出可戴帽子等。恰当的修饰可以增加心理舒适和美感。

（3）建立良好的社会关系:鼓励家属主动与患者沟通,促进患者与家人之间的互动关系,主动参与对患者的护理,以减轻患者内心的抑郁感。鼓励患者加入各种社交活动。

5. 评价

（1）患者能接受身体外形改变的事实,积极配合治疗。

（2）身体外形变化得到改善。

（二）生殖发育及性功能异常

包括生殖器官发育迟缓或过早,性欲减退或丧失,女性月经紊乱、溢乳、闭经或不孕,男性勃起功能障碍(erectile dysfunction,ED)或乳房发育。如下丘脑综合征患者可出现性欲减退或亢进,女性月经失调,男性阳痿不育;自儿童期起的腺垂体 GH 缺乏或性激素分泌不足可导致患者青春期性器官仍不发育,第二性征缺如;青春期前开始的性激素或促性腺激素分泌过早、过多则为性早熟。

1. 护理评估　提供一个隐蔽舒适的环境和恰当的时间,鼓励患者描述目前的性功能、性活动与性生活型态,使患者以开放的态度讨论问题。

（1）病史:评估患者性功能异常的发生原因,主要症状,性欲改变情况,女患者的月经、生育史,男患者有无勃起功能障碍。有无焦虑、抑郁、自卑等。

（2）身体评估:有无皮肤、毛发改变;有无女性闭经溢乳,男性乳房发育;外生殖器发育是否正常。

（3）实验室及其他检查:测定性激素水平有无变化。

2. 常用护理诊断/问题　性功能障碍:与内分泌功能紊乱有关。

3. 护理目标　患者对性问题有正确的认识,性功能逐渐恢复。

4. 护理措施及依据

（1）心理护理:提供一个隐蔽舒适的环境和恰当的时间,鼓励患者描述目前的性功能、性活动与性生活型态,使患者以开放的态度讨论问题。

（2）提供专业指导:①护士应接受患者讨论性问题时所呈现的焦虑,对患者表示尊重、支持。询问患者性功能方面的问题,给患者讲解所患疾病及用药治疗对性功能的影响,使患者积极配合治疗。②提供可能的信息咨询服务,如专业医师、心理咨询师、性咨询门诊等。③鼓励患者与配偶交流彼此的感受,并一起参加性健康教育及阅读有关性教育的材料。④女性患者若有性交疼痛,可建议使用润滑剂。

5. 评价　患者知晓其性功能障碍与疾病本身有关,能正确对待性问题,性功能逐渐恢复。

（朱小平）

第二节　甲状腺功能亢进症

案例导入

病史评估:患者,男,25 岁,1 年前出现怕热多汗、多食易饥、消瘦,医院诊断为"甲状腺功能亢进症",4 小时前因双下肢无力急诊收入院。

身体评估:T 36.4℃、P 90 次/分、R 20 次/分、BP 110/70mmHg,意识清楚,平车送入病房。

辅助检查:FT$_3$ 5.11pmol/L,FT$_4$ 12.14pmol/L,TSH 1.45mlu/L;血钾 1.8mmol/L。

初步诊断:甲状腺功能亢进症、低钾麻痹。

请思考:患者的主要护理问题是什么？护理措施有哪些？

甲状腺功能亢进症(hyperthyroidism)简称甲亢,指甲状腺腺体本身产生 TH 过多而引起的甲状腺毒症。甲状腺毒症(thyrotoxicosis)指血循环中甲状腺激素(TH)过多,引起以神经、循环、消化等系统兴奋性增高和代谢亢进为主要表现的一组临床综合征。甲状腺功能亢进病因很多(表 7-3),临床上弥漫性毒性甲状腺肿(Graves disease,GD)最多见,占甲状腺功能亢进的 80%～85%。Graves 病为本节重点阐述。

表 7-3 甲亢病因分类

一、甲状腺性甲亢	二、垂体性甲亢
1. 弥漫性毒性甲状腺肿（Graves 病）	1. 垂体 TSHL 瘤
2. 桥本甲亢（Hashitoxicosis）	2. 垂体型 TH 不敏感综合征
3. 多结节毒性甲状腺肿和自主性高功能甲状腺结节	三、伴瘤综合征
4. 多发性自身免疫性内分泌腺病综合征伴甲亢	1. 异位 TSH 综合征
5. 滤泡状甲状腺癌伴甲亢	2. HCG 相关性甲亢
6. 新生儿甲亢	四、卵巢甲状腺肿伴甲亢
7. 儿童型甲亢	五、暂时性甲亢
8. 毒性甲状腺腺瘤	1. 亚急性甲状腺炎
9. 遗传性毒性甲状腺增生症/遗传性甲状腺肿	2. 慢性淋巴细胞性甲状腺炎
10. 碘甲亢	

Graves 病是一种伴甲状腺激素(TH)分泌增多的器官特异性自身免疫病。临床表现除甲状腺肿大和高代谢综合征外,尚有突眼以及较少见的胫前黏液性水肿或指端粗厚等。

（一）病因和发病机制

本病为自身免疫性甲状腺疾病的一种特殊类型,其病因与发病机制尚未完全阐明。

1. 遗传因素 GD 有明显的家族性倾向,并与一定的人类白细胞抗原(HLA)类型有关。

2. 免疫因素 GD 的发病与甲状腺兴奋性自身抗体的关系十分密切。最明显的体液免疫特征是在患者血清中可检出甲状腺特异性抗体,即 TSH 受体抗体(TRAb),还可检出其他自身抗体,这些抗体在自身免疫性甲状腺疾病中,是导致甲状腺肿大或萎缩的原因之一。另外,在患者外周血及甲状腺内 T 淋巴细胞数量增多,功能发生改变。GD 浸润性突眼主要与细胞免疫有关。

3. 环境因素 如细菌感染、性激素、应激等因素作用于免疫系统,诱发体内的免疫功能紊乱。

（二）临床表现

典型表现有 TH 分泌过多所致高代谢症群、甲状腺肿及眼征。老年和小儿患者表现多不典型。

1. 甲状腺毒症表现

(1) 高代谢综合征:患者常有疲乏无力、怕热多汗、低热多食、消瘦,危象时可有高热等。

(2) 精神神经系统:神经过敏、多言好动、焦躁易怒、失眠、紧张不安、记忆力减退、注意力不集中,也可有手、眼睑和舌震颤、腱反射亢进。

(3) 心血管系统:表现为心悸、胸闷、气短、严重者可发生甲亢性心脏病。常见体征有心动过速;心尖部第一心音亢进,有Ⅰ～Ⅱ级收缩期杂音;心律失常;心脏增大,有心脏负荷增加时易发生心力衰竭;收缩压增高,舒张压降低致脉压增大,可出现周围血管征。

(4) 消化系统:稀便、排便次数增加。重者可有肝大、肝功能异常。

（5）肌肉骨骼系统：部分患者有甲亢性肌病、肌无力及肌萎缩。周期性瘫痪多见于青年男性，原因不明，可伴发重症肌无力。甲亢可影响骨骼脱钙而发生骨质疏松，还可发生指端粗厚，外形似杵状指。

（6）造血系统：周围血白细胞总数偏低，淋巴细胞绝对值和百分比及单核细胞增多，但血小板寿命较短，可出现紫癜。血容量增大，出现轻度贫血。

2. 生殖系统　女性常有月经减少或闭经。男性有阳痿，偶有乳房发育。

3. 甲状腺肿　多呈弥漫性、对称性甲状腺肿大，随吞咽动作上下移动；质软、无压痛，久病者较韧；肿大程度与甲亢轻重无明显关系；左右叶上下极可有震颤或血管杂音。

4. 眼征　按病变程度可分为单纯性和浸润性突眼两类。

（1）单纯性突眼：病因与甲状腺毒症所致的交感神经兴奋性增高有关。①眼球向前突出，突眼度一般不超过 18mm；②瞬目减少或凝视（Stellwag 征）；③上眼睑挛缩，睑裂增宽（Dalrymple 征）；④上眼睑移动滞缓（von Graefe 征）：双眼向下看时，上眼睑不能随眼球下落；⑤向上看时，前额皮肤不能皱起（Joffroy 征）；⑥两眼看近物时，眼球辐辏不良（Mobius 征）。

（2）浸润性突眼，即 Graves 眼（眶）病，与发生于眶组织的自身免疫炎症反应有关。男性多见，单眼受累的患者占 10%~20%。由于累及的部位和程度不同，表现为眼内异物感、畏光、流泪、复视、视力减退、眼部静息或运动后疼痛等。检查可见眼球突出常不对称，突出超过正常值上限 3mm（中国人群突眼度），眼睑肿胀女性 16mm，男性 18.6mm，眼睑肿胀，眼睑不能闭合，结膜充血水肿，眼球活动受限；严重者眼球固定，视野缩小，角膜外露而形成角膜溃疡、全眼炎，甚至失明（表 7-4）。

表 7-4　Graves 眼病病情严重度评估标准（欧洲研究组织 EUGOGO. 2006）

级别	突眼（mm）	复视	视神经受累
轻度	19~20	间歇性发生	视神经诱发电位异常，视力>9/10
中度	21~23	非持续性存在	视力 8/10~5/10
重度	>23	持续性存在	视力<5/10

注：间歇性复视：在劳累或行走时发生；非持续性存在复视：眨眼时发生复视；持续性存在复视：阅读时发生复视

（三）特殊临床表现和类型

1. 甲状腺危象（thyroid crisis）　是甲状腺毒症急性加重的一个综合征，发生原因可能与循环内甲状腺激素水平增高有关。主要诱因有感染、手术、创伤、精神刺激等。临床表现：高热、大汗、心动过速（140 次/分钟以上）、烦躁不安、谵妄、呼吸急促、恶心、呕吐、腹泻，严重者可有心衰、休克及昏迷等。

2. 甲状腺毒症性心脏病（thyrotoxic heart disease）　主要表现为心房颤动和心力衰竭。有 10%~15% 的甲亢患者发生心房颤动。甲亢患者发生心力衰竭时，30%~50% 同时存在心房颤动。

3. 妊娠期甲状腺功能亢进症　简称妊娠甲亢，主要有以下几种特殊情况：①由于妊娠引起甲状腺激素结合球蛋白增高，从而导致血清 TT_4 和 TT_3 增高，所以妊娠甲亢的诊断应依赖血清 FT_4、FT_3、TSH；②妊娠一过性甲状腺毒症：绒毛膜促性腺激素（HCG）与 TSH 具有相同的亚单位，过量的 HCG 能够刺激 TSH 受体产生妊娠一过性甲状腺毒症；③新生儿甲状腺功能亢进症：母体的 TRAb 可以透过胎盘刺激胎儿的甲状腺引起新生儿甲亢；④产后 GD：产后由于免疫抑制的解除，容易发生 GD。

4. 胫前黏液性水肿　约 5% 的 GD 患者伴发本症。水肿常见于胫骨前下 1/3 部位，也见于足背、踝关节、肩部、手背或手术瘢痕处，偶见于面部。皮损为对称性，早期皮肤增厚、变粗，有广泛大小不等的棕红色或红褐色或暗紫红色突起不平的斑块或结节，边界清楚，直径 5~30mm 大小不等。皮损周围的表皮可有感觉过敏或减退，或伴痒感，后期皮肤粗厚如橘皮或树皮样。

（四）辅助检查

1. 血清总甲状腺素（TT_4） 是判定甲状腺功能最基本的筛选指标，受 TBG 等结合蛋白量和结合力变化的影响。

2. 血清总三碘甲状腺原氨酸（TT_3） 受 TBG 的影响。为早期 GD、治疗中疗效观察及停药后复发的敏感指标。也是诊断 T_3 型甲状腺功能亢进的特异指标。老年淡漠型甲状腺功能亢进或久病者 TT_3 可不高。

3. 血清游离甲状腺素（FT_4）与游离三碘甲状腺原氨酸（FT_3） FT_3、FT_4 不受血甲状腺结合球蛋白（TBG）影响，直接反映甲状腺功能状态是临床诊断甲亢的首选指标。

4. 促甲状腺激素（TSH） 甲状腺功能改变时，TSH 波动较 T_3、T_4 迅速显著，是反映下丘脑-垂体-甲状腺功能的一线指标，对亚临床型甲亢和亚临床型甲状腺功能减退症的诊断有重要意义。

5. TSH 受体抗体（TRAb） 新诊断的 75%～96% 的 GD 患者 TRAb 阳性，是鉴别甲状腺功能亢进病因、诊断 GD 的重要指标之一。

6. TSH 受体刺激抗体（TSAb） 未经治疗的 GD 患者血中 TSAb 阳性检出率可达 80%～100%，有早期诊断意义，可判断病情活动、复发，还可作为治疗停药的重要指标。

7. 甲状腺摄 ^{131}I 率 可鉴别不同病因的甲亢，还可用于计算 ^{131}I 治疗甲亢时需要的活度。

8. 影像学检查 超声、放射性核素扫描、CT、MRI 等有助于甲状腺、异位甲状腺肿和球后病变性质的诊断，可根据需要选用。

（五）治疗要点

GD 治疗方法包括抗甲状腺药物（antithy-roid drugs，ATD）、^{131}I 治疗及手术治疗。

1. 抗甲状腺药物治疗

（1）适应证：①病情轻、甲状腺轻度至中度肿大者；②年龄在 20 岁以下，或孕妇、年迈体弱或合并严重心、肝、肾疾病等而不宜手术者；③术前准备；④甲状腺次全切除后复发而不宜用 ^{131}I 治疗者。

（2）常用药物、剂量与疗程：常用的药物有硫脲类和咪唑类两类药物，疗程分为初治期、减量期及维持期。疗程中除非有较严重反应，一般不宜中断，并定期随访疗效。常用药物、剂量与疗程见表7-5。

表7-5 常用药物、剂量与疗程

常用药物		作用机制	剂量与疗程		
			初治期	减量期	维持期
硫脲类	甲硫氧嘧啶（MTU）	抑制甲状腺内过氧化酶系，抑制碘离子转化为新生态碘或活性碘，从而抑制甲状腺激素的合成	300～450mg/d2～3 次口服	约2～4 周减量一次，每次减 50～100mg	50～100mg/d，维持 1.5～2 年
	丙硫氧嘧啶（PTU）				
咪唑类	甲巯咪唑（MMI，他巴唑）		30～40mg/d，2～3 次口服	约2～4 周减量一次，每次减 5～10mg	5～10mg/d，维持 1.5～2 年
	卡比马唑（CMZ、甲亢平）				

（3）其他药物治疗

1）复方碘口服溶液：仅用于术前准备和甲状腺危象。

2）β 受体阻滞剂：用于改善甲亢初治期的症状，近期疗效好。可与碘剂合用于术前准备，也可用于 ^{131}I 治疗前后及甲状腺危象时。

2. ^{131}I 治疗 利用甲状腺摄取 ^{131}I 后释放 β 射线，破坏大部分甲状腺滤泡上皮而减少 TH 的分泌。β 射线在组织内的射程只有 2mm，不会累及毗邻组织。^{131}I 治疗甲亢后主要并发症是甲状腺功能减退。

3. 手术治疗 甲状腺次全切除术的治愈率可达 95% 左右。其并发症有：①甲状腺功能减退；②甲状旁腺功能减退;③喉返神经损伤。

4. 甲状腺危象的防治　去除诱因,积极治疗甲亢是预防甲状腺危象的关键,尤其是防治感染和充分的术前准备工作。一旦发生需积极抢救。

（1）抑制 TH 合成:首选 PTU,首次剂量 600mg,口服或胃管注入。

（2）抑制 TH 释放:服 PTU 后 1 小时再加用复方碘口服溶液 5 滴,以后每 8 小时 1 次,或碘化钠 1.0g加入 10%葡萄糖液中静脉滴注 24 小时,以后视病情变化逐渐减量,一般使用 3~7 天停药。

（3）β 受体阻滞剂:普萘洛尔 20~40mg,每 6~8 小时口服一次,或 1mg 经稀释后缓慢静脉滴注。普萘洛尔有抑制外周组织 T_4 转化为 T_3 的作用。

（4）糖皮质激素:氢化可的松 50~100mg 加入 5%~10%葡萄糖液中静脉滴注,每 6~8 小时一次。

（5）降低和清除血浆 TH:上述治疗效果不满意时,可选用血液透析、腹膜透析或血浆置换等措施降低血 TH 浓度。

（6）针对诱因和对症支持治疗:监护心、脑、肾功能;纠正水、电解质和酸碱平衡紊乱;降温、给氧、防治感染;积极治疗各种并发症。

5. Graves 眼病的治疗　根据欧洲研究组织(EUGOGO)病情分级予以治疗:①轻度 GO,病程一般呈自限性,以控制甲亢和局部治疗为主;②中度和重度 GO,在上述治疗基础上进行强化治疗。

6. 妊娠期甲亢的治疗　①ATD 治疗:首选 PTU,因该药不易通过胎盘。需要密切监测孕妇的甲状腺激素水平,血清 TT_4、FT_4 应当维持在妊娠期正常范围的上限水平;②手术治疗:发生在妊娠初期的甲亢,经PTU 治疗控制症状后,宜在妊娠中期施行甲状腺次全切除术;③禁用 ^{131}I 治疗;④禁用普萘洛尔,因普萘洛尔可使子宫持续收缩而引起胎儿发育不良等。

7. 甲状腺毒性心脏病的治疗　①ATD 治疗:立即给予足量 ATD,控制甲状腺功能至正常;②^{131}I 治疗:经 ATD 治疗控制甲状腺毒症症状后,尽早给予大剂量的 ^{131}I 破坏甲状腺组织;③β 受体阻断药:普萘洛尔可以控制心率,也可用于心动过速所致的心力衰竭,但需要同时使用洋地黄制剂。

（六）常用护理诊断/问题及措施

1. 营养失调:低于机体需要量　与代谢率增高导致代谢需求大于摄入有关。

（1）体重监测:每日测量体重,评估患者体重的变化。

（2）饮食护理:为满足机体代谢亢进的需要,给予高热量、高蛋白、高维生素(尤其是复合维生素 B)及矿物质的饮食,主食应足量,可以各种形式增加奶类、蛋类、瘦肉类等优质蛋白以纠正体内的负氮平衡,且两餐之间附加点心。每日饮水 2000~3000ml 以补充出汗、腹泻、呼吸加快等所丢失的水分,对有心脏疾患者避免大量饮水,以防水肿和心衰。禁止摄入刺激性食物及饮料,如浓茶、咖啡等,以免引起患者精神兴奋。勿进食增加肠蠕动及导致腹泻的食物,如高纤维食物。

2. 潜在并发症:与药物不良反应有关　指导患者正确用药,不可随意减量或停药,密切观察药物副作用,及时处理。

（1）粒细胞减少:多发生在用药后 2~3 个月内,严重者可致粒细胞缺乏症,应指导患者定期复查血常规。如外周血白细胞低于 $3×10^9$/L 或中性粒细胞低于 $1.5×10^9$/L,应考虑停药,并给予促进白细胞增生药。

（2）药疹:轻者可用抗组胺药控制,不必停药。如皮疹加重,应立即停药,以免发生剥脱性皮炎。

（3）中毒性肝炎:应立即停药治疗。

3. 活动无耐力　与蛋白质分解增加、甲状腺功能亢进性心脏病、肌无力等有关。

（1）休息与活动:评估患者目前的活动程度,活动和休息的方式,与患者共同制订日常活动计划,做到有计划地适量活动。病情轻者可下床活动,以不感到疲劳为度。病情重、心力衰竭或合并严重感染者应严格卧床休息。

（2）环境安排:因患者基础代谢亢进,怕热,应安排通风设备好的环境,保持环境安静,使患者得到充分的休息。

(3) 生活护理:对大量出汗的患者,应随时更换浸湿的衣服及床单,防止受凉。协助患者日常生活自理。

4. 个人应对无效　与性格及情绪改变有关。

(1) 心理护理:①护士鼓励患者表达出内心的感受,理解和同情患者,避免其情绪不安;②护士向患者家属和同室病友解释患者紧张易怒的行为是暂时性的,会因有效治疗而改善;③限制探视时间,提醒家属勿提供兴奋、刺激的消息,以减少患者激动、易怒的精神症状;④鼓励患者参与团体活动,以免社交障碍产生焦虑;⑤指导和帮助患者正确处理生活突发事件。

(2) 病情观察:观察患者精神状态和手指震颤情况,注意有无焦虑、烦躁、心悸等甲状腺功能亢进加重的表现,必要时使用镇静剂。

5. 有组织完整性受损的危险　与浸润性突眼有关。

(1) 眼部护理:①佩戴眼罩以防光线刺激、灰尘和异物的侵害,复视者戴单侧眼罩;②经常以眼药水湿润眼睛,避免过度干燥,睡觉涂抗生素眼膏,用无菌生理盐水纱布覆盖双眼;③睡觉或休息时,抬高头部,使眶内液回流减少,减轻球后水肿。

(2) 病情观察　定期眼科角膜检查以防角膜溃疡造成失明。

6. 潜在并发症:甲状腺危象

(1) 避免诱因　指导患者自我心理调整,避免感染、严重精神刺激、创伤等诱发因素。

(2) 病情监测　观察意识、体温、呼吸、脉搏、血压变化。若原有甲状腺功能亢进症状加重,并出现严重乏力、烦躁、发热(体温>39℃)、多汗、心悸、心率达140次/分以上、伴食欲减退、恶心、呕吐、腹泻、脱水等应警惕甲状腺危象发生,立即报告医师并协助处理。

(3) 急救护理:①绝对卧床休息,呼吸困难时取半卧位,立即给氧;②及时准确按医嘱使用PTU和碘剂。并注意碘剂过敏反应,如出现口腔黏膜发炎、腹泻、恶心、呕吐、鼻出血等症状,应立即停药。通知医师处理。③密切观察生命体征和病情变化。准确记录24h出入量。④对症护理:体温过高者给予冰敷或酒精擦浴以降低体温;躁动不安者使用床栏保护患者安全;昏迷者加强皮肤、口腔护理,定时翻身,防止压疮、肺炎的发生。

(七)健康指导

1. 疾病知识指导　指导患者注意加强自我保护,上衣领宜宽松,避免压迫甲状腺,严禁用手挤压甲状腺以免TH分泌过多,加重病情。鼓励患者保持身心愉快,避免精神刺激或过度劳累,建立和谐的人际关系和良好的社会支持系统。指导患者保护眼睛的方法。

2. 用药指导与病情监测　指导患者坚持遵医嘱按剂量、按疗程服药,不可随意减量和停药。服用抗甲状腺药物的开始3个月,每周查血象1次,每个月做甲状腺功能测定,每天清晨起床前自测脉搏,定期测量体重。脉搏减慢、体重增加是治疗有效的标志。若出现高热、恶心、呕吐、不明原因腹泻、突眼加重等,警惕甲状腺危象可能,应及时就诊。

3. 生育指导　对有生育需要的女性患者,应告知其妊娠可加重甲状腺功能亢进,宜治愈后再妊娠。对妊娠期甲状腺功能亢进患者,宜选用抗甲状腺药物治疗,禁用[131]I治疗,慎用普萘洛尔,加强胎儿监测。产后如需继续服药,则不宜哺乳。

(朱小平)

第三节 甲状腺功能减退症

案例导入

病史评估：患者，女，46岁，1年前出现畏寒、乏力、纳差、便秘，医院诊断为"甲状腺功能减退症"，近1月出现双下肢水肿，为进一步诊治收入院。

身体评估：T 36.2℃　P 70次/分　R 18次/分　BP 142/80mmHg，意识清楚，表情淡漠，步入病房。

辅助检查：FT_3 4.11pmol/L，FT_4 7.14pmol/L，TSH 69.45mlu/L。

初步诊断：甲状腺功能减退症。

请思考：还需要进一步评估的资料有哪些？患者的主要护理问题是什么？护理措施有哪些？

甲状腺功能减退症（hypothyroidism）简称甲减，是由各种原因导致的低甲状腺激素血症或甲状腺激素抵抗而引起的全身性低代谢综合征，其病理特征是黏多糖在组织和皮肤堆积，表现为黏液性水肿（myxedema）。

（一）分类

1. 根据病变部位分类　①由甲状腺腺体本身病变引起的甲减称为原发性甲减；②由垂体和下丘脑病变引起的甲减称为中枢性甲减，其中由下丘脑病变引起的甲减称为三发性甲减（tertiary hypothyroidism）；③由TH在外周组织实现生物效应障碍引起的综合征称为TH抵抗综合征。

2. 根据病变的原因分类　药物性甲减、手术后或^{131}I治疗后甲减、垂体或下丘脑肿瘤手术后甲减。

3. 根据甲状腺功能减退的程度分类　临床甲减和亚临床甲减。

（二）病因

成人甲减的主要病因是：①自身免疫损伤：最常见的原因是自身免疫性甲状腺炎；②甲状腺破坏：包括甲状腺次全切除、^{131}I治疗等；③碘过量：碘过量可引起具有潜在性甲状腺疾病者发生甲减，也可诱发和加重自身免疫性甲状腺炎；④抗甲状腺药物：如锂盐、硫脲类等。

（三）临床表现

1. 一般表现　易疲劳、怕冷、体重增加、记忆力减退、反应迟钝、嗜睡、精神抑郁、便秘、月经不调、肌肉痉挛等。典型者可见黏液性水肿面容：表情淡漠，面色苍白，皮肤干燥发凉、粗糙脱屑，颜面、眼睑和手部皮肤水肿，声音嘶哑，毛发稀疏、眉毛外1/3脱落。手足皮肤呈姜黄色。

2. 肌肉与关节　肌肉乏力，暂时性肌强直、痉挛、疼痛，咀嚼肌、胸锁乳突肌、股四头肌及手部肌肉可有进行性肌萎缩。部分患者可伴有关节病变，偶有关节腔积液。

3. 心血管系统　心动过缓、心排血量下降。久病者由于血胆固醇增高，易并发冠心病，10%的人伴发高血压。

4. 血液系统　主要表现为贫血。

5. 消化系统　常有畏食、腹胀、便秘等，严重者可出现麻痹性肠梗阻或黏液水肿性巨结肠。

6. 内分泌生殖系统　表现为性欲减退，女性患者常有月经过多或闭经。部分患者由于血清催乳素（PRL）水平增高，发生溢乳。男性患者可出现勃起功能障碍。

7. 黏液性水肿昏迷　冬季易发，老人多见，死亡率高。常见诱因包括寒冷、感染、手术、严重躯体疾病、中断TH替代治疗和使用麻醉、镇静剂等。临床表现为嗜睡，低体温（体温<35℃），呼吸减慢，心动过缓，血压下降，四肢肌肉松弛，反射减弱或消失，甚至昏迷、休克，心肾功能不全而危及生命。

（四）辅助检查

1. 血常规及生化检查　多为轻、中度正细胞正色素性贫血。血胆固醇、甘油三酯、低密度脂蛋白常增高,高密度脂蛋白降低。

2. 甲状腺功能检查　血清 TSH 增高、TT_4、FT_4 降低是诊断本病的必备指标。亚临床甲减仅有血清 TSH 升高,血清 T_4 或 T_3 正常。

3. TRH 兴奋试验　甲减定位诊断,主要用于垂体甲减与下丘脑甲减的鉴别。

(五)治疗要点

1. 替代治疗　各种类型的甲减,均需用 TH 替代,永久性甲减者需终身服用,首选左甲状腺素($L-T_4$)口服。治疗的目标是用最小剂量纠正甲减而不产生明显不良反应,使血 TSH 和 TH 水平恒定在正常范围内。

2. 对症治疗　有贫血者补充铁剂、叶酸等。胃酸低者补充稀盐酸,与 TH 合用疗效好。

3. 亚临床甲减的处理　亚临床甲减引起的血脂异常可促使动脉粥样硬化,部分亚临床甲减可发展为临床甲减。目前认为只要患者有高胆固醇血症、血清 TSH>10mU/L,就需要给予 $L-T_4$ 治疗。

4. 黏液性水肿昏迷的治疗　①立即静脉补充 TH($L-T_3$ 或 $L-T_4$),清醒后改口服维持治疗;②保暖,给氧,保持呼吸道通畅,必要时行气管切开、机械通气等;③氢化可的松 200~300mg/d 持续静脉滴注,待患者清醒后逐渐减量。根据需要补液,但补液量不宜过多;④控制感染,治疗原发病。

(六)常用护理诊断/问题及措施

1. 便秘　与代谢率降低及体力活动减少引起的肠蠕动减慢有关。

(1)饮食护理:给予高蛋白、高维生素、低钠、低脂肪饮食,细嚼慢咽,少量多餐。进食粗纤维食物,如蔬菜、水果或全麦制品,促进胃肠蠕动。桥本甲状腺炎所致甲状腺功能减退症者应避免摄取含碘食物和药物,以免诱发严重黏液性水肿。

(2)建立正常的排便型态:指导患者每天定时排便,养成规律排便的习惯,并为卧床患者创造良好的排便环境。教会患者促进便意的技巧,如适当按摩腹部,或用手指进行肛周按摩。鼓励患者每天进行适度的运动,如散步、慢跑等。

(3)用药护理:必要时根据医嘱给予轻泻剂,并观察大便的次数、性质和量,观察有无腹胀、腹痛等麻痹性肠梗阻的表现。

2. 体温过低　与机体基础代谢率降低有关。

(1)保暖:调节室温在 22~23℃,注意患者保暖,如添加衣服、包裹毛毯、睡眠时加盖棉被或用热水袋保暖等。冬天外出时,戴手套、穿棉鞋,避免受凉。

(2)病情观察:监测生命体征变化,观察患者有无寒战、皮肤苍白等体温过低表现及心律不齐、心动过缓等现象,并及时处理。

3. 潜在并发症:黏液性水肿昏迷

(1)避免诱因:避免寒冷、感染、手术、使用麻醉剂、镇静剂等诱发因素。

(2)病情监测:观察意识、生命体征的变化及全身黏液性水肿情况。患者若出现体温<35℃、呼吸浅慢、心动过缓、血压降低、嗜睡等表现,立即通知医师并配合抢救处理。

(3)黏液性水肿昏迷的护理:①建立静脉通道,按医嘱给予急救药物;②保持呼吸道通畅,吸氧,必要时配合医生行气管插管或气管切开;③监测生命体征和动脉血气分析的变化,记录 24 小时出入量;④注意保暖,避免局部热敷,以免烫伤和加重循环不良。

(七)健康指导

1. 疾病知识指导　告知患者发病原因及注意事项,如地方性缺碘者可采用碘化盐,药物引起者应调整剂量或停药。注意个人卫生,冬季注意保暖,减少出入公共场所,以预防感染和创伤。慎用催眠、镇静、镇痛、麻醉等药物。

2. 用药指导　对需终身替代治疗者,向其解释终身坚持服药的必要性。不可随意停药或变更剂量,否则可能导致心血管疾病,如心肌缺血、心肌梗死或充血性心力衰竭。告知患者替代治疗过程中如出现脉搏>100 次/分钟、心律失常、发热、大汗、情绪激动等情况时应减量或暂停服用,并及时报告医师。告知患者替代治疗效果最佳的指标为血 TSH 恒定在正常范围内,长期替代者宜每6~12 个月检测1 次。服用利尿剂时,指导患者记录24 小时出入量。

3. 病情监测指导　指导患者定期复查肝肾功能、甲状腺功能、血常规等。指导患者学会自我观察病情。若出现低血压、心动过缓、体温<35℃等,应及时就医。

(朱小平)

第四节　皮质醇增多症

案例导入

病史评估:患者,女,36 岁,2 年前无诱因出现腹部逐渐肥胖,伴四肢变细,血压增高,近4 天出现发热、双下肢水肿,食欲减退,为进一步诊治收入院。

身体评估:T 37.8℃、P 110 次/分、R 18 次/分、BP 150/90mmHg,意识清楚,精神差,下颌有小须,步入病房。

辅助检查:促肾上腺皮质激素 196.4pg/ml,24 尿皮质醇 100.05ug/dl。

MRI:垂体微腺瘤。CT 报告:双侧肾上腺改变,考虑肾上腺增生。

初步诊断:皮质醇增多症。

请思考:还需要进一步评估的资料有哪些? 患者的主要护理问题是什么? 护理措施有哪些?

皮质醇增多症(hypercortisolism)又名库欣综合征(Cushing syndrome)是由各种病因造成肾上腺皮质分泌过量糖皮质激素(主要是皮质醇)所致的一组症候群。本病多见于女性,男女之比约为 1∶(2~3),以 20~40 岁居多,约占 2/3。

(一)病因及分类

1. 依赖 ACTH 的库欣综合征　包括:①库欣病:最常见;②异位 ACTH 综合征;③异位 CRH 分泌综合征。

2. 不依赖 ACTH 的库欣综合征包括:①肾上腺皮质腺瘤;②肾上腺皮质癌;③不依赖 ACTH 的双侧性肾上腺小结节性增生;④不依赖 ACTH 的双侧肾上腺大结节性增生。

(二)临床表现

1. 库欣综合征有多种类型:①典型病例:主要表现为向心性肥胖、满月脸、多血质,紫纹等,多见于垂体性库欣病、肾上腺腺瘤、异位 ACTH 综合征中的缓进型;②早期病例:以高血压为主,肥胖,向心性不显著,尿游离皮质醇明显增高;③重型:主要特征为体重减轻、高血压、低血钾性碱中毒;④以并发症为主的病例:如心衰、脑卒中、病理性骨折、精神症状或肺部感染等,库欣综合征容易被忽略。

2. 典型病例的表现

(1) 向心性肥胖、满月脸、多血质:面如满月,红润多脂,以胸、腹、颈、背部脂肪甚厚。疾病后期因肌肉消耗,四肢显得相对瘦小;多血质与皮肤菲薄、微血管易透见有关,有时可能与皮质醇刺激骨髓,使红细胞计数和血红蛋白含量增多有关。

(2) 皮肤表现:皮肤薄,微血管脆性增加,轻微损伤可引起淤斑。患者下腹两侧、大腿外侧等处可出现紫红色条纹。手、脚、指(趾)、肛周常出现真菌感染。异位 ACTH 综合征及较重库欣病患者皮肤色素明显加深。

（3）代谢障碍：大量皮质醇促进肝糖原异生，减少外周组织对葡萄糖的利用，拮抗胰岛素，使血糖升高，葡萄糖耐量减低引起类固醇性糖尿病。大量皮质醇有钠潴留、排钾作用，明显的低血钾碱中毒主要见于肾上腺皮质癌和异位 ACTH 综合征。部分患者因钠潴留而出现轻度水肿。由于皮质醇有排钙作用，病程长者可出现骨质疏松，脊椎压缩畸形，身材变矮，有时呈佝偻、骨折。儿童患者的生长发育受抑制。

（4）心血管表现：高血压多见，常伴有动脉硬化和肾小动脉硬化。长期高血压可并发左心室肥大、心力衰竭和脑卒中。

（5）对感染抵抗力减弱：长期皮质醇分泌增多使免疫功能减弱，患者容易发生各种感染，其中以肺部感染多见。如有化脓性细菌感染则不容易局限化，可发展成蜂窝组织炎、菌血症、败血症。

（6）性功能障碍：由于肾上腺雄激素产生过多以及皮质醇对垂体促性腺激素的抑制作用，女性患者大多出现月经减少、不规则或停经（多伴不孕），痤疮等。如出现明显男性化（乳房萎缩、生须、喉结增大、阴蒂肥大等），要警惕肾上腺癌。男性患者可出现性欲减退、阴茎缩小、睾丸变软等。

（7）全身及神经系统常表现：肌无力，下蹲后起立困难。患者常有不同程度的精神、情绪变化，如情绪不稳定、烦躁、失眠，严重者精神变态，个别可发生偏执狂。

（三）辅助检查

1. 皮质醇测定　血浆皮质醇水平增高且昼夜节律消失。24 小时尿 17-羟皮质类固醇升高。

2. 地塞米松抑制试验　①小剂量地塞米松抑制试验：尿 17-羟皮质类固醇不能降至对照值的 50% 以下，或尿游离皮质醇不能降至在 55nmol/24h 以下者，表示不能被抑制；②大剂量地塞米松抑制试验：尿 17-羟皮质类固醇或尿游离皮质类固醇能降到对照值的 50% 以下者，表示被抑制，病变大多为垂体性；不能被抑制者可能为原发性肾上腺皮质肿瘤或异位 ACTH 综合征。

3. ACTH 兴奋试验　垂体性库欣病和异位 ACTH 综合征者常有反应，原发性肾上腺皮质肿瘤者多数无反应。

4. 影像学检查　包括肾上腺 B 超检查、蝶鞍区断层摄片、CT、MRI 等，可显示病变部位的影像学改变。

（四）治疗要点

根据不同病因进行相应治疗。治疗目标是尽可能恢复正常的血浆皮质醇水平，并最小程度干扰垂体-肾上腺轴或其他激素间的平衡。

1. 库欣病　本病治疗有手术、放疗、药物 3 种方法。经蝶窦切除垂体微腺瘤为治疗本病的首选方法，腺瘤摘除后可治愈，仅少数患者术后复发。如经蝶窦手术未发现或未摘除垂体微腺瘤，或某种原因不宜做垂体手术，且病情严重者，宜作一侧肾上腺全切，另一侧肾上腺大部分或全切除术，术后行激素替代治疗和垂体放疗。对于垂体大腺瘤患者需作开颅手术，尽可能切除肿瘤。病情较轻或儿童病例，可行垂体放疗。

2. 肾上腺肿瘤　手术切除可获根治，经腹腔镜切除更有利于术后的恢复。术后需较长时间使用氢化可的松或可的松作替代治疗，大多数患者于 6 个月至 1 年可逐渐停用替代治疗。肾上腺皮质癌应尽可能早期手术治疗，未能根治或已有转移者用肾上腺皮质激素合成阻滞药物治疗。

3. 不依赖 ACTH 小结节性或大结节性双侧肾上腺增生　做双侧肾上腺切除术，术后行激素替代治疗。

4. 异位 ACTH 综合征　应治疗原发性肿瘤，根据具体病情进行手术、放疗和化疗。

（五）常用护理诊断／问题及措施

1. 体像紊乱　与皮质醇增多引起身体外观改变有关。护理措施参见本章第一节概述中"体像紊乱"的护理。

2. 体液过多　与皮质醇增多引起水钠潴留有关。

（1）休息与体位：合理的休息可避免水肿加重。平卧时可适当抬高双下肢,有利于静脉回流。

（2）饮食护理：进低钠、高钾、高蛋白、低碳水化合物的食物,预防和控制水肿。鼓励患者多食柑橘类、枇杷、香蕉、南瓜等含钾高的食物。

（3）应用利尿剂的护理：水肿严重时,根据医嘱给予利尿剂,观察水肿消退情况及不良反应,如出现心律失常、恶心、呕吐、腹胀等低钾症状和体征时,及时处理。

（4）病情监测：监测患者水肿情况,每天测量并记录体重的变化,记录24小时液体出入量,监测电解质浓度和心电图变化。

3. 有感染的危险　与皮质醇增多导致机体免疫力下降有关。

（1）病情监测：密切观察体温变化,定期检查血常规,注意有无感染征象。

（2）预防感染：①保持病室环境清洁,避免患者暴露在污染的环境中,减少感染机会;②严格执行无菌操作,尽量减少侵入性治疗措施以降低感染及交叉感染的危险;③教导患者和家属预防感染的知识。

（3）皮肤与口腔护理：协助患者做好个人卫生,避免皮肤感染与擦伤。病重者做好口腔护理。

4. 潜在并发症：骨折

（1）减少安全隐患：①提供安全、舒适的环境,浴室放防滑垫;②穿柔软宽松衣裤和防滑鞋;③将日常所需物品放置在患者床边。

（2）活动指导：鼓励患者适当活动,以增强生活自理能力及延缓肌肉萎缩。避免剧烈运动,防止因跌倒引起骨折。

（3）病情观察：观察患者有无关节疼痛或腰背痛等情况,及时报告医师。

（六）健康指导

1. 疾病知识指导　指导患者在日常生活中注意预防感染,保持皮肤清洁,预防外伤、骨折等各种可能导致病情加重或诱发并发症的因素,定期门诊复诊。

2. 用药指导与病情监测　指导患者正确用药,不可随意停药或减量,告知观察药物不良反应,了解激素替代治疗的注意事项,尤其是识别激素过量或不足的症状和体征,并告知患者随意停用激素会引起肾上腺危象。

3. 心理指导　鼓励患者说出身体外形改变的感受,以减轻焦虑等不良情绪。指导患者家属对其提供情感支持,教会患者自我护理措施,以增强患者的自信心。

（朱小平）

第五节　糖尿病

案例导入

病史评估：患者,男,40岁,2月前无诱因出现口渴、多饮、多食、多尿、体重减轻,1周前体检发现血糖升高,为进一步诊治收入院。

身体评估：T 36.8℃、P 82次/分、R 18次/分、BP 138/85mmHg,意识清楚,步入病房。

辅助检查：空腹血糖10.6mmol/L,餐后2h血糖22.6mmol/L,HbA$_{1c}$ 11.8%,尿酮体++。

初步诊断：2型糖尿病。

入院后,患者喜欢进食油炸食品,治疗2天后血糖控制不佳。

请思考：还需要进一步评估的资料有哪些？患者的主要护理问题是什么？护理措施有哪些？

糖尿病(diabetes mellitus,DM)是由遗传和环境因素相互作用而引起的一组以慢性高血糖为特征的代谢异常综合征。因胰岛素分泌和(或)作用缺陷,引起碳水化合物、蛋白质、脂肪、水和电解质等代谢紊乱。随着病程延长可出现眼、肾、神经、心脏、血管等多系统损害。重症或应激时可发生酮症酸中毒、高血糖高渗状态等急性代谢紊乱。根据国际糖尿病联盟(IDF)统计,2011年全世界糖尿病患者已达3.66亿,较2010年的2.85亿增加近30%。随着我国经济的高速发展、人口老龄化、不良生活方式的影响,糖尿病的患者数呈快速增长趋势:现成年人糖尿病患病率达9.7%,而糖尿病前期的比例高达15.5%。因此,糖尿病已成为严重威胁人类健康的世界性公共卫生问题。

(一)分类

目前国际上通用WHO糖尿病专家委员会提出的分型标准(1999),将糖尿病分为4型:1型糖尿病(T1DM)、2型糖尿病(T2DM)、其他特殊类型糖尿病和妊娠糖尿病。

(二)病因与发病机制

糖尿病的病因和发病机制至今未完全阐明。不同类型的糖尿病其病因不同,即使在同一类型中也存在差异性。概括而言,引起糖尿病的病因可归纳为遗传因素及环境因素两大类。

1. 1型糖尿病　绝大多数1型糖尿病是自身免疫性疾病,遗传因素和环境因素共同参与其发病过程。发病机制是某些外界因素作用于有遗传易感性的个体,激活一系列自身免疫反应,引起胰岛β细胞破坏和衰竭,体内胰岛素分泌不足进行性加重,导致糖尿病。

2. 2型糖尿病　T2DM也是遗传因素和环境因素共同作用的结果,发病机制是在基因缺陷的基础上存在胰岛素抵抗和胰岛素分泌障碍两个环节,从而导致糖尿病。

(三)临床表现

1型糖尿病多在30岁以前的青少年期起病,起病急,症状明显,有自发酮症倾向。某些成年1型糖尿病患者早期临床表现不明显,甚至可能不需胰岛素治疗,称为成人隐匿性自身免疫性糖尿病(latent autolm-mune diabetes in adults,IADA)。2型糖尿病多发生在40岁以上人群,但近年来发病趋向低龄化,患者多肥胖或超重。起病缓慢,部分患者可长期无代谢紊乱症状,常在体检发现高血糖。随着病程进展可出现各种急慢性并发症。

1. 代谢紊乱症候群

(1)多尿、多饮、多食和体重减轻:由于血糖升高引起渗透性利尿导致尿量增多;而多尿导致失水,使患者口渴而多饮水。由于机体不能利用葡萄糖,且蛋白质和脂肪消耗增加,引起消瘦、疲乏、体重减轻。为补充糖分,维持机体活动,患者常易饥多食。

(2)其他症状:皮肤瘙痒尤其外阴瘙痒、四肢麻木、腰痛、性欲减退、阳痿、月经失调、便秘、视力模糊等。

2. 并发症

(1)糖尿病急性并发症

1)糖尿病酮症酸中毒(diabetic ketoacidosis,DKA):为最常见的糖尿病急症。DKA是由于胰岛素不足和升糖激素不适当升高引起糖、脂肪、蛋白质代谢严重紊乱综合征,以至于水、电解质和酸碱平衡失调,临床以高血糖、高血酮和代谢性酸中毒为主要表现。①诱因:1型糖尿病患者有自发DKA倾向。2型糖尿病患者被某些诱因诱发,常见诱因有感染、胰岛素减量或治疗中断、妊娠、分娩、创伤、手术等引起应激状态等,有时可无明显诱因。②临床表现:"三多一少"症状加重;随后出现食欲减退、恶心、呕吐,出现意识障碍者有嗜睡、呼吸深快有烂苹果味(丙酮味)。随着病情进一步发展,出现严重失水、尿量减少、皮肤弹性差、眼球下陷、脉细速、血压下降、四肢厥冷。晚期各种反射迟钝甚至消失,患者出现昏迷。

2)高血糖高渗状态(hyperglycemic hyperosmolar status,HHS):以严重高血糖、高血浆渗透压、脱水为特点,无明显酮症酸中毒,常有不同程度的意识障碍。多见于50~70岁的老人,男女发病率相似,约2/3患者发病前无糖尿病病史或仅为轻症。①诱因:感染、急性胃肠炎、胰腺炎、脑卒中、严重肾疾患、血液或腹膜透析、静脉内高营养、不合理限制水分,以及某些药物如糖皮质激素、免疫抑制剂、噻嗪类利尿药物的应用等;少数因病程早期未确诊糖尿病而输入葡萄糖液,或因口渴而大量饮用含糖饮料等诱发。②临床表现:起病缓慢,常先有多尿、多饮,但多食不明显,或反而食欲减退;失水随病程进展逐渐加重,晚期尿少甚至无尿,就诊时常严重脱水、休克,但无酸中毒样深大呼吸。

3) 感染:疖、痈等皮肤感染多见,可致败血症或脓毒血症。足癣、甲癣、体癣等皮肤真菌感染也较常见,女性患者常并发真菌性阴道炎。肺结核发病率高,进展快,易形成空洞。

4) 低血糖:正常人低血糖的诊断标准为血糖≤2.8mmol/L,而糖尿病患者血糖值≤3.9mmol/L就属于低血糖范畴,但因个体差异,少数糖尿病患者血糖>3.9mmol/L也可出现低血糖症状。低血糖分为空腹低血糖和餐后(反应性)低血糖两种类型。低血糖临床表现:①交感神经兴奋表现:多有肌肉颤抖、心悸、出汗、饥饿感、四肢无力、紧张、焦虑、面色苍白、心率加快、四肢冰冷等;②脑功能障碍表现:初期为精神不集中、思维和语言迟钝、头晕、嗜睡、视物不清、步态不稳,后可有幻觉、躁动、易怒、性格改变、认知障碍,严重时发生抽搐、昏迷。持续6小时以上的严重低血糖症常导致永久性脑损伤,甚至死亡。

(2) 糖尿病慢性并发症:糖尿病的慢性并发症可遍及全身各重要器官。

1) 糖尿病大血管病变(diabetic macroangiopathy):主要表现为动脉粥样硬化。大、中动脉粥样硬化主要侵犯主动脉、冠状动脉、大脑动脉、肾动脉和肢体外周动脉等,引起冠状动脉粥样硬化性心脏病、缺血性或出血性脑血管病、肾动脉硬化、肢体外周动脉硬化等。

2) 糖尿病微血管病变(diabetic microangiopathy):微血管病变是糖尿病的特异性并发症。发病机制复杂,微循环障碍、微血管瘤形成和微血管基底膜增厚是其典型改变。病变主要发生在视网膜、肾、神经、心肌组织,尤以肾脏和视网膜病变最为重要。①糖尿病肾病(diabetic nephropathy):多见于糖尿病病史超过10年者,也是1型糖尿病患者的主要死亡原因。其发生发展分为5期,常与肾小球硬化和间质纤维化并存。Ⅰ、Ⅱ期仅有肾本身的病理改变;Ⅲ期开始出现微量白蛋白尿;Ⅳ期尿蛋白逐渐增多,可伴有水肿和高血压,肾功能减退;Ⅴ期出现明显的尿毒症症状。②糖尿病视网膜病变(diabetic retinopathy):多见于糖尿病病程超过10年者,是糖尿病患者失明的主要原因之一。按眼底改变分为6期2类,Ⅰ、Ⅱ、Ⅲ期为背景性视网膜期,出现微血管瘤、出血、硬性渗出物,之后出现棉絮状软性渗出物;Ⅳ~Ⅴ期为增殖性视网膜病变,出现新生毛细血管和玻璃体积血,机化物形成,最后视网膜剥离而失明。除视网膜病变外,糖尿病还可引起黄斑病、白内障、青光眼、屈光改变、虹膜睫状体病变等。③其他:糖尿病心脏微血管病变和心肌代谢紊乱可引起心肌广泛灶性坏死等,称糖尿病心肌病,可诱发心力衰竭、心律失常、心源性休克和猝死。

3) 糖尿病神经病变(diabetic neuropathy):发生机制涉及大血管、微血管病变,免疫机制以及生长因子不足等。以周围神经病变最常见,通常为对称性,下肢较上肢严重,病情进展缓慢。患者常先出现肢端感觉异常,如袜子或手套状分布,伴麻木、烧灼、针刺感或如踩棉花感;随后肢体出现疼痛、呈隐痛、刺痛、夜间及寒冷季节加重;后期累及运动神经,可有肌力减弱以至肌萎缩和瘫痪。糖尿病患者自主神经损害也较常见,临床表现为瞳孔改变、排汗异常、胃排空延迟、腹泻或便秘等胃肠功能紊乱,以及尿潴留、尿失禁、阳痿等。

4) 糖尿病足(diabetic foot,DF):指与下肢远端神经异常和不同程度的周围血管病变相关的足部感染、溃疡和(或)深层组织破坏。根据病因,可分为神经性、缺血性和混合性3类。其主要临床表现为足部溃疡与坏疽,是糖尿病患者截肢、致残的主要原因之一。常见的Wagner分级见表7-6。

表 7-6　糖尿病足 Wagner 分级法

分级	临床表现
0 级	有发生足溃疡的危险因素,目前无溃疡
1 级	表面溃疡,临床上无感染
2 级	较深的溃疡,常有软组织炎,无脓肿或骨的感染
3 级	深度感染,伴有骨组织病变或脓肿
4 级	局限性坏疽
5 级	全足坏疽

（四）辅助检查

1. 尿糖测定　尿糖阳性是诊断糖尿病的重要线索,不能作为诊断依据。尿糖阴性不能排除糖尿病。

2. 血糖测定　血糖测定的方法有:静脉血葡萄糖测定、毛细血管血葡萄糖测定和 24 小时动态血糖测定三种。前者用于诊断糖尿病,后两种仅用于监测糖尿病病情变化和治疗效果。

3. 葡萄糖耐量试验　当血糖值高于正常范围而又未达到诊断糖尿病标准,需进行葡萄糖耐量试验。方法有以下两种:①口服葡萄糖耐量试验(oral glucose tolerance test,OGTT):见本章第一节概述中"常用内分泌与代谢性疾病实验室检查及注意事项"。②静脉葡萄糖耐量试验(intravenous glucose tolerance test,IVGTT):多用于临床研究。

4. 糖化血红蛋白(HbA$_{1C}$)　测定 HbA$_{1C}$ 可反映取血前 8~12 周血糖的平均水平,为判断糖尿病病情控制的金标准。

5. 血浆胰岛素和 C-肽测定　主要用于胰岛 β 细胞功能的评价。

（五）治疗要点

糖尿病治疗强调早期、长期、综合治疗及治疗方法个体化的原则。综合治疗包括两个含义:糖尿病教育、饮食治疗、运动锻炼、药物治疗和自我监测 5 个方面,以及降糖、降压、调脂和改变不良生活习惯 4 项措施。治疗目标是通过纠正患者不良的生活方式和代谢紊乱,防止急性并发症的发生和减缓慢性并发症的发生,保持良好的心理状态,提高生活质量。

1. 糖尿病健康教育　健康教育是糖尿病治疗的根本,良好的健康教育能让糖尿病患者认识糖尿病,了解糖尿病的危害,使其积极配合治疗,充分调动患者的主观能动性,有利于疾病控制达标,防止各种并发症的发生和发展,提高糖尿病患者自我管理效能。

2. 医学营养治疗　是糖尿病治疗的基础,医学营养治疗的目的是维持理想体重,保证未成年人的正常生长发育,纠正已发生的代谢紊乱,使血糖、血脂达到或接近正常水平,见本节"饮食护理"。

3. 运动疗法　运动治疗是糖尿病治疗的手段,适当的运动有利于减轻体重,提高胰岛素敏感性,改善血糖和脂代谢紊乱,还可减轻患者的压力和紧张情绪。运动治疗的原则是循序渐进、持之以恒。应根据患者年龄、性别、生活习惯、病情及有无并发症等安排适量的活动,见本节"运动锻炼"。

4. 药物治疗

（1）口服药物治疗:口服降糖药物包括磺酰脲类、格列奈类、双胍类、噻唑烷二酮类、α-葡萄糖苷酶抑制剂和二肽基肽酶-4 抑制剂(DDP-4 抑制剂)。

1）磺脲类(sulfonylureas,SUs):作用于胰岛 β 细胞表面的受体,促进胰岛素释放。降血糖作用有赖于尚存在30%以上有功能的胰岛 β 细胞。常用的有格列本脲、格列吡嗪、格列吡嗪控释片、格列齐特、格列喹酮、格列美脲等。治疗应从小剂量开始,根据血糖逐渐增加剂量。磺脲类作为单药治疗主要应用于新诊断的 2 型糖尿病患者饮食和运动控制血糖不理想时;肥胖 2 型糖尿病应用双胍类药物治疗后血糖控制不满意或因胃肠道反应不能耐受者。1 型糖尿病,处于某些应激状态或有严重并发症、晚期的 2 型糖尿病,儿童糖尿病、孕妇及哺乳期妇女等不宜选择。

2）非磺脲类：主要是格列奈类药物，常用的有瑞格列奈（诺和龙）和那格列奈。作用机理是直接刺激胰岛β细胞分泌胰岛素，可改善早相胰岛素分泌，降糖作用快而短，主要用于控制餐后高血糖。较适合于2型糖尿病早期餐后高血糖阶段或以餐后高血糖为主的老年患者。禁忌证同磺脲类。

3）双胍类：此类药物通过减少肝脏葡萄糖的输出、延缓葡萄糖从胃肠道吸收入血、改善外周胰岛素抵抗和加速无氧酵解而降低血糖，是2型糖尿病患者控制高血糖的一线药物和药物联合中的基本用药，并可能有助于延缓或改善糖尿病心血管并发症。单独使用时不导致低血糖，但与胰岛素或胰岛素促泌剂合用时可增加低血糖发生的风险。常用药物有二甲双胍和格华止。禁用于肝、肾功能不全，严重感染，缺氧，高热，外伤或接受大手术的患者；1型糖尿病也不宜单独使用；80岁以上患者慎用；酗酒者、慢性胃肠疾病和营养不良患者不宜使用。

4）噻唑烷二酮（thiazolidinedione，TZD）：主要作用是增强靶组织对胰岛素的敏感性，减轻胰岛素抵抗。可单独或与其他降糖药物合用治疗2型糖尿病患者，尤其是肥胖、胰岛素抵抗明显者。禁用于有心力衰竭、肝病、严重骨质疏松和骨折病史患者，1型糖尿病，孕妇和儿童慎用。临床使用的制剂有罗格列酮和吡格列酮。

5）α-糖苷酶抑制剂：食物中淀粉和蔗糖的吸收需要小肠黏膜上皮细胞表面的α-糖苷酶。α-糖苷酶抑制剂通过抑制这类酶从而延缓碳水化合物的吸收，降低餐后高血糖。适用于以碳水化合物为主要食物成分和餐后血糖升高的患者。可作为2型糖尿病一线药物，尤其适用于空腹血糖正常（或偏高）而餐后血糖明显升高者。肝肾功能不全者慎用，不宜用于胃肠功能紊乱者、孕妇和儿童。常用药物有阿卡波糖、伏格列波糖和米格列醇。

6）DPP-4抑制剂：内源性GLP-1迅速被DPP-4降解而失活，因此可通过抑制DPP-4活性而减少GLP-1的失活，提高内源性GLP-1水平。常见有西格列汀、沙格列汀、维格列汀、利格列汀和阿格列汀。

（2）胰高糖素样多肽1（GLP-1）：作用机制是通过刺激胰岛β细胞分泌胰岛素、抑制胰高血糖素分泌、改善外周组织胰岛素的敏感性、延缓胃内容物排空和抑制食欲；促使胰岛β细胞增殖，减少凋亡和增加胰岛β细胞的数量，使2型糖尿病患者血糖降低。目前使用药物有艾塞那肽和利拉鲁肽，均需注射给药。

（3）胰岛素治疗

1）适应证：①1型糖尿病；②糖尿病伴急、慢性并发症者或处于应激状态，如急性感染、创伤、手术前后，妊娠合并糖尿病和消耗性疾病者；③2型糖尿病β细胞功能明显减退者。

2）制剂类型：①据来源和化学结构不同，可分为动物胰岛素、人胰岛素和胰岛素类似物。②按作用快慢和维持时间，胰岛素（包括人和动物）又可分为短效、中效、长效和预混胰岛素。胰岛素类似物分为速效、长效和预混胰岛素类似物。几类制剂的特点见表7-7。

3）给药途径：包括皮下注射、静脉输注、胰岛素泵输注及其他的给药方式和途径如黏膜吸收、口服、肺吸入等。

4）治疗原则：胰岛素剂量取决于血糖水平、β细胞功能缺陷程度、胰岛素抵抗程度、饮食和运动状况等。一般从小剂量开始，根据血糖水平逐渐调整。应力求模拟生理性胰岛素分泌模式，包括两种：持续基础分泌和进餐后胰岛素追加分泌。

5）治疗方法：①联合用药：胰岛素+磺脲类或双胍类或α葡萄糖苷酶抑制剂。②常规胰岛素治疗：早餐和晚餐前各注射1次预混胰岛素或早餐前用混合胰岛素，睡前用中效胰岛素。常用于2型糖尿病患者。③强化治疗：1型糖尿病或新诊断的2型糖尿病或2型糖尿病后期患者提倡早期使用胰岛素强化治疗，在短时间内把血糖控制在正常范围，这样可以改善高糖毒性，保护胰岛β细胞功能，但应注意低血糖反应。

表 7-7　胰岛素制剂类型及作用时间

作用类别	制剂类型	皮下注射作用时间		
		开始	高峰	持续
速效胰岛素类似物	门冬胰岛素 Aspart	10~15min	1~2h	4~6h
	赖脯胰岛素 Lispro	10~15min	1~1.5h	4~5h
	谷赖胰岛素 Glulisine	10~15min	1~2h	4~6h
短效胰岛素	常规人胰岛素（RI）	15~60min	2~4h	5~8h
中效胰岛素	低精蛋白锌人胰岛素（NPH）	2.5~3h	5~7h	13~16h
长效胰岛素	精蛋白锌胰岛素（PZI）	3~4h	8~10h	20h
长效胰岛素类似物	甘精胰岛素 Glargine	2~3h	无峰	30h
	地特胰岛素 Detemir	3~4h	3~14h	24h
预混胰岛素	30R	30min	2~12h	14~24h
	50R	30min	2~3h	10~24h
	预混门冬胰岛素 30	10~20min	1~4h	14~24h
预混胰岛素类似物	预混赖脯胰岛素 25	15min	30~70min	16~24h
	预混赖脯胰岛素 50，预混门冬胰岛素 50	15min	30~70min	16~24h

6）注意事项：①一部分 1 型糖尿病患者在胰岛素治疗后一段时间内病情部分或完全缓解，胰岛素剂量可减少或完全停用，称为"糖尿病蜜月期"，通常持续数周或数月，此期应密切关注血糖。②当从动物胰岛素改为人胰岛素或胰岛素类似物时，发生低血糖的危险性增加，应密切观察。③胰岛素制剂、注射部位、注射针头、患者反应差异性、胰岛素抗体形成等均可影响胰岛素起效时间、作用强度和维持时间。④采用强化治疗方案后，可能出现空腹血糖高，其原因是夜间胰岛素作用不足，导致"黎明现象"或"Somogyi 效应"。"黎明现象"是指夜间血糖控制良好，仅黎明短时间内出现高血糖，可能由于清晨皮质醇、生长激素等胰岛素拮抗激素增多所致。出现黎明现象的患者应该增加睡前胰岛素的用量。"Somogyi 效应"是指夜间低血糖未发现，导致体内胰岛素拮抗激素分泌增加，进而发生低血糖后反跳性高血糖。出现 Somogyi 效应的患者应该减少睡前胰岛素的用量或改变剂型，睡前适量加餐。夜间多次（0、3、6 时）血糖测定有助于鉴别晨起高血糖的原因。

5. 胰腺和胰岛细胞移植　尚处在临床实验阶段，治疗对象仅限于伴终末期肾病的 1 型糖尿病患者。

6. 手术治疗　2009 年美国糖尿病学会在 2 型糖尿病治疗指南中正式将代谢手术列为治疗肥胖症伴 2 型糖尿病患者的措施之一。

7. 糖尿病急性并发症的治疗

（1）糖尿病酮症酸中毒的治疗：治疗原则是尽快补液以恢复血容量、纠正失水状态；降低血糖；纠正电解质及酸碱平衡失调；同时积极寻找和消除诱因，防治并发症和降低病死率。

1）补液：是抢救 DKA 的首要和关键措施。只有在组织灌注得到改善后，胰岛素的生物效应才能充分发挥。补液通常使用生理盐水，补液量和速度视失水程度而定。如患者无心力衰竭，开始时补液速度应快，在 2 小时内输入 1000~2000ml，以便迅速补充血容量，改善周围循环和肾功能。以后根据血压、尿量、末梢循环、中心静脉压等决定输液量和速度。第 3~6 小时输 1000~2000ml。第 1 个 24 小时输液总量 4000~6000ml，严重失水者可达 6000~8000ml。如治疗前已有低血压或休克，应输入胶体溶液并进行抗休克处理。

2）胰岛素治疗：即按 0.1U/（kg·h）的短效胰岛素加入生理盐水中持续静脉滴注或静脉泵入，以达到血糖快速、稳定下降而又不易发生低血糖的效果，同时还能抑制脂肪分解和酮体产生。每 1~2 小时复查血糖，根据血糖情况调节胰岛素剂量。当血糖降至 13.9mmol/L 时，输 5% 葡萄糖液并加入短效胰岛素（按每

2～4g 葡萄糖加 1U 胰岛素计算),此时仍需 4～6 小时复查血糖,调节液体中胰岛素比例。尿酮体消失后,根据患者尿糖、血糖及进食情况调节胰岛素剂量或改为每 4～6 小时皮下注射短效胰岛素 1 次,待病情稳定后再恢复平时的治疗。

3)纠正电解质及酸碱平衡失调:①治疗前已有低钾血症的,患者每小时尿量在 40ml 以上,在输液和胰岛素治疗的同时必须补钾;在整个治疗过程中需定时监测血钾水平,并结合心电图、尿量,调整补钾量和速度。病情恢复后,仍需继续口服补钾数天。②轻、中度酸中毒经充分静脉补液及胰岛素治疗后可纠正,无需补碱。补碱指征为血 pH<7.1,HCO_3^-<5mmol/L,采用等渗碳酸氢钠(1.25%～1.4%)溶液静脉输入,一般仅给 1～2 次,且不宜过快,以避免诱发或加重脑水肿。同时,补碱后需监测动脉血气情况。

4)防治诱因和处理并发症:包括休克、严重感染、心力衰竭、心律失常、肾衰竭、脑水肿、急性胃扩张等。

(2)高血糖高渗状态的治疗:治疗基本同 DKA。严重失水时,24 小时补液量可达到 6000～10000ml。病情许可时,建议口服温开水,每 2 小时 1 次,每次 200ml。当血糖降至 16.7mmol/L 时,即可改用 5% 葡萄糖溶液并加入普通胰岛素控制血糖。一般不补碱,并积极消除诱因和治疗各种并发症。病情稳定后根据患者血糖及进食情况给予皮下注射胰岛素,然后转为常规治疗。

(3)低血糖的治疗:①意识清楚者,口服 15～20g 糖类食品(葡萄糖为佳);意识障碍者,可给予 50% 葡萄糖液 20～40ml 静脉注射,或胰高血糖素 0.5～1.0mg 肌内注射。②每 15 分钟监测血糖 1 次,若血糖仍≤3.9mmol/L,再给予葡萄糖口服或静脉注射;若血糖在 3.9mmol/L 以上,但距离下一次就餐时间在 1 小时以上,给予含淀粉或蛋白质食物;若血糖仍≤3.0mmol/L,继续给予 50% 葡萄糖 60ml 静脉注射。③低血糖已矫正:了解低血糖的原因,调整用药。伴意识障碍者,还可放松短期内的血糖控制目标;注意低血糖诱发的心、脑血管疾病;建议患者进行自我血糖监测,有条件者可进行动态血糖监测;对患者实施糖尿病教育携带糖尿病急救卡,儿童或老年患者的家属要进行相关培训。④低血糖未纠正:静脉注射 5% 或 10% 的葡萄糖,或加用糖皮质激素;注意长效磺脲类药物或中、长效胰岛素所致低血糖不易纠正,且持续时间较长,可能需要长时间葡萄糖输注;意识恢复后至少监测血糖 24～48 小时。

8. 糖尿病慢性并发症的治疗

(1)糖尿病足的治疗:严格控制血糖、血压、血脂。改善全身营养状况和纠正水肿等。对神经性足溃疡治疗的关键是彻底清创、引流、保湿、减轻压力、促进肉芽组织生长、促进上皮生长和创面愈合。对缺血性病变的治疗是解决下肢缺血。对轻度缺血或没有手术指征者,可以采取内科保守治;病情严重的患者行介入治疗或血管重建手术。合并感染的足溃疡给予定期去除感染和坏死组织。

(2)其他糖尿病慢性并发症的治疗:定期进行各种慢性并发症的筛查,以便早期诊断处理。防治策略是全面控制危险因素,包括积极控制血糖、血压、血脂,抗血小板治疗,控制体重,戒烟和改善胰岛素敏感性等。

1)糖尿病高血压、血脂紊乱和大血管病变:治疗原则与非糖尿病患者相似,但要求更为严格。血压应低于 130/80mmHg;如 24 小时尿蛋白大于 1g,血压控制应低于 125/75mmHg。低密度脂蛋白的目标值为<2.6mmol/L(100mg/dl)。

2)糖尿病肾病:早期筛查微量蛋白尿及评估 GFR。尽早应用血管紧张素转换酶抑制剂(ACEI)或血管紧张素 II 受体阻滞剂(ARB),减少蛋白质摄入量对早期肾病及肾功能不全的防治均有利。临床肾病期(Ⅳ期)即要开始低蛋白饮食,GFR 下降后加用复方 α 酮酸。同时应尽早给予促红细胞生成素(EPO)纠正贫血,并尽早透析治疗,注意残余肾功能的保存。

3)糖尿病视网膜病变:应定期检查,必要时尽早使用激光光凝治疗。

4)糖尿病周围神经病变:尚缺乏有效治疗方法,通常在综合治疗的基础上,采用多种维生素及对症治疗可改善症状。

9. 妊娠糖尿病的治疗 妊娠期间高血糖的主要危害是围产期母婴结局不良和死亡率增加,受孕时和整个妊娠期糖尿病病情控制良好对确保母婴安全至关重要。多数妊娠糖尿病患者经严格的饮食及运动治疗,可使血糖得到满意控制。仅单纯饮食运动控制不佳者可采用短效和中效胰岛素治疗,忌用口服降糖药物。饮食治疗原则同非妊娠者,尽可能选择低血糖指数(glycemic index,GI)碳水化合物,少量多餐。整个妊娠期间均应监测血糖、血压、肾功能情况、胎儿的生长发育及成熟情况。妊娠32~36周时宜住院治疗直至分娩,必要时进行引产或剖宫产。产后要注意新生儿低血糖症的预防和处理,以及产妇胰岛素用量的调整。

（六）常用护理诊断／问题及措施

1. 营养失调:低于或高于机体需要量

（1）饮食护理

1）制订总热量:在控制总热量的前提下,饮食要求多样化,以保证均衡饮食。根据患者理想体重、工作强度计算每天所需总热量。成年人休息状态下每天每公斤理想体重给予热量25~30kcal,轻体力劳动30~35kcal,中度体力劳动35~40kcal,重体力劳动40kcal以上。孕妇、乳母、营养不良和消瘦、伴有消耗性疾病者每天每千克体重酌情增加5kcal。理想体重=身高-105;体重指数BMI=体重(kg)/身高(m²);正常范围:18.5≤BMI<24;体重过轻:BMI<18.5;超重:24≤BMI<27;肥胖BMI≥27。

2）食物的组成和分配:碳水化合物约占饮食总热量的55%~60%;蛋白质含量占总热量的15%~20%,且至少有1/3来自动物蛋白;脂肪含量占总热量的25%~30%。糖尿病肾病患者蛋白质应限制至0.8g/kg,血尿素氮升高者应限制在0.6g/kg。饱和脂肪、多不饱和脂肪与单不饱和脂肪的比例应为1:1:1,每天胆固醇摄入量应在300mg以下。每天饮食中膳食纤维含量25~30g为宜。主食的分配:应定时定量,根据患者饮食习惯,按每天3餐1/5、2/5、2/5或1/3、1/3、1/3分配。

3）其他注意事项:①肥胖者忌吃油炸、油煎食物,炒菜宜用植物油,少食动物内脏、蟹黄、虾子、鱼子等含胆固醇高的食物。糖尿病患者限制饮酒,每天食盐<6g。②严格限制各种甜食:包括各种糖、糖果、甜点心、饼干、水果及各种含糖饮料等。空腹血糖<7mmol/L且餐后血糖<10mmol/L者,可在两餐间进食水果如苹果、橙子、梨等,每天只能加一次。③监测体重变化:每周定期测量体重1次。

相关链接

血 糖 指 数

用于比较不同碳水化合物对人体餐后血糖反应的影响,定义为进食恒量的某种碳水化合物类食物后(通常为1份50g碳水化合物的食物),2~3小时内的血糖曲线下面积相比空腹时的增幅除以进食某种标准食物(通常为葡萄糖)后的相应增幅。低血糖指数食物包括燕麦、大麦、大豆、小扁豆、裸麦面包、苹果、柑橘、牛奶、酸奶等。低血糖指数饮食可降低糖尿病患者血糖,使2型糖尿病发病风险降低。但不同个体对碳水化合物的反应也有所不同。

（2）运动锻炼

1）运动锻炼的方式:有氧运动为主,如散步、慢跑、骑自行车、做广播操、太极拳、球类活动等。最佳运动时间是餐后1小时(以进食开始计时)。

2）运动量的选择:合适的运动强度为活动时患者的心率达到个体60%的最大耗氧量,简易计算法为:心率=170-年龄。活动时间为30~40分钟,包括运动前作准备活动和运动结束时的整理运动时间(达到应有的运动强度后坚持20~30分钟的运动才能起到降血糖的作用),可根据患者具体情况逐渐延长,每天1次,肥胖患者可适当增加活动次数。若有心、脑血管疾患或严重微血管病变者,应按具体情况选择运动方式。合并糖尿病急性并发症和糖尿病足的患者不适合运动。

3）注意事项：①运动前检测血糖，当血糖>14mmol/L，不宜运动。根据血糖情况决定运动方式、时间。②空腹不宜运动，防止低血糖发生。运动中需注意补充水分，随身携带糖果。在运动中若出现胸闷、胸痛、视力模糊等应立即停止运动，并及时处理。③运动时随身携带糖尿病卡以备急需。④运动后应做好运动日记，以便观察疗效和不良反应。

（3）口服降糖的护理　护士应了解各类药物的作用、剂量、用法、不良反应和注意事项，指导患者正确服用。

1）磺脲类药物的护理：协助患者于早餐前半小时服用，严密观察药物的不良反应。最主要的不良反应是低血糖，常发生于老年患者，肝肾功能不全或营养不良者，作用时间长的药物（如格列苯脲和格列美脲）较易发生，而且持续时间长，停药后可反复发生。不进食不服药。少见有肠道反应、皮肤瘙痒、胆汁淤滞性黄疸、肝功能损害、再生障碍性贫血、溶血性贫血、血小板减少等。此外，还应注意水杨酸类、磺胺类、保泰松、利舍平、β受体阻滞剂等药物，可增强磺脲类降糖药的作用。而噻嗪类利尿药、呋塞米、依他尼酸（利尿酸）、糖皮质激素等药物可降低磺脲类降血糖的作用。

2）双胍类药物的护理：不良反应有腹部不适、口中金属味、恶心、畏食、腹泻等，严重时发生乳酸血症（服用苯乙双胍常见）。餐后服药或从小剂量开始可减轻不适症状。

3）噻唑烷二酮类药物的护理：密切观察有无水肿、体重增加等不良反应发生，定期监测肝功能。

4）α葡萄糖苷酶抑制剂类药物的护理：应与第一口饭嚼服，服用后常有腹部胀气、排气增多或腹泻等症状。如与胰岛素促泌剂或胰岛素合用可能出现低血糖，其处理应直接给予葡萄糖口服或静脉注射，进食淀粉类食物无效。

（4）使用胰岛素的护理

1）胰岛素的注射途径：包括静脉注射和皮下注射两种。注射工具有胰岛素专用注射器（图7-1）、胰岛素笔（图7-2）和胰岛素泵3种。

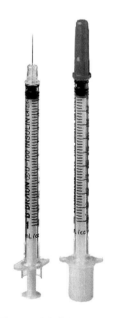

图7-1　胰岛素专用注射器

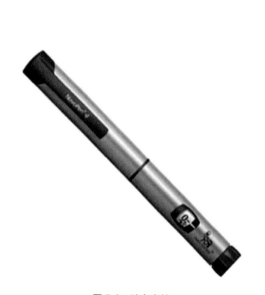

图7-2　胰岛素笔

2）使用胰岛素的注意事项：①准确用药：熟悉各种胰岛素的名称、剂型及作用时间；准确执行医嘱，按时注射。对于每毫升40U和10U两种规格的胰岛素，使用时应注意注射器与胰岛素浓度的匹配。②吸药顺序：长、短效或中、短效胰岛素混合使用时，应先抽吸短效胰岛素，再抽吸长效胰岛素，然后混匀。③胰岛素的保存:未开封的胰岛素放于冰箱2~8℃冷藏保存,正在使用的胰岛素在常温下(不超过28℃)可使用28天,无需放入冰箱,应避免过冷、过热、太阳直晒,剧烈晃动等,否则可因蛋白质凝固变性而失效。④注射部位的选择与更换:胰岛素注射部位有上臂三角肌、臀大肌、大腿外侧、腹部。腹部吸收最快,其次分别为上臂、大腿和臀部。运动前不要选择在大腿、臀部注射,防止发生低血糖。注射胰岛素时应选择无硬结红肿的部位,一次性使用胰岛素注射针头,防止发生感染。长期注射同一部位可能导致局部皮下脂肪萎缩或增生、局部硬结。注射部位应轮换,两次注射部位相距1cm以上。⑤监测血糖:注射胰岛素患者常规监测血糖2~4次/天,如发现血糖波动过大或持续高血糖,应及时通知医生。⑥使用胰岛素泵时应定期更换导管和注射部位以避免感染及针头堵塞。使用胰岛素笔时要注意笔与笔芯相互匹配,每次注射前确认笔内是否有足够剂量,剂型是否正确。

问题与思考

一位2型糖尿病患者遵医嘱使用胰岛素,严格控制饮食。某天餐前将胰岛素注射到大腿,餐后和朋友一起去爬山,途中出现乏力、心悸、大汗、腿软的情况,自测血糖3.2mmol/L,进食2块巧克力及含糖饼干5块,约30分钟后症状缓解。

1. 患者出现低血糖的主要原因是什么?

2. 如何指导患者预防发生低血糖?

3)胰岛素不良反应的观察及处理包括:①低血糖反应(参见本节低血糖的治疗和护理)。②过敏反应:表现为注射部位瘙痒,继而出现荨麻疹样皮疹,全身性荨麻疹少见。③注射部位皮下脂肪萎缩或增生:采用多点、多部位皮下注射和及时更换针头可预防其发生。若发生则停止该部位注射后可缓慢自然恢复。④水肿:胰岛素治疗初期可因水钠潴留而发生轻度水肿,可自行缓解。⑤视力模糊:部分患者出现,多为晶状体屈光改变,常于数周内自然恢复。

2. 有感染的危险

(1)病情监测:注意观察患者体温、脉搏等变化。

(2)预防上呼吸道感染:注意保暖,避免与肺炎、上呼吸道感染、肺结核等呼吸道感染者接触。

(3)泌尿道的护理:每天清洗会阴部。因自主神经功能紊乱造成的尿潴留,可采用膀胱区热敷、按摩和人工诱导排尿等方法排尿。若需导尿时,应严格执行无菌技术。

(4)皮肤护理:保持皮肤清洁,勤洗澡更衣,洗澡时水温不可过热,香皂选用中性为宜,内衣以棉质、宽松、透气为好。皮肤瘙痒的患者嘱其不要搔抓皮肤。

3. 潜在并发症:糖尿病足

(1)评估患者有无足溃疡的危险因素:①既往有足溃疡史;②有神经病变的症状或体征(如足部麻木,触觉、痛觉减退或消失,足发热,皮肤不出汗,肌肉萎缩,鹰爪样趾,压力点的皮肤增厚或胼胝形成)和(或)缺血性血管病变的体征(如运动引起的腓肠肌疼痛或足发凉、皮肤发亮变薄、足背动脉搏动减弱或消失和皮下组织萎缩);③严重的足畸形;④其他危险因素,如视力下降,膝、髋或脊柱关节炎,鞋袜不合适等;⑤个人因素,如社会经济条件差、老年人或独居生活、拒绝治疗和护理等。

(2)足部观察与检查:每天检查双足1次,了解足部有无感觉减退、麻木、刺痛感;观察足部皮肤有无颜色、温度改变及足背动脉搏动情况;注意检查趾甲、趾间、足底部皮肤有无胼胝、鸡眼、甲沟炎、甲癣,是否发生红肿、青紫、水疱、溃疡、坏死等损伤。定期做足部保护性感觉的测试,常用尼龙单丝(Semmes-Weinstein Monofilament,SWM)测试,及时了解足部感觉功能,主要测试关节位置觉、振动觉、痛觉、温度觉、触觉和压力觉。

尼龙单丝测试法

尼龙单丝测试是最常用的压力觉测试方法。5.07cm 的单丝垂直于受试点皮肤用力压 1~2 秒,力量刚好使尼龙丝弯曲,可产生一个 10g 的力量。尼龙单丝一头接触于患者的大足趾、足跟和前足底内外侧,用手按尼龙丝另一头轻轻施压,正好使尼龙丝弯曲,患者能感到足底尼龙丝则为正常。这是评价神经病变最简单的方法,发现率达 40% 以上,并能发现早期病变。

(3) 保持足部清洁:指导患者勤换鞋袜,每天清洗足部;水温<37℃,可用手肘或请家人代试水温;洗完后用柔软的浅色毛巾擦干脚及脚趾间。皮肤干燥者可涂润肤霜,避开脚趾间及皮损处。

(4) 预防外伤:指导患者不要赤脚走路,以防刺伤;外出时不可穿拖鞋及露趾凉鞋,以免踢伤;应选择透气性好、圆头、软底有带或鞋袢的鞋子,鞋底要平、厚。选择下午买鞋,需穿袜子试穿,新鞋第一次穿 20~30 分钟,之后再逐渐增加穿鞋时间。穿鞋前应检查鞋子,清除异物和保持里衬的平整。袜子选择以浅色、弹性好、吸汗、透气及散热性好的棉毛质地为佳,大小适中、不粗糙,无破洞。应帮助视力不好的患者修剪指甲,指甲修剪与脚趾平齐,并挫圆边缘尖锐部分。不能使用热水袋、电热毯或烤灯保暖,谨防烫伤,冬天注意预防冻伤。

(5) 促进肢体血液循环:指导和协助患者采用多种方法促进肢体血液循环,如步行和腿部运动。应避免盘腿坐或跷二郎腿。

(6) 戒烟:足溃疡的发生发展均与血糖密切相关,足溃疡的预防教育应从早期指导患者控制和监测血糖开始。同时要说服患者戒烟,防止因吸烟导致局部血管收缩而进一步促进足溃疡的发生。

4. 潜在并发症:低血糖

(1) 加强预防:护士应充分了解患者使用的降糖药物,并告知患者和家属不能随意更改降糖药物及其剂量;空腹用药后,不宜做剧烈运动;活动量增加时,要减少胰岛素的用量并及时加餐。容易在后半夜及清晨发生低血糖的患者,睡前适当增加主食或含蛋白质较高的食物。速效或短效胰岛素注射后应及时进餐;病情较重,可先进餐再注射胰岛素。

(2) 症状观察和血糖监测:观察患者有无低血糖的临床表现,尤其是服用胰岛素促泌剂和注射胰岛素的患者。老年患者常有自主神经功能紊乱而导致低血糖症状不明显,除应加强血糖监测外,对患者血糖不宜控制过严,一般空腹血糖不超过 7.8mmol/L(140mg/dl),餐后血糖不超过 11.1mmol/L(200mg/dl)即可。强化治疗的患者,空腹血糖控制在 4.4~6.7mmol/L,餐后血糖 4.4~10mmol/L,其中睡前血糖 5.6~7.8mmol/L,凌晨 3 时血糖不低于 4mmol/L 为宜。

(3) 急救护理:一旦确定患者发生低血糖,应尽快给予糖分补充,解除脑细胞缺糖症状。

5. 潜在并发症:酮症酸中毒、高血糖高渗状态

(1) 预防措施:定期监测血糖,应激状况时每天监测血糖。合理用药,不要随意减量或停用药物。保证充足的水分摄入,特别是发生呕吐、腹泻、严重感染时。

(2) 病情监测:严密观察和记录患者的生命体征、意识、24 小时出入量等。遵医嘱定时监测血糖、血钠和渗透压的变化。

(3) 急救配合与护理:①立即开放两条静脉通路,准确执行医嘱,确保液体和胰岛素的输入;②绝对卧床休息,注意保暖,给予持续低流量吸氧;③加强生活护理,特别注意皮肤、口腔护理;④昏迷者按昏迷常规护理。

(七) 健康指导

1. 疾病预防 指导开展糖尿病社区预防,关键在于筛查出 IGT 人群,并进行干预性健康指导。

2. 疾病知识 指导采取多种方法,如讲解、放录像、发放宣传资料等,让患者和家属了解糖尿病的病因、临床表现、诊断与治疗方法,提高患者对治疗的依从性。教导患者外出时随身携带识别卡,以便发生紧急情况时及时处理。

3. 病情监测指导 指导患者每3~6个月复检 HbA_{1c}。血脂异常者每1~2个月监测1次,如无异常每6~12个月监测1次。体重每1~3个月测1次。每年全面体检1~2次,以尽早防治慢性并发症。指导患者学习和掌握监测血糖、血压、体重指数的方法,了解糖尿病的控制目标,见表7-8。

表7-8 中国2型糖尿病控制目标

指 标	目 标 值
毛细血管血糖(mmol/L)	
空腹	4.4~7.0
非空腹	10.0
糖化血红蛋白(%)	<7.0
血压(mmHg)	<140/80
总胆固醇(mmol/L)	<4.5
高密度脂蛋白胆固醇(mmol/L)	
男性	>1.0
女性	>1.3
甘油三酯(mmol/L)	<1.7
低密度脂蛋白胆固醇(mmol/L)	
未合并冠状动脉粥样硬化性心脏病	<2.6
合并冠状动脉粥样硬化性心脏病	<1.8
体质指数(kg/m²)	<24

4. 用药与自我护理指导 ①指导患者口服降糖药及胰岛素的名称、剂量、给药时间和方法,教会其观察药物疗效和不良反应。使用胰岛素的患者,应教会患者或其家属掌握正确的注射方法。②指导患者掌握饮食、运动治疗具体实施及调整的原则和方法;教会患者生活规律,戒烟酒,注意个人卫生。③指导患者正确处理疾病所致的生活压力,树立起与糖尿病做长期斗争及战胜疾病的信心。④指导患者及家属掌握糖尿病常见急性并发症的主要临床表现、观察方法及处理措施。⑤指导患者掌握糖尿病足的预防和护理知识。

(朱小平)

第六节 痛风

案例导入

病史评估:患者,男,33岁,2月前饮大量啤酒后出现左侧第一跖趾关节红肿,伴疼痛,1周前因同学聚餐饮酒再次出现上述症状,疼痛剧烈不能忍受。为进一步诊治收入院。

身体评估:T 36.3℃、P 80次/分、R 18次/分、BP 128/80mmHg,意识清楚,痛苦面容,步入病房。

辅助检查:尿酸481.2umol/L,白细胞5.33×10⁹/L,中性粒细胞65.7%。

初步诊断:痛风。

请思考:还需要进一步评估的资料有哪些?患者的主要护理问题是什么?护理措施有哪些?

痛风(gout)是一组长期嘌呤代谢紊乱、血尿酸增高的异质性疾病。其临床特点为:高尿酸血症(hyperuricemia)、尿酸盐结晶、沉积及由此所致的特征性急性关节炎、痛风石,严重者关节畸形及功能障碍。常累及肾引起慢性间质性肾炎和尿酸性尿路结石。

(一)病因和发病机制

1. 高尿酸血症的形成 ①尿酸生成过多:在嘌呤代谢过程中,各环节都有酶参与调控。当嘌呤核苷酸代谢酶缺陷或(和)功能异常时,则引起嘌呤合成增加而导致尿酸水平升高。②肾对尿酸排泄减少:肾小管对尿酸的分泌下降和(或)重吸收增加,使血尿酸水平升高。造成清除率降低可能是分子缺陷,但其确切原因未明。

2. 痛风的发生 仅有高尿酸血症,不一定出现痛风的表现,只有10%~20%高尿酸血症者发生痛风。痛风的急性发作是尿酸在关节周围组织以结晶形式沉积引起的急性炎症反应或(和)痛风石疾病。

(二)临床表现

多见于中老年男性,绝经期后妇女,5%~25%患者有痛风家族史。发病前常有漫长的高尿酸血症病史。

1. 急性关节炎 为痛风的首发症状,是尿酸盐结晶、沉积引起的炎症反应。表现为突然发作的单个,偶尔双侧或多关节红肿热痛、功能障碍,可有关节腔积液,伴发热、白细胞增多等全身症状。常在夜间发作,最易受累部位是跖趾关节,依次为踝、跟、膝、腕、指、肘等关节。发作常呈自限性,数小时、数天、数周自然缓解,缓解时局部可出现特有的脱屑和瘙痒表现。缓解期可数月、年乃至终生。急性关节炎多于春秋发病,也可在一些诱发因素的作用下出现,如酗酒、过度疲劳、关节受伤、关节疲劳、寒冷,摄入大量高嘌呤食物等。

2. 痛风石及慢性关节炎 痛风石为痛风的特征性损害,是尿酸盐沉积所致。除中枢神经系统外,可累及任何部位,以关节内及附近与耳轮常见。呈黄白色大小不一的隆起,小如芝麻,大如鸡蛋,初起质软,随着纤维增多渐硬如石。痛风石经皮破溃排出白色尿酸盐结晶,瘘管不易愈合。累及关节增多,可使关节结构及其周围软组织破坏,纤维组织及骨质增生,加之痛风石增大,导致关节僵硬、破溃、畸形。

3. 痛风肾病 尿酸盐结晶沉积引起慢性间质性肾炎,进一步累及肾小球血管床,可出现蛋白尿、血尿、等渗尿,进而发生高血压、氮质血症等肾功能不全表现。

4. 尿酸性尿路结石 尿酸盐结晶在肾形成结石,出现肾绞痛、血尿。

5. 痛风与代谢综合征 以肥胖、原发性高血压、高脂血症、2型糖尿病、高血凝症、高胰岛素血症为特征的代谢综合征常与痛风伴发。

(三)辅助检查

1. 血尿酸测定 血尿酸正常值男性150~380μmol/L(2.4~6.4mg/dl),女性100~300μmol/L(1.6~3.2mg/dl)。若男性>420μmol/L(7.0mg/dl),女性>350μmol/L(6.0mg/dl)则可确定高尿酸血症。限制嘌呤饮食5天后,每日尿酸排出量>3.57mmol(600mg)可认为尿酸生成增多。

2. 滑囊液检查 急性关节炎期行关节腔穿刺,抽取滑囊液检查,可见针形尿酸盐结晶。

3. 其他检查 包括痛风结节内容检查、X线检查、关节镜检查、X线双能骨密度检查、超声显像检查。

(四)治疗要点

目前尚无有效办法根治原发性痛风。防治目标:①迅速终止急性关节炎发作,防止复发;②控制高尿酸血症;③处理痛风石疾病,提高生活质量。

1. 预防血尿酸升高及尿酸盐沉积 包括①对疑诊患者和家属进行定期检查,早期发现高尿酸血症;②减少外源性嘌呤来源;③调整饮食,预防肥胖;④增加尿酸排泄;⑤避免促进尿酸盐形成结石的诱因;⑥对于已确认的高尿酸血症而又无痛风者,可根据发生类型,酌情使用尿酸合成抑制药或(和)促进尿酸排泄药。

2. 终止急性关节炎发作　采用①秋水仙碱:为治疗痛风急性发作的特效药。对制止炎症、镇痛有特效,应尽早使用。②非甾体抗炎药(NSAID):有吲哚美辛、双氯芬酸、布洛芬、美洛昔康、赛来昔布、罗非昔布等,效果不如秋水仙碱,但较温和,发作超过 48h 也可应用。症状消退后减量。③ACTH 或糖皮质激素,上述两类药无效或禁忌时用,一般尽量不用。

3. 间歇期和慢性期处理　①促进尿酸排泄药:常用有丙磺舒、磺吡酮、苯溴马隆。用药期间要多饮水,服碳酸氢钠每日 3~6g。②抑制尿酸合成药:目前只有别嘌醇。③其他:保护肾功能,关节体疗,剔出较大痛风石等。

4. 继发性痛风的治疗　除治疗原发病外,对痛风的治疗原则同前述。

（五）常用护理问题及其依据及措施

1. 常用护理诊断/问题　疼痛:关节痛。

2. 护理措施及依据

（1）休息与卧位:当痛风性关节炎急性发作时,要绝对卧床休息,抬高患肢,避免受累关节负重,可在病床上安放支架支托盖被,减少患部受压,疼痛缓解 72 小时后方可恢复活动。若手、腕或肘关节受侵犯时以夹板固定制动,可减轻疼痛,也可在受累关节给予冰敷或 25%硫酸镁湿敷,消除关节的肿胀和疼痛。注意痛风石破溃处皮肤的清洁,避免感染发生。

（2）饮食护理:避免进食高嘌呤高的饮食,如动物内脏、鱼虾类、蛤蟹等海味、肉类、菠菜、蘑菇、黄豆、扁豆、豌豆、浓茶等,不食用太浓或刺激性调味品,戒酒,指导患者进食碱性食物,如牛奶、鸡蛋、马铃薯、各类蔬菜、柑橘类水果,使尿液的 pH 值≥7,减少尿酸盐结晶的沉积。痛风患者大多肥胖,因此热量不应过高,应限制在 5020~6276kJ(1200~1500kcal/d)。蛋白质控制在 1g/(kg·d),碳水化合物占总热量的50%~60%。

（3）病情观察:①观察疼痛部位、性质、间隔时间,有无午夜因剧痛而惊醒。②受累的关节有无红、肿、热和功能障碍。③有无过度疲劳、寒冷、潮湿、紧张、饮酒、饱餐、脚扭伤等诱发因素。④有无痛风石的体征,了解结石的部位及有无症状。⑤监测血、尿尿酸水平变化。

（4）心理护理:患者由于疼痛影响进食和睡眠,疾病反复发作导致关节畸形和肾功能损害,常思想负担重,担心丧失劳动能力,因而出现焦虑、抑郁等情绪,护士应向其宣教痛风的有关知识,讲解饮食与疾病的关系,并给予精神上的安慰和鼓励,使之能配合治疗。

（5）用药护理:指导患者正确用药,观察药物疗效,及时处理不良反应。

1）秋水仙碱可减少或终止因白细胞和滑膜内皮细胞吞噬尿酸盐所分泌的化学趋化因子,对于制止炎症、镇痛有特效。但其毒性很大,常见不良反应有恶心、呕吐、腹泻、肝细胞损害、骨髓抑制、脱发、呼吸抑制等,若患者出现不良反应及时停药;有骨髓抑制、肝肾功能不全、白细胞减少者禁用;孕妇及哺乳期间不可使用;治疗无效者,不可再用。若静脉使用秋水仙碱时,切勿外漏,以免造成组织坏死。

2）使用丙磺舒、磺吡酮、苯溴马隆者可有皮疹、发热、胃肠道刺激、激发急性发作等不良反应。使用期间,嘱患者多饮水和服碳酸氢钠等碱性药。

3）使用别嘌醇者除有皮疹、发热、胃肠道反应外,还有肝损害、骨髓抑制等,在肾功能不全者,宜减半量应用。

（六）健康指导

1. 指导患者保持心情愉快,避免情绪紧张,生活要有规律,肥胖者应减轻体重。

2. 教导患者严格控制饮食,避免进食高嘌呤的食物,勿饮酒,每天至少饮 2000ml 水,有助于尿酸由尿液排除。

3. 鼓励患者定期且适度的运动,并教导患者保护关节的技巧:①运动后疼痛超过 1~2h,应暂时停止此项运动;②使用大块肌肉,如能用肩部负重者不用手提,能用手臂者不要用手指;③交替完成轻、重不同的工作,不要长时间持续进行重的工作;④经常改变姿势,保持受累关节舒适,若有局部温热和肿胀,尽可能避免其活动。

4. 教导患者自我检查,如平时用手触摸耳轮及手足关节处是否产生痛风石。

5. 嘱患者定期复查血尿酸,门诊随诊。

(朱小平)

第七节　内分泌与代谢性疾病患者常用诊疗技术及护理

一、糖耐量试验

糖耐量试验包括口服葡萄糖耐量试验(OGTT)和静脉葡萄糖耐量试验(IVGTT),75g 葡萄糖 OGTT 是诊断糖尿病的标准试验,是本节阐述的重点。

（一）适应证

有糖尿病可疑者明确诊断。

（二）禁忌证

1. 不能口服葡萄糖的患者。

2. 口服葡萄糖肠道吸收明显异常者。

（三）方法

1. 试验当天空腹抽血测空腹血糖。

2. 将 75g 无水葡萄糖(儿童为 1.75g/kg,总量不超过 75g)溶于 300ml 水中,协助患者于 5 分钟内服下。

3. 从服糖第一口计时,其后 0.5 小时、1 小时、2 小时、3 小时分别抽血测血糖。

（四）护理措施

1. 试验前 3 天每日摄取碳水化合物不低于 150g。

2. 试验前 3~7 天停服利尿剂、避孕药等可能影响 OGTT 的药物。

3. 试验前禁食 8~10 小时。

4. 试验日晨禁止注射胰岛素。

5. 试验过程中禁烟、酒、咖啡和茶。

6. 试验过程中无需绝对卧床,不做剧烈运动。

二、胰岛素泵

胰岛素泵是一个输注胰岛素的装置,采用基础率和餐前量结合的输注方式模拟正常胰腺的分泌,使胰岛素释放和吸收接近正常生理需求,为糖尿病患者进行胰岛素治疗提供了一种更为安全有效的手段。

（一）适应证

1. 1 型糖尿病。

2. 需要胰岛素治疗的 2 型糖尿病。

3. 血糖不稳定,难以控制的糖尿病患者。

4. 生活极不规律的糖尿病患者。

（二）禁忌证

1. 有严重的抑郁症、心理障碍的糖尿病患者。

2. 不需要胰岛素治疗的 2 型糖尿病患者。

（三）方法

1. 用物准备　治疗盘、胰岛素泵、酒精、干棉签、胰岛素、专用导管、储药器。

2. 胰岛素泵使用前的准备与调试　①检查药物（有效期、剂型、有无破裂）。②将胰岛素抽吸到储药器中，与导管连接。③将储药器安装于胰岛素泵内。

3. 将导管内气体排尽。

4. 按医嘱设定基础量。

5. 胰岛素泵安装　①75%酒精消毒皮肤 2 遍；②捏起注射部位，与皮肤呈 45°或 90°进针；③固定导管针头，将胰岛素泵放于患者安全、方便位置；④做好相关知识宣教。

（四）护理措施

1. 每班检查输注部位是否红肿、出血、脱出、水疱、硬结，是否对贴膜过敏等现象及剩余药量，如发现异常立即更换输注部位和装置，更换时应严格执行无菌操作技术。

2. 交待患者当输注部位感觉不适、胰岛素泵出现报警时，应及时通知医护人员。

3. 交待患者不要随意动泵的按键，避免错误输注。

4. 请勿带泵沐浴，沐浴前请护士分离装置，完毕后重新连接。

5. 每天监测血糖至少 4 次。（空腹+三餐后 2 小时）必要时根据医嘱增加监测次数。

6. 带泵期间，不能进行 CT、MRI 检查。

7. 带泵期间，不宜进行高强度运动。

8. 请随身携带水果糖，以防低血糖发生及时处理。

（朱小平）

第八节　内分泌与代谢性疾病临床思维案例

案例 7-1

病史：患者，男，35 岁，商人。糖尿病病史 3 年，胰岛素治疗 2 年，1 周前因出差自行停用胰岛素，2 天前患者感极度疲乏、恶心呕吐，继而出现呼吸深大、意识不清，被家人送至医院就诊。

体格检查：浅昏迷状，双侧瞳孔等大等圆，直径 3mm。T37℃、P100 次/分、R22 次/分、BP100/60mmHg。心脏听诊区无病理性杂音。腹部平软，肝脾未及。双下肢无水肿。

辅助检查：静脉血糖 29.6mmol/L，血酮 4.6mmol/L，尿酮体+++，pH 7.02，碳酸氢根 5mmol/L，血电解质 K^+3.82mmol/L，Na^+126mmol/L。血常规：白细胞 10.0×10⁹/L，中性粒细胞 72%。尿常规：葡萄糖++++，酮体+++。

初步诊断：糖尿病酮症酸中毒。

1. 请问该患者发生意识障碍的原因是什么？并分析其依据。

2. 如何配合医疗进行护理？

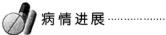 **病情进展**

　　入院后给予胰岛素治疗，第三天下午无明显诱因出现心慌、出冷汗、饥饿感。测手指血糖为 2.2mmol/L。

3. 思考该患者出现了什么不良情况及护理措施。

4. 患者发生了什么并发症？应如何治疗及护理？

 病情进展

住院治疗7天病情稳定，准备出院。患者担心出院后再次出现糖尿病酮症酸中毒。

5. 依据患者目前的情况，如何知道患者进行病情监测？

（朱小平）

复习参考题

1. 简述甲状腺功能亢进的良性突眼征与恶性突眼表现。

2. 简述甲状腺危象的诱因及临床表现。

3. 简述口服降糖药物的护理要点。

4. 简述2型糖尿病患者的非药物治疗要点。

5. 简述糖尿病足的护理。

6. 简述糖尿病酮症酸中毒的紧急护理措施。

7. 简述低血糖的临床表现及处理要点。

8. 简述痛风的临床表现。

第八章　风湿性疾病患者的护理

08章

学习目标	
掌握	常见症状体征关节肿痛、关节僵硬和活动受限及皮肤受损的护理；常见风湿性疾病系统性红斑狼疮、类风湿关节炎患者的临床表现及护理措施。
熟悉	风湿性疾病患者的护理评估；常见风湿性疾病的治疗要点；风湿性疾病的临床思维分析方法。
了解	风湿性疾病的分类及病程特点；常见风湿性疾病的主要病因及辅助检查。

第一节　概述

风湿性疾病（rheumatic diseases）简称风湿病，泛指以药物治疗为主，是由各种病因引起骨、关节及其周围软组织的一组疾病，引起多器官系统损害。其病因复杂，主要与免疫、感染、代谢、内分泌、环境、遗传等因素有关。主要临床表现为关节疼痛、肿胀、运动功能障碍，甚至引起脏器功能损害，如肾衰竭等。疾病特点呈发作和缓解交替的慢性病程。其分类主要有弥漫性结缔组织病、脊柱关节病、骨关节炎、骨和软骨疾病、感染性关节炎、伴风湿性疾病表现的代谢和内分泌疾病等。弥漫性结缔组织病（diffuse connective tissue disease，CTD），简称结缔组织病，是风湿病中的一大类，是以血管和结缔组织的慢性炎症为病理基础，可引起多器官多系统的损害，包括类风湿关节炎（rheumatoid arthritis，RA）、系统性红斑狼疮（systemic lupus erythematosus，SLE）、多发性肌炎和皮肌炎（PM/DM）、原发性干燥综合征等。

其治疗具有较大的个体差异，治疗方式包括药物、物理治疗、矫形、锻炼、手术等。目前抗风湿药物以改善症状为主，包括非甾体抗炎药、糖皮质激素、抗风湿药。

一、结构与功能

结缔组织是人体的基本组织之一。由细胞和大量细胞间质构成。细胞包括有巨噬细胞、成纤维细胞、浆细胞、肥大细胞等。结缔组织的细胞间质包括基质、细丝状的纤维和不断循环更新的组织液，具有重要功能意义，纤维包括胶原纤维、弹性纤维和网状纤维，主要有联系各组织和器官的作用，基质是略带胶黏性的液质，填充于细胞和纤维之间，为物质代谢交换的媒介。纤维和基质又合称"间质"，是结缔组织中最多的成分。结缔组织具有很强的再生能力，创伤的愈合多通过它的增生而完成。结缔组织分布较广泛，形态多样，包括：液状的血液、淋巴；松软纤维性的肌腱、韧带、筋膜；固体状的软骨和骨等。在机体内，结缔组织主要起支持、连接、营养、保护等多种功能。

二、护理评估

（一）病史评估

1. 患病及治疗过程

（1）患病过程:多为慢性病程,病情反复发作。应详细询问患者的主要症状及特点,发病时间,起病急缓,诱因是否明显,有否伴随症状。

（2）检查及治疗过程:进行过何种检查项目,结果如何;是否治疗过,是否正规治疗方式;有无药物治疗,目前使用的药物情况如何,药物的种类、剂量及用法,有无药物的不良反应。

（3）目前情况与一般状况:目前病情变化如何,具体有哪些症状表现;一般情况如精神、饮食、营养状况、睡眠、大小便等有无异常。

2. 过敏史　有无药物过敏及过敏原。

3. 既往史及家族史　既往身体情况,是否患有其他疾病;患者亲属中有无类似疾病发生。

4. 心理-行为-社会状况

（1）心理状况:患者对疾病的治疗是否有信心,患者对疾病、残疾接受程度,有无孤僻、退缩、自卑、敏感、担忧、焦虑、恐惧等心理情绪反应及程度。

（2）生活方式:出生地、居住环境、饮食习惯、工作情况等。

（3）社会支持系统:患者的家庭结构、经济状况、教育文化背景;家属是否了解疾病情况及对患者的态度,是否关心患者及支持情况;患者是否享受相关的医疗服务情况。

（二）身体评估

1. 全身状况　精神状态、营养状况、有无发热等。

2. 皮肤黏膜、肌肉、关节及脊柱改变情况　有无皮肤损害,如皮肤颜色变化,有无红斑,有无破损,有无黏膜溃疡,发生部位如面颊部、口腔、鼻腔、手、足等,面积大小及形状;观察患者有无肌肉、关节改变,如肌肉萎缩和肌力减退,关节肿痛、变形、活动受限、功能受损;分布部位,特点(单侧性还是双侧对称性);脊柱是否变形及活动受限。

3. 其他　有无伴随症状,有无其他内脏器官的损害,心率和心律是否正常,有无眼部疾患及发音困难,有无肝脾肿大等。

（三）辅助检查

X 线检查、自身抗体测定、关节镜和关节液的检查、滑液检查、皮肤狼疮带试验、肾活检、肌肉活检等,同时协助病因诊断。如 X 线检查有助于骨关节病诊断、关节病变分期和病程进展。自身抗体测定对风湿病的诊断和鉴别诊断尤其是结缔组织病的早期诊断至关重要,其常见的风湿病自身抗体检测项目有:①抗核抗体(ANA),是目前最佳的 SLE 筛选试验,对 SLE 具有一定诊断意义,但特异性受一定局限;②类风湿因子(RF),其阳性主要见于 RA,且其滴度与 RA 的活动性和严重性成正比,但其特异性较差,对 RA 的诊断有局限性。关节镜检查可直视观察关节腔表层结构变化,多用于膝关节检查。关节液检查在一定程度能反映关节滑膜炎症,对 RA 的诊断有一定价值。

三、常见症状体征的评估与护理

（一）关节肿痛

关节肿痛常是风湿病患者就诊的主要原因,为受累关节的常见首发症状。几乎所有的风湿性疾病均可引起不同程度的关节肿痛。不同疾病关节炎的特点,见表8-1。

表 8-1　常见关节炎的特点

关节	类风湿性关节炎	强直性脊柱炎	骨关节炎	痛风	系统性红斑狼疮
周围关节炎	有	有	有	有	有
起病	缓	缓	缓	急骤	不定
首发	PIP、MCP、腕	膝、髋、踝	膝、腰、DIP	第一跖趾关节	手关节或其他部位
痛性质	持续、休息后加重	休息后加重	活动后加重	痛剧烈，夜间重	不定
肿性质	软组织为主	软组织为主	骨性肥大	红、肿、热	少见
畸形	常见	部分	小部分	少见	偶见
演变	对称性多关节炎	不对称下肢大关节炎，少关节炎	负重关节症状明显	反复发作	
脊柱炎和（或）骶髂关节病变	偶有	必有，功能受限	腰椎增生，唇样变	无	无

注：PIP：近端指间关节；MCP：掌指关节；DIP：远端指间关节
少关节炎指累及 4 个或 4 个以下的关节；多关节炎指累及 4 个以上的关节

1. 护理评估

（1）病史评估

1）原因或诱因：询问患者有无既往特殊的药物史，如异烟肼、普鲁卡因胺、甲基多巴、氯丙嗪等，均与系统性红斑狼疮的发生关系密切。

2）询问关节疼痛与肿胀时应注意：①营养状况；②疼痛的起始时间、起病特点、起病年龄、是缓慢还是急骤发作、游走性疼痛还是固定部位疼痛；③疼痛是轻度还是重度，呈发作性还是持续性，是否可逆性；④疼痛与活动的关系，是否在休息时或运动时均存在，有无因运动而加重；⑤受累部位在大关节还是小关节，是多关节还是单关节或中轴脊柱受累；⑥关节肿胀程度，有无压痛、触痛、局部发热及关节活动受限等；⑦有无关节畸形和功能障碍，有无影响关节的附属结构（肌腱、韧带、滑囊等）；⑧有无晨僵及晨僵持续时间，如何缓解等；⑨伴随症状，如乏力、纳差、长期低热、皮肤日光过敏、皮疹、蛋白尿、少尿、血尿、心血管或呼吸系统症状、口眼干燥等。

（2）身体评估：观察患者关节有无疼痛及肿胀，其发生部位和性质，有无晨僵等。如类风湿关节炎多累及腕、掌指、近端指间关节等小关节，呈多个对称分布，持续性疼痛；系统性红斑狼疮多侵犯四肢关节，以指腕、肘、膝关节为常见，呈对称性多关节炎，出现疼痛及肿胀，日晒后加重。

（3）辅助检查：有无自身抗体测定异常、滑液检查是否改变及关节 X 线检查异常等情况。

2. 常用护理诊断/问题

（1）疼痛：慢性关节疼痛，与关节的炎性反应有关。

（2）焦虑：与疼痛反复发作、病情迁延不愈有关。

3. 护理目标

（1）患者学会减轻缓解疼痛方法，关节疼痛减轻或消失。

（2）焦虑程度减轻。

4. 护理措施及依据

（1）生活护理：安排患者适宜的居住环境，在炎症急性期，当体温升高时，鼓励患者卧床休息，减少活动；协助患者采取舒适体位，保持关节功能位，避免疼痛部位受压。必要时协助完成洗漱、进食、排便、翻身等日常生活。

（2）疼痛护理：减轻关节疼痛，维持关节功能，合理应用理疗等方法，运用心理疗法分散疼痛注意力；

遵医嘱用药,如常用的非甾体类抗炎药物,并告知患者服药的重要性和药物有关的不良反应。

（3）心理护理:关心和体贴患者,鼓励患者表达感受,鼓励家属疏导、理解、支持和关心患者,鼓励患者树立战胜疾病的信心,不断增进患者自我照顾信心及能力。

5. 评价

（1）患者能正确运用减轻疼痛的方法,疼痛已减轻或消失。

（2）患者主诉焦虑减轻,增加了舒适感。

（二）关节僵硬和活动受限

关节僵硬是指患者醒后晨起或患者在静止或休息没有活动的一段时间内,当试图再活动时出现的一种关节局部的不适、不灵便感,或关节僵直感。轻度关节僵硬可在活动后减轻或消失,重者需一小时至数小时才能缓解,也称为晨僵。晨僵是判断滑膜关节炎症活动性的客观指标。

1. 护理评估

（1）病史评估:①原因或者诱因:询问患者有无外伤,家族中有无类似症状及相关家族史;②询问患者关节僵硬和活动受限的发生时间、持续时间、部位、缓解方式;关节僵硬与活动的关系,活动受限是急性突发或慢性渐进的;是否影响患者的生活及产生不良心理状况。

（2）身体评估:①患者全身状况;②僵硬关节的范围,关节活动受限的程度,有无发生关节功能障碍及关节畸形;③是否有肌肉萎缩;④皮肤有无发红及破损,有无局部缺血,尤其是耳廓、肩胛、肘、骶骨等骨突处;⑤是否形成血栓性静脉炎,如有无腓肠肌痛、肢体发红、局部肿胀、温度升高等。

（3）辅助检查:有无关节 X 线检查、关节镜检查、自身抗体测定、肌肉活检等异常情况。

2. 常用护理诊断/问题　躯体活动障碍:与关节疼痛、僵硬及关节、肌肉功能障碍等有关。

3. 护理目标　患者关节僵硬程度减轻并缓解,活动受限程度减轻,能够最大限度地完成生活自理等活动。

4. 护理措施及依据

（1）生活护理:依据患者的活动受限情况,协助患者生活护理,如洗漱、进食、大小便及个人卫生等,并尽可能帮助或协助患者恢复自我照顾的能力,如指导和帮助患者合理安排自己的生活,将经常使用的东西放在患者容易触及的地方,鼓励患者使用健侧手臂从事力所能及的日常生活;指导患者合理调整饮食,给予高蛋白、富含维生素食物,及时补充机体所需,以促进疾病康复。

（2）休息和锻炼:急性期关节肿痛时,适当限制活动;注意夜间睡眠时对病变关节保暖,预防晨僵。急性期后,坚持每天定时做被动性和主动性的全关节活动交替,并逐步进行从主动性关节活动到功能性的关节活动,恢复关节功能、增强肌力与耐力,但活动程度以患者能够忍受为度,如关节活动后出现疼痛或不适持续 2 小时以上,可适当减少活动量。关节活动前,先进行理疗以促进局部血液循环、松弛肌肉,以利于活动。

（3）病情观察及预防并发症:①监测出入液量和营养状况,如注意有无摄入量不足或负氮平衡。②严密观察患肢的病情,定期做肢体按摩,防止肌肉萎缩;同时注意要保持肢体功能位,如用枕头、沙袋或夹板保持足背屈曲,防止足下垂。③鼓励患者咳嗽、咳痰和深呼吸等动作,防止肺部感染。④协助患者翻身、适当使用保护性器材,预防压疮。⑤预防便秘,保证充足的液体摄入量、摄入多纤维食物;鼓励适当活动;必要时使用缓泻剂等。

（4）物理疗法:指导患者适当运用理疗方法,如热水袋、红外线、推拿、按摩等;关节畸形患者,必要时指导并帮助患者及家属正确使用适当的辅助工具,如拐杖、助行器、轮椅、假肢等。

5. 评价　患者关节疼痛、僵硬程度减轻,关节活动受限程度得到改善及缓解,已掌握缓解关节僵硬等方法;患者独自完成最大限度的日常生活,如穿衣、进食、如厕等力所能及的日常生活活动及工作。

（三）皮肤受损

皮肤受损是风湿性疾病常见的症状,常见表现为皮疹、红斑、水肿、溃疡及皮下结节等,多由血管炎性反应引起。其中系统性红斑狼疮患者最具特征性的皮肤损害为面部蝶形红斑,伴口腔、鼻黏膜溃疡或糜烂;类风湿关节炎表现为可有皮下结节。

1. 护理评估

(1) 病史评估:了解患者皮肤受损的起始时间、演变特点,有无诱发因素,有无日光过敏、口眼干燥、胸痛等症状;评估患者的皮肤损害对活动能力的影响情况,患者对皮肤受损和皮肤受压的感知情况及程度,有无做基本皮肤护理及其效果情况等。

(2) 身体评估:评估患者皮损的部位、面积大小、形状等;有无口腔、鼻、指尖和腿部的溃疡,有无出血等;手、足的皮肤颜色和温度等,如皮肤是否苍白、发绀,是否出现因寒冷、情绪激动等原因的刺激,导致突然发作的肢端暴露部位的皮肤苍白继而青紫再发红,并伴有局部发冷、疼痛等表现的雷诺现象,该现象的发作频率,持续时间及范围等;是否伴随其他的不适症状。

(3) 辅助检查:有无皮肤狼疮带试验、肾活检、肌肉活检等异常。

2. 常用护理诊断/问题　皮肤完整性受损:与血管炎性反应及应用免疫抑制剂等因素有关。

3. 护理目标　患者能够学会皮肤防护的日常方法,皮肤受损面积逐渐缩小或完全修复。

4. 护理措施及依据

(1) 生活护理:①鼓励患者摄入足够的营养和水分,给予足量的蛋白质、维生素,维持正氮平衡和满足组织修复的需要;②注意保暖,尤其天气寒冷时避免因寒冷引起血管收缩,尽量减少户外活动或工作,外出时戴帽子、口罩,穿保暖衣服、袜子等,平时勿用冷水洗手洗脚,注意肢体末梢保暖;③避免吸烟、饮咖啡及刺激性食物等,以免引起交感神经兴奋、病变小血管痉挛,导致局部组织缺血、缺氧;④保持良好的心态,尽量避免情绪激动。

(2) 皮肤护理:保持皮肤清洁、干燥,应注意:①每天用温水擦洗,忌用碱性肥皂;②皮疹、红斑或光敏感者,注意外出时的防护措施,如避免阳光直射在裸露皮肤上,忌日光浴等;③皮疹或红斑处,遵医嘱合理应用抗生素治疗,做好局部患处的清创换药处理;④避免皮肤接触刺激性物品,如染发烫发剂、定型发胶、某些外用药等;⑤避免服用诱发本系统疾病的药物,如普鲁卡因胺等;⑥有躯体移动障碍的患者,应向其解释说明定时翻身的重要性,并教会患者及家属正确使用便器和减压设备,如气垫、水垫、海绵垫等。

(3) 病情观察:观察肢体末梢有无发冷、感觉异常;皮肤有无苍白、发绀等;观察雷诺现象发生的频率、持续时间及诱发因素等情况。

(4) 用药护理:①非甾体类抗炎药:具有抗炎、解热、镇痛作用,能迅速减轻炎症引起的症状。注意药物不良反应,如久服后出现胃肠道不良反应,如消化不良、上腹痛、恶心、呕吐,并引起胃黏膜损伤;严密观察神经系统不良反应,如头痛、头晕、精神错乱等;此类药物还出现肝、肾毒性反应、抗凝作用及皮疹等。服药宜应在饭后,同时服用胃黏膜保护剂,如硫糖铝或 H_2 受体拮抗剂(如雷尼替丁、法莫替丁)等,增强对胃黏膜的保护作用,减轻对胃黏膜的损伤。②肾上腺糖皮质激素:有抗炎和免疫抑制作用,能迅速缓解症状。长期使用易成依赖性;骤停用药时可出现撤停综合征或反跳现象,强调遵医嘱服药的必要性,不能自行停药或减量过快,以免引起病情"反跳";使用不当会出现感染、无菌性骨坏死等。常见不良反应有满月脸、水牛背、血压升高、血糖升高、电解质紊乱、加重消化性溃疡、引起骨质疏松,也可诱发精神失常。在服药期间,密切观察病情,如定期测量血压、血糖、尿糖等变化,及早发现防治药物性糖尿病及药源性高血压。给予低盐、高蛋白、富含钙钾的食物,补充钙剂及维生素 D 等。③免疫抑制剂:该类药物不良反应主要是白细胞减少,也可引起胃肠道反应、黏膜溃疡、皮疹、肝肾功能损害、脱发、出血性膀胱炎、畸胎等。服药期间嘱患者多饮水,注意观察尿的颜色,及时发现膀胱出血情况;另外做好口腔黏膜护理;注意患者情绪变化,给予心理支持,增强其自信心;鼓励脱发患者戴假发;嘱育龄女性患者应避孕。④血管扩张药和抑制血小板聚集药物:具有改善微循环的作用,如其代表药物硝苯地平、地巴唑、山莨菪碱或低分子右旋糖酐等,如因肢端血管痉挛所引起的皮肤苍白疼痛时,局部涂硝酸甘油膏,以扩张血管、促进血液循环,缓解症状。

5. 评价

患者说出皮肤防护的方法;皮损情况有所好转,受损面积缩小并逐渐愈合,没有出现新的皮损。

（刘雨佳）

第二节　系统性红斑狼疮

案例导入

患者,女,28岁,以"全身关节疼痛及面部红斑3个月"为主诉入院。

病史评估:源于3个月前无明显诱因出现全身关节疼痛和面部红斑,日晒后明显。

身体评估:T 36.5℃,P 79次/分,BP 120/80mmHg,R 20次/分,神志清楚,面部蝶形红斑,心肺听诊无异常,腹软,全身关节有触痛,步行入院。

辅助检查:血常规:RBC 4.5×10^{12}/L,Hb 100g/L,WBC 4.0×10^9/L,血沉55mm/h;抗核抗体阳性。

请思考:还需要进一步评估哪些资料？如何进行皮肤护理？

系统性红斑狼疮(systemic lupus erythematosus,SLE)是一种慢性系统性自身免疫性结缔组织疾病,可造成全身多系统、多器官的损害。患者体内可产生以抗核抗体为主的大量不同的自身抗体。本病病情反复发作,呈慢性病情缓解和急性发作相交替,病程迁延,若有内脏(尤其是肾、中枢神经)损害者,其预后较差。

（一）病因和发病机制

SLE病因不明,主要是在各种致病因子(如遗传、性激素、感染、药物、紫外线、环境等)作用下,激发机体免疫功能紊乱或导致免疫调节障碍而出现的一种自身免疫性疾病。

1. 遗传因素　其他人种患病率高于白人;SLE发病有家族聚集倾向,SLE第1代亲属中患SLE者比无SLE患者家庭高8倍,同卵孪生者患病率高于异卵孪生者的5～10倍;具有SLE的易感基因或天然缺陷的人群患病率明显高于正常人群。

2. 性别　SLE以女性多见,患病年龄为20～40岁最多,好发于育龄期女性,不同年龄组男女患病率不同,14～39岁约为1：13,40～59岁约为1：4,59岁以上则为1：1.7。而在儿童及老年的SLE患者中,女性患病率仅略高于男性,睾丸发育不全的男性患者常发生SLE,妊娠可诱发SLE或加重病情,SLE的发病与雌激素有关,雌激素可使SLE病情恶化。

3. 环境因素　日光、感染、食物、药物等外界因素与SLE有关,同时也是SLE的诱发因素。①日光:40%的SLE患者对日光过敏;②感染:SLE患者出现发热、乏力及肌痛等临床症状均与病毒感染有关;③食物:某些含补骨脂素的食物(如芹菜、无花果等)可能增强SLE患者对紫外线的敏感性,含联胺基团(如烟熏食物、蘑菇等)的食物可诱发SLE的发病;④药物:某些患者使用普鲁卡因胺、异烟肼、氯丙嗪、甲基多巴等药物后可以出现狼疮样症状,停药后多消失。

（二）临床表现

临床表现复杂,患者之间差异较大。SLE起病多为暴发性、急性或隐匿性,可为单一器官受累或多个系统同时受累。病程多呈发作与缓解交替过程。

1. 全身症状　发热是大多数患者常见症状,约90%的患者均出现各种热型的发热,同时伴有乏力、体重减轻及淋巴结肿大等。

2. 皮肤与黏膜　约80%患者有皮肤损害。①蝶形红斑为SLE最具特征性皮肤改变,蝶形红斑多见于日晒部位,好发生在颧颊,经鼻梁融合成蝶翼状,为不规则的水肿性红斑,色鲜红或紫红,边缘清楚或模糊,稍高出皮面,表面光滑,有时可见鳞屑,有瘙痒和疼痛感;病情缓解时,红斑消退,留有棕黑色素沉着;②其次皮肤损害可表现为盘状红斑、指掌部和甲周红斑、指端缺血、面部及躯干皮疹等,晚期甚至可出现皮肤萎缩;③40%患者呈现皮肤光过敏现象,如患者受日光或其他来源的紫外线照射后出现面部红斑;④40%患者有头发和身体其他部位的毛发脱落现象;⑤30%患者可出现口腔溃疡;⑥部分患者可出现网状青斑及雷诺现象等。

相关链接

雷 诺 现 象

部分患者可因受寒冷或紧张的刺激后,肢端细动脉痉挛,使手指(足趾)皮肤突然出现苍白,相继出现皮肤变紫、变红,伴局部发冷,感觉异常和疼痛,这种现象称为雷诺现象(Raynaud phenomenon)。

3. 骨关节与肌肉　约85%患者均有不同程度的关节受累表现,多为关节痛,常受累的部位分别在近端指间关节、腕、膝和掌指关节,呈对称性分布,肩、肘、踝及髋关节则较少累及。部分患者伴有关节炎,但一般不出现关节畸形。约40%的患者有肌痛,5%患者有时出现肌炎。

4. 泌尿系统　几乎所有患者均出现肾组织的病理变化,肾损害是SLE患者最常见表现,主要症状有蛋白尿、血尿、管型尿、肾性高血压、肾功能不全等。肾损害中最常见和最严重的临床表现是狼疮性肾炎,患者可出现急性肾炎、急进性肾炎、隐匿性肾炎、慢性肾炎和肾病综合征,其中以慢性肾炎和肾病综合征较常见。WHO将狼疮性肾炎的病理类型分为正常或轻微病变型(Ⅰ型)、系膜病变型(Ⅱ型)、局灶增殖型(Ⅲ型)、弥漫增殖型(Ⅳ型)、膜性病变型(Ⅴ型)及肾小球硬化型(Ⅵ型)。狼疮性肾炎患者早期多无症状,随着病程进展,患者可出现大量蛋白尿、血尿、各种管型尿、氮质血症、水肿和高血压等,晚期发生尿毒症。在确诊为SLE的基础上,如有持续性蛋白尿>0.5g/d或多次尿蛋白≥+++,或(和)细胞管型尿(可为红细胞、血红蛋白、颗粒或混合性管型),则可诊断为狼疮性肾炎。狼疮性肾炎经治疗后虽能缓解,但易复发,且有逐渐加重的趋势。晚期发生尿毒症是SLE患者常见死因。

5. 循环系统　约30%患者有心血管表现,其中以心包炎最常见。10%患者有心肌炎,可出现气促、心前区不适、心律失常等,严重者可发生心力衰竭而死亡。

6. 呼吸系统　约有10%患者发生急性狼疮性肺炎,表现为发热、咳嗽、胸痛及呼吸困难等症状。约有35%患者有胸膜炎,可为干性或胸腔积液,可呈双侧性。

7. 消化系统　约30%患者出现消化症状,如食欲缺乏、腹痛、呕吐、腹泻、腹水等。约10%患者多见肝大,但无黄疸。少数可发生急腹症,如急性腹膜炎、胰腺炎、胃肠炎等。也可因肠壁或肠系膜血管炎引起胃肠道出血、坏死、穿孔或梗阻。

8. 神经系统　约20%患者有神经系统损伤,脑损害最多见,严重头痛是SLE首发症状,表现为精神障碍、癫痫发作、偏瘫、蛛网膜下腔出血、脊髓炎等,出现神经系统症状往往提示SLE病情的活动变化,且表示严重和预后不佳。

9. 血液系统　约60%患者均出现慢性贫血的表现,约40%患者白细胞减少或淋巴细胞绝对数减少,约20%患者血小板减少,约20%患者有无痛性的轻、中度淋巴结肿大,约15%患者出现脾脏肿大。

（三）辅助检查

1. 一般检查　血、尿常规异常,血沉增快,肝功能和肾功能均不同程度出现异常。

2. 免疫学检查　①本病以存在有多种类的抗核抗体为特征,对 SLE 敏感性为 95%,但其特异性较低;②抗 Sm 抗体和抗 ds-DNA 抗体对 SLE 的诊断具有较高的特异性;③免疫复合物增加及补体 C3,C4,CH50（总补体）降低也有助于 SLE 诊断,同时提示狼疮的活动性;④通过肾穿刺活组织检查和皮肤狼疮带试验可进行免疫病理学检查。

3. 其他　X 线、超声心动图检查及 CT 均可分别有利于早期发现肺部浸润病变、心血管病变及出血性脑病等。

相关链接

SLE 诊断标准

目前采用美国风湿病学会 1997 年修订的 SLE 分类标准。SLE 分类标准 11 项中,符合 4 项或 4 项以上者,可诊断 SLE:

1. 颊部红斑　固定红斑,扁平或高起,在两颊突出部位。

2. 盘状红斑　片状高起于皮肤的红斑,粘附有角质脱屑和毛囊栓;陈旧病变可发生萎缩性瘢痕。

3. 光过敏　对日光有明显的反应,引起皮疹。

4. 口腔溃疡　口腔或鼻咽部溃疡,一般为无痛性。

5. 关节炎　非侵蚀性关节炎,累及 2 个或更多的外周关节,有压痛,肿胀或积液。

6. 浆膜炎　胸膜炎或心包炎。

7. 肾脏病变　尿蛋白>0.5g/24 小时或+++,或管型（红细胞、血红蛋白、颗粒或混合管型）。

8. 神经病变　癫痫发作或精神病。

9. 血液学疾病　溶血性贫血或白细胞减少,或淋巴细胞减少,或血小板减少。

10. 免疫学异常　抗 ds-DNA 抗体阳性,或抗 Sm 抗体阳性,或抗磷脂抗体阳性（后者包括抗心磷脂抗体、狼疮抗凝物阳性或至少持续 6 个月的梅毒血清试验假阳性三者之一）。

11. 抗核抗体　在任何时候和未用药物诱发"药物性狼疮"的情况下,抗核抗体滴度异常。

特别需强调指出是患者病情初始或许不具备分类标准中的 4 条。随着病情进展而有 4 条以上或更多的项目。11 条分类标准中,免疫学异常和高滴度抗核抗体更具有诊断意义。一旦患者免疫学异常,即便临床诊断不够条件,也应密切随访,以便尽早做出诊断和及早治疗。

（四）治疗要点

目前虽无根治方法,但采取合理治疗方案是可以控制病情活动及维持临床缓解,故主张宜早期诊断,早期治疗。治疗原则是在防治病因及一般治疗基础上,根据不同病情及严重程度而选择相应的治疗措施。

1. 糖皮质激素　是目前治疗 SLE 的首选药物,适用于急性暴发性狼疮、脏器受损如心、肺、肾及中枢神经系统等,以及急性溶血性贫血、血小板减少性紫癜等。常用药物有泼尼松等,多数患者需长期小剂量服用以维持病情稳定。对于病情突然恶化的狼疮性肾炎和严重中枢神经系统病变者,则可采用大剂量短期冲击疗法,但应严密观察药物不良反应。皮疹患者外用含糖皮质激素的软膏涂抹局部。

2. 非甾体类抗炎药　主要用于发热、关节肌肉疼痛、关节炎、浆膜炎,且无明显内脏或血液病变的轻症患者;肾炎者慎用。常用药物有阿司匹林、吲哚美辛、布洛芬、萘普生等。

3. 抗疟药　是治疗盘状红斑狼疮的主要药物。常用药物有氯喹,该药口服后主要积聚于皮肤,能抑制

DNA 与抗 DNA 抗体相结合,具有控制 SLE 皮疹和抗光敏作用。

4. 免疫抑制剂 针对病情反复、重症者等可加用免疫抑制剂,如环磷酰胺、硫唑嘌呤等。

5. 中医疗法 根据中医辨证而进行治疗均有一定疗效,如雷公藤对狼疮肾炎有疗效,但有较大的不良反应。

6. 生物制剂 目前用于临床和临床试验治疗 SLE 的药物主要有抗 CD20 单抗(利妥昔单抗)和细胞毒 T 细胞相关抗原 4。

(五)常用护理诊断/问题及措施

1. 皮肤完整性受损 与疾病所致的血管炎性反应等因素有关。

具体护理措施见本章第一节概述中"皮肤受损"的护理。

2. 疼痛 慢性关节疼痛为主,与自身免疫反应有关。

具体护理措施见本章第一节概述中"关节肿痛"的护理。

3. 潜在并发症:慢性肾衰竭

(1)休息:急性活动期鼓励卧床休息,适当减少机体的消耗,保护脏器功能,预防恶化。

(2)饮食:给予低盐、优质低蛋白饮食,限制水及钠盐的摄入;意识障碍者,鼻饲流质饮食;必要时遵医嘱静脉补充足够的营养。

(3)病情观察:定时测量生命体征、体重及腹围,严密观察水肿的程度、尿量、尿色、尿液检查结果的变化;监测血清电解质、血肌酐和血尿素氮等变化情况。

4. 焦虑 与病情久治不愈、容貌改变、生活工作受挫有关。

了解患者的心理状况,分析其目前病情的治疗情况,鼓励积极治疗,充分沟通家属,帮助患者及家属树立战胜疾病的信心。

(六)健康指导

1. 疾病知识指导 向患者及家属解释本病若能及时正确治疗,病情可以缓解,过正常生活。嘱家属给予患者以精神支持和生活照顾,以维持其良好的心理状态。在疾病的缓解期,患者可逐步增加活动,参加社会活动和日常工作,但要注意劳逸结合,避免过度劳累。避免一切可能诱发或加重病情的因素,如日晒、妊娠、分娩、口服避孕药及手术等。为避免日晒和寒冷的刺激,外出时可戴宽边帽子,穿长袖衣裤。

2. 用药指导 严格遵医嘱用药,了解所用药物的名称、剂量、给药时间和方法等,不得擅自改变药物剂量或突然停药,同时教会患者观察药物疗效和不良反应,定期复诊,遵医嘱调整药量。

3. 生育指导 无中枢神经系统、肾脏或其他脏器严重损害,病情处于缓解期达半年以上者,一般能安全妊娠,并分娩出正常婴儿。非缓解期的 SLE 患者容易出现流产、早产和死胎,发生率约30%,故应避孕。妊娠前3个月至妊娠期应用大多数免疫抑制剂均可能影响胎儿的生长发育,故必须停用半年以上方能妊娠。但目前认为羟氯喹和硫唑嘌呤对妊娠影响小,尤其是羟氯喹可全程使用。产后避免哺乳。妊娠可诱发 SLE 活动,多数药物对胎儿发育存在风险,因此。备孕阶段及妊娠期,应及时就医,遵医嘱调整用药或停药。

(刘雨佳)

第三节　类风湿关节炎

案例导入

患者,女,35岁,以"两侧近侧指骨间关节及足关节酸痛2年,加重伴低热,纳差1个月"为主诉入院。

病史评估:源于2年前无明显诱因出现双侧指骨间关节的疼痛,继而出现足关节酸痛,每当寒冷季节疼痛加剧。1个月前突然患处疼痛加重难忍,同时伴发热,胃纳差。

身体评估:T 37.8℃,P 83次/分,R 18次/分,BP 120/80mmHg,神志清楚,两侧近侧指骨间关节明显梭状肿胀,肘关节鹰嘴突处可触及一米粒大小结节,坚硬如橡皮,心肺未见异常表现,肝肋下未及,脾肋下1cm。扶持入院。

辅助检查:血常规:Hb 90g/L,WBC $8.1×10^9$/L,血沉45mm/h,抗核抗体阴性,类风湿因子阳性,X线检查:关节周围软组织肿胀,关节腔变窄。

初步诊断:类风湿性关节炎。

请思考:本病的关节病变有什么特点?为避免或减轻患者的关节功能丧失,如何进行关节护理?

类风湿关节炎(rheumatoid arthritis,RA)是以慢性对称性关节炎为主要临床表现的异质性、系统性、自身免疫性疾病。临床表现特点为受累关节疼痛、肿胀、功能下降。当软骨和骨质出现炎症破坏时,则出现关节畸形和功能障碍。病情呈反复发作且持续过程。

RA遍布于世界各地,人群患病率大约为1%,但各个国家和地区的患病率不同。我国患病率为0.32%～0.36%,较欧美国家白人的患病率(1%)低。任何年龄均可发病,其中以35～50岁为发病高峰,RA女性患病率高于男性约2～3倍,更年期女性患病率达高峰,但口服避孕药者发病率较低,女性患者妊娠期病情可缓解。病情较重的RA患者致残率较高,所以RA也是造成我国人群丧失劳动能力和致残的最主要疾病之一。

(一)病因和发病机制

RA的病因尚不清楚,目前认为RA是一种自身免疫性疾病,其发生可能与下列多种因素有关:

1. 感染　细菌、支原体、病毒、原虫等感染。

2. 遗传因素　具有一定遗传倾向,如RA的一级亲属患病率比正常人群高出16倍;同卵双胞胎共同患病机会为15%～30%。

3. 其他因素　与代谢障碍、营养不良、受教育水平、职业及心理社会因素有关。此外,RA的诱发因素与寒冷潮湿环境、女性内分泌功能紊乱、吸烟、饮用咖啡等可能是本病的诱因。

(二)临床表现

多数RA患者起病缓慢,在出现明显的关节症状前均有乏力、全身不适、发热、纳差等症状。少数患者起病较急剧,在数天内出现多部位关节症状。

1. 关节表现　典型关节表现特点为对称性及关节炎,且随着病情的进展,受累关节逐渐增多;主要侵犯小关节,其中主要是手指关节,如腕、掌指和近端指间关节,其次是趾、膝、踝、肘、肩等关节,部分患者也累及颌关节和颈椎。关节病理病变为滑膜炎症状和关节结构破坏。病情发展和转归因个体差异性而变化甚大。其表现具体有:

(1)晨僵:95%以上的患者可出现晨僵,具有持久性,持续时间大于1小时,是观察RA活动的重要指标之一。晨僵持续时间与关节炎症程度呈正比。

(2)关节痛与压痛:关节痛是最早出现的症状,多呈双侧对称性,具持续性疼痛特点,同时伴有压痛,但病情时轻时重。部分受累关节皮肤可出现褐色色素沉着。

（3）关节肿胀：受累的关节均有肿胀，多因关节腔内积液或关节周围软组织炎症引起，多呈对称性。关节炎性肿大而附近肌肉萎缩，关节呈梭形，也称梭状指（图8-1）。

（4）关节畸形：多出现在病情晚期，由于软骨、骨质结构破坏，造成关节纤维性或骨性强直，加之关节周围的肌腱、韧带损害致使关节不能完全保持在正常位置，继而出现手指关节半脱位，如手指的尺侧偏斜及天鹅颈样畸形（图8-2）等；关节周围肌肉的萎缩、痉挛可加重关节畸形。

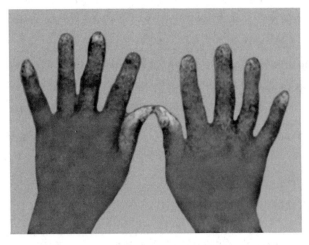

图8-1　梭状指

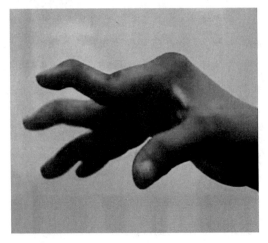

图8-2　天鹅颈样畸形

（5）功能障碍：关节肿痛、关节结构的破坏均会引起关节功能的活动障碍。美国风湿病学会将因RA而影响生活程度分为四级。Ⅰ级：关节能自由活动，能完成平常的任务而无妨碍。Ⅱ级：关节活动中度限制，一个或几个关节疼痛不适，但能料理日常生活。Ⅲ级：关节活动显著限制，不能胜任工作，料理生活也有困难。Ⅳ级：大部分或完全失去活动能力，患者长期卧床或依赖轮椅，生活不能自理。据统计类风湿关节炎患者中，关节功能在Ⅰ级者占15%，Ⅱ级者占40%，Ⅲ级者占30%，Ⅳ级者占15%。

2. 关节外表现

（1）类风湿结节：在20%～30%的患者中可出现，是RA特异的皮肤表现，可提示病情活动。浅表结节多位于肘关节鹰嘴附近、枕部、足跟腱鞘等部位的皮下，结节质硬无压痛，大小不一，直径数毫米至数厘米不等，呈对称分布；深部结节可出现在心包、胸膜、脑等内脏，若节结影响脏器功能时，均可出现该脏器的受损症状。

（2）类风湿血管炎：是关节外损害的病理基础，其主要累及病变组织的动脉，出现在皮肤、肌肉、眼、肺、心、肾、神经等器官组织的任何脏器。常表现为甲床或指端小血管炎，少数发生局部缺血性坏死，可侵犯肺部而出现胸膜炎、肺间质性病变；侵犯心脏则常出现心包炎；冠状动脉炎可引起心肌梗死；神经系统受损可出现脊髓受压、周围神经炎等表现。

（3）其他表现：①干燥综合征，如口干、眼干的症状等。②弗尔他（Felty）综合征，如RA伴有脾大、中性粒细胞减少，甚至贫血和血小板减少者。③Caplan综合征，最先见于煤矿工人或石棉工人。尘肺患者患RA时更易出现多发肺结节，常突然出现，同时伴有关节症状加重。④低血红蛋白小细胞性贫血，因病变本身或因服用非甾体类抗炎药而造成胃肠道长期少量出血所致。

（三）辅助检查

1. 血液检查　轻度及中度贫血。

2. 类风湿因子（RF）检查　70%的RA患者血清中有IgM型RF，其数量与本病的活动性和严重性呈正比。但RF也可出现在除本病外的多种疾病中，甚至5%的正常人中也出现RF，因此RF对RA诊断不具特异性。

3. 关节滑液检查　关节腔内滑液量超过 3.5ml,滑液中均呈现白细胞明显增多,其中中性粒细胞占优势。

4. 关节 X 线检查　主要为手指和腕关节的 X 线摄片,片中可见关节周围软组织的肿胀阴影,关节端骨质疏松(Ⅰ期);关节间隙因软骨的破坏变得狭窄(Ⅱ期);关节面出现虫凿样破坏性改变(Ⅲ期);晚期可见关节半脱位和关节破坏后的纤维性和骨性强直(Ⅳ期)。

相关链接

类风湿关节炎诊断标准

美国风湿病学会 1987 年关于类风湿关节炎的诊断标准:①晨僵持续最少 1 小时/天,病程至少 6 周;②至少同时有 3 个关节区软组织肿胀或积液,至少 6 周;③腕、掌指、近端指关节中,至少 1 个关节区肿胀,至少 6 周;④对称性关节肿胀至少 6 周;⑤有类风湿结节;⑥手 X 线片改变(至少有骨质疏松和关节间隙的狭窄);⑦类风湿因子阳性。以上 7 项中符合 4 项或 4 项以上者诊断为类风湿关节炎。

(四)治疗要点

治疗 RA 至今尚无特效方法。关键在于早期诊断和早期治疗。治疗目的是减轻缓解关节肿痛和关节外症状,控制关节炎发展;防止和减少关节破坏,保持受累关节功能;促进已破坏关节骨的修复。

1. 非甾体类抗炎药　是 RA 不可缺少的非特异性的对症治疗的首选药物,能达到控制关节肿痛、晨僵和发热等目的。常用药物有塞来昔布、美洛昔康等。

2. 改变病情抗风湿药　起效时间长,能控制病情进展,同时具有抗炎作用。临床上多采用与非甾体类抗炎药物联合用药方案。常用药物有甲氨蝶呤、雷公藤、金合剂、青霉胺、环磷酰胺、环孢素等。

3. 糖皮质激素　具有较强的抗炎作用,能快速缓解症状,但不能控制疾病发展,停药后易复发。长期用药可造成药物的依赖性,更易出现不良反应。故仅限于活动期有关节外症状者、关节炎明显而又不能为非甾体类抗炎药所控制的患者和抗风湿药尚未起效的患者。

(五)常用护理诊断/问题及措施

1. 疼痛　关节痛为主,与关节炎性反应有关。

具体护理措施见本章第一节"关节肿痛"的护理。

问题与思考

1. 评估关节疼痛时应注意哪几个方面?

2. 如何缓解或减轻关节疼痛?

2. 有失用综合征的危险　与关节炎反复发作、疼痛和关节骨质破坏有关。

(1) 休息与活动:急性活动期应卧位休息,以减少体力消耗,限制关节活动并保护关节功能,避免脏器受损。缓解期需适当进行计划性的康复活动,但要劳逸结合。

(2) 饮食护理:宜清淡、易消化,忌辛辣、刺激性食物,给予足量的蛋白质、高维生素和营养丰富的饮食,贫血者应增加含铁丰富的食物摄入。

(3) 晨僵护理:鼓励患者早晨起床后用温水浴或用热水浸泡僵硬的关节,再活动关节;夜间睡眠时注意患病关节的保暖,戴弹力手套保暖,减轻晨僵程度。加强患侧关节的理疗。

其他具体护理措施见第一节概述中"关节僵硬和活动受限"的护理。

(4) 保持关节功能:①为防止关节畸形和肌肉萎缩,应指导患者保持关节功能,如膝下放平枕,使膝关节保持伸直位,足下放置足踏板,避免垂足;②症状基本控制后,鼓励患者及早下床活动,不宜绝对卧床,避免长时间不活动,必要时提供辅助用具;③做关节的主动和被动运动,肢体运动应从被动运动向主动运动渐进,做肢体屈伸、散步、手部抓握、提举等活动,活动强度逐步加强,但以患者能承受为限。同时可配合理疗、按摩等治疗方法,以增加局部血液循环,松弛肌肉,活络关节,达到缓解病变关节的目的。

（5）病情观察:观察患者关节疼痛的部位、范围,关节肿胀和活动受限的程度,有无畸形,晨僵的程度及变化情况,以此判断病情及疗效;观察患者有无关节外症状,如胸闷、心前区疼痛、腹痛、消化道出血、头痛、发热、咳嗽、呼吸困难等,如出现上述症状均提示病情严重,尽早给予适当积极处理。

3. 预感性悲哀　与疾病久治不愈、关节可能致残、影响生活质量有关。

患者常表现出情绪低落、忧虑、孤独,对生活失去信心。用和蔼的态度与患者的接触并交谈,采取心理疏导、解释、安慰、鼓励等方法,提供合适的环境让患者表达悲哀;嘱家属、亲友等给患者精神鼓励和物质支持,积极稳定患者不良的情绪状态,帮助患者增强战胜疾病的信心,可让患者参与集体活动或娱乐活动,鼓励患者最大限度生活自理或参加力所能及的工作,帮助患者充实生活。

（六）健康指导

1. 疾病知识指导　急性活动期应卧床休息,减少体力消耗,避免脏器受损。缓解期在鼓励患者适当休息的同时,教会患者认识休息和治疗性锻炼的重要性,养成良好的生活方式和习惯,每天按计划性进行锻炼,增强机体抗病能力,注意保护关节的功能,注重防止关节肌肉的废用。

2. 疾病预防指导　积极鼓励患者最大限度自我护理,避免各种诱因,如感染、寒冷、潮湿、过劳等,注意保暖。

3. 用药指导　遵医嘱服药,指导患者用药的方法并告之注意事项,不要随便停药、换药和增减药量,坚持治疗、减少复发。

4. 心理护理　积极与家属沟通,与患者一起制订康复目标,激发患者对家庭、社会的责任感,鼓励其自强不息,积极参加力所能及的工作,正确面对生活及对待疾病,积极与医护人员配合,争取达到理想的治疗效果。对已经致残的患者,要鼓励患者发挥和利用健康肢体的作用,尽量做到生活自理或参与社会活动,充分体现生命的质量和人生价值。

（刘雨佳）

第四节　风湿性疾病临床思维案例

案例 8-1

病史:患者,女性,43 岁,以"双手指间关节疼痛 3 年,颜面部及双下肢水肿 2 周"为主诉入院。患者于 3 年前无明显诱因出现双手指间关节疼痛,持续性加重发作,在外院就诊,当时诊断为"系统性红斑狼疮",使用 15mg/d 强的松及氯喹,维持半年左右按医嘱减量停药,自觉症状有所好转,3 年来随诊尿常规未见明显异常。患者于入院前 2 周出现早晨起床颜面部水肿,继而发现双下肢水肿,双手指间关节疼痛加重,伴有胸闷及腹胀,无畏寒发热,无恶心呕吐,无腹痛,自行服用强的松 30mg/d,一直未见好转。自发病以来,患者精神状态一般,食欲欠佳,夜尿次数增加,大便正常,睡眠尚可。

身体评估:BP 145/80mmHg,面部蝶形红斑,颜面部轻度水肿,心率 80 次/分,律齐,无杂音,肺听诊无异常,腹软,全腹无压痛及反跳痛,肝脾未触及,双手指间关节有触痛,双下肢轻度凹陷性水肿。

辅助检查:血常规:RBC $2.5×10^{12}$/L,Hb 85g/L,WBC $3.0×10^9$/L,中性 0.68,PLT $32×10^9$/L,尿常规:蛋白>+++,白细胞+/HP,红细胞++/HP。尿量 850ml/24h,血沉 45mm/h;生化:白蛋白 26g/L,肌酐 152μmol/L,

抗核抗体(+),补体 C3,C4 均低。心电图:低电压性改变。B 超提示:腹腔少量积液,心包少量积液,双肾弥漫性回声改变。胸片提示:两肺支气管病变。肾穿刺提示:轻度系膜增生性改变。

初步诊断:系统性红斑狼疮、狼疮性肾炎。

问题:

1. 请归纳出该病例"狼疮性肾炎"的临床特点。

2. 如何安排该患者的床位比较合适? 为什么?

病情进展

入院第 1 天,发现患者鼻出血。

3. 分析患者发生的原因,如何处理? 还要注意哪些方面?

病情进展

经过住院治疗,出院后第 4 周,患者再次入院,精神欠佳,又出现眼睑明显水肿,同时食欲不振,有恶心,患者口腔黏膜和舌出现溃疡,口气中有尿臭味。

4. 该患者最可能发生哪种情况? 请分析。

案例 8-2

病史:患者,女性,45 岁,以"关节疼痛 10 年,全身水肿伴尿量明显减少 3 周"为主诉入院,10 年前无明显诱因出现关节痛,以双肘关节、膝关节明显,行走较困难,继而出现双下肢稍肿,当时未给予重视,自行敷用活络药膏,一直疗效不佳。3 周前无明显诱因开始出现全身水肿,同时伴尿量明显减少入院。该患者 5 年前以病不能胜任工作而辞职,生活尚可自理,有一儿子正读高三,家庭经济拮据,常因家庭负担,不能持家,无工作而感内疚焦虑。

身体评估:T 36.2℃,P 86 次/分,R 20 次/分,BP 135/100mmHg。神志清楚,双手掌、足底见斑片状红斑,眼睑稍水肿,双下肢重度凹陷性水肿。

辅助检查:24 小时尿蛋白定量 12g;尿常规检查:蛋白(++~+++),红细胞(+++);血清总蛋白 40g/L;肾功能检查:内生肌酐清除率 59.0ml/min,尿素氮 17.7mmol/L。抗核抗体阳性。

初步诊断:系统性红斑狼疮。

问题:

1. 该患者的临床特点符合哪种病情变化? 并做出解释。

病情进展

入院第 1 天,患者不安心住院治疗,总是要求出院治疗,情绪一直不稳定。

2. 针对该患者目前情绪状况,如何进行护理措施?

病情进展

入院一直睡眠不佳,第 5 天,患者突然自诉头痛剧烈,精神状态不佳。

3. 考虑此时患者最可能发生何种病情变化？病情观察要点？

（刘雨佳）

复习参考题

1. 简述关节疼痛、僵硬等引起躯体活动障碍的护理措施。

2. 简述 SLE、类风湿关节炎及痛风三者关节损害表现。

3. 简述 SLE 患者的皮肤损害的表现及皮肤护理。

4. 简述 SLE 常累及损害的脏器及最主要死因。

5. 类风湿关节炎关节提示病情活动的关节外表现有哪些？

<table>
<tr><td>

第九章

</td><td>

神经系统疾病患者的护理

</td></tr>
</table>

第一节　概述

　　神经系统是人体最精细、结构和功能最复杂的系统,按解剖结构分为中枢神经系统和周围神经系统两部分,前者主管分析综合内外环境传来的信息并使机体做出适当反应,后者主管传导神经冲动;按其功能又分为调整人体适应外界变化的躯体神经系统和稳定内环境的自主神经系统。神经系统疾病是指神经系统与骨骼肌由于血管病变、感染、变性、肿瘤、遗传、中毒、免疫障碍、先天发育异常、营养缺陷和代谢障碍等所致的疾病。神经系统疾病的主要临床表现为运动、感觉、反射、自主神经及高级神经功能障碍。神经系统疾病具有起病急、病情重、症状广泛而复杂等特点,是导致人类死亡和残障的主要原因之一,无疑也给临床护理工作带来很大挑战,需要我们为之不懈努力。

一、结构与功能

　　1. 中枢神经系统　　中枢神经系统由脑和脊髓所组成。脑又分为大脑、间脑、脑干和小脑(图 9-1)。

　　(1)大脑:由大脑半球、基底核和侧脑室组成。大脑表面为大脑皮质所覆盖,皮质表面有脑沟和脑回,大脑半球分为额叶、颞叶、顶叶、枕叶、岛叶和边缘系统。大脑半球的各脑叶的功能各不相同且双侧不对称,

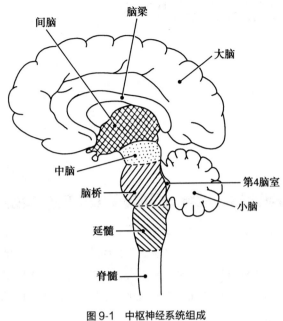

间脑　脑梁

大脑

中脑

脑桥

延髓

脊髓

第4脑室

小脑

图 9-1　中枢神经系统组成

如额叶与躯体运动、语言及高级思维活动有关;颞叶与听觉、语言和记忆有关;顶叶与躯体感觉、味觉、语言等有关;枕叶与视觉信息的整合有关;岛叶与内脏感觉有关;边缘系统与情绪、行为和内脏活动有关。言语中枢大多在左侧半球,而习惯左利手者则位于右侧。近代神经生理学家还认为左侧大脑半球在语言、逻辑思维、分析能力及计算能力等方面起决定作用;右侧大脑半球主要在音乐、美术、空间和形状的识别、综合能力、短暂的视觉记忆等方面起决定作用。但大脑的整体功能非常重要,大脑皮质各部分是在整体功能的基础上各有其独特的生理作用。

（2）间脑:间脑位于大脑半球与中脑之间,是脑干与大脑半球的连接站。间脑可分为丘脑和下丘脑。丘脑的破坏性病灶可出现对侧偏身各种感觉消失或减退,刺激性病灶引起偏身疼痛,称为丘脑性疼痛。下丘脑对体重、体温、代谢、饮食、内分泌生殖、睡眠和觉醒的生理调节起着重要作用,同时也与人的行为和情绪有关。

（3）脑干:由中脑、脑桥和延髓组成。中脑向上与间脑相接,延髓下端与脊髓相连,脑桥介于中间,由脑桥臂与背侧的小脑半球相连接。脑干是生命中枢,脑干网状结构能保持正常睡眠与觉醒。脑干病变大多涉及某些脑神经和传导束,从而出现交叉性瘫痪、意识障碍、去大脑僵直及某些定位体征,多见于血管病、肿瘤和多发性硬化等。

（4）小脑:位于后颅窝,由小脑半球和小脑蚓部组成。其功能为调节肌张力、维持身体平衡,控制姿势步态和协调随意运动。小脑病变可引起共济失调、平衡障碍和构音障碍,见于肿瘤、脑血管病、遗传变性疾病等。

（5）脊髓:脊髓呈椭圆形条索状,位于椎管内。其上端于枕骨大孔水平与脑干相连接,下端以圆锥终止于 L_1 锥体下缘,并以终丝固定在骶管盲端。脊髓是中枢神经的低级部分,为四肢和躯干的初级反射中枢。脊髓和脑的各级中枢之间存在广泛的联系,脊髓的正常活动总是在大脑的控制下进行的。脊髓的主要功能为:①传导功能:传导从周围到脑的神经冲动,一方面把大脑皮质的运动兴奋性经脊髓、脊神经传达到效应器官,另一方面把肌肉、关节和皮肤的痛觉、温度觉、触觉等感觉经脊神经、脊髓、脑干传达到大脑半球;②反射功能:当脊髓失去大脑控制后,仍能自主完成较为简单的骨骼肌反射和躯体内脏反射活动,如牵张反射、屈曲反射、浅反射以及膀胱、直肠反射等。

2. 周围神经系统

（1）脑神经:脑神经共有 12 对,采用罗马数字命名。除第 I、II 对脑神经进入大脑外,其他 10 对脑神经均与脑干互相联系。脑神经有运动纤维和感觉纤维,主要支配头面部。其中第 III、IV、VI、XI、XII 对脑神经为运动神经;第 I、II、VIII 对脑神经为感觉神经;第 V、VII、IX、X 对脑神经为混合神经。所有脑神经运动核仅有第 XII 和第 VII 对脑神经核的下部为对侧大脑半球支配,其他均接受双侧大脑半球的支配。脑神经的主要解剖及生理功能见表 9-1。

（2）脊神经:脊神经是与脊髓相连的周围神经,共有 31 对,其中颈神经 8 对,胸神经 12 对,腰神经 5 对,骶神经 5 对,尾神经 1 对。每对脊神经都由后根(感觉根)和前根(运动根)组成。脊神经病变的临床表现是受损神经支配范围内的感觉、运动、反射和自主神经功能障碍,其部位和范围随受损神经的分布而异,但又具有共同的特性。如前根损害表现为支配节段的下运动神经元性瘫痪,若后根损害则出现呈节段分布的感觉障碍,神经末梢损害时常出现四肢远端对称分布的手套—袜套样感觉障碍等。

表 9-1 脑神经的主要解剖及生理功能

脑神经	性质	进出颅部位	连接脑部位	功能
嗅神经（Ⅰ）	感受性	筛孔	端脑	传导嗅觉
视神经（Ⅱ）	感受性	视神经孔	间脑	传导视觉
动眼神经（Ⅲ）	运动性	眶上裂	中脑	支配提上睑肌、上直肌、下直肌等眼肌、瞳孔括约肌及睫状肌
滑车神经（Ⅳ）	运动性	眶上裂	中脑	支配上斜肌
三叉神经（Ⅴ）	混合性	眶上裂（眼支）	脑桥	传导面部、鼻腔及口腔黏膜感觉
		圆孔（上颌支）		支配咀嚼肌
		卵圆孔（下颌支）		支配咀嚼肌和鼓膜张肌
展神经（Ⅵ）	运动性	眶上裂	脑桥	支配外直肌
面神经（Ⅶ）	混合性	内耳门-茎乳孔	脑桥	支配面部表情肌、泪腺、唾液腺，传导舌前 2/3 的味觉及外耳道感觉
前庭蜗神经（Ⅷ）	感受性	内耳门	脑桥	传导听觉及平衡觉
舌咽神经（Ⅸ）	混合性	颈静脉孔	延髓	传导舌后 1/3 味觉及咽部感觉，支配咽肌、腮腺
迷走神经（Ⅹ）	混合性	颈静脉孔	延髓	支配咽喉肌和胸腹内脏运动
副神经（Ⅺ）	运动性	颈静脉孔	延髓	支配胸锁乳突肌和斜方肌
舌下神经（Ⅻ）	运动性	舌下神经管	延髓	支配舌肌

二、护理评估

（一）病史评估

1. 患病及治疗过程

（1）患病过程：①起病情况：起病情况包括起病的急缓以及在何种情况下发生。注意是急性、亚急性还是慢性起病，是突发性还是渐进性，如脑卒中往往为急性、突发性，帕金森病多为慢性、进行性，脑血栓形成多发生于睡眠时，脑出血则常见于情绪激动时。②主要症状和体征：症状的部位、范围、性质、前后顺序、持续时间、严重程度、加重或缓解的因素。③病因或诱因：有无明显的致病或诱发因素，主要指与本次发病有关的病因（外伤、中毒、感染等）和诱因（气候变化、环境改变、情绪、起居饮食失调等）。④伴随症状：注意有无与主要症状同时或随后出现的其他症状，如头痛、头晕、恶心、呕吐、发热、大汗等。⑤病情的发展与演变：了解患病过程中主要症状的变化情况及有无新的症状如压疮、感染等并发症的出现。

（2）检查及治疗过程：既往检查、治疗经过及效果，是否遵医嘱治疗，所用药物的名称、剂量、时间和疗效。

（3）目前情况与一般状况：目前主要不适及病情变化，有无意识障碍、精神障碍、言语障碍、吞咽障碍、认知障碍、颅神经障碍（如抽搐、瘫痪、麻木、复视）、睡眠障碍、营养失调及括约肌功能障碍等，其症状、体征有无特征性，如帕金森病的慌张步态、蛛网膜下腔出血的脑膜刺激征等。

（4）过敏史：了解有无药物、食物、空气、接触物品或环境因素中已知的过敏物质等过敏史。

2. 既往史及家族史

（1）既往史：了解患者既往病史（含传染病）、手术或外伤史、预防注射史、输血史，以及与之相关的具体情况，如患病、手术或外伤的名称、时间、诊疗与护理经过及转归；预防注射的时间及疫苗的种类；居住地或生活地区的主要传染病和地方病史；了解有无与神经系统疾病相关的疾病，如高血压、糖尿病、心脏病、高脂血症、甲亢、风湿病、血液病等。应注意分析既往病史特点与现在疾病的关系，某些药物、恶性肿瘤及其治疗措施可导致神经系统损害，如长期服用异烟肼可能引起周围神经病，镇静剂可造成多种形式运动障碍等。女性患者应询问月经史和生育史。

（2）家族史：神经系统遗传病多于儿童或青年期发病，常常发生在有血缘关系的家庭成员中。了解家族成员是否患有同样的疾病及与遗传有关的疾病,以明确遗传、家庭和环境因素等对患者目前健康状况的影响。如卒中、癫痫、偏头痛可能与家族遗传有关,帕金森病可能与环境因素有关等。

3. 心理-行为-社会状况

(1) 心理状况:评估患者在疾病发生发展中的心理过程,包括文化程度、性格特点、职业及工作性质、认知水平、情感与应激、健康行为、自我概念和精神价值观。了解患者对疾病的性质、过程、防治及预后知识的了解程度;了解疾病对其日常生活、学习和工作有何影响,患者能否面对现实、适应角色转变,有无焦虑、恐惧、抑郁、孤独、自卑等心理反应及其程度;了解患者的性格特点,人际关系与环境适应能力。如脑卒中患者常出现肢体瘫痪,容易产生抑郁、无用感、失落感;重症肌无力和吉兰-巴雷综合征患者常因呼吸肌麻痹容易导致死亡恐惧。

(2) 生活方式:了解患者的生长发育史和主要经历,包括出生地、居住地,是否到过疫区、有无疫水接触史,动物喂养史,家庭或职场是否接触化学物质,如脑血吸虫病常有疫水接触史,隐球菌脑膜炎常与喂养鸽子有关,弓形体病常有猫狗等动物喂养史等。了解患者平日饮食习惯及食欲,食物组成及数量,有无特殊食物的喜好或禁忌,有无特殊饮食医嘱及遵从情况,是否有过应急事件及有无食物过敏等。如脑肺吸虫病往往与生食螃蟹有关,周期性瘫痪常因饱餐诱发、偏头痛常因进食巧克力及饮酒而诱发等。了解患者有无烟酒嗜好及毒麻药品接触史。了解患者的工作、学习、生活与睡眠是否具有规律性,评估患者日常活动及生活自理能力,是否需要借助辅助用具或他人帮助。

(3) 社会支持系统:了解患者的家庭与社会背景,评估周围环境中有无影响健康的危险或干扰因素。如家庭成员、经济状况、文化教育层次,家属对患者的关心、支持及其所患疾病的认识程度;患者的工作单位或医疗保险机构所能提供的帮助或支持情况;患者出院后的继续就医条件,居住地的社区保健资源或继续康复治疗的可能性等。

(二)身体评估

1. 一般检查

(1) 一般情况:包括年龄、性别、发育、营养、面容与表情等。正常人表情自然、神态安怡,面部表情呆板或者面具脸常见于帕金森病。

(2) 生命体征:体温是否正常,有无明显的体温升高或不升;呼吸、脉搏、血压有无改变。体温升高常见于继发感染、下丘脑或脑干受损导致的中枢性高热;体温下降或不升,常提示呼吸、循环衰竭或下丘脑严重病变。脉搏增快见于感染性疾病;脉搏细速或不规则见于中毒与休克;急性颅内压增高时脉搏缓慢而有力。吗啡、巴比妥类药物中毒时呼吸缓慢;中枢神经系统病变导致呼吸中枢抑制时,亦可出现呼吸节律的改变。血压显著升高见于颅内压增高、高血压脑病或脑出血、脑梗死。呼吸深而慢及血压升高常为颅内高压的表现;呼吸表浅无力、脉搏增快见于吉兰-巴雷综合征、重症肌无力危象引起的呼吸肌麻痹。

(3) 意识与精神状态:意识是否清楚,检查是否合作,应答是否切题;衣着是否整洁,主动和被动接触是否良好,对疾病的自知力是否存在;有无认知、情感和意志行为方面的异常,如错觉、幻觉、联想散漫、思维迟缓、情感淡漠、精神运动性兴奋或抑郁等。

2. 皮肤与黏膜　全身皮肤黏膜是否完好,有无发红、皮疹、破损及水肿。

3. 头颈部检查　观察瞳孔的直径大小,两侧瞳孔是否等大、等圆及对光反射是否灵敏;检查有无头颈部肿块或压痛;观察有无面部畸形、面肌抽动或萎缩、血管斑痣、眼睑水肿、眼球突出、巩膜黄染、结膜充血、角膜色素环、口唇疱疹、乳突压痛;额纹和鼻唇沟是否变浅或对称;伸舌是否居中,舌肌有无萎缩;有无吞咽困难、饮水呛咳;咽反射是否存在或消失;有无声嘶、发声低哑或其他言语障碍。头颅外伤常可见眶周淤斑、鼓膜血肿、脑脊液鼻漏或耳漏;注意有无头部活动受限、不自主活动及抬头无力;颈部有无抵抗和姿势异常(如痉挛性斜颈、强迫头位),颈椎有无压痛,颈动脉搏动是否对称。

4. 四肢及躯干　注意四肢有无瘫痪、强直及震颤、抽搐;有无指趾发育畸形、弓形足;肌肉有无萎缩、肥大或压痛;关节运动是否灵活或受限;患者站立和行走时步态姿势有无异常。肌束震颤见于运动神经元病或有机磷农药中毒,脊髓病变常出现截瘫,脑卒中常出现偏瘫,慌张步态常见于帕金森病。

5. 神经反射　有无深、浅反射的异常;有无病理反射和脑膜刺激征。如脑出血、脑肿瘤时锥体束受损会出现巴宾斯基征阳性;三叉神经损伤时角膜反射消失、舌咽神经损伤时咽反射消失等。

6. 其他检查　是否有大小便障碍、睡眠障碍及自主神经功能障碍等。

(三)辅助检查

1. 血液检查　血常规检查对神经系统多种疾病如颅内感染、脑血管疾病、脑寄生虫病等的病因诊断有一定价值;血脂、血糖检测有助于脑血管疾病的病因诊断;乙酰胆碱受体抗体测定对重症肌无力的确诊有重要价值;血清肌酶学检测如肌酸磷酸激酶、乳酸脱氢酶等有助于肌肉疾病的诊断;血钾检测对周期性麻痹、血清铜蓝蛋白测定对肝豆状核变性等的诊断有重要意义。

2. 脑脊液检查　脑脊液压力测定可了解颅内压力情况,一般采用腰椎穿刺测量法,正常为 80～180mmH$_2$O;脑脊液常规、生化、细胞学及免疫等检查对神经系统疾病,尤其是中枢神经系统感染性疾病的诊断和预后判断具有重要意义。

3. 活组织检查

(1) 肌肉活组织检查:可鉴别神经源性和肌源性肌损害,适用于多发性肌炎、皮肌炎、进行性肌营养不良症、重症肌无力以及某些结缔组织疾病并发肌炎的定性诊断。肌肉活检时慢性疾病宜选择轻、中度受累的肌肉;急性病变应选择受累较重甚至伴疼痛的肌肉,但切忌在作肌电图的部位附近取材进行肌肉活检,因针刺部位可能伴有炎细胞浸润而易导致误诊为肌炎。

(2) 神经活组织检查:有助于判断周围神经疾病的性质和病变程度,对某些遗传性疾病的诊断也有很大价值,常用的活组织检查部位为腓肠神经。

(3) 脑活组织检查:目前主要适用于脑部感染性疾病经抗感染治疗效果不佳需进一步明确原因者,个别应用于临床疑诊的遗传代谢性疾病或者神经影像学提示的脑内占位性病变,以鉴别炎症、肿瘤和胶质增生以及不明原因的痴呆。取材方式为手术活检和立体定向穿刺活检。

4. 神经电生理检查

(1) 脑电图检查:包括普通脑电图、动态脑电图和视频脑电图,对癫痫、颅内占位病变、中枢神经系统感染性疾病的诊断有重要价值。EEG 检查前 24 小时需停服镇静剂、兴奋剂及其他作用于神经系统的特殊药物;检查前 1 天洗头,忌用发胶、头油等定型、护发用品;检查不能空腹,宜在饭后 3 小时内进行。

(2) 肌电图检查(electromyography,EMG):常和神经传导速度联合应用,借以判定神经肌肉所处的功能状态。主要用于周围神经、神经肌肉接头和肌肉疾病的诊断。由于该检查过程中需针刺局部皮肤,可能会引起疼痛,检查前应告知患者以配合检查。

(3) 诱发电位检查(evoked potential,EP):可选择性观察特异性传入神经通路的功能状态,临床常用的有脑干诱发电位、视觉诱发电位和体感诱发电位,用于视觉、听觉的客观检查以及某些疾病如视神经炎、多发性硬化、脑干及脊髓病变的诊断,还可以客观鉴别意识障碍与癔症。

5. 影像学检查

(1) X 线检查:头颅平片可观察头颅大小、形状,颅骨厚度、密度及结构;脊椎平片可观察脊柱的生理曲度,椎体有无发育异常,骨质破坏、骨折、脱位、变形或骨质增生等。

(2) 电子计算机断层扫描(computed tomography,CT):目前主要用于颅内肿瘤、脑血管病、颅脑损伤、脊柱和脊髓病变的诊断。尤其是 CT 血管成像(computed tomography angiography,CTA)对闭塞性血管病变可提供重要的诊断依据。

(3) 磁共振成像(magnetic resonance imaging,MRI):常用于诊断脱髓鞘疾病、脑变性病、脑肿瘤、脑血管疾病、颅脑外伤和颅内感染等；对脊髓肿瘤、脊髓空洞症、椎间盘脱出等脊髓疾患能清晰显示。尤其磁共振血管成像（magnetic resonance angiography，MRA）可以诊断颅内血管狭窄或闭塞、颅内动脉瘤、脑血管畸形等。MRI 或 MRA 检查是在一个几乎密闭的环境中进行，且检查时间相对较长，振动声响很大，务必告知患者检查经过，使其全身放松，安静平卧，减少恐惧；指导患者摘除身上可移去的所有金属物和易受磁化的物品，如发卡、首饰、钥匙、手表、金属框眼镜、信用卡、手机等，以保证图像质量。体内有金属置入者如植有起搏器等不能接受该检查。

（4）数字减影血管造影（digital subtraction angiography，DSA）：详见本章第八节"神经系统疾病患者常用诊疗技术及护理"。

6. 头颈部血管超声检查

（1）颈动脉超声检查：可客观检测和评价颈部动脉（双侧颈总动脉、颈内动脉、颈外动脉、椎动脉和锁骨下动脉）的结构、功能状态或血流动力学的改变。对头颈部血管病变（如颈动脉粥样硬化、颈动脉瘤、大动脉炎以及锁骨下动脉盗血综合征等），特别是缺血性脑血管病的诊断具有重要意义。

（2）经颅多普勒超声检查（transcranial Doppler，TCD）：TCD 是利用颅骨薄弱部位为检查声窗，应用多普勒效应研究脑底动脉主干血流动力学变化的一种无创检测技术。

7. 放射性核素检查

（1）单光子发射计算机断层扫描（single photon emission computed tomography，SPECT）：在神经系统疾病的诊断及预后判断方面主要用于脑血管疾病，也可用于各种痴呆、癫痫、脑瘤及锥体外系疾病的研究，尤其是对脑膜瘤和血管丰富或恶性程度高的脑瘤具有重要的诊断意义。

（2）正电子发射计算机断层扫描（positron emission tomography，PET）：临床应用于癫痫的定位诊断，痴呆的鉴别诊断，帕金森病的早期诊断、鉴别诊断和病情严重程度评估，还可判断脑肿瘤的恶性程度、脑肿瘤放射治疗后辐射坏死与肿瘤复发或残存的鉴别诊断。

三、常见症状体征的评估与护理

（一）头痛

头痛（headache）为临床常见的症状，机械、化学、生物刺激和体内生化改变作用于颅内外的疼痛敏感结构都可引起头痛。颅内的血管、神经和脑膜以及颅外的骨膜、血管、头皮、颈肌、韧带等均属头痛的敏感结构。这些敏感结构受挤压、牵拉、移位、炎症、血管的扩张与痉挛、肌肉的紧张性收缩等均可引起头痛。头痛的主要分类有：偏头痛、丛集性头痛、紧张型头痛、高颅压性头痛和低颅压性头痛等。

1. 护理评估

（1）病史评估：①发病原因或诱因：了解患者职业及睡眠情况，询问既往用药史、头部外伤史、中毒史和家族史。如偏头痛可于喝红酒或进食某些食物后诱发，且大部分偏头痛患者有家族史。②症状特点：询问患者头痛的部位、程度、性质、起病形式、持续时间、头痛的规律、有无先兆及伴发症状。蛛网膜下腔出血常表现为突然剧烈头痛，丛集性头痛为眼眶周围的爆炸样、非搏动性剧痛；典型偏头痛发作常有视觉先兆和伴有恶心、呕吐、畏光，颅内感染所致头痛常伴高热，高血压脑病及颅内占位病变常伴视乳头水肿；低颅压性头痛常在立位时出现或加重，卧位时减轻或消失；颅内高压引起的头痛常于咳嗽、打喷嚏及用力大便时加剧；紧张性头痛多为慢性病程且常伴失眠、焦虑或抑郁症状，但可通过活动或按摩颈肌缓解；丛集性头痛多在夜间睡眠后发作等。

（2）身体评估：观察患者有无意识瞳孔改变，生命体征有无异常；检查有无颈项强直等脑膜刺激征，注意患者面部表情变化及疼痛量表评分结果等。

（3）辅助检查：神经影像学或腰穿脑脊液检查有无颅内器质性病变的客观依据。

2. 常用护理诊断/问题　疼痛：头痛与颅内外血管舒缩功能障碍或脑部器质性病变等因素有关。

3. 护理目标

（1）患者能叙述激发或加重头痛的因素，并能设法避免。

（2）能正确运用缓解头痛的方法，头痛发作的次数减少或程度减轻。

4. 护理措施及依据

（1）避免诱因：告知患者可能诱发或加重头痛的因素，如情绪紧张、进食某些食物、饮酒、月经来潮、用力性动作等；保持环境安静、舒适、光线柔和。

（2）指导减轻头痛的方法：如指导患者缓慢深呼吸，听轻音乐、练气功、生物反馈治疗，引导式想象，冷、热敷以及理疗、按摩、指压镇痛法等。

（3）心理疏导：长期反复发作的头痛，患者可能出现焦虑、紧张心理，应理解、同情患者的痛苦，耐心解释、适当诱导，解除其思想顾虑，训练身心放松，鼓励患者树立信心，积极配合治疗。

（4）用药护理：告知镇痛药物的作用与不良反应，让患者了解药物依赖性或成瘾性的特点，如大量使用镇痛剂，滥用麦角胺、咖啡因可致药物依赖。指导患者遵医嘱正确服药。

5. 评价

（1）患者能说出诱发或加重头痛的因素。

（2）能有效运用减轻头痛的方法，头痛减轻或缓解。

（二）意识障碍

意识障碍（disorders of consciousness）是指人对外界环境刺激缺乏反应的一种精神状态。清醒的意识活动有赖于大脑皮质和皮质下网状结构功能的完整性，任何病因引起的大脑皮质、皮质下结构、脑干上行网状激活系统等部位的损害或功能抑制，均可导致意识障碍。意识障碍可表现为觉醒度下降和意识内容变化，以觉醒度改变为主的意识障碍分为嗜睡、昏睡、轻度昏迷、中度昏迷和深度昏迷，以意识内容改变为主的意识障碍分为意识模糊和谵妄。

1. 护理评估

（1）病史评估：询问患者或家属发病方式及过程；询问既往健康状况，了解有无高血压、心脏病、内分泌及代谢疾病病史，有无受凉、感染、外伤、急性中毒、药物过量或癫痫病史，有无抑郁症或自杀史等。

（2）身体评估：评估患者目前有无意识障碍及其类型、程度；有无瞳孔改变和生命体征的异常；有无肢体瘫痪、头颅外伤和脑膜刺激征。临床常通过言语、针刺及压迫眶上神经等刺激，检查患者能否回答问题，有无睁眼动作和肢体反应及瞳孔对光反射、吞咽反射和角膜反射等来判断意识障碍的程度。目前国际通用 Glasgow 昏迷评定量表（表9-2）来评价，最高得分为15分，最低得分为3分，分数越低病情越重；一般将昏迷定义为对语言指令没有反应或不能睁眼且分数为8分或更低的情况。Glasgow 昏迷评定量表也有一定的局限性，如眼肌麻痹患者不能评价其睁眼反应；气管切开患者不能评价其言语活动等，故量表评定结果不能替代神经系统症状和体征的细致观察。

表9-2 Glasgow 昏迷评定量表

检查项目	临床表现	评分	检查项目	临床表现	评分
A. 睁眼反应	自动睁眼	4	C. 运动反应	能按指令动作	6
	呼之睁眼	3		对针痛能定位	5
	疼痛引起睁眼	2		对针痛能躲避	4
	不睁眼	1		刺痛肢体屈曲反应	3
B. 言语反应	定向正常	5		刺痛肢体过伸反应	2
	应答错误	4		无动作	1
	言语错乱	3			
	言语难辨	2			
	不语	1			

（3）辅助检查:脑电图检查有无脑功能受损,血液生化检查有无血糖、血脂、电解质及血常规异常,头部CT、磁共振检查有无阳性发现。

2. 常用护理诊断/问题　意识障碍:与脑组织受损、功能障碍有关。

3. 护理目标

（1）患者意识障碍无加重或意识清楚。

（2）不发生长期卧床引起的各种并发症。

4. 护理措施及依据

（1）日常生活护理:卧气垫床或按摩床,加保护性床栏;保持床单整洁、干燥,减少对皮肤的机械性刺激,保持肢体功能位,定时给予翻身、拍背;做好大小便护理,保持外阴部皮肤清洁干燥;注意口腔卫生,不能经口进食者应每天口腔护理2~3次;体温不升或肢端发凉者给予热水袋保温。

（2）饮食护理:应给予高维生素、高热量饮食,补充足够的水分;遵医嘱鼻饲流质者应定时喂食,保证足够的营养供给;进食时至进食后30分钟抬高床头,防止食物反流。

（3）保持呼吸道通畅:平卧头侧位或侧卧位,开放气道,取下活动性义齿,及时清除口鼻分泌物和吸痰,防止舌根后坠、窒息和误吸。

（4）病情监测:严密监测并记录生命体征及意识、瞳孔变化;观察有无恶心、呕吐及呕吐物的性状与量;观察皮肤弹性及有无脱水现象;观察有无消化道出血和脑疝的早期表现。

（5）预防并发症:预防压疮、尿路感染、口腔感染和肺部感染;谵妄躁动者给予适当约束并告知家属或照顾者,防止患者坠床、自伤或伤人;使用热水袋时及时更换部位,防止烫伤;长期卧床者注意被动活动和抬高肢体,预防下肢深静脉血栓形成。准确记录出入水量,预防营养失调和水电解质平衡紊乱。

5. 评价

（1）患者意识障碍程度减轻或意识清楚。

（2）生活需要得到满足,未出现压疮、感染及营养失调等并发症。

（三）言语障碍

言语障碍(language disorders)可分为失语症和构音障碍。失语症是指在意识清楚、发音和构音没有障碍的情况下,大脑皮质与语言功能有关的区域受损导致的语言交流能力障碍,是优势大脑半球损害的重要症状之一。根据对患者自发语言、听语理解、口语复述、匹配命名、阅读及书写能力的观察和检查可将失语症分为以下几种类型:Broca失语、Wernicke失语、传导性失语、命名性失语、完全性失语、失写和失读。构音障碍则是由于神经肌肉的器质性病变,造成发音器官的肌无力及运动不协调所致。构音障碍为发音含糊不清而用词正确,与发音清楚用词不正确的失语症不同,是一种纯言语障碍,表现为发声困难,发音不清,声音、音调及语速异常。

1. 护理评估

（1）病史评估:询问患者的职业、文化水平、既往语言能力与语言背景,如出生地、生长地及方言等;了解有无定向力、注意力、记忆力和计算力等智能障碍。观察有无孤独、抑郁、烦躁及自卑情绪;评估家庭及社会支持情况。

（2）身体评估:观察患者有无言语障碍及其程度、类型和残存能力;有无听觉和视觉缺损;能否按照检查者指令执行正确的动作;有无发音器官肌肉瘫痪及共济运动障碍,有无面部表情改变、流涎或口腔滞留食物等。

（3）辅助检查:有无头部CT、MRI及肌电图检查异常;新斯的明试验阳性发现。

2. 常用护理诊断/问题

语言沟通障碍:与大脑语言中枢病变或发音器官的神经肌肉受损有关。

3. 护理目标

（1）患者及家属对沟通障碍表示理解。

（2）能采取有效的沟通方式表达自己的需要。

（3）能配合语言训练,最大限度地保持沟通能力或语言功能逐渐恢复正常。

4. 护理措施及依据

（1）沟通方法指导:鼓励并指导患者采取任何方式向医护人员或家属表达自己的需要,可借助符号、描画、图片、表情、手势、交流板、交流手册或提高失语症患者的交际效果(promoting aphasic's communicative effectiveness, PACE)技术(利用更接近实用交流环境的图片及其不同的表达方式,使患者尽量调动自己的残存能力,以获得实用化的交流技能,是目前国际公认的实用交流训练法)等提供简单而有效的双向沟通方式。与感觉性失语患者沟通时,应减少外来干扰,如关掉收音机或电视,避免患者注意力分散;对于运动性失语的患者应尽量提出一些简单的问题,让患者回答"是""否"或点头、摇头示意;注意与患者沟通时语速要慢,应给予患者足够的时间做出反应;听力障碍的患者可利用实物图片法进行简单的交流;文字书写法适应于有一定文化素质、无书写障碍的患者。

（2）语言康复训练:脑卒中所致失语症的患者,由卒中单元制订个体化的全面语言康复计划,并组织实施;构音障碍的康复以发音训练为主,遵循由易到难的原则。护士每天深入病房、接触患者的时间最多,可以在专业语言治疗师指导下,协助患者进行床旁训练。具体方法有:肌群运动训练、发音训练、复述训练、命名训练、刺激法训练等。语言康复训练是一个由少到多、由易到难、由简单到复杂的过程,训练效果很大程度上取决于患者的配合和参与。因此,训练过程中应根据病情轻重及患者情绪状态,循序渐进地进行训练,切忌复杂化、多样化,避免产生疲劳感和厌烦、失望情绪。

（3）心理护理:患者常因无法表达自己的需要和感情而烦躁、自卑,护士应耐心解释不能说话或说话吐词不清的原因,关心、体贴、尊重患者,避免挫伤其自尊心的言行;鼓励克服羞怯心理,大声说话,当患者进行尝试和获得成功时给予肯定和表扬;鼓励家属、朋友多与患者交谈,并耐心、缓慢、清楚地解释每一个问题,直至患者理解、满意;尽可能营造一种和谐的亲情氛围和轻松、安静的语言交流环境。

5. 评价

（1）患者能有效表达自己的基本需要和情感,情绪稳定,自信心增强。

（2）能正确地使用文字、表情或手势等交流方式进行有效沟通。

（3）能主动参与和配合语言训练,口语表达、理解、阅读及书写能力逐步增强。

（四）感觉障碍

感觉障碍(sense disorders)指机体对各种形式刺激(如痛、温度、触、压、位置、振动等)无感知、感知减退或异常的一组综合征。解剖学上将感觉分为内脏感觉(由自主神经支配)、特殊感觉(包括视、听、嗅和味觉,由脑神经支配)和一般感觉。一般感觉分为浅感觉(痛、温度及触觉)、深感觉(运动觉、位置觉和振动觉)和复合感觉(实体觉、图形觉及两点辨别觉等)。临床上将感觉障碍分为抑制性症状和刺激性症状两大类。抑制性症状是指感觉径路破坏时功能受到抑制,出现的感觉(痛觉、温度觉、触觉和深感觉)减退或缺失;刺激性症状是指感觉传导径路受到刺激或兴奋性增高时出现的感觉过敏、感觉过度、感觉倒错、感觉异常和疼痛。不同部位的损害产生不同类型的感觉障碍,典型的感觉障碍类型具有特殊的定位诊断意义:如末梢型感觉障碍见于多发性周围神经病、脊髓病变可导致节段型或传导束型感觉障碍、脑干病变可出现交叉型感觉障碍等。

1. 护理评估

（1）病史评估:评估患者的意识状态与精神状况,注意有无认知、情感或智能障碍;有无疲劳或注意力不集中;了解感觉障碍出现的时间、分布的范围、发展的过程、传播的方式以及加重或缓解的因素,是否有麻木感、冷热感、潮湿感、重压感、针刺感、震动感或自发疼痛,如感觉过敏常见于浅感觉障碍,感觉过度常见于烧灼性神经痛、带状疱疹疼痛及丘脑的血管性病变,感觉倒错见于顶叶病变或癔症,感觉异常常见于周围神经或自主神经病变等;还应注意患者是否因感觉异常而烦闷、忧虑或失眠。

(2) 身体评估:评估患者有无感觉障碍,以及感觉障碍的性质、部位、范围,双侧是否对称;有无肢体运动障碍及其类型,肌力有无异常;有无其他伴随症状。

(3) 辅助检查:EMG、诱发电位及 MRI 有无阳性发现。

2. 常用护理诊断/问题　感知觉紊乱:与脑、脊髓病变及周围神经受损有关。

3. 护理目标

(1) 患者能适应感觉障碍的状态。

(2) 感觉障碍程度减轻或逐渐消失。

(3) 生活需要得到满足,不发生损伤等并发症。

4. 护理措施及依据

(1) 日常生活护理:保持床单整洁、干燥、无渣屑,防止感觉障碍的身体部位受压或机械性刺激。避免高温或过冷刺激,慎用热水袋或冰袋,肢体保暖需用热水袋时,应外包毛巾,水温不宜超过50℃,且每30分钟查看、更换 1 次部位,防止烫伤、冻伤及其他外伤。对感觉过敏的患者尽量避免不必要的刺激。

(2) 感觉训练:感觉训练包括在运动训练中,应建立感觉-运动训练一体化的概念。可进行肢体的拍打、按摩、理疗、针灸、被动运动和各种冷、热刺激。如每天用温水擦洗感觉障碍的身体部位,以促进血液循环;被动活动关节时反复适度地挤压关节,牵拉肌肉、韧带;让患者注视患肢并认真体会其位置、方向及运动感觉,让患者闭目寻找停滞在不同位置的患肢的不同部位,多次重复直至找准,这些方法可促进患者本体感觉的恢复。上肢运动感觉机能的训练可使用木钉盘,如使用砂纸、棉布、毛织物、铁皮等缠绕在木钉外侧,当患者抓木钉时,通过各种材料对患者肢体末梢的感觉刺激,提高中枢神经的感知能力。还可以提高患侧上肢的负重训练改善上肢的感觉和运动功能。

(3) 心理护理:感觉障碍常常使患者缺乏正确的判断而产生紧张、恐惧心理或烦躁情绪,严重影响患者的运动能力和兴趣,应关心、体贴患者,主动协助日常生活活动;多与患者沟通,取得患者信任,使其正确面对,积极配合治疗和训练。

5. 评价

(1) 患者感觉障碍减轻,舒适感增强。

(2) 能配合感觉训练,感觉功能逐渐恢复正常。

(3) 日常生活活动能力增强,未发生烫伤、冻伤和其他损伤。

（五）运动障碍

运动障碍(movement disorders)是指运动系统的任何部位受损所导致的骨骼肌活动异常,可分为瘫痪、不自主运动及共济失调等。瘫痪是指肌力下降或丧失而导致的运动障碍,系运动神经元损害所引起。按运动传导通路的不同部位可分为上运动神经元性瘫痪和下运动神经元性瘫痪;按瘫痪的程度分为完全性瘫痪和不完全性瘫痪;按瘫痪的分布可分为偏瘫、截瘫、四肢瘫、交叉瘫和单瘫。上运动神经元性瘫痪,又称痉挛性瘫痪,是由于上运动神经元,即大脑皮质运动区神经元及其发出的下行纤维病变所致;下运动神经元性瘫痪,又称弛缓性瘫痪,是指脊髓前角的运动神经元以及它们的轴突组成的前根、神经丛及其周围神经受损所致。上、下运动神经元性瘫痪的鉴别见表 9-3。不自主运动指患者在意识清醒的情况下,出现的不受主观控制的无目的的异常运动。临床上可分为震颤、舞蹈样运动、手足徐动症、扭转痉挛和偏身投掷。共济失调是指小脑、本体感觉以及前庭功能障碍导致的运动笨拙和不协调,累及躯干、四肢和咽喉肌时可引起身体平衡、姿势、步态及言语障碍,临床根据病变部位分为小脑性共济失调、大脑性共济失调、感觉性共济失调和前庭性共济失调。

表 9-3　上、下运动神经元性瘫痪的鉴别

体征	上运动神经元性瘫痪	下运动神经元性瘫痪
瘫痪分布	整个肢体为主	肌群为主
肌张力	增高，呈痉挛性瘫痪	减低，呈弛缓性瘫痪
腱反射	增强	减低或消失
病理反射	阳性	阴性
肌萎缩	无或轻度失用性萎缩	明显
肌束颤动	无	有
皮肤营养障碍	多无	常有
肌电图	神经传导正常，无失神经电位	神经传导异常，有失神经电位

1. 护理评估

（1）病史评估：了解患者起病的缓急，运动障碍的性质、分布、程度及伴发症状；注意有无发热、肢体麻木、抽搐、疼痛和继发损伤；有无大小便障碍；询问饮食和食欲情况，是否饱餐或酗酒；过去有无类似发作病史；评估患者是否因肢体运动障碍而产生急躁、焦虑情绪或悲观、抑郁心理。

（2）身体评估：评估患者肌容积、肌张力、肌力、不随意运动、协调与平衡、姿势和步态等；评估营养和皮肤情况，注意皮肤有无发红、皮疹、破损、水肿；观察有无吞咽、构音和呼吸的异常。肌力是受试者主动运动时肌肉收缩的力量。检查肌力主要采用两种方法：①嘱患者随意活动各关节，观察活动的速度、幅度和耐久度，并施以阻力与其对抗；②让患者维持某种姿势，检查者施力使其改变。肌力的评估采用 0~5 级 6 级肌力记录法，具体分级见表 9-4。日常生活活动能力（activities of daily living，ADL）是指人们为了维持生存及适用生存环境每天必须反复进行的最基本、最具有共性的活动，包括运动、自理、交流及家务活动。目前广泛使用 Barthel 指数评定，见表 9-5。Barthel 指数总分 100 分，61~99 分者有轻度功能障碍，生活基本自理；41~60 分有中度功能障碍，生活需要很大帮助；40 分以下有重度功能障碍，日常生活完全需要他人照护。一般 40 分以上康复治疗意义大。

表 9-4　肌力的分级

分级	临床表现
0 级	完全瘫痪，肌肉无收缩
1 级	肌肉可轻微收缩，但不能产生动作
2 级	肢体能在床面移动，但不能抵抗自身重力，即无力抬起
3 级	肢体能抵抗重力离开床面，但不能抵抗阻力
4 级	肢体能作抗阻力动作，但未达到正常
5 级	正常肌力

表 9-5　Barthel 指数评定内容及计分法

ADL 项目	自理	稍依赖	较大依赖	完全依赖
进食	10	5	0	0
洗澡	5	0	0	0
修饰（洗脸、洗头、刷牙、刮脸）	5	0	0	0
穿衣	10	5	0	0
控制大便	10	5	0	0
控制小便	10	5	0	0
如厕	10	5	0	0
床椅转移	15	10	5	0
行走（平地 45m）	15	10	5	0
上下楼梯	10	5	0	0

（3）辅助检查：CT、MRI 可了解有无中枢神经系统病灶；肌电图检查可了解脊髓前角细胞、神经传导速度及肌肉有无异常；血液生化检查了解有无血清铜蓝蛋白、抗"O"抗体、血沉、肌酶谱、血清钾异常；神经肌肉活检可鉴别各种肌病和周围神经病。

2. 常用护理诊断/问题　躯体活动障碍：与大脑、小脑、脊髓病变及神经肌肉受损、肢体瘫痪或协调能力异常有关。

3. 护理目标

（1）患者能够适应进食、穿衣、沐浴、如厕等日常生活自理缺陷的状态。

（2）能接受护理人员的照顾，生活需要得到满足。

（3）能配合运动训练，日常生活活动能力逐渐增强。

（4）不发生跌倒、受伤、压疮、深静脉血栓形成等并发症。

4. 护理措施及依据

（1）安全护理：运动障碍的患者重点要防止坠床和跌倒，确保安全。床铺高度适中，应有保护性床栏；呼叫器和经常使用的物品应置于床头患者伸手可及处；运动场所要宽敞、明亮，无障碍物阻挡，建立"无障碍通道"；走廊、厕所要装扶手，以方便患者起坐、扶行；地面要保持平整干燥，防湿、防滑，去除门槛；患者宜穿防滑软橡胶底鞋，着棉布衣服，衣着应宽松适度；患者在行走时不要在其身旁擦过或在其面前穿过，同时避免突然呼唤患者，以免分散其注意力；上肢肌力下降的患者不要自行打开水或用热水瓶倒水，防止烫伤；行走不稳或步态不稳者，选用三角手杖等合适的辅助具，并有人陪伴，防止跌倒受伤。

（2）运动训练：运动训练应考虑患者的年龄、性别、体能、疾病性质及程度，选择合适的运动方式、持续时间、运动频度和进展速度。瘫痪患者肌力训练应从助力活动开始，鼓励主动活动，逐步训练抗阻力活动；当肌力小于 2 级时，一般选择助力活动，当肌力达到 3 级时，训练患肢独立完成全范围关节活动，肌力达到 4 级时应给予渐进抗阻训练。训练前应告知患者并帮助做好相应准备，如合适的衣着、管路的固定等。训练过程中应分步解释动作顺序与配合要求，并观察患者的一般情况，注意重要体征、皮温、颜色以及有无局部疼痛不适；同时应注意保护或辅助，并逐渐减少保护和辅助量。

（3）生活护理：根据 Barthel 指数评分情况给予相应的生活协助。卧床及瘫痪患者应保持床单位整洁、干燥、无渣屑，减少对皮肤的机械性刺激；瘫痪患者垫气垫床或按摩床，协助定时翻身、拍背；必要时对骶尾部及足跟处给予减压贴保护，预防压疮；帮助患者建立舒适卧位，保持瘫痪肢体功能位，抬高患肢并协助被动运动，预防下肢静脉血栓形成；每天温水擦拭身体 1~2 次，促进肢体血液循环，增进睡眠；患者需在床上大、小便时，为其提供方便的条件、隐蔽的环境和充足的时间，指导和训练患者配合使用便器，便盆置入与取出要动作轻柔，注意勿拖拉和用力过猛，以免损伤皮肤；鼓励和帮助患者摄取充足的水分和均衡的饮食，养成定时排便的习惯，便秘者可适当运动和按摩下腹部，促进肠蠕动，预防肠胀气，保持大便通畅；注意口腔卫生，每日口腔护理 2~3 次，保持口腔清洁；提供特殊的餐具、牙刷、衣服等，方便患者自我生活能力训练；协助患者洗漱、进食、如厕、沐浴和穿脱衣服等，增进舒适感和满足患者基本生活需求。

（4）心理护理：给患者提供有关疾病、治疗及预后的可靠信息；关心、尊重患者，多与患者交谈，鼓励患者表达自己的感受，指导克服焦躁、悲观情绪，适应患者角色的转变；避免任何不良刺激和伤害患者自尊的言行，尤其在协助患者进食、洗漱和如厕时不要流露出厌烦情绪；正确对待康复训练过程中患者所出现的诸如注意力不集中、缺乏主动性、畏难、悲观及急于求成心理，鼓励患者克服困难，摆脱对照顾者的依赖心理，增强自我照顾能力与自信心；营造和谐的亲情氛围和舒适的休养环境，建立医院、家庭、社区协助支持系统。

5. 评价

（1）患者能适应运动障碍的状态，情绪稳定。

（2）能接受护理人员的照顾，舒适感增强，生活需要得到满足。

（3）能配合肢体功能康复训练，日常生活活动能力增强或恢复正常。

（4）未发生跌倒、外伤、压疮、深静脉血栓形成等并发症。

（王耀辉）

第二节　急性炎性脱髓鞘性多发性神经病

案例导入

患者，男，60岁，以"双手麻木6天，进行性四肢无力4天"为主诉入院。

病史评估：既往体健，发病3天前有"上呼吸道感染"史，随后出现双手麻木，双上肢无力，渐加重并累及双下肢。当地曾以"低钾"予输液治疗无好转，并出现抬头无力，憋气。

身体评估：BP 125/85mmHg，HR 90次/分，有明显呼吸困难，未闻及啰音。言语无力，吞咽困难，饮水呛咳，抬头不能；双上肢近端肌力3级，远端肌力2级，双下肢肌力2级，四肢末端感觉减退，腱反射（-），病理征（-）。

辅助检查：脑脊液细胞数 $4 \times 10^6/L$，蛋白 0.7g/L。头颅MRI未见异常。神经肌电图检查见：双侧正中神经、尺神经、胫神经、腓神经传导速度减慢，四肢远端运动潜伏期延长，动作电位幅度降低，F波传导速度延长。

初步诊断：AIDP。

请思考：该患者如突然出现严重呼吸困难，护士应该如何配合医生进行抢救？

急性炎性脱髓鞘性多发性神经病（acute inflammatory demyelinating polyneuropathies，AIDP）是一种自身免疫介导的周围神经病，主要损害脊神经根和周围神经，也常累及脑神经。AIDP是吉兰-巴雷综合征（Guillain-Barre syndrome，GBS）中最常见的类型，又称为经典型GBS。主要病理改变为多发神经根和周围神经节段性脱髓鞘。

（一）病因和发病机制

本病的病因及发病机制不明，众多证据提示为免疫介导的急性炎性周围神经病。临床及流行病学资料显示发病可能与空肠弯曲菌感染有关，以腹泻为前驱症状的GBS空肠弯曲菌感染率高达85%。分子模拟学说认为病原体某些组分与周围神经某些成分的结构相同，机体免疫系统发生识别错误，自身免疫细胞和自身抗体对正常的周围神经组分进行免疫攻击，导致多发性的周围神经脱髓鞘。另外，白血病、淋巴瘤、器官移植后使用免疫抑制剂或患有系统性红斑狼疮、桥本甲状腺炎等自身免疫病常合并GBS。

（二）临床表现

1. 起病情况　任何年龄、季节均可发病。急性起病，病前1~3周常有呼吸道或胃肠道感染症状或疫苗接种史，病情多于2周左右达高峰。

2. 运动障碍　首发症状多为对称性弛缓性肌肉无力，多数患者肌无力从双下肢开始逐渐累及上肢、躯干肌，甚至是脑神经，数日内逐渐加重，少数患者病初呈非对称性。严重者可累及颈肌、肋间肌和膈肌致呼吸困难。四肢腱反射常减低或消失。

3. 感觉障碍　部分患者有四肢远端感觉障碍，如烧灼感、麻木、刺痛和不适感，感觉缺失相对轻，呈手套-袜子样分布。

4. 脑神经损害　成人以双侧面神经麻痹最常见，其次为舌咽、迷走神经受损；部分患者以脑神经损害为首发症状就诊。

5. 自主神经功能障碍　部分患者有皮肤潮红、出汗增多、心动过速、心律失常、体位性低血压、手足肿胀、营养障碍等。

（三）辅助检查

1. 脑脊液检查　蛋白-细胞分离现象是 GBS 的特征之一，表现为脑脊液细胞数正常，而蛋白质明显增高（为神经根的广泛炎症反应），其中蛋白质升高 2~4 周开始，4~6 周后可达峰值。

2. 肌电图检查　根据运动神经传导测定，早期可仅有 F 波异常（示神经近端或神经根损害）或 H 反射延迟或消失。

3. 腓肠神经活检　可见炎症细胞浸润及神经脱髓鞘，但 GBS 不需要神经活体组织检查确诊。

（四）治疗要点

1. 血浆交换　推荐有条件的尽早应用。血浆交换可直接去除血浆中的致病因子如抗体，减轻临床症状，缩短呼吸机使用时间，减少并发症。每次交换以 30~50ml/kg 体重或 1~1.5 倍血浆容量计算，每周 1~3 次。严重感染、心律失常、心功能不全及凝血系统疾病禁忌使用。

2. 免疫球蛋白　推荐有条件的尽早应用。成人剂量 0.4g/（kg·d），静脉滴注，连用 3~5 天。

3. 糖皮质激素　近年来多项国内外临床研究不推荐应用。但无条件行血浆交换和免疫球蛋白静脉注射治疗的患者可试用甲泼尼龙 500mg/d，静脉滴注，连用 5 日，或地塞米松 10mg/d，静脉滴注，7~10 天为一个疗程。

4. 神经营养　可自始至终应用 B 族维生素治疗，包括维生素 B_1、B_{12}（甲钴胺等）、B_6 等。

5. 康复治疗　病情稳定后早期进行正规神经功能康复训练，以预防废用性肌萎缩和关节痉挛。

6. 辅助呼吸　呼吸麻痹是 GBS 的主要危险，呼吸麻痹的抢救成功与否是增加本病的治愈率、降低病死率的关键。严密观察病情，对有呼吸困难者及时进行气管插管、气管切开和呼吸机辅助呼吸。

（五）常用护理诊断/问题及措施

1. 低效型呼吸形态　与周围神经损害、呼吸肌麻痹有关。

（1）保持呼吸道通畅：指导患者半坐卧位，持续低流量给氧，保持输氧管道通畅，鼓励患者深呼吸和有效咳嗽，协助翻身、拍背或体位引流，及时清除呼吸道分泌物，必要时吸痰及加大氧流量。

（2）病情监测：给予心电监测，动态观察血压、脉搏、呼吸、动脉血氧饱和度变化。询问患者有无胸闷、气短、呼吸费力等症状，注意呼吸困难的程度和血气分析的指标改变。

（3）抢救配合：床头常规备吸引器、气管切开包及机械通气设备，以利随时抢救。当肺活量降至正常的 25%~30%，血氧饱和度降低，血气分析动脉氧分压值低于 70mmHg 时，应立即报告医生，配合医生抢救，一般先行气管插管，1 天以上不改善转行气管切开，呼吸机辅助呼吸。

（4）机械通气的护理：见第二章第十三节"机械通气"的护理。

（5）心理护理：本病起病急，进展快，患者常因呼吸费力而紧张、恐惧，害怕呼吸停止、害怕气管切开及恐惧死亡，常表现为躁动不安及依赖心理。护士应注意观察其情绪变化，耐心倾听患者的感受，给予及时而细致的护理，使其情绪稳定和安心。同时给患者及家属解释病情经过、气管切开和机械通气的重要性，告知本病经过积极治疗和康复锻炼大多预后良好，以增强治疗信心，取得充分信任和合作。

2. 躯体活动障碍　与四肢肌肉进行性瘫痪有关。

（1）饮食护理：指导进食高蛋白、高维生素、高热量且易消化的软食，多食水果、蔬菜，补充足够的水分。吞咽困难和气管切开、呼吸机辅助呼吸者应及时插胃管，给予鼻饲流质，以保证机体足够的营养供给，维持水、电解质平衡。留置胃管的患者强调在进食时和进食后 30 分钟应抬高床头，防止食物反流引起窒息和坠积性肺炎。

（2）用药护理：注意药物的不良反应，做好疗效观察。如使用糖皮质激素治疗时可能出现应激性溃疡所致消化道出血,应观察有无胃部疼痛不适和柏油样大便等,留置鼻胃管的患者应定时回抽胃液,注意胃液的颜色、性质;使用免疫球蛋白治疗时常导致发热面红,减慢输液速度可减轻症状。

（3）生活护理、安全护理及康复护理:见本章第一节概述部分"运动障碍"的护理。

（4）预防并发症:重症患者卧床时间较长,机体抵抗力低下,易发生肺部感染、压疮、下肢静脉血栓、肌肉失用性萎缩、便秘等。护士应指导和协助患者翻身、拍背、活动肢体、按摩腹部等预防上述并发症。

（六）健康指导

1. 疾病预防指导　指导患者加强营养,增强体质和机体抵抗力,避免淋雨、受凉、疲劳和创伤等诱因,防止复发。

2. 疾病知识指导　告知患者及家属本病的病因、进展、预后;加强肢体功能锻炼和日常生活活动训练,并防止跌倒、受伤;疾病恢复过程长,家属应理解和关心患者,保持情绪稳定和坚持锻炼。

（林蓓蕾）

第三节　急性脊髓炎

案例导入

患者,男,56岁,以"胸背部疼痛3天,双下肢无力2小时"为主诉入院。

病史评估:3天前骑自行车时突然出现胸背部疼痛,难以忍受,至当地医院行胸部 MRI 未见明显异常,给予加巴喷丁后疼痛缓解,今日突然出现左下肢疼痛,5分钟后出现左下肢无力,10分钟后右下肢无力,随后双下肢瘫痪,伴有尿潴留。

身体评估:T 36.6℃,P 72次/分,BP 120/80mmHg,R 20次/分,神清语利,高级皮层功能正常,双上肢肌力5级,双下肢肌力0级,双下肢腹股沟平面痛觉减退。

辅助检查:增强 MRI 示胸2~10脊髓中央长节段长 T2 信号。

初步诊断:急性脊髓炎。

请思考:该患者病情监测的要点有哪些?如何针对性解决其尿潴留问题?

急性脊髓炎(acute myelitis)是指各种感染后引起自身免疫反应所致的急性横贯性脊髓炎性病变,又称急性横贯性脊髓炎,是临床上最常见的一种脊髓炎,以病损平面以下肢体瘫痪、传导束性感觉障碍和尿便障碍为特征。急性上升性脊髓炎和高颈段脊髓炎预后差,短时间可死于呼吸循环衰竭。

（一）病因和发病机制

病因不明,多数患者出现脊髓症状前1~4周有发热、上呼吸道感染、腹泻等病毒感染症状,故推测可能与病毒感染或接种疫苗后引起的机体自身免疫反应有关。病变可累及脊髓的任何节段,以胸髓($T_{3~5}$)最为常见,其原因为该处的血液供应不如它处丰富,代偿功能差,易于受累;其次为颈髓和腰髓。肉眼可见受累节段脊髓肿胀、质地变软,软脊膜充血或有炎性渗出物。切面可见病变脊髓软化,边缘不清,灰质与白质界限不清。镜下可见软脊膜和脊髓血管扩张、充血,血管周围炎症细胞浸润,以淋巴细胞和浆细胞为主;灰质内神经细胞肿胀、破碎、消失,尼氏小体溶解;白质内髓鞘脱失和轴索变性,病灶中可见胶质细胞增生。脊髓严重损害时可软化形成空腔。

（二）临床表现

1. 起病情况　任何年龄均可发病,以青壮年多见,无男女性别差异。病前1~2周多有上呼吸道感染、消化道感染症状或预防接种史。外伤、过劳、受凉等常为发病诱因。急性起病,大多在数小时或数日内出现受累平面以下运动障碍、感觉及自主神经功能障碍。

2. 运动障碍　急性起病,进展迅速。早期为脊髓休克期,出现肢体瘫痪、肌张力减低、腱反射消失、病理反射阴性,一般持续2~4周后进入恢复期,表现为瘫痪肢体肌张力增高,腱反射亢进,病理反射出现。肌力恢复常自远端开始,逐步上移。

3. 感觉障碍　病变节段以下所有感觉丧失,随病情恢复感觉平面逐渐下降,但较运动功能的恢复慢且差。

4. 自主神经功能障碍　早期表现为尿潴留,脊髓休克期膀胱容量可达1000ml,呈无张力性神经源性膀胱,因膀胱过度充盈,可出现充盈性尿失禁。随着脊髓功能的恢复,膀胱容量缩小,尿液充盈到300~400ml即自行排尿称为反射性神经源性膀胱,出现充溢性尿失禁。可伴自主神经功能障碍,如多汗或少汗,皮肤营养障碍等。

（三）辅助检查

1. 脑脊液检查　压颈实验通畅,少数脊髓水肿严重者,脊髓腔可出现梗阻。压力正常,外观无色透明,急性期仅有外周血和脑脊液白细胞稍增高。

2. 电生理检查　下肢体感诱发电位波幅明细减低;运动诱发电位异常,可作为疗效判断和预后的指标。

3. 影像学检查　脊髓MRI可见病变部位脊髓肿胀、多发片状或弥散T_2高信号等改变。

（四）治疗要点

急性脊髓炎应早期诊断、早期治疗,精心护理和早期康复训练。

1. 一般治疗　加强护理、防止各种并发症是保证功能恢复的前提。如高颈段脊髓炎有呼吸困难时应该及时吸氧并保持呼吸道通畅,并注意预防感染;排尿障碍者应保留无菌导尿管,并做好恢复期膀胱功能的训练;保持皮肤清洁卫生,预防压疮发生。

2. 药物治疗　急性期以皮质类固醇激素为主,可采用大剂量甲泼尼龙短程冲击疗法,500~1000mg静脉滴注,1次/天,连用3~5天;也可用地塞米松10~20mg静脉滴注,1次/天,连用7~14天。其后改用泼尼松口服,维持4~6周后逐渐减量停药。提高机体免疫力,可使用大剂量免疫球蛋白,成人每次15~20g静脉滴注,1次/天,连用3~5天;维生素B族有助于神经功能的恢复。也可选用适当的抗生素预防感染。

3. 康复治疗　早期应将肢体保持功能位,适度进行被动活动、按摩、针灸、理疗等康复治疗,防止肢体、关节痉挛和挛缩,促进肌力恢复。

（五）常用护理诊断/问题及措施

1. 躯体活动障碍　与脊髓病变所致截瘫有关。

（1）病情监测:评估患者运动和感觉障碍的平面是否上升;观察患者是否存在呼吸费力、吞咽困难和构音障碍,注意有无药物不良反应,如消化道出血等,有呼吸困难者应及时吸氧,保持呼吸道通畅。

（2）饮食护理:给予高蛋白、高维生素且易消化的饮食,多吃瘦肉、豆制品、新鲜蔬菜、水果和含纤维素多的食物,供给足够的热量与水分。

（3）生活护理、安全护理和康复护理:详见本章第一节概述部分"运动障碍"护理。

2. 尿潴留/尿失禁　与脊髓损害所致自主神经功能障碍有关。

（1）评估排尿情况:观察排尿的方式、次数、时间、尿量与颜色,了解排尿是否困难,有无尿路刺激征,检查膀胱是否膨隆,区分呈无张力性神经源性膀胱还是反射性神经源性膀胱,出现充盈性尿失禁还是充溢性尿失禁。

（2）留置尿管的护理:①严格无菌操作,定期更换尿管和无菌接尿袋,每天进行尿道口的清洗、消毒。②观察尿的颜色、性质与量。③每4~6小时放开尿管1次,当膀胱功能恢复,残余尿量少于100ml时一般不再导尿,以防膀胱挛缩,体积缩小。④鼓励患者多喝水,2500～3000ml/d,以稀释尿液,促进代谢产物的排泄。

(3) 促进膀胱功能恢复:对于排尿困难或尿潴留的患者可给予膀胱区按摩、热敷或进行针灸、穴位封闭等治疗,促使膀胱肌收缩、排尿;排尿障碍者应留置导尿管。

(4) 预防压疮:尿失禁者容易导致尿床和骶尾部压疮,应保持床单整洁、干燥,勤换、勤洗,保持会阴部和臀部皮肤清洁,按时翻身,保护易受压部位。

(六)健康指导

1. 疾病预防指导 避免受凉、感染等诱因;带尿管出院者应向患者及照顾者讲授留置导尿的相关知识和操作注意事项;告知膀胱充盈的指征与尿道感染的相关表现,如发现患者尿液引流量明显减少或无尿、下腹部膨隆,小便呈红色或混浊时应及时就诊。

2. 疾病知识指导 告知疾病预后,如无严重并发症,多于3～6个月基本恢复,生活自理,鼓励患者树立信心,保持健康心态。完全性截瘫者6个月后各项检查依然异常者,预后较差,应告知家属泌尿系感染、压疮、肺部感染等会影响恢复,遗留后遗症,教会其日常照顾和预防感染的知识和方法。

(林蓓蕾)

第四节　脑血管疾病

一、概述

脑血管疾病(cerebral vascular diseases,CVD)是由各种原因导致的脑血管性疾病的总称。脑卒中(stroke)是脑血管疾病的主要临床类型,以突然发病、迅速出现局限性或弥散性脑功能缺损为主要特征的一组器质性脑损伤导致的脑血管疾病,包括缺血性脑卒中和出血性脑卒中两大类。

脑血管疾病是神经系统常见病和多发病,第三次全国死因调查显示,脑卒中成为中国第一致死病因,且单病种致残率最高,约3/4存活者伴有不同程度的残疾,重度致残者约占40%。本病高发病率、高死亡率和高致残率给社会及家庭都带来了沉重的负担。

(一)脑血液循环供应

脑部血液供应来自颈内动脉系统和椎-基底动脉系统,两者之间由脑底动脉环(Willis环)相通,其中颈内动脉系统(又称前循环)供应眼部和大脑半球前3/5部分的血液,椎-基底动脉系统(又称后循环)供应小脑、脑干和大脑半球后2/5部分的血液。Willis环对两侧大脑半球的血液供应具有重要的调节和代偿作用。脑动脉在脑实质中反复分支直至毛细血管,然后逐渐汇集成静脉。

正常人脑占体重的2%～3%,流经脑组织的血流占心搏出量的20%。因脑组织几乎无葡萄糖和氧的储备,所以对缺血缺氧性损害十分敏感。如脑组织血供完全中断6秒,患者即出现意识丧失,2分钟内脑电活动停止,5分钟后脑组织出现不可逆性损伤。

(二)脑血管疾病的病因

1. 血管壁病变 高血压性动脉硬化和动脉粥样硬化(最常见)、动脉炎(风湿、结核、梅毒等所致)、先天性血管病(动脉瘤、动静脉畸形)、血管损伤(外伤、颅脑手术、穿刺)等。

2. 血液流变学及血液成分异常 高脂血症、高糖血症、高蛋白血症、白血病、红细胞增多症等所致血液黏滞度增高;血小板减少性紫癜、血友病、DIC等所致凝血机制异常。

3. 心脏病和血流动力学异常 高血压、低血压或血压的急骤波动、心脏功能障碍、传导阻滞、风湿性心脏瓣膜病、心律失常(特别是房颤)等。

4. 其他病因　颈椎疾病(颈椎病、肿瘤)压迫邻近的大血管、颅外栓子(空气、脂肪、癌细胞、细菌栓子等)进入颅内。

（三）脑血管疾病的分类

我国1995年将脑血管疾病分为10类,见表9-6。

表9-6　1995年脑血管疾病分类（简表）

Ⅰ. 短暂性脑缺血发作	（5）无症状性梗死
1. 颈内动脉系统	（6）其他
2. 椎-基底动脉系统	（7）原因未明
Ⅱ. 脑卒中	Ⅲ. 椎-基底动脉供血不足
1. 蛛网膜下腔出血	Ⅳ. 脑血管性痴呆
2. 脑出血	Ⅴ. 高血压脑病
3. 脑梗死	Ⅵ. 颅内动脉瘤
（1）动脉粥样硬化性血栓性脑梗死	Ⅶ. 颅内血管畸形
（2）脑栓塞	Ⅷ. 脑动脉炎
（3）腔隙性脑梗死	Ⅸ. 其他动脉疾病
（4）出血性梗死	Ⅹ. 颅内静脉病、静脉窦及脑部静脉

（四）脑血管疾病的危险因素及预防

脑血管疾病的危险因素分为可干预和不可干预两类,针对可干预因素采取措施,可减少脑血管疾病的发生。

1. 危险因素

（1）不可干预因素:年龄、性别、性格、种族、遗传等。55岁以后发病率明显增加,年龄每增加10岁,发生率约增加1倍;男性卒中发病率高于女性;父母双方的脑卒中史增加子女的卒中风险。

（2）可干预因素:高血压、高血脂、心脏病、糖尿病、高同型半胱氨酸血症、吸烟、酗酒、体力活动少、高盐饮食、超重、感染、脑卒中史等。其中高血压是各类型脑卒中最重要的独立的危险因素。

2. 循证医学证据表明,对脑卒中的危险因素进行早期干预,可显著降低脑卒中的发病风险。

（1）一级预防指发病前的预防。对有卒中倾向,尚无卒中病史的个体,通过早期改变不健康的生活方式,积极主动地控制各种危险因素,达到使脑血管病不发生或推迟发生的目的。其措施包括:防治高血压,防治心脏病,防治血脂异常,防治糖尿病,戒烟限酒,控制体重等。

（2）二级预防是针对发生过一次或多次脑卒中的病人,通过寻找卒中事件发生的原因,对所有可干预的危险因素进行治疗,以降低再次发生卒中的危险,减轻残疾程度。其措施包括:预防病因(即一级预防中的所有措施),抗血小板聚集(应用抗血小板药物),治疗TIA,防止卒中后认知障碍。

二、短暂性脑缺血发作

案例导入

患者,男,48岁,以"突然倒地、恶心、眩晕1天"为主诉入院。

病史评估:源于昨日公园锻炼时突然出现头晕、呕吐,双下肢无力而跌倒,约2分钟后缓解,自行站起。患者近半年来反复出现头晕,有时伴脑鸣和轻微头痛,颈部血管彩超可见左侧椎动脉有软斑,给予阿司匹林口服。近1月来反复发作头晕,平卧后缓解;不明原因突然跌倒2次,自述当时意识清醒,很快能自行爬起。既往有高血压病史5年。

身体评估:T 36.3℃,P 84次/分,BP 140/80mmHg,R 20次/分;身高169cm,体重76kg。神清语利,四肢

肌力、肌张力正常。

辅助检查:CT:颅内血管硬化;颈部血管彩超:双侧椎动脉形态结构正常,内膜毛糙增厚,左侧椎动脉后壁可见一长约3mm的低回声斑块。

初步诊断:TIA。

请思考:该患者存在哪些脑血管疾病危险因素?如何预防其发展为完全性卒中?

短暂性脑缺血发作(transient ischemic attack,TIA)是由局部脑或视网膜缺血引起的短暂性神经功能缺损,症状一般不超过1小时,最长不超过24小时,且影像学检查(CT、MRI)无责任病灶,但可反复发作。TIA是缺血性卒中最重要的危险因素,患病率为180/10万,男女之比约为3:1,发病率随年龄的增长而增高,但近年来年轻化趋势也越来越明显。

(一)病因和发病机制

关于TIA的发病与动脉粥样硬化、动脉狭窄、心脏病以及血流成分改变等多种病因有关,其发病机制主要有以下两种类型:

1. 血流动力学改变　是在各种原因所致的颈内动脉系统或椎基底动脉系统的动脉严重狭窄基础上,血压的急剧波动导致原来靠侧支循环支持的脑区发生的一过性缺血。血流动力型TIA的临床表现比较刻板,发作频次较多,每次发作时间较短,一般不超过10分钟。

2. 微栓塞　来源于颈部和颅内大动脉,尤其是动脉分叉处的粥样硬化斑块和其他来源的微栓子,如脱落的心脏附壁血栓等,随血流进入颅内,引起相应动脉闭塞而产生临床症状。当微栓子崩解或移向远端血管时,血流恢复,症状缓解。微栓塞型TIA的临床症状多变,发作频率通常稀疏,每次发作持续时间一般较长。

(二)临床表现

1. 一般特点　中老年多见,男性多于女性;多伴有高血压、动脉粥样硬化、糖尿病、高血脂和心脏病等脑血管疾病的高危因素;突发局灶性脑或视网膜功能障碍,持续时间短暂,多在1小时内恢复,最多不超过24小时,不遗留后遗症;可反复发作,且每次发作表现相似。

2. 颈内动脉系统TIA　临床表现与受累血管分布有关,大脑中动脉供血区TIA可出现缺血对侧肢体的单瘫、轻瘫、面瘫和舌瘫,可伴有偏身感觉障碍和对侧同向性偏盲,优势半球损伤出现失语和失用,非优势半球受损可出现空间定向障碍。大脑前动脉供血区缺血可出现人格和情感障碍、对侧下肢无力。颈内动脉主干TIA主要表现为眼动脉交叉瘫(患侧单眼一过性黑矇、失明和或对侧偏瘫及感觉障碍),Horner交叉瘫(患侧Horner综合征,对侧偏瘫)。

3. 椎-基底动脉系统TIA　①常见症状:眩晕、恶心和呕吐、平衡失调;②特征性症状:跌倒发作(drop attack)和短暂性全面遗忘症(transient global amnesia,TGA)。前者表现为转头或仰头时,双下肢无力而跌倒,常可很快自行站起,无意识丧失;后者表现为发作时出现短时间记忆丧失,对时间、地点定向障碍,但对话、书写和计算能力正常,无意识障碍,持续数分钟或数小时;③其他可能出现的症状:吞咽障碍、构音不清、共济失调(小脑缺血)、交叉性瘫痪(脑干缺血)。

(三)辅助检查

1. 影像学　CT或MRI检查多正常,磁共振血管成像(MRA)和数字减影血管造影(DSA)可见血管狭窄、动脉粥样硬化改变;彩色经颅多普勒(TCD)可见动脉狭窄、粥样硬化斑等。

2. 其他　血常规、血流变、血脂、血糖和同型半胱氨酸等检查有必要,有助于发现病因。

(四)治疗要点

TIA是急症,发病后2~7天内为卒中的高风险期,紧急评估和干预可减少卒中发生。

1. 卒中风险评估常用工具为　ABCD^{2}评分(表9-7),症状发作在72小时内并存在以下情况之一者,建议入院治疗:①ABCD²评分>3分;②ABCD²评分0~2分,但门诊不能在2天之内完成系统检查;③ABCD²评分0~2分,并有其他证据提示症状由局部缺血造成,如DWI显示为小片状出血灶。

表9-7　TIA的ABCD²评分

	临床特征	得分
年龄	>60岁	1
血压	收缩压>140mmHg或舒张压>90mmHg	1
临床症状	单侧无力	2
	不伴有无力的言语障碍	1
症状持续时间	>60分钟	2
	10~59分钟	1
糖尿病	有	1

2. 药物治疗

(1) 抗血小板治疗:非心源性栓塞推荐抗血小板治疗。可减少微栓子的发生,预防复发。常用药物有阿司匹林(50~325mg/d)、双嘧达莫、氯吡格雷(75mg/d)等。

(2) 抗凝治疗:常用药物有肝素、低分子肝素和华法林。心源性栓塞推荐抗凝治疗,对于发生DVT及PE风险高且无禁忌者,可皮下注射低分子肝素治疗,一般急性脑梗死患者不主张立即使用抗凝药物,溶栓后24小时内禁止使用抗凝药物。

(3) 钙拮抗剂:能防止血管痉挛,增加血流量,改善循环。常用药物有尼莫地平和盐酸氟桂利嗪等。

(4) 中药:常用药物有川芎、丹参、红花、三七等。

3. 外科治疗　常用方法包括动脉血管成形支架植入术(CAS)、颈动脉内膜切除术(CEA)。有或无症状、单侧重度颈动脉狭窄>70%或药物治疗无效者可考虑行CAS或CEA治疗。

4. 控制危险因素　见本章第一部分脑血管疾病危险因素及预防。

(五)常用护理诊断/问题及措施

1. 常用护理诊断/问题　有受伤的危险:与突发眩晕、平衡失调和一过性失明有关。

2. 护理措施

(1) 安全护理:指导患者发作时卧床休息,枕头不宜太高(以15°~20°为宜),以免影响头部血液供应。仰头或头部转动时应缓慢且转动幅度不宜太大,以防跌倒发作和外伤。频繁发作者避免重体力劳动,沐浴和外出应有家人陪伴。进行散步、慢跑、踩脚踏车等适当的体育运动,以改善心脏功能,增加脑部血流量,改善脑循环。

(2) 用药护理:指导患者遵医嘱正确服药,不可自行调整、更换或停用药物。告知所用药物的机制和不良反应。阿司匹林、氯吡格雷或奥扎格雷等抗血小板药物主要不良反应有恶心、腹痛、腹泻等消化道症状和皮疹,偶可致严重但可逆的粒细胞减少症,用药期间定期检查凝血常规。肝素等抗凝药物可致出血,用药过程中应注意观察有无出血倾向、皮肤淤点和淤斑、牙龈出血、大便颜色等,有消化性溃疡和严重高血压者禁用。

(3) 病情观察:对频繁发作的患者,应注意观察和记录每次发作的持续时间、间隔时间和伴随症状;观察患者肢体无力或麻木等症状有无减轻或加重,有无头痛、头晕或其他脑功能受损的表现,警惕完全性缺血性脑卒中的发生。

(六)健康指导

1. 疾病预防指导　指导患者改变不良生活习惯,养成健康生活方式;并告知患者定期门诊复查,监测药物不良反应,且出现肢体麻木、无力、眩晕、复视等症状时及时就医;积极治疗高血压、高血脂、糖尿病、脑动脉硬化等。

2. 疾病知识指导 评估患者和家属对疾病的认知程度,介绍疾病发生的病因、主要危险因素、早期症状和体征、及时就诊和治疗与预后的关系、防治知识、遵医嘱用药和自我护理的方法。

三、脑梗死

案例导入

患者,男,69 岁,以"右半身活动失灵,言语表达困难 2 小时"为主诉入院。

病史评估:今日晨 5 时,患者起床如厕时感觉头晕、右半身活动不灵,言语不清。当时神志清楚,测血压 140/90mmHg,起病前无明显诱因,病后无昏迷、呕吐、抽搐等,无发热,大小便功能无障碍。既往有血压病史 10 年,糖尿病史 5 年。

身体评估:T 36.9℃,P 86 次/分,BP 148/86mmHg,R 22 次/分;神志清醒,双侧瞳孔等大等圆,平卧位,痛苦面容,右侧鼻唇沟变浅,不完全性失语,伴有轻度失认,查体合作。

辅助检查:急查头颅 CT 未见明显异常,脑血管造影可见大脑中动脉主干支明显狭窄,左侧大脑后动脉闭塞。血脂检查:总 TC 8.6mmol/L,LDLC 5.0mmol/L,HDLC 0.6mmol/L,TG 4.2mmol/L。

请思考:该患者存在哪些脑血管病的危险因素?目前应考虑采用如何治疗?护理要点有哪些?

脑梗死(cerebral infarction,CI)又称缺血性脑卒中(cerebral ischemic stroke),是指各种原因引起脑部血液供应障碍,导致脑组织缺血、缺氧性坏死而出现相应神经功能缺损的一类临床综合征。脑梗死是最常见的卒中类型,占全部脑卒中的 70%~80%。根据局部脑组织发生缺血坏死的机制将脑梗死分为三种主要病理生理学类型:脑血栓形成、脑栓塞和腔隙性脑梗死。

(一)脑血栓形成

脑血栓形成(cerebral thrombosis,CT)即动脉粥样硬化性血栓性脑梗死。是在脑动脉粥样硬化等动脉壁病变的基础上,脑动脉主干或分支管腔狭窄、闭塞或形成血栓,造成该动脉供血区局部脑组织血流中断而发生缺血、缺氧性坏死,引起偏瘫、失语等相应的神经症状和体征。脑血栓形成是临床最常见的脑血管疾病,约占全部脑梗死的 60%。

1. 病因和发病机制

(1)脑动脉粥样硬化:脑血栓形成最常见和基本的病因。首先脑动脉粥样硬化会致血管腔狭窄;其次动脉壁粥样斑块内新生血管破裂可形成血肿,使斑块进一步隆起甚至完全闭塞管腔,导致急性供血中断;或因斑块表面纤维帽破裂,粥样物自裂口逸入血流,遗留粥瘤样溃疡,排入血流的坏死物质和脂质形成胆固醇栓子,引起动脉管腔闭塞;动脉粥样硬化斑块脱落、各种病因所致动脉内膜炎等引起血管内皮损伤后,血小板黏附于局部,释放血栓素 A_2、5-羟色胺、血小板活化因子等,使更多血小板黏附、聚集而形成血栓,致动脉管腔闭塞。且睡眠状态、心力衰竭、心律失常、失水、高血脂、高血糖引起血流速度减慢、血液黏稠度增加、有效循环血容量减少等均可导致血栓形成。

(2)脑动脉炎:结缔组织疾病、细菌和钩端螺旋体等感染均可致脑动脉炎症,使管腔狭窄或闭塞。

(3)其他:包括血液系统疾病如真性红细胞增多症、血小板增多症、弥散性血管内凝血;脑淀粉样血管病、颅内外夹层动脉瘤及烟雾病等。此外,尚有极少数病因不明者。

此外,急性脑梗死病灶由缺血中心区及其周围的缺血半暗带组成。缺血中心区脑组织已发生不可逆性损害;缺血半暗带是指梗死灶中心坏死区周围可恢复的部分血流灌注区,因此区内有侧支循环存在而可获得部分血液供给,尚有大量可存活的神经元,如血流迅速恢复,神经细胞可存活并恢复功能;反之,中心坏死区则逐渐扩大。有效挽救缺血半暗带脑组织的治疗时间,称为治疗时间窗。目前认为有效抢救半暗带组织的时间窗为:使用重组组织型纤溶酶原激活剂(recombinant tissue type plasminogen activator,rt-PA)应在 4.5 小时内,或使用尿激酶(urokinase,UK)溶栓应在 6 小时内。

相关链接

缺血性脑血管疾病的病理分期

1. 超早期(1~6 小时),病变脑组织变化不明显,可见部分血管内皮细胞、神经细胞肿胀,线粒体肿胀。
2. 急性期(6~24 小时),缺血区脑组织苍白伴有肿胀,神经细胞等呈明显缺血改变;坏死期(24~48 小时),大量神经细胞、胶质细胞等坏死,脑组织肿胀明显。
3. 软化期(3 天~3 周),病变脑组织液化变软。
4. 恢复期(3~4 周),液化坏死脑组织逐渐被吸收清除,脑组织萎缩,形成瘢痕或中风囊,此期最长持续 2 年。

2. 临床表现

(1) 临床特点:①50 岁以上有动脉粥样硬化、高血压、高血脂、糖尿病者;②安静或休息状态发病,部分患者发病前有肢体麻木、无力等前驱症状或 TIA 发作;③起病缓慢,症状多在发病后 10 小时或 1~2 日达高峰;④以偏瘫、失语、偏身感觉障碍和共济失调等局灶定位症状为主;⑤少部分患者可有头痛、呕吐、意识障碍等全脑症状。

(2) 不同脑血管闭塞的临床特点:因不同血管闭塞,侧支循环建立情况不同,脑组织缺血缺氧位置及严重程度不同,其临床表现差异性较大。如大脑中动脉主干闭塞会引起三偏症状,即病灶对侧偏瘫、偏身感觉障碍和偏盲,伴有头、眼向病灶侧凝视,优势半球受累出现完全性失语症,非优势半球受累出现体象障碍,患者可出现意识障碍。大脑前动脉主干闭塞可能会出现双侧大脑半球前、内侧梗死,导致截瘫、大小便失禁、意志丧失、运动性失语综合征等。此外,颈内动脉、椎基底动脉以及大脑后动脉闭塞等均会出现不同的临床症状和体征。

(3) 临床类型根据起病形式和病程可分为以下临床类型:

1) 完全型:起病后 6 小时内病情达高峰,病情重,表现为一侧肢体完全瘫痪甚至昏迷,临床需与脑出血进行鉴别。

2) 进展型:发病后症状在 48 小时内逐渐进展或呈阶梯式加重。

3) 缓慢进展型:起病 2 周以后症状仍逐渐发展。多见于颈内动脉颅外段血栓形成,与全身或局部因素所致脑灌注减少有关,应注意与颅内肿瘤、硬膜下血肿进行鉴别。

4) 可逆性缺血性神经功能缺失:症状和体征持续时间超过 24 小时,但在 1~3 周内完全恢复,不留任何后遗症。可能与缺血未导致不可逆的神经细胞损害,侧支循环迅速而充分地代偿,发生的血栓不牢固,伴发的血管痉挛及时解除等有关。

3. 辅助检查

(1) 血液检查:包括血常规、血流变、血糖、血脂、肾功能、凝血功能等。这些检查有助于发现脑梗死的危险因素并对病因进行鉴别。

(2) 神经影像学:可直观显示脑梗死的部位、范围、血管分布、有无出血、病灶新旧等,帮助临床判断组织缺血后是否可逆、血管状况,以及血流动力学改变。

1) 头颅 CT:发病后尽早进行 CT 检查,对排除脑出血至关重要。多数病例发病 24 小时后逐渐显示低密度梗死灶。发病后 2~15 日可见均匀片状或楔形的明显低密度灶。大面积梗死伴有水肿和占位病变时,出血性梗死灶呈混杂密度。2~3 周后梗死灶开始被吸收,CT 上难以分辨,称为"模糊效应"。

2）MRI:可清晰显示早期缺血性梗死灶,弥散加权成像(DWI)可显示发病 2 小时以内的缺血组织部位、范围,为早期治疗提供重要信息。

3）血管造影:DSA 和 MRA 可以发现血管狭窄、闭塞和其他血管病变,如动脉炎、动脉瘤和动静脉畸形等,可为血管内治疗提供依据。

4. **治疗要点** 卒中患者应尽量收入卒中单元(stroke unit)治疗。

相关链接

卒 中 单 元

卒中单元主要是以神经内科和 NICU 为依托,针对脑卒中患者制订规范和明确诊疗目标,由神经内科、急诊医学中心、神经介入治疗组、康复科、神经外科多学科专业人员讨论和护理的医疗综合体。卒中单元不是一种具体的疗法,而是针对卒中患者的科学管理系统,能充分体现以人为本的医疗服务理念,以及多学科密切配合的综合性治疗。

（1）治疗原则

1）超早期治疗:发病后力争于治疗时间窗内选用最佳治疗方案。

2）个体化治疗:根据患者年龄、病情严重程度、临床类型及基础疾病等采取最适当的治疗。

3）整体化治疗:采取病因治疗、对症治疗、支持治疗和康复治疗等综合措施,同时对高危因素进行预防性干预。

（2）急性期治疗

1）超早期溶栓:溶栓治疗是目前最重要的恢复血流措施,包括静脉溶栓和动脉溶栓。常用溶栓药有重组组织型纤溶酶原激活物(rt-PA)和尿激酶(UK)。①重组组织型纤溶酶原激活剂:一次剂量为 0.9mg/kg(最大剂量 90mg)静脉滴注,其中 10% 在最初 1 分钟内静脉推注,其余持续滴注 1 小时;②尿激酶:常用剂量为 100 万~150 万 IU,溶于生理盐水 100~200ml 中,持续静脉滴注 30 分钟。动脉溶栓应减少药量,需要在 DSA 监测下进行。溶栓期间应严密监护、加强巡视和观察。

2）调整血压:急性期应维持患者血压于较平时稍高水平,以保证脑部灌注,防止梗死面积扩大。除非血压过高(收缩压>220mmHg 或舒张压>120mmHg 及平均动脉压>130mmHg),一般不予应用降压药物。研究表明,急性缺血性脑卒中早期一般将血压控制在收缩压≤185mmHg,或舒张压≤110mmHg 较为安全,而发病 24 小时内降压水平不得超过原有血压水平的 15%。

3）防治脑水肿:多见于大面积脑梗死,常于发病后 3~5 日达高峰。治疗目标是降低颅压、维持足够脑灌注且预防脑疝。常用 20% 甘露醇 125~250ml 快速静脉滴注,1 次/6~8 小时;心、肾功能不全患者可改用呋塞米 20~40mg 静脉注射,1 次/6~8 小时。亦可用 10% 复方甘油、白蛋白等。

4）控制血糖:急性期患者血糖升高较常见,可能为原有糖尿病的表现或应激反应。当血糖>10mmol/L 时,应立即予胰岛素治疗,控制血糖于 7.8~10mmol/L 以下,同时注意加强监测,避免低血糖。

5）抗血小板聚集:常用药物包括阿司匹林和氯吡格雷。未行溶栓治疗的患者应在发病后 48 小时之内服用阿司匹林 100~325mg/d,但不主张在溶栓后 24 小时内应用,以免增加出血风险。

6）抗凝治疗:常用药物包括肝素、低分子肝素和华法林。需要根据凝血活酶时间(activated partial thromboplastin time,APTT)和国际标准化比值(international normalized ratio,INR)调整剂量。不推荐一般急性脑梗死患者立即应用抗凝药物;合并高凝状态有深静脉血栓形成和肺栓塞的高危患者,可预防性应用。

7）脑保护治疗:应用胞二磷胆碱、钙通道阻滞剂尼莫地平、自由基清除剂依达拉奉、脑蛋白水解物等药物和采用头部或全身亚低温治疗,可通过降低脑代谢,干预缺血引发细胞毒性机制而减轻缺血性脑损伤。但目前并未见一种脑保护药被临床多中心、随机、双盲的临床试验证实有明确的疗效。

8）吸氧和通气支持：大面积梗死或脑干卒中必须给予气道支持或辅助通气。

9）中医中药治疗：可用丹参、川芎嗪、三七、葛根素、银杏叶制剂等进行活血化淤治疗。

10）外科或介入治疗：对大脑半球的大面积梗死，可行开颅降压术和(或)部分脑组织切除术；伴有脑积水者可行脑室引流；颈动脉狭窄>70%的患者可考虑颈动脉内膜切除术、血管成形术和血管内支架置入术。

11）康复治疗：针对患者情况，早期、个体化开展，分阶段、渐进式的选择不同强度的康复疗法，鼓励患者积极参与，降低致残率，促进神经功能恢复，早日重返社会。

（3）恢复期治疗：一般2周后进入恢复期，对于病情稳定的急性卒中患者，尽早开启二级预防模式，控制危险因素、抗血小板治疗、抗凝治疗和康复治疗。

5. 常用护理诊断/问题及措施

（1）躯体活动障碍　与运动中枢损害致肢体瘫痪有关。

1）生活、安全、康复及心理护理：见本章第一节概述部分"运动障碍"的护理。

2）用药护理：护士应熟悉患者所用药物的药理作用、用药注意事项、不良反应和观察要点，遵医嘱正确用药。

A. 溶栓和抗凝药物：应严格掌握药物剂量，监测出凝血时间和凝血酶原时间，观察有无黑便、牙龈出血、皮肤淤点淤斑等出血表现。密切观察症状和体征的变化，如患者原有症状和体征加重，或出现严重头痛、血压增高、脉搏减慢、恶心呕吐等，应考虑继发颅内出血，立即停用溶栓和抗凝药物，协助紧急头颅CT检查。

B. 甘露醇：宜快速滴注(125ml 在 15~30 分钟内滴完)，注意用药速度并观察用药后患者的尿量和尿液颜色，准确记录24小时出入量，定期检测电解质；观察有无药物结晶阻塞肾小管所致少尿、血尿、蛋白尿及尿素氮升高等急性肾衰竭的表现，定时复查尿常规、血生化和肾功能；观察有无脱水速度过快所致头痛、呕吐、意识障碍等低颅压综合征的表现，并注意与高颅压进行鉴别。

（2）语言沟通障碍：与语言中枢损害有关。见本章第一节概述部分"言语障碍"的护理。

（3）吞咽障碍：与意识障碍或延髓麻痹有关。

1）病情评估：评估患者能否经口进食及进食类型(固体、流质、半流质)、进食量和进食速度，饮水时有无呛咳；也可采用洼田饮水实验等评估吞咽功能。

理论与实践

吞咽功能障碍及吞咽功能评定方法

由多种原因导致食物不能经口腔进入胃中称为吞咽障碍，表现为液体或固体食物进入口腔、吞下过程发生障碍或吞下时发生呛咳、哽噎。可用下述方法对吞咽功能进行评定：①视频荧光造影(VFC)：是目前最可信的吞咽功能评价方法，先调制不同黏度的造影剂，让患者吞服，然后在荧光屏幕下摄录整个吞咽过程，评价吞咽功能障碍的程度和部位。②吞唾液测试：患者取坐位，护士将手指放在患者的喉结及舌骨处，观察在30秒内患者吞咽的次数和活动度；③洼田饮水试验：患者取坐位，饮温水30ml，观察饮水经过并记录时间；④摄食-吞咽过程评定：观察进食情况、唇、舌和咀嚼运动、食团运送情况、吞咽后有无食物误吸入气道或残留在口腔中。

2）饮食护理：采取坐位或床头摇起30°进食；选择食物种类或形状时，为防止误吸，便于食物在口腔内的移送和吞咽，食物应尽量柔软、密度与性状均一；不易松散有一定黏度；能够变形，利于顺利通过口腔和咽部；不易粘在黏膜上。可采取侧方吞咽法，即吞咽时头侧向健侧肩部，防止食物残留在患侧梨状隐窝内，尤其适合偏瘫的患者;点头样吞咽,即吞咽时,配合头前屈(易引起咽反射)、下颌内收如点头样的动作,加强对气道的保护,利于食物进入食管。必须鼻饲饮食者应教会照顾者鼻饲的方法及注意事项,加强留置胃管的护理。

3)防止窒息:进食前应注意休息;保持进餐环境的安静、舒适;减少进餐时环境中分散注意力的干扰因素;因用吸管饮水需要比较复杂的口腔肌肉功能,所以,患者不可用吸管饮水、饮茶,用杯子饮水时,保持水量在半杯以上,以防低头饮水的体位增加误吸的危险。床旁备吸引装置,如果患者呛咳、误吸或呕吐,应立即指导其取头侧位,及时清理口、鼻腔内分泌物和呕吐物,保持呼吸道通畅,预防窒息和吸入性肺炎。

6. 健康指导

(1)疾病预防指导:指导患者均衡进食,保持能量供需平衡,戒烟、限酒;改变不良生活方式,坚持每日进行30分钟以上的慢跑、散步等运动,合理休息和娱乐;指导患者缓慢改变体位,避免突然转动颈部,洗澡时间不宜过长,水温不宜过高,外出时有人陪伴,气候变化时注意保暖,防止感冒。告知患者和家属疾病恢复需经历的过程,鼓励患者坚持锻炼,循序渐进。嘱家属在物质和精神上对患者提供帮助和支持,使患者树立战胜疾病的信心。

(2)疾病知识指导:告知脑血栓形成基本病因和主要危险因素、早期症状和及时就诊的指征;指导患者遵医嘱正确服用降压、降糖和降脂药物,并定期进行相关项目的检查;告知患者和家属康复治疗的知识和自我护理的方法。

(二)脑栓塞

脑栓塞(cerebral embolism)是指血液中的各种栓子随血流进入颅内动脉系统,导致血管腔急性闭塞,引起相应供血区脑组织缺血性坏死,出现局灶性神经功能缺损的症状和体征,占脑梗死的15%~20%。

1. 病因和发病机制

根据栓子来源分为三类。

(1)心源性:为脑栓塞最常见病因,占脑栓塞的60%~75%。主要见于以下疾病:①心房颤动:心源性脑栓塞中最常见的病因。心房颤动时左心房收缩性降低,血流缓慢淤滞,易导致附壁血栓,栓子脱落引起栓塞。②心脏瓣膜病:可影响血流动力学而导致附壁血栓形成。③感染性心内膜炎:心瓣膜上的炎性赘生物脱落导致栓塞,并可引起颅内感染。④心肌梗死:面积较大或合并慢性心力衰竭,可致血液循环淤滞形成附壁血栓。⑤二尖瓣脱垂:心脏收缩时脱垂的二尖瓣突入左心房,引起严重的血液反流,易导致附壁血栓形成。

(2)非心源性:心脏以外的栓子随血流进入颅内引起栓塞。常见原因有:①动脉粥样硬化斑块脱落性栓塞:主动脉弓或颈动脉粥样硬化斑块脱落形成栓子,沿颈内动脉或椎-基底动脉进入颅内;②脂肪栓塞:长骨骨折或手术后;③空气栓塞:静脉穿刺、人工气腹等;④癌栓塞:恶性肿瘤可浸润、破坏血管,瘤细胞进入血液形成癌栓;⑤感染性栓塞:败血症的菌栓或脓栓、寄生虫虫卵栓子等。

(3)来源不明:部分病例无法查到栓子来源。脑栓塞的病理改变与脑血栓形成基本相同,但由于脑动脉突然阻塞,易引起脑血管痉挛而加重脑组织缺血;又因无充足的时间建立侧支循环,所以,栓塞较发生在同一动脉的血栓形成病变范围更大。脑栓塞引起的脑组织坏死分为缺血性、出血性和混合性,其中出血性梗死更为常见,占30%~50%,系栓子破裂移向远端,血流恢复后栓塞区缺血坏死的血管壁在血压作用下发生破裂出血。

2. 临床表现

(1)临床特点:任何年龄均可发病,风湿性心脏瓣膜病所致脑栓塞以青壮年为主,冠心病及大动脉粥样硬化所致脑栓塞以中老年多见。安静与活动时均可发病,但以活动中突然发病常见,发病前多无明显诱因和前驱症状。起病急,症状常在数秒钟至数分钟内达高峰。

(2)临床表现:以偏瘫、失语等局灶定位症状为主要表现,有无意识障碍及其程度取决于栓塞血管的大小和梗死的部位与面积,重者可表现为突发昏迷、全身抽搐、因脑水肿或颅内高压继发脑疝而死亡。不同部位栓塞,其临床表现同相应部位的脑血栓形成,但与脑血栓形成相比,脑栓塞易导致多发性梗死,并易复发和出血,病情波动较大,病初病情较为严重。因血管的再通,部分患者临床症状可迅速缓解;如并发出血,则临床症状亦可急剧恶化;如栓塞再发,稳定或一度好转的临床症状可再次加重。此外,如栓子来源未消除,脑栓塞可反复发作;感染性栓子栓塞并发颅内感染,病情较危重。

（3）脑栓塞外表现:多有导致栓塞的原发病和同时并发的脑外栓塞的表现,如房颤患者表现为第一心音强弱不等、心律不规则、脉搏短绌;心脏瓣膜病者可闻及心脏杂音;肺栓塞的气急、发绀、胸痛和咯血;肾栓塞的腰痛和血尿;皮肤栓塞的淤点或淤斑。

3. 实验室及其他检查

（1）CT:可显示脑栓塞的部位和范围。CT检查在发病后24~48小时内病变部位呈低密度改变。发生出血性梗死时,在低密度梗死区可见1个或多个高密度影像。

（2）脑脊液:大面积梗死脑脊液压力增高,如非必要,应尽量避免此检查。出血性梗死时脑脊液呈血性或镜检可见红细胞。

（3）其他:常规进行心电图、胸部X线和超声心动图检查,确定栓子来源。

4. 治疗要点

（1）脑栓塞治疗:与脑血栓形成的治疗相同,主要是改善微循环、减轻脑水肿、防止出血、减小梗死范围,合并出血时,应暂停溶栓、抗凝等。

1）心源性栓塞:心房颤动或再栓塞风险较高的心源性疾病推荐抗凝治疗,用法同脑血栓形成;卧床休息为主,减少和避免栓子再次脱落。

2）感染性栓塞:应用足量有效的抗生素,禁行溶栓或抗凝治疗,以防感染在颅内扩散。

3）脂肪栓塞:应用肝素、低分子右旋糖酐、5%NaHCO$_3$及脂溶剂(如酒精溶液)等静脉点滴溶解脂肪。

4）空气栓塞:指导患者采取头低左侧卧位,进行高压氧治疗。

（2）原发病治疗:心脏瓣膜病的介入和手术治疗、感染性心内膜炎的抗生素治疗和控制心律失常等,可消除栓子来源,防止复发。

（3）抗凝和抗血小板聚集治疗:应用肝素、华法林、阿司匹林,能防止被栓塞的血管发生逆行性血栓形成和预防复发。研究证据表明,脑栓塞患者抗凝治疗导致的梗死区出血很少对最终转归带来不利影响。

5. 常用护理诊断/问题及措施　见脑血栓形成。

6. 健康指导

（1）疾病预防指导:告知患者和家属本病的常见病因和控制原发病的重要性,脑栓塞易复发,10%~20%的患者在10日内发生第二次栓塞,复发者病死率更高。指导患者遵医嘱长期抗凝治疗,预防复发;在抗凝治疗中定期门诊复诊,监测凝血功能,及时在医护人员指导下调整药物剂量。其他详见脑血栓形成。

（2）疾病知识指导:评估患者及家属对疾病的了解情况、危险因素、不良生活方式、原发病等,针对性的给予健康教育。

相关链接

腔隙性脑梗死

腔隙性梗死是指大脑半球或脑干深部的小穿通动脉,在长期高血压等危险因素的基础上,血管壁发生病变,最终管腔闭塞,导致供血动脉脑组织发生缺血性坏死(梗死灶直径<1.5~2.0cm),从而出现相应神经功能缺损的一类临床综合征。因缺血、坏死和液化的脑组织由吞噬细胞移走形成小腔隙,故称为腔隙性脑梗死。占全部脑梗死的20%~30%。主要病因为高血压、糖尿病等因素导致的小血管壁脂质透明变性,从

而导致管腔闭塞而产生腔隙性病变,多次发病后脑内可形成多个病灶。主要治疗措施为控制危险因素,预后一般良好,死亡率和致残率相对较低,但复发率较高。

四、脑出血

案例导入

患者,男,47 岁,因"突发神志不清 1 小时余并逐渐加重、呕吐咖啡样胃内容物"入院。

病史评估:3 小时前开始与朋友一起饮酒,三人共饮酒约 1000ml,结束站起时突然跌倒,随后昏迷不醒。既往有高血压病史 3 年。

身体评估:入院时测体温 38.9℃,血压 172/108mmHg,脉搏 90 次/分,呼吸不规则;双侧瞳孔缩小,对光反射迟钝,摇动及呼叫无反应,压迫眶上神经有反抗动作和痛苦表情。

辅助检查:头颅 CT 和 MRI 显示桥脑部位高密度影像,出血量约 4ml。

请思考:针对该患者目前最主要该采取的处理措施是什么? 为了防止并发症出现,如何进行病情观察? 护理要点有哪些?

脑出血(intracerebral hemorrhage,ICH)是指非外伤性脑实质内出血,占急性脑血管病的 20%～30%。年发病率为(60～80)/10 万人,急性期病死率为 30%～40%,是病死率最高的脑卒中类型。80% 为大脑半球出血,脑干和小脑出血约占 20%。

(一)病因和发病机制

1. 病因 最常见病因为高血压合并细、小动脉硬化,其他病因包括脑动脉粥样硬化、颅内动脉瘤和动静脉畸形、脑动脉炎、血液病(再生障碍性贫血、白血病、特发性血小板减少性紫癜、血友病等)、梗死后出血、脑淀粉样血管病(cerebral amyloid angiopathy,CAA)、脑底异常血管网病(moyamoya disease)、抗凝及溶栓治疗等。

2. 发病机制 长期高血压致脑细、小动脉发生玻璃样变性及纤维素性坏死,甚至形成微动脉瘤或夹层动脉瘤,当血压剧烈波动时,容易导致血管破裂出血。发病部位以基底节区多见,因为供应此处的豆纹动脉从大脑中动脉呈直角发出,承受压力较高的血流冲击,易导致血管破裂出血,又称为出血动脉。脑出血后,形成血肿和血肿周围脑组织水肿,引起颅内压升高,使脑组织受压移位,引发脑疝,脑疝是导致患者死亡的直接原因。

(二)临床表现

1. 临床特点 多见于 50 岁以上有高血压病史者,男性较女性多见,冬季发病率较高;体力活动或情绪激动时发病,多无前驱症状;起病较急,症状于数分钟至数小时达高峰;有肢体瘫痪、失语等局灶定位症状和剧烈头痛、喷射性呕吐、意识障碍等全脑症状;发病时血压明显升高。

2. 不同部位出血的表现取决于出血量和出血部位。

(1)基底节区出血

1)壳核出血:最常见,占 ICH 50%～60%,系豆纹动脉尤其是外侧支破裂所致,分为局限型(血肿局限于壳核内)和扩延型。常出现病灶对侧偏瘫、偏身感觉障碍和同向性偏盲("三偏征"),双眼球不能向病灶对侧同向凝视;优势半球损害可有失语。

2)丘脑出血:约占 20%,系丘脑穿通动脉或丘脑膝状体动脉破裂所致,分为局限型(血肿局限于丘脑)和扩延型。常有"三偏征",感觉障碍重于运动障碍。深浅感觉均有障碍,但深感觉障碍更明显,可伴有偏身自发性疼痛和感觉过敏。优势侧出血可出现丘脑性失语(言语缓慢而不清、重复语言、发音困难、复述差、朗读正常等);也可出现丘脑性痴呆(记忆力减退、计算力下降、情感障碍、人格改变等)。

（2）脑叶出血：约占脑出血的 5%～10%。以顶叶最为常见，其次为颞叶、枕叶及额叶。临床可表现为头痛、呕吐等，肢体瘫痪较轻，昏迷少见。不同部位出血后临床表现与此部分脑组织功能密切相关。

（3）脑干出血：约占 10%，绝大多数为脑桥出血，系基底动脉脑桥支破裂所致。脑桥大量出血（血肿>5ml）者，血肿波及脑桥双侧基底和被盖部，患者立即昏迷、双侧瞳孔缩小如针尖样、呕吐咖啡色样胃内容物（应激性溃疡）、中枢性高热、中枢性呼吸障碍；出血量少者无意识障碍。中脑出血少见，轻者有呕吐、头痛和意识障碍，重者深昏迷甚至迅速死亡。延髓出血最少见，易影响生命体征而引发死亡。

（4）小脑出血：约占 10%，多由小脑上动脉分支破裂所致。小量出血者主要表现为小脑症状，如眼球震颤、病变侧共济失调、站立和步态不稳等，无肢体瘫痪。出血量较大者，尤其是小脑蚓部出血，发病时或发病后 12～24 小时内出现昏迷、双侧瞳孔缩小如针尖样、呼吸节律不规则、枕骨大孔疝形成而死亡（血肿压迫脑干之故）。暴发型则常突然昏迷，数小时内迅速死亡。

（5）脑室出血：占脑出血的 3%～5%，分为原发性和继发性。原发性脑室出血多由脉络丛血管或室管膜下动脉破裂所致，继发性脑室出血是指脑实质出血破入脑室。常表现为头痛、呕吐、脑膜刺激征阳性、昏迷或昏迷逐渐加深、双侧瞳孔缩小如针尖样、四肢肌张力增高、早期出现去脑强直发作等，易误诊为蛛网膜下腔出血。

（三）辅助检查

1. CT　确诊脑出血的首选检查方法，可清晰、准确显示出血部位、出血量大小、血肿形态、脑水肿情况及是否破入脑室等，有助于指导治疗、护理和判定预后。发病后即刻出现边界清楚的高密度影像；血肿吸收后呈低密度或囊性变。动态 CT 有助于评价出血进展情况。

2. MRI　对检出小脑出血灶和监测脑出血演进过程优于 CT，还可发现脑血管畸形、肿瘤及血管瘤等病变。

3. 脑脊液　脑脊液压力增高，血液破入脑室者脑脊液呈血性。一般无需进行，以免诱发脑疝。

4. 其他　检查包括血常规、血生化、凝血功能、心电图等，有助于了解患者的全身状态。重症脑出血急性期白细胞、血糖和血尿素氮明显增高。

（四）治疗要点

基本治疗原则为：卧床休息、脱水降颅压、调整血压、防止继续出血、加强护理防治并发症。

1. 一般治疗　卧床休息 2～4 周，密切观察生命体征，保持呼吸道通畅，吸氧，保持肢体的功能位，鼻饲，预防感染，维持水电解质平衡等。

2. 脱水降颅压　脑出血后 48 小时脑水肿达高峰，维持 3～5 日后逐渐降低，可持续 2～3 周或更长。积极控制脑水肿、降低颅内压是脑出血急性期治疗的重要环节。可选择 20% 甘露醇 125～250ml 快速静脉滴注，1 次/6～8 小时，疗程 7～10 日。呋塞米 20～40mg 静脉注射，2～4 次/天。

3. 调整血压　脑出血后血压升高，是机体对颅内压升高的自动调节反应，以保持相对稳定的脑血流量，当颅内压下降时血压也随之下降。因此，脑出血急性期一般不予应用降压药物，而以脱水降颅压治疗为基础。但血压过高时，可增加再出血的风险，应及时控制血压。当血压≥200/110mmHg 时，应采取降压治疗，使血压维持在略高于发病前水平或 180/105mmHg 左右。收缩压在 180～200mmHg 或舒张压在 100～110mmHg，暂不用降压药物。

4. 止血治疗　仅用于有凝血障碍时，对高血压性脑出血无效。常用 6-氨基己酸、对羧基苄氨、氨甲环酸等。

5. 外科治疗　壳核出血量>30ml，小脑或丘脑出血>10ml，或颅内压明显增高内科治疗无效者，可考虑行开颅血肿清除、脑室穿刺引流、经皮钻孔血肿穿刺抽吸等手术治疗。一般认为手术应在发病后早期（6～24 小时内）进行。

6. 亚低温疗法　亚低温疗法是在应用肌松药和控制呼吸的基础上，采用降温毯、降温仪、降温头盔等进行全身和头部局部降温,将温度控制在32~35℃。局部亚低温治疗是脑出血的一种新的辅助治疗方法,可减轻脑水肿,减少自由基生成,促进神经功能缺损恢复,改善患者预后。

7. 康复治疗　早期将患肢置于功能位,待生命体征稳定、病情不再进展,应尽早进行肢体、语言功能和心理康复治疗。

（五）常用护理诊断/问题及措施

1. 意识障碍　与脑出血、脑水肿致脑功能损害有关。

（1）病情观察:脑出血患者发生意识障碍,常提示出血量大、继续出血或脑疝形成,应密切监测生命体征、意识、瞳孔、肢体功能等变化,发现异常及时告知医生;此外,脑出血后因血液刺激,部分患者可出现癫痫发作症状,应注意观察和预防。

（2）休息与安全:抬高床头15°~30°,减轻脑水肿。见本章第一节概述部分"运动障碍"的护理。

（3）生活、心理及康复护理:同脑血栓形成患者的护理。

2. 潜在并发症:脑疝

（1）病情评估:密切观察瞳孔、意识、体温、脉搏、呼吸、血压等生命体征,如出现剧烈头痛、喷射性呕吐、烦躁不安、血压升高、脉搏减慢、意识障碍进行性加重、双侧瞳孔不等大、呼吸不规则等脑疝的先兆表现,应立即报告医生。

（2）配合抢救:立即为患者吸氧并迅速建立静脉通道,遵医嘱快速静脉滴注甘露醇或静脉注射呋塞米,甘露醇应在15~30分钟内滴完,避免药物外渗。注意观察尿量和尿液颜色,定期复查电解质。备好气管切开包、脑室穿刺引流包、呼吸机、监护仪和抢救药品等。

3. 潜在并发症:上消化道出血

高血压性脑出血,易并发应激性溃疡,导致上消化道出血。加强观察,如果出现恶心、上腹部疼痛、饱胀、呕血、黑便或者鼻饲患者抽吸胃液发现咖啡色等症状和体征,应怀疑上消化道出血。遵医嘱禁食及给予止血治疗,出血停止后给予清淡、易消化、无刺激性、营养丰富的温凉流质饮食,少量多餐,防止胃黏膜损伤及加重出血。

4. 焦虑、抑郁　与脑出血突然发作、进展迅速等有关。

卒中后抑郁(post stroke depression,PSD)发生率45%~60%,而脑出血因其发病突然、无明显前兆、进展迅速导致患者短时间内出现各种功能障碍,甚至较为严重的躯体或言语功能障碍,不伴有意识障碍或清醒后患者一时很难接受疾病带来的结局,容易出现少言寡语、医嘱依从性差、被动治疗、甚至整日以泪洗面等,护士应该在和患者建立信任关系的基础上,了解患者既往生活、工作状况,鼓励患者诉说内心的痛苦与自卑心理,针对患者心理症结给予指导,如未退休人员可提供职业顾问等,且脑出血患者多数是因为情绪激动或血压突然增高引起,告知患者控制情绪的目的、意义和方法。提供康复资源获取途径,最大可能的帮助患者和家庭共同面对疾病带来的一系列改变。

（六）健康指导

1. 疾病预防指导　指导患者尽量避免使血压骤然升高的各种因素,如保持情绪稳定和心态平衡,避免过分喜悦、愤怒、焦虑、恐惧、悲伤等不良心理和惊吓等刺激;建立健康生活方式,保证充足睡眠,适当运动,避免体力或脑力过度劳累和突然用力;低盐、低脂、高蛋白、高维生素饮食;戒烟酒;养成定时排便的习惯,保持大便通畅。

2. 疾病知识指导　告知患者和家属疾病的基本病因、主要危险因素和防治原则,如遵医嘱正确服用降压药物,维持血压稳定;教会患者和家属自我护理的方法和康复训练技巧,如翻身训练、桥式运动等肢体功能训练,语言和感觉功能训练的方法;使患者和家属认识到坚持主动或被动康复训练的意义。教会及早发现疾病征兆,发现血压异常波动或无诱因的剧烈头痛、头晕、晕厥、肢体麻木、乏力或语言交流困难等症状,应及时就医。

卒中早期识别方法—"中风120"

复旦大学附属闵行医院赵静医生和美国宾夕法尼亚大学麻醉和重症治疗科刘仁玉医生共同合作的文章《中风120:中风迅速识别和即刻行动之中国策略》。

"1"代表"看到1张不对称的脸";

"2"代表"查两只手臂是否有单侧无力";

"0"代表"聆(零)听讲话是否清晰"。

如果通过这三步观察怀疑患者是中风,可立刻拨打急救电话120。

五、蛛网膜下腔出血

案例导入

患者,女,56岁,以"突然剧烈头痛伴喷射性呕吐2小时并伴有轻度意识障碍"为主诉入院。

病史评估:今日上午与家人发生争执时突然剧烈头痛,继之喷射性呕吐胃内容物数次。亲友随即护送急诊入院。既往体健,偶有头晕发作,休息后能自行缓解。2年前体检发现血压高,未重视。

身体评估:T 37.6℃,P 88次/分,BP 160/100mmHg,R 22次/分;意识模糊,烦躁不安;双瞳孔等大等圆,直径约2.5mm,直接和间接对光反射迟钝;脑膜刺激征阳性。

辅助检查:肝、肾功能正常;三酰甘油0.69mmol/L,总胆固醇4.13mmol/L,低密度脂蛋白3.25mmol/L;心电图正常;头部CT示"脑池、脑室、蛛网膜下腔高密度影像"。

请思考:该患者最可能发生了什么? 导致该患者脑膜刺激征阳性的原因是什么? 并请阐述目前该患者的护理要点有哪些?

蛛网膜下腔出血(subarachnoid hemorrhage,SAH)是多种病因致脑底部或脑表面血管破裂,血液流入蛛网膜下腔引起的一种临床综合征,属于原发性蛛网膜下腔出血。脑实质和脑室出血、硬膜外或硬膜下血管破裂血液流入蛛网膜下腔者,称为继发性蛛网膜下腔出血。SAH约占急性脑卒中的10%,年发病率约为(6~20)/10万。

(一)病因和发病机制

1. 病因　引起蛛网膜下腔出血的病因有多种。

(1)颅内动脉瘤:为最常见病因(占50%~85%),包括先天性动脉瘤(占75%)、高血压和动脉粥样硬化所致动脉瘤。

(2)脑血管畸形:约占SAH病因的10%,主要是动静脉畸形(arteriovenous malformation,AVM),青少年多见。

(3)其他:脑底异常血管网病(占儿童SAH的20%)、夹层动脉瘤、血管炎、颅内静脉系统血栓形成、血液病等。约10%患者病因不明。

2. 发病机制　动脉瘤可能由动脉壁先天性肌层缺陷或后天获得性内弹力层变性或两者联合作用所致。随年龄增长,动脉壁弹性逐渐减弱,薄弱的管壁在血流冲击等因素影响下向外突出形成囊状动脉瘤,好发于脑底Willis环分支部位。脑动静脉畸形是发育异常形成的畸形血管团,血管壁薄弱易破裂。

病变血管可自发破裂,或因情绪激动、重体力劳动使血压突然增高而导致破裂,血液进入蛛网膜下腔,引起一系列病理生理过程:①颅内容积增加致颅内压增高,严重者发生脑疝;②血液刺激痛觉敏感结构或颅内压增高引起剧烈头痛;③血液在脑底或脑室发生凝固,阻塞脑脊液循环通路,使脑脊液回流受阻引起阻塞性脑积水和颅内压增高;④血液释放的血管活性产物如 5-羟色胺、内皮素、组胺等,可引起脑动脉痉挛,严重者致脑梗死;⑤血液及分解产物的直接刺激致下丘脑功能紊乱,出现发热、血糖升高、心律失常。

(二)临床表现

SAH 临床表现差异较大,轻者可无明显症状和体征,重者可突然昏迷甚至死亡。

1. 临床特点　中青年发病多见;起病突然(数秒或数分钟);多有剧烈运动、极度情绪激动、用力咳嗽和排便等明显诱因。

2. 一般症状

(1)头痛:动脉瘤性 SAH 典型表现是突发异常剧烈全头痛,不能缓解或进行性加重;约 1/3 患者发病前数日或数周有轻微头痛,是小量前驱出血或动脉瘤受牵拉所致;可持续数日不变,2 周后逐渐减轻。如头痛再次加重,常提示动脉瘤再次出血;局部头痛常可提示破裂动脉瘤的部位。动静脉畸形破裂所致 SAH 头痛程度较轻。

(2)脑膜刺激征:患者出现颈项强直、Kernig 征、Brudzinski 征等脑膜刺激征,常于发病后数小时出现,3~4 周后消失。老年、衰弱或出血量小者可无明显脑膜刺激征。

(3)眼部症状:约 20% 的患者会有眼底片状出血,是急性颅内压增高和眼静脉回流受阻所致,对诊断有价值。

(4)精神症状:25% 患者可出现谵妄、欣快、幻觉等,常于发病后 2~3 周消失。

(5)其他:部分患者可伴有心脑综合征、消化道出血、急性肺水肿等症状。

3. 常见并发症

(1)再出血:是 SAH 严重的急性并发症,20% 的动静脉瘤患者病后 10~14 日可发生再出血,病死率增加一倍。临床表现为在病情稳定后,再次出现剧烈头痛、恶心呕吐、意识障碍加深、抽搐或原有症状和体征加重,复查脑脊液为血性。

(2)脑血管痉挛:约 20%~30% 的 SAH 患者出现脑血管痉挛,主要发生于由血凝块包绕的血管,严重程度与出血量有关,可引起迟发性缺血性损伤,继发脑梗死,出现局灶神经体征如轻偏瘫和失语等,是 SAH 患者死亡和伤残的重要原因。血管痉挛多于发生出血后 3~5 日开始,5~14 日为高峰期,2~4 周后逐渐减少。

(3)脑积水:因蛛网膜下腔和脑室内血凝块堵塞脑脊液循环通路,约 15%~20% 的患者于出血后 1 周内发生急性梗阻性脑积水。轻者表现为嗜睡、思维缓慢和近记忆损害,重者出现头痛、呕吐、意识障碍等,多随出血被吸收而好转。亚急性脑积水发生于起病数周后,表现为隐匿出现的痴呆、步态异常和尿失禁。

(4)其他:5%~10% 的患者可发生癫痫发作。

(三)实验室及其他检查

1. 头颅 CT　临床疑诊 SAH 首选 CT,可见脑池、脑室、蛛网膜下腔高密度影像。早期敏感度高,可检出 90% 以上的 SAH。CT 还可初步判断颅内动脉瘤的位置。动态 CT 检查有助于了解出血吸收情况、有无再出血或继发脑梗、脑积水等。

2. DSA　是明确有无颅内动脉瘤的金标准。可清晰显示动脉瘤的位置、大小、与载瘤动脉的关系、有无血管痉挛等。宜在发病 3 日内或 3 周后进行,以避开脑血管痉挛和再出血的高峰期。

3. 脑脊液检查　因有诱发脑疝形成的危险,当 CT 检查阴性,疑似 SAH 且病情允许时,可尽早行腰椎穿刺检查。均匀一致的血性脑脊液是 SAH 的特征性表现,但注意和穿刺误伤血管引起血性鉴别。

(四)治疗要点

治疗目的是防治再出血、降低颅内压、预防并发症、治疗原发病和预防复发。

1. 一般治疗　脱水降颅压、控制脑水肿、调整血压、维持水电解质和酸碱平衡、预防感染。

2. 防治再出血

（1）休息：绝对卧床4~6周，避免一切可引起颅内压增高的因素，烦躁不安者适当应用地西泮、苯巴比妥等镇痛镇静剂。

（2）调控血压：防止血压过高再出血同时保障脑灌注，如平均动脉压>120mmHg或收缩压>180mmHg，可在密切监测血压下应用短效降压药物，保持血压稳定于正常或起病前水平。可选用尼卡地平、拉贝洛尔等，慎用硝普钠，因其有升高颅内压的不良反应。

（3）抗纤溶药物：因SAH出血与脑出血不同，无脑组织压迫止血，可适当应用止血药物，常用6-氨基己酸（EACA）或氨甲苯酸（氨甲苯酸，PAMBA）等，但也可能会增加缺血性脑卒中发作风险。

3. 防治脑血管痉挛　可早期开始，防治脑血管痉挛，维持正常循环血容量，避免低血容量，建议口服尼莫地平。

4. 防治脑积水　轻度的急、慢性脑积水可予乙酰唑胺口服，减少脑脊液分泌，亦可用甘露醇、呋塞米等药物。SAH急性期合并脑积水可进行脑脊液分流术或放脑脊液疗法。

5. 手术治疗　消除动脉瘤是防止动脉瘤性SAH再出血的最佳方法。可于发病后96小时内进行动脉瘤颈夹闭术、动脉瘤切除术和栓塞术。

（五）常用护理诊断/问题及措施

1. 疼痛　头痛为主，与脑水肿、颅内高压、血液刺激脑膜或继发性脑血管痉挛有关。

放脑脊液疗法可促进血液吸收和缓解头痛，但每次释放10~20ml，一周内不超过2次；指导缓解头痛的技巧，如缓慢深呼吸、听音乐、转移注意力等；必要时遵医嘱应用镇痛镇静剂（详见本章第一节概述部分"头痛"的护理）。

2. 潜在并发症：再出血

（1）活动与休息：绝对卧床4~6周并抬高床头15°~20°；保持病房安静、舒适，避免不良的声、光刺激，严格限制探视，治疗和护理活动集中进行；经治疗护理1个月左右，若患者症状好转、头部CT检查证实血液基本吸收或DSA检查没有发现颅内血管病变者，可遵医嘱逐渐抬高床头、床上坐位、下床站立和适当活动。

（2）避免诱因：告知患者和家属应避免导致血压和颅内压升高，进而诱发再出血的各种危险因素，如精神紧张、情绪激动、剧烈咳嗽、用力排便、屏气等，必要时遵医嘱应用镇静剂、缓泻剂等药物。

（3）病情监测：SAH再出血发生率较高。颅内动脉瘤发病后24小时内再出血的风险最大，病后14日累计再出血率为20%~25%，1个月时为30%。应密切观察患者是否出现再出血征象，及时发现并告知医生。

3. 恐惧　与剧烈头痛、担心再出血和疾病预后有关。

选择性告知患者疾病过程与预后，耐心解释各种症状如头痛发生的原因及可能持续的时间，使患者了解随出血停止和血肿吸收，头痛会逐渐缓解。告知患者DSA是一项比较安全的检查方法，通过此检查，可明确病因，为彻底解除再出血的潜在隐患做准备，使患者消除紧张、恐惧和焦虑心理，主动配合。

此外，因本病病死率和再出血率比较高（30天内病死率约为25%或更高，再出血的病死率约为50%，而2周内再出血率为20%~25%），应提前和家属做好沟通解释工作，详细告知疾病进展、并发症及治疗情况等，取得家属配合。

（六）健康指导

1. 疾病预防指导　告知患者控制危险因素，包括高血压、吸烟、酗酒、情绪不稳定、吸毒等；具体指导内容同"脑出血"。

2. 疾病知识指导　向患者和家属介绍疾病的病因、诱因、临床表现、应进行的相关检查、病程和预后、防治原则和自我护理的方法。SAH患者一般在首次出血后3天内或3~4周后进行DSA检查，以避开脑血管痉挛和再出血的高峰期。应告知脑血管造影的相关知识,使患者和家属了解进行 DSA 检查以明确和去除病因的重要性,积极配合;耐心向需进行腰椎穿刺行脑脊液检查的患者解释检查的目的、方法、需配合问题和注意事项。告知患者和家属再出血的表现,发现异常,及时就诊。

(林蓓蕾)

第五节　帕金森病

案例导入

患者,男,69 岁,以"四肢抖动 5 年加重伴步行困难、饮水呛咳近 1 个月"为主诉入院。

病史评估:源于 5 年前无明显诱因出现右手抖动,静止时明显,活动及持物时减轻,继而渐出现右下肢和左侧肢体抖动。目前服用美多巴治疗,近 1 月来肢体抖动加重,体位不稳,步行困难;饮水时呛咳;怕热、出汗多;小便可,大便干结;睡眠欠佳。

身体评估:T 36.8℃,P 84 次/分,R 20 次/分,BP 136/78mmHg。意识清醒,双侧瞳孔等大等圆,直径为 3mm,光反射灵敏。面具脸,面部油脂多;洼田饮水试验 3 级。四肢肌力 4$^+$级,肌张力明显增高,呈齿轮样强直,轮椅入院。病理征(-),腱反射(++)。双肺呼吸音清,未闻及干湿啰音。

辅助检查:血常规:Hb 13.8g/L,RBC 5.11×10^{12}/L,WBC 9×10^9/L,PLT 168×10^9/L,尿常规(-),肝肾功能正常,心电图大致正常,X 线胸片示肺纹理增粗,头颅 MRI 未见明显异常。

请思考:何谓洼田饮水试验? 有何临床意义? 该患者目前主要护理问题有哪些? 针对这些问题应如何护理?

帕金森病(Parkinson disease,PD)又称震颤麻痹(paralysis agitans),是中老年常见的神经系统变性疾病,以静止性震颤、运动减少、肌强直和体位不稳为临床特征,主要病理改变是黑质多巴胺(DA)能神经元变性和路易小体形成。高血压脑动脉硬化、脑炎、脑外伤、中毒、基底核附近肿瘤以及吩噻嗪类药物等产生的震颤、强直等症状,称为帕金森综合征。本节主要讨论帕金森病。

(一)病因和发病机制

病因未明,发病机制复杂。目前认为 PD 发病应为多因素共同参与所致,可能与下列因素有关:

1. 年龄　本病多见于中老年人,60 岁以上人口的患病率高达 1%,而 40 岁以前发病者甚少,年龄老化可能与发病有关。有资料显示,正常神经系统老化只是 PD 的促发因素,生理性多巴胺能神经元退变不足以引起本病,只有当黑质细胞减少至 15%~50%,纹状体多巴胺递质减少 80% 以上,临床才会出现 PD 症状。

2. 环境因素　流行病学调查显示,长期接触杀虫剂、除草剂或某些工业化学品等可能是 PD 发病的危险因素。环境中的吡啶类衍生物 1-甲基-4-苯基-1,2,3,6-四氢吡啶(MPTP)可在脑内转变成有毒性的甲基-苯基-吡啶离子(MPP$^+$),而被多巴胺转运载体选择性摄入黑质多巴胺能神经元内,抑制线粒体呼吸链复合物 I 型活性,抑制细胞的能量代谢,从而导致细胞死亡。与 MPTP 分子结构类似的某些工业和农业毒素可能是本病的病因之一。

3. 遗传因素　本病在一些家族中呈聚集现象,有报道 10% 左右的 PD 患者有家族史,包括常染色体显性遗传或常染色体隐性遗传。细胞色素 P450$_2$D$_6$ 型基因可能是 PD 的易感基因之一。

(二)临床表现

常为 60 岁以后发病,男性稍多,起病缓慢,进行性发展。非运动症状包括感觉障碍、睡眠障碍、自主神经功能障碍、吞咽障碍和精神障碍等。其运动症状常始于一侧上肢,逐渐累及同侧下肢,再波及对侧上下肢。

1. 静止性震颤　常为首发症状,多从一侧上肢开始,呈现有规律的拇指对掌和手指屈曲的不自主震颤,类似"搓丸"样动作。具有静止时明显震颤,动作时减轻,入睡后消失等特征,故称为"静止性震颤";随病程进展,震颤可逐步涉及下颌、唇、面和四肢。少数患者无震颤、尤其是发病年龄在70岁以上者。

2. 肌强直　多从一侧的上肢或下肢近端开始,逐渐蔓延至远端、对侧和全身的肌肉。屈肌和伸肌肌张力均增高,被动运动关节时始终保持阻力增高,类似弯曲软铅管的感觉,称"铅管样肌强直";多数患者因伴有震颤、检查时可感到均匀的阻力中出现断续停顿,有如在转动齿轮的感觉,称为"齿轮样肌强直",这是由于肌强直与静止性震颤叠加所致。

3. 运动迟缓　患者随意动作减少、减慢。多表现为开始的动作困难和缓慢,如行走时起动和终止均有困难。面肌强直使面部表情呆板,双眼凝视和瞬目动作减少,笑容出现和消失减慢,造成"面具脸"。手指精细动作很难完成,系裤带、鞋带等很难进行;有书写时字越写越小的倾向,称为"写字过小征"。

4. 姿势步态异常　早期走路拖步,迈步时身体前倾,行走时步距缩短,颈肌、躯干肌强直而使患者站立时呈特殊屈曲体姿,行走时上肢协同摆动的联合动作减少或消失;晚期由坐位、卧位起立困难,有时行走中全身僵住,不能动弹,称为"冻结"现象;有时迈步后碎步往前冲,且越走越快,不能立刻停步,称为"慌张步态"。

PD的运动症状主要影响患者的工作和日常生活能力,而非运动症状则明显干扰患者的生活质量。

（三）治疗要点

治疗原则根据PD临床症状的严重程度,可以将其病程分为早期(Hoehn-Yahr 1~2级)和中晚期(Hoehn-Yahr 3~5级),早期PD主要是运动疗法和药物治疗;中晚期PD应采取对运动症状和非运动症状的综合治疗,包括药物、手术、运动疗法、心理疏导和日常照护等。目前无论药物或手术,均只能改善症状,不能有效阻止病情发展,更无法治愈。

1. 药物治疗　早期PD的药物治疗有疾病修饰药物和症状性治疗药物,可不同程度地减轻症状,延缓疾病进展,但都存在药物副作用和长期用药后的运动并发症。

（1）抗胆碱能药物:可协助维持纹状体的递质平衡,主要适应于有震颤的患者。常用药物有苯海索。

（2）金刚烷胺:能促进神经末梢释放多巴胺,并阻止其再吸收,对少动、强直、震颤均有改善作用。

（3）复方左旋多巴:是治疗PD最基本、最有效的药物,对震颤、强直、运动迟缓均有较好疗效。临床常用药物美多芭为复方左旋多巴制剂的标准片,口服初始用量自62.5mg开始,2~3次/天,视症状控制情况,缓慢增加其剂量和服药次数,最大剂量不应超过250mg,3~4次/天。

（4）多巴胺受体(DR)激动剂:能直接激动纹状体,产生和多巴胺相同作用的药物,从而减少和推迟运动并发症的发生。临床常用药物有普拉克素和吡贝地尔。

（5）儿茶酚-氧位-甲基转移酶(COMT)抑制剂:通过抑制左旋多巴在外周的代谢,使血浆左旋多巴浓度保持稳定,并能增加其入脑量。一般与复方左旋多巴制剂合用,可改善其疗效,改善症状波动。常用药物有恩他卡朋。

（6）单胺氧化酶B(MAO-B)抑制剂:主要通过抑制多巴胺分解代谢,增加脑内多巴胺含量。与复方左旋多巴制剂合用可增加疗效,同时对多巴胺能神经元有保护作用。常用药物有司来吉兰和雷沙吉兰。

2. 外科治疗　对于长期药物治疗疗效明显减退,同时出现异动症的患者可以考虑脑深部电刺激术(DBS),手术可以明显改善症状,但不能根治,术后仍需药物治疗。干细胞移植结合基因治疗也正在探索中。

3. 康复治疗　如进行肢体运动、语言、进食等训练和指导,可改善患者生活质量,减少并发症。心理疏导与疾病教育也是PD的重要综合治疗措施。

脑深部电刺激术（DBS）

脑深部电刺激术是通过立体定向方法进行精确定位,在脑内特定的靶点植入电极(脑起搏器)进行高频电刺激,从而改变脑内相应核团兴奋性,抑制异常神经信号,以达到控制症状的一种神经外科疗法。DBS治疗PD已有近30余年历史,1999年进入我国,主要适应于诊断明确、左旋多巴类药物反应良好或曾经反应良好,但疗效已经逐渐下降或副作用明显的中晚期PD患者。手术可以改善动作迟缓、肌肉僵硬、运动失能及震颤,也可明显降低服用左旋多巴所产生的运动波动和异动,缩短药物"关期"的时间,并减少用药剂量,改善生活质量,延缓疾病发展。

DBS治疗前需经专科医生检查与评估。术后数周内避免大幅度扭动头颈部;不宜从事重体力劳动及剧烈运动;脑起搏器易受磁场影响,应避免靠近磁感应器;因脑起搏器中的脉冲发生器可能会引起机场安全门和超市防盗门报警,患者应随身携带植入识别卡以获得帮助;定期随访,以便进行相应的检测和调试;遵医嘱继续口服多巴丝肼,以发挥其与脑起搏器的协同作用,避免自行停药。

（四）常用护理诊断/问题及措施

1. 躯体活动障碍　与黑质病变、锥体外系功能障碍所致震颤、肌强直、体位不稳、随意运动异常有关。

（1）生活护理:加强巡视,主动了解患者的需要,指导和鼓励患者自我护理,做自己力所能及的事情;协助患者洗漱、进食、沐浴、大小便料理和做好安全防护;增进患者的舒适,预防并发症。

1）保持个人卫生:对于出汗多、皮脂腺分泌亢进的患者,要指导其穿柔软、宽松的棉布衣服;经常清洁皮肤,勤换被褥、衣服,勤洗澡,卧床患者应协助床上擦浴,每天1~2次。

2）做好皮肤护理:卧床患者垫气垫床或按摩床,保持床单整洁、干燥,定时翻身、拍背,并注意做好骨突或受压处保护,预防压疮。

3）提供生活方便:对于下肢行动不便、起坐困难者,应配备高位坐厕、坚固且带有扶手的高脚椅、手杖、带护栏的床、卫生间和走道扶手等必要的辅助设施;保证床的高度适中(以脚着地为佳);传呼器置于患者床边;提供便于穿脱、大小合适的衣服和鞋子、粗柄牙刷、吸水管、固定碗碟的防滑垫、大手柄的餐具等;生活日用品如茶杯、毛巾、纸巾、便器、手杖等固定放置于患者伸手可及处,以方便患者取用。

4）采取有效沟通:对由言语不清、构音障碍的患者,应耐心倾听患者的主诉,了解患者的生活需要和情感需要,可指导患者采用手势、纸笔、画板等沟通方式与他人交流;与患者沟通时态度和蔼、诚恳,注意尊重患者,不可随意打断患者说话。

5）保持大小便通畅:对于顽固性便秘者,应指导多进食含纤维素多的食物,多吃新鲜蔬菜、水果,多喝水,每天双手顺时针按摩腹部,促进肠蠕动;指导适量服食蜂蜜、麻油等帮助通便;必要时遵医嘱口服液状石蜡、果导片、番泻叶等缓泻剂,或给予开塞露塞肛、灌肠、人工排便等。对于排尿困难者应评估患者有无尿潴留和尿路感染的症状体征,指导患者精神放松,腹部按摩、热敷以刺激排尿;膀胱充盈无法排尿时在无菌操作下给予导尿和留置尿管。

（2）运动护理:告知患者运动锻炼的目的在于防止和推迟关节强直与肢体挛缩;有助于维持身体的灵活性,增加肺活量,防止便秘、保持并增强自我照顾能力。应与患者和家属共同制订切实可行的具体锻炼计划。

1）疾病早期:起病初期患者主要表现为震颤,应指导患者维持和增加业余爱好,鼓励患者积极参与家居活动和参加社交活动,坚持适当运动锻炼,如养花、下棋、散步、太极拳、体操等,注意保持身体和各关节的活动强度与最大活动范围。

2）疾病中期:对于已出现某些功能障碍或起坐已感到困难的动作要有计划有目的地锻炼,告诉患者知难而退或简单的家人包办只会加速其功能衰退。如患者感到从椅子上起立或坐下有困难,应每天做完一般运动后,反复多次练习起坐动作;起步困难者可以在患者脚前放置一个小的障碍物作为视觉提示,帮助起步,也可使用有明显节拍的音乐进行适当的听觉提示,练习走路;步行时要目视前方、不要目视地面,应集中注意力,以保持步行的幅度与速度;鼓励患者步行时两腿尽量保持一定距离,双臂要摆动,以增加平衡;转身时要以弧形线形式前移,尽可能不要在原地转弯;提醒患者不可一边步行一边讲话、碎步急速移动、起步时拖着脚走路,双脚紧贴地面站立及穿着拖鞋行走等,这样容易跌倒;护士或家人在协助患者行走时,不要强行拉着患者走,当患者感到脚粘在地上时,可告诉患者先向后退一步,再往前走,这样会比直接向前容易得多。

3) 疾病晚期:患者出现显著的运动障碍而卧床不起,应帮助患者采取舒适体位,被动活动关节,按摩四肢肌肉,注意动作轻柔,勿造成患者疼痛和骨折。

(3) 安全护理:措施见本章第二节"躯体活动障碍"的护理。强调:①防止意外伤害:对于上肢震颤未能控制、日常生活动作笨拙的患者,避免拿热水、热汤,避免患者自行使用液化气炉灶和从暖瓶中倒水,选用不易打碎的不锈钢饭碗、水杯和汤勺,避免玻璃和陶瓷制品;禁止自行使用锐利器械和危险品等。②防止误服药物:有幻觉、错觉等精神症状的患者应特别强调按时服药、每次药物送服到口;③防止走失:合并精神、智能障碍的患者应专人护理,安置在有严密监控的区域,严格交接班制度。

2. 自尊低下　与震颤、流涎、面肌强直等身体形象改变和言语障碍、生活依赖他人有关。

(1) 心理护理:PD患者随着病程进展会出现不同的心理反应,①细心观察:患者早期动作迟钝笨拙、表情淡漠、语言断续、流涎,患者往往产生自卑、脾气暴躁及忧郁心理,回避人际交往,拒绝社交活动,整日沉默寡言,闷闷不乐;随着病程延长,病情进行性加重,患者丧失劳动能力,生活自理能力也逐渐下降,会产生焦虑、恐惧甚至绝望心理。②心理疏导:鼓励患者表达并注意倾听他们的心理感受,与患者讨论身体健康状况改变所造成的影响、不利于应对的方法,及时给予正确的信息和引导,使其能够接受和适应自己目前的状态并能设法改善;鼓励患者尽量维持过去的兴趣与爱好,多与他人交往;告诉患者本病病程长、进展缓慢、治疗周期长,而疗效的好坏常与患者精神情绪有关,鼓励他们保持良好心态。③家属指导:关心体贴患者,为患者创造良好的亲情氛围和休养环境,减轻他们的心理压力。

(2) 自我修饰指导:指导患者进行如鼓腮、伸舌、撅嘴、龇牙、吹吸等面肌功能训练,可以改善面部表情和吞咽困难,协调发音;督促进食后及时清洁口腔,随身携带纸巾擦尽口角溢出的分泌物,注意保持个人卫生和着装整洁等,以尽量维护自我形象。

3. 知识缺乏　缺乏本病相关知识与药物治疗知识。

(1) 疾病知识指导:早期轻型病例无需特殊治疗,主要是鼓励患者进行适当的活动与体育锻炼;当疾病影响到患者日常生活和工作时,适当的药物治疗可以不同程度减轻症状,但并不能阻断病情发展,疾病总的趋势是越来越重。应指导患者及家属了解本病的临床表现、病程进展和主要并发症,帮助患者和照顾者适应角色的转变,掌握自我护理知识,积极寻找和去除任何使病情加重的因素。

(2) 治疗指导:告知患者本病需要长期或终身服药治疗,让患者了解用药原则,常用药物种类与名称、用法、服药注意事项、疗效及不良反应的观察与处理。长期服药过程中可能会突然出现某些症状加重或疗效减退,应熟悉"开-关现象""剂末恶化"和"异动症"的表现形式以及应对方法。

1) 用药原则从小剂量开始,逐步缓慢加量直至有效维持;服药期间尽量避免使用维生素 B_6、氯氮平、利舍平、氯丙嗪、奋乃静等药物,以免降低药物疗效或导致直立性低血压。

2) 疗效观察服药过程中要仔细观察震颤、肌强直和其他运动功能、语言功能的改善程度,观察患者起坐的速度、步行的姿态、讲话的音调与流利程度,写字、梳头、扣纽扣、系鞋带以及进食动作等,以确定药物疗效。

3) 防治长期用药综合征,见表9-8。

表 9-8　帕金森病长期用药综合征的观察与鉴别

用药反应	临床表现	处理
开-关现象	症状在突然缓解（开期，伴有异动症）与加重（关期，常伴无动）两种状态之间波动，一般"关期"表现为严重的帕金森症状，持续数秒或数分钟后突然转为"开期"	加用多巴胺受体激动剂，可以防止或减少发生
剂末恶化	每次服药后药物作用时间逐渐缩短，表现为症状随血药浓度发生规律性波动	适当增加服药次数或增加每次服药剂量，或改用缓释剂可以预防
异动症	为舞蹈症或手足徐动样不自主运动、肌强直或肌阵挛，可累及头面部、四肢和躯干。有 3 种表现形式	
①剂峰异动症	出现在用药 1~2 小时的血药浓度高峰期，与用药过量或多巴胺受体超敏有关	减少复方左旋多巴的剂量并加用多巴胺受体激动剂或 COMT 抑制剂可改善；
②双相异动症	指剂初和剂末异动症，机制不清，表现为足或小腿痛性肌阵挛，多发生于清晨服药之前	更换左旋多巴控释片为标准片或加用多巴受体激动剂可缓解
③肌张力障碍	表现为足或小腿痛性肌痉挛，多发生于清晨服药之前	睡前加用复方左旋多巴控释片或起床前服用复方左旋多巴标准片可缓解

4）药物不良反应及其处理：帕金森病常用药物的作用、可能出现的副作用以及使用注意事项见表 9-9。

表 9-9　帕金森病常用药物的作用、副作用及用药注意事项

药物	作用	副作用	用药注意事项
美多芭卡左双多巴控释片（息宁）	补充黑质纹状体内多巴胺的不足	恶心、呕吐、便秘、眩晕、幻觉、异动症、开/关现象	需服药数天或数周才见效；避免嚼碎药片；出现开/关现象时最佳服药时为饭前 30 分钟或饭后 1 小时，避免与高蛋白食物一起服用；避免突然停药
普拉克素吡贝地尔	直接激动纹状体，使之产生和多巴胺作用相同的药物，减少和延缓左旋多巴的副作用	恶心、呕吐、眩晕、疲倦、口干、直立性低血压、嗜睡、幻觉与精神障碍	首次服药后应卧床休息，如有口干舌燥可嚼口香糖或多喝水；避免开车或操作机械；为轻微兴奋剂，尽量在上午服药，以免影响睡眠
恩他卡朋	抑制左旋多巴和多巴胺的分解，增加脑内多巴胺的含量	恶心、呕吐、神智混乱、不自主动作、尿黄	与多巴丝肼片或卡左双多巴控释片或息宁一起服用
司来吉兰雷沙吉兰	阻止脑内多巴胺释放，增加多巴胺浓度	恶心、呕吐、眩晕、疲倦、做梦、不自主动作	为轻微兴奋剂，尽量在上午用药，以免影响睡眠；溃疡患者慎用
苯海索	抗胆碱能药物，协助维持纹状体的递质平衡	恶心、呕吐、眩晕、疲倦、视力模糊、口干、便秘、小便困难	不可立即停药，需缓慢减量，以免症状恶化
盐酸金刚烷胺	促进神经末梢释放多巴胺并阻止其再吸收	恶心、呕吐、眩晕、失眠、水肿、惊厥、玫瑰斑	尽量在黄昏前服用，避免失眠，心脏病及肾衰竭患者禁用

4. 营养失调：低于机体需要量　与吞咽困难、饮食减少和肌强直、震颤所致机体消耗量增加等有关。

（1）饮食指导：中晚期 PD 患者常因面颊、口咽部肌肉僵硬与运动障碍导致吞咽困难，进食减少；加上患者反射功能渐趋迟钝导致咽反射、咳嗽反射受到影响，若患者合并痴呆则进食过程中的自我控制能力也会下降，这些都将使患者的吞咽和饮食受到影响，护士应告知患者与家属导致营养低下的原因、饮食治疗的原则与目的，指导合理选择饮食和正确进食。

1）饮食原则：给予高热量、高维生素、高纤维素、低盐、低脂、适量优质蛋白的易消化饮食，并根据病情变化及时调整和补充各种营养素，戒烟、酒。由于高蛋白饮食会降低左旋多巴类药物的疗效，故不宜盲目

给予过多的蛋白质;槟榔为拟胆碱能食物,可降低抗胆碱能药物的疗效,也应避免食用。

2)饮食内容:主食以五谷类为主,多选粗粮,多食新鲜蔬菜、水果,多喝水(2000ml 以上),减轻腹胀,防止便秘;适当的奶制品(2 杯脱脂奶)和肉类(全瘦)、家禽(去皮)、蛋、豆类;少吃油、盐、糖。钙质有利于预防骨质疏松,每天应补充 1000~1500mg 钙质。

3)进食方法:进食或饮水时抬高床头,保持坐位或半坐位;注意力集中,并给予患者充足的时间和安静的进食环境,不催促、打扰患者进食;对于流涎过多的患者可使用吸管吸食流质;对于咀嚼能力和消化功能减退的患者应给予易消化、易咀嚼的细软、无刺激性的软食或半流,少量多餐;对于咀嚼和吞咽功能障碍者应选用稀粥、面片、蒸蛋等精细制作的小块食物或黏稠不易反流的食物,并指导患者少量分次吞咽,避免吃坚硬、滑溜及圆形的食物如果冻等,喝鲜榨果汁等饮品时,每口食物应尽量为同一质感,不可混杂;对于进食困难、饮水反呛的患者要及时插胃管给予鼻饲,防止经口进食引起误吸、窒息或吸入性肺炎。

(2)营养支持:根据病情需要给予鼻饲流质或经皮胃管(胃造瘘术)进食;遵医嘱给予静脉补充足够的营养,如葡萄糖、电解质、脂肪乳等。中晚期患者应尽早静脉置管(PICC 或 PORT),建立和维持长期静脉输液通路。

(3)营养状况监测:评估患者饮食和营养状况,注意每天进食量和食品的组成;了解患者的精神状态与体重变化,评估患者的皮肤、尿量及实验室指标变化情况。

相关链接

帕金森病的 Hoehn-Yahr 分级

0 级——无疾病体征

1 级——单侧肢体症状

1.5 级——单侧肢体+躯干症状

2 级——双侧肢体症状,无平衡障碍

2.5 级——轻度双侧肢体症状,后拉试验可恢复

3 级——轻至中度双侧肢体症状,平衡障碍,保留独立能力

4 级——严重无活动能力,在无协助情况下仍能行走或站立

5 级——患者限制在轮椅或床上,需人照料

通常将 Hoehn-Yahr1-2 级定义为早期 PD,将 Hoehn-Yahr3-5 级定义为中晚期 PD

(五)健康指导

1. 疾病预防指导 ①监测高危人群:有 PD 家族史及有关基因携带者、有毒化学物品接触者应重视自我防护,定期体检;②加强劳动防护:加大对工农业生产环境保护的力度,减少有害气体、污水、污物的排放;③保护水资源:减少河水、库水、塘水及井水的污染,改善饮水设施,保证民众能喝上安全卫生的饮用水;④合理用药:老年人慎用吩噻嗪类、利舍平类及丁酰苯类药物;⑤防治原发病:积极防治高血压、高脂血症、糖尿病、脑动脉硬化等,老年人注意增强体质,延缓衰老,防止动脉粥样硬化;⑥早期诊断:尽早开展临床前期诊断技术,早期发现亚临床期的 PD,采用维生素 E、谷胱甘肽、神经营养因子等神经保护剂治疗,可能会延缓疾病过程。

2. 疾病康复指导

(1)日常生活指导:①鼓励患者维持和培养兴趣爱好,早期坚持适当的运动和体育锻炼(如散步、打太极拳等),做力所能及的家务劳动;患者因震颤和不自主运动,出汗多,易造成皮肤刺激和不舒适感,皮肤抵抗力降低,还可导致皮肤破损和继发皮肤感染,应勤洗勤换,保持皮肤卫生;②中期患者应加强日常生活动

作训练,进食、洗漱、穿脱衣服等应尽量自理,保持最大范围的关节活动度;③合理膳食,保证营养。

（2）安全指导:①指导患者避免登高和操作高速运转的机器,不要单独使用煤气、热水器及锐利器械,防止受伤等意外;②避免让患者进食带骨刺的食物和使用易碎的器皿;③体位性低血压患者睡眠时应抬高床头,可穿弹力袜,避免快速坐起或下床活动,防止跌倒;④外出时需人陪伴,尤其是精神智能障碍者其衣服口袋内要放置写有患者姓名、住址和联系电话的"安全卡片",或佩带手腕识别牌,以防走失;⑤卧床患者需加护栏,防止坠床,体位不稳或肌张力障碍时注意休息,避免强行运动,防止跌倒。

（3）照顾者指导:①本病为一种无法根治的疾病,病程长达数年或数十年,家庭成员身心疲惫,经济负担加重,容易产生无助感,医护人员应关心照顾者及家属,倾听他们的感受,理解他们的处境,尽力帮他们排忧解难,以便给患者更好的家庭支持;②照顾者应关心体贴患者,协助进食、服药和日常生活的照顾,尤其晚期卧床患者应协助翻身、抹洗、被动活动关节和按摩肢体,预防压疮、感染、关节僵硬和肢体挛缩;③督促患者遵医嘱正确服药,防止错服、漏服;④细心观察,及时识别病情变化;⑤当患者出现发热、外伤、骨折、吞咽困难或运动障碍、精神智能障碍加重时应及时就诊。

（王耀辉）

第六节　癫痫

案例导入

患者,男,16岁。因"发作性意识丧失、肢体抽搐2年余,近1周症状反复出现"为主诉入院。

病史评估:源于昨日无明显诱因出现四肢抽搐,呼吸急促、面色发绀、两眼上翻、口吐白沫、呼之不应,症状持续约3分钟后,抽搐停止,后意识状态慢慢恢复;今日夜间再次发作,且持续时间明显延长,发作中伴有尿失禁,家属紧急送其入院诊治。2年前第一次出现相关症状,当地医院诊断为"癫痫",给予卡马西平效果欠佳,期间一直没有类似发作。既往体健,无手术史。

身体评估:T 37.0℃,P 78次/分,R 18次/分,BP 120/84mmHg。神清但精神差,高级皮层功能减退,认知力、计算力下降,颅神经(-),右上肢肌力4级,右下肢肌力2级,左下肢肌力4级,肌张力检查不合作,双侧巴氏征阳性,右侧指鼻试验欠稳准,轮替试验笨拙,痉挛性偏瘫步态。

辅助检查:行头MRI左侧额颞顶叶右侧顶叶软化灶。右侧顶叶、颞叶皮层、左顶叶、枕叶、颞叶皮层局部血流灌注明显减低,考虑为颅内软化灶。智力检验发现智力一般且不能配合。

初步诊断:癫痫。

请思考:该患者发作时的主要护理措施是什么? 为进一步明确诊断,应该评估哪些资料以及评估时的注意事项?

癫痫(epilepsy)是由多种病因导致脑部神经元高度同步化异常放电所致的临床综合征。因异常放电神经元的位置和异常放电波及范围不同,导致患者的发作形式不一,可表现为感觉、运动、意识、精神、行为、自主神经功能障碍。每次发作过程称为痫性发作(seizure),一个患者可有一种或多种形式的痫性发作。癫痫是神经系统常见疾病或临床综合征。癫痫可见于各年龄组,青少年和老年是发病的两个高峰阶段。

（一）病因和发病机制

1. 病因　癫痫可以是一种独立的疾病,也可是一组疾病或综合征。按病因不同分为:

（1）特发性癫痫(idiopathic epilepsy):又称原发性癫痫。病因不明,未发现脑部存在足以引起癫痫发作的结构性损伤或功能异常,与遗传因素密切相关。多在儿童或青年期首次发病,具有特征性临床及脑电图表现。

（2）症状性癫痫（symptomatic epilepsy）：又称继发性癫痫。由各种明确的中枢神经系统结构损伤或功能异常引起,如颅脑产伤、脑炎和脑膜炎、脑血管病、脑外伤、脑肿瘤、脑寄生虫病、蛛网膜下腔出血等脑部损害或尿毒症、肝性脑病、大出血、阿-斯综合征、一氧化碳中毒等全身性疾病。

（3）隐源性癫痫（cryptogenic epilepsy）：病因不明。临床表现提示为症状性癫痫,但目前的检查手段未能发现明确的病因,约占全部癫痫的60%~70%。

2. 发病机制　迄今为止未完全阐明。神经系统具有复杂的调节兴奋和抑制的机制,自发的产生有节律的电活动,且通过反馈活动,使任何一组神经元的放电频率不会过高,也不会无限制地影响其他部位,以维持神经细胞膜电位的稳定。

不论是何种原因引起的癫痫,其电生理改变均是发作时大脑神经元出现异常的、过度的同步性放电。其原因为兴奋过程的过盛、抑制过程的衰减和（或）神经膜本身的变化。脑内最重要的兴奋性递质为谷氨酸和天门冬氨酸,其作用是使钠离子和钙离子进入神经元,发作前,病灶中这两种递质显著增加。异常高频放电反复通过突触联系和强直后的易化作用诱发周边及远处的神经元同步放电,从而引起异常电位的连续传播。其中异常放电被局限于某一脑区,表现为局灶性发作;异常放电波及双侧脑部,则出现全面性癫痫;异常放电在边缘系统扩散,引起复杂部分性发作;异常放电传至丘脑神经元被抑制,则出现失神发作。

对于癫痫放电的终止,目前机制也尚未完全明了,可能机制为脑内各层结构的主动抑制作用,即癫痫发作时,癫痫灶内产生巨大的突触后电位,后者激活负反馈机制,使细胞膜长时间处于去极化状态,从而抑制异常放电扩散,同时减少癫痫灶的传入性冲动,促使放电终止。

3. 影响癫痫发作的因素

（1）年龄：特发性癫痫与年龄密切相关。婴儿痉挛症在1岁内起病,6~7岁为儿童失神发作的发病高峰,肌阵挛发作在青春期前后起病。各年龄段癫痫的病因也不同。

（2）遗传因素：影响癫痫的易患性：如儿童失神发作患者的兄弟姐妹在5~16岁间有40%以上出现3Hz棘-慢波的异常脑电图,但仅1/4出现失神发作;单卵双胎儿童失神和全面强直-阵挛发作一致率为100%。

（3）睡眠：癫痫发作与睡眠-觉醒周期关系密切。全面强直-阵挛发作常发生于晨醒后;婴儿痉挛症多于醒后和睡前发作。

（4）环境因素：睡眠不足、疲劳、饥饿、便秘、饮酒、情绪激动等均可诱发癫痫发作,内分泌失调、电解质紊乱和代谢异常均可影响神经元放电阈值而导致癫痫发作。少数患者仅在月经期或妊娠早期发作,称为月经期癫痫和妊娠性癫痫;部分患者仅在闪光、音乐、下棋、阅读、沐浴、刷牙等特定条件下发作,称为反射性癫痫。

（二）临床表现

癫痫的临床表现形式多样,但均具有以下共同特征:①发作性:症状突然发生,持续一段时间后迅速恢复,间歇期正常;②短暂性:每次发作持续时间为数秒钟或数分钟,很少超过30分钟（癫痫持续状态除外）;③刻板性:每次发作的临床表现几乎一样;④重复性:第一次发作后,经过不同间隔时间会有第二次或更多次的发作。依据发作时的临床表现和脑电图特征可将癫痫发作分为不同临床类型。

1. 癫痫发作

（1）部分性发作（partial seizures）是指源于大脑半球局部神经元的异常放电,分为单纯部分性发作、复杂部分性发作以及部分性继发全面性发作三类。

1）单纯部分性发作（simple partial seizures）：发作持续时间短,一般不超过1分钟,起病和结束均较为突然,无意识障碍。可分为四型:

A. 部分运动性发作:表现为身体的某一局部发生不自主抽动,多见于一侧眼睑、口角、手指或足趾,也可波及一侧面部肢体。若发作从局部开始,沿大脑皮质运动区移动,临床表现为抽搐自手指-腕部-前壁-肘-肩-口角-面部逐渐扩展,称为 Jackson 发作;严重部分运动性发作患者发作后可遗留短暂性(30分钟至36小时)肢体瘫痪,称为 Todd 麻痹。

B. 部分感觉性发作:躯体感觉性发作表现为一侧肢体麻木感和针刺感,多发生于口角、手指、足趾等部位;特殊感觉性发作可表现为视觉性(闪光和黑矇)、听觉性、嗅觉性和味觉性发作;眩晕性发作表现为坠落感或飘动感。

C. 自主神经性发作:出现全身潮红、多汗、呕吐、腹痛、面色苍白、瞳孔散大等,易扩散出现意识障碍,成为复杂部分性发作的一部分。

D. 精神性发作:表现为各种类型的记忆障碍(似曾相识、强迫思维等)、情感障碍(无名恐惧、忧郁、愤怒等)、错觉(视物变形、声音变强或变弱)、复杂幻觉等。精神性发作虽可单独出现,但常为复杂部分性发作的先兆,也可继发全面性强直-阵挛发作。

2)复杂部分性发作(complex partial seizures,CPS):占成人癫痫发作的50%以上,也称为精神运动性发作,有意识障碍。病灶多在颞叶,故又称颞叶癫痫。

A. 仅有意识障碍:多为意识模糊,意识丧失少见,由于发作中常有精神性或精神感觉性成分存在,意识障碍常被掩盖,表现为类似失神。

B. 意识障碍和自动症:自动症是指在癫痫发作过程中或发作后意识模糊状态下出现的具有一定协调性和适应性的无意识活动。自动症均在意识障碍的基础上发生,表现为反复咀嚼、舔唇、流涎或反复搓手、不断穿衣、解衣扣,也可表现为游走、奔跑、乘车上船,还可出现自言自语、唱歌或机械重复原来的动作。

C. 意识障碍和运动症状:表现为发作开始即出现意识障碍和各种运动症状,特别是在睡眠中发生。运动障碍可为局灶性或不对称强直、阵挛、各种特殊姿势如击剑样动作等。

3)部分性发作继发全面性发作:先出现上述部分性发作,泛化为全身性强直阵挛发作。

(2)全面性发作(generalized seizures)最初的症状和脑电图提示发作起源于双侧脑部,多在发作初期就有意识丧失。

1)全面强直-阵挛发作(generalized tonic-clonic seizure,GTCS):意识丧失、双侧强直后出现阵挛为此类型的主要临床特征,过去称为大发作(grand mal)。早期出现意识丧失、跌倒在地,随后发作分为三期:

A. 强直期:全身骨骼肌持续收缩,眼肌收缩致上眼睑上牵,眼球上翻或凝视;咀嚼肌收缩导致口腔强张,随后突然闭合,可咬伤舌尖;喉部肌肉和呼吸肌收缩致患者尖叫一声,呼吸停止;颈部和躯干肌肉收缩使颈和躯干先屈曲,后反张,上肢由上举后旋转为内收前旋,下肢先屈曲后猛烈伸直。常持续10~20秒转入阵挛期。

B. 阵挛期:不同肌群收缩和松弛交替出现,由肢端延及全身。阵挛频率逐渐减慢,松弛期逐渐延长,在一次剧烈阵挛后发作停止,进入发作后期。此期持续30~60秒或更长。

以上两期均可发生舌咬伤,并伴心率增快、血压升高、唾液和支气管分泌物增多、瞳孔扩大及对光反射消失等自主神经征象。

C. 发作后期:此期尚有短暂阵挛,造成牙关紧闭和大小便失禁。呼吸首先恢复,心率、血压和瞳孔渐至正常;肌张力松弛,意识逐渐清醒。

从发作开始至意识恢复历时5~15分钟。醒后患者常感头痛、头晕和疲乏无力,对抽搐过程不能回忆。部分患者有意识模糊,如强行约束患者可能发生自伤或伤人。

2)失神发作(absence seizure):分为典型失神和不典型失神,其中典型失神发作多为儿童期起病,青春期前停止发作。发作时患者意识短暂丧失,停止正在进行的活动,呼之不应,两眼凝视不动,可伴咀嚼、吞咽等简单的不自主动作,或伴失张力如手中持物坠落等。发作过程持续5~10秒,清醒后无明显不适,继续原来的活动,对发作无记忆。每日发作数次至数百次不等。不典型失神多见于弥漫性脑损伤患儿,预后较差。

3）强直性发作(tonic seizure):多见于弥漫性脑损害的儿童,睡眠中发作较多。表现为与强直-阵挛性发作中强直期相似的全身骨骼肌强直性收缩,常伴有面色苍白或潮红、瞳孔散大等自主神经症状,发作时处于站立位者可突然倒地。发作持续数秒至数十秒。

4）阵挛性发作(clonic seizure):几乎都发生于婴幼儿。特征为重复阵挛性抽动伴意识丧失,之前无强直期,持续1分钟至数分钟。

5）肌阵挛发作(myoclonic seizure):可见于任何年龄,常见于预后较好的特发性癫痫患者。表现为快速、短暂、触电样肌肉收缩,可遍及全身或限于某个肌群、某个肢体,声、光刺激可诱发。

6）失张力发作(atonic seizure):部分或全身肌肉张力突然降低导致垂颈、张口、肢体下垂和跌倒。持续数秒至1分钟。

（3）癫痫持续状态(status epilepticus,SE)指癫痫连续发作之间意识尚未完全恢复又频繁发作,或癫痫发作持续30分钟以上未自行停止。目前的观点认为,如果患者出现全面强直阵挛性发作持续5分钟以上就该考虑癫痫持续状态的诊断,因为发作5分钟以上即有可能发生神经元损伤。可见于任何类型的癫痫,其中全面强直阵挛发作最常见,危害性也最大。常见原因为不适当地停用抗癫痫药物或治疗不规范、感染、精神刺激、过度劳累、饮酒等。

2. 癫痫综合征　癫痫发作是指一次发作的全过程,而癫痫综合征则是一组疾病或综合征的总称。

（1）与部位有关的癫痫

1）特发性:发病与年龄有关,多为儿童期癫痫。有部分性发作和局灶性脑电图异常,无神经系统体征和智能缺陷,常有家族史,痫性发作表现不尽相同,但每个患儿的症状相当固定。

A. 伴中央-颞部棘波的良性儿童癫痫:好发于3~13岁,可不经治疗于16岁前自愈。通常为局灶性发作,表现为一侧面部和口角的阵挛性抽搐,常伴舌部僵硬、言语和吞咽困难。多在夜间发作,使患儿易惊醒。数月至数年发作1次。

B. 伴有枕区放电的良性儿童癫痫:好发于3~14岁。发作开始表现为视物模糊和幻视等视觉症状,继之出现眼肌阵挛、偏侧阵挛,也可合并全面强直-阵挛性发作及自动症。

C. 原发性阅读性癫痫:由阅读诱发,无自发性发作。表现为阅读时出现下颌阵挛,常伴手臂痉挛,继续阅读会出现全面强直-阵挛性发作。

2）症状性:病灶部位不同可致不同类型的发作。

A. 颞叶癫痫:可表现为单纯或复杂部分性发作及继发全身性发作。高度提示为颞叶癫痫的发作类型有:表现为自主神经和(或)精神症状、嗅觉、听觉性(包括错觉)症状的单纯部分性发作;以消化系统自动症为突出表现的复杂部分性发作,如吞咽、咂嘴等。典型发作持续时间长于1分钟,常有发作后朦胧、事后不能回忆,逐渐恢复。

B. 枕叶癫痫:表现为伴有视觉症状的单纯部分性发作,可有或无继发性全身性发作。可表现为一过性掠过眼前的视觉表现,如盲点、黑矇、闪光或者视错觉甚至是复杂视幻觉(丰富多彩的复杂场面)。

C. 顶叶癫痫:为单纯部分性发作,主要表现为感觉刺激症状,偶有烧灼样疼痛。

（2）全身性癫痫和癫痫综合征

1）特发性:与发病年龄有关,临床症状和脑电图变化开始即为双侧对称,无神经系统阳性体征。

A. 良性婴儿肌阵挛癫痫:1~2岁发病,有癫痫家族史。表现为发作性、短暂性、全身性肌阵挛。

B. 儿童失神癫痫:6~7岁发病,女性多见,与遗传因素关系密切。表现为频繁的典型失神发作,每日达数十次。

C. 青少年期失神癫痫:青春早期发病,男女间无明显差异。80%以上的患者出现全身强直-阵挛发作。

D. 青少年肌阵挛性癫痫:好发于8~18岁,表现为肢体阵挛性抽动,多合并全身强直-阵挛发作和失神发作。

2) 症状性:根据有无特异性病因分为两种。

无特异性病因:如早期肌阵挛脑病,在出生后3个月内发病,表现为肌阵挛和肌强直发作,伴智能障碍,病情严重,第一年即可死亡。

有特异性病因:脑发育畸形如脑回发育不全和先天性代谢障碍如苯丙酮尿症。

3) 隐源性或症状性:推测其是症状性,但病史及现有检测手段未能发现病因。

A. West综合征:又称婴儿痉挛症,出生后1年内发病,男孩多见。波及头、颈、躯干或全身的频繁肌痉挛、智力低下和脑电图高度节律失调构成了本病特征性的三联征。发作表现为快速点头状痉挛、双上肢外展、下肢和躯干屈曲。60%~70%在5岁前停止发作,40%转为其他类型。

B. Lennox-Gastaut综合征:好发于1~8岁,少数出现在青春期。多种发作类型并存、精神发育迟缓、脑电图显示棘-慢波和睡眠中10Hz的快节律是本病的三大特征,易出现癫痫持续状态。

（三）辅助检查

1. 脑电图(electroencephalogram,EEG)　诊断癫痫最重要的辅助检查方法,对发作性症状的诊断有很大价值,有助于明确癫痫的诊断及分型。但常规头皮脑电图仅能记录到49.5%患者的痫性放电,重复3次可将阳性率提高至52%,采用过度换气、闪光等刺激诱导可进一步提高阳性率。

2. CT或MRI　可发现脑部器质性改变、占位性病变、脑萎缩等,对癫痫及癫痫综合征的诊断和分类颇有帮助。

（四）治疗要点

目前仍以药物治疗为主。癫痫药物治疗三大目的:控制发作或最大限度地减少发作次数;长期治疗无明显不良反应;尽可能恢复患者原有生理、心理及社会功能状态。

1. 病因治疗　有明确病因者首先进行病因治疗,如手术切除颅内肿瘤、药物治疗寄生虫感染、纠正低血糖、低血钙等。

2. 发作时治疗　立即让患者就地平卧;保持呼吸道通畅,吸氧;防止外伤及其他并发症;应用地西泮或苯妥英钠预防再次发作。

3. 发作间歇期治疗服用抗癫痫药物。

（1）药物治疗原则:①确定是否用药:半年内发作2次以上者,一经诊断即应用药。首次发作或半年以上发作1次者,告知药物的不良反应和不治疗可能发生的后果,根据患者和家属的意愿,酌情选用或不用药。②尽可能单药治疗:70%~80%癫痫患者单药治疗可控制发作。③小剂量开始:剂量由小到大,逐渐增加至最低有效量(最大程度地控制癫痫发作而无明显不良反应)。④正确选择药物:根据癫痫发作的类型、药物不良反应的大小等选择药物。⑤合理的联合治疗:必要时在控制不良反应基础上联合用药。⑥长期规律服药:控制发作后必须坚持长期服用药物,不可随意减量或停药。一般说来,全面强直-阵挛发作、强直性发作、阵挛性发作完全控制4~5年后,失神发作停止半年后可考虑停药,且停药前应有缓慢的减量过程,1~1.5年以上无发作者方可停药。

（2）常用抗癫痫药物:传统抗癫痫药物包括卡马西平、苯妥英钠、丙戊酸、苯巴比妥等;新型抗癫痫药包括拉莫三嗪、奥卡西平等。部分性发作首选卡马西平;全面强直-阵挛发作首选丙戊酸。

4. 癫痫持续状态的治疗迅速控制发作是治疗的关键,否则可危及生命。治疗目标为保持稳定的生命体征和进行心肺功能支持;终止持续状态的癫痫发作;减少发作对脑部的损害;寻找并尽可能去除病因和诱因以及合理处理并发症。

（1）一般措施包括对症处理:保持呼吸道通畅、保障患者安全等;建立静脉通道;加强监测,定时检查血液生化、动脉血气分析等;积极防治并发症,预防脑水肿,必要时给予营养支持。

（2）控制发作

1）地西泮治疗：首选地西泮 10~20mg，以不超过 2mg/min 的速度静脉注射，复发者可在 30 分钟内重复应用，或予地西泮 100~200mg 溶于 5% 葡萄糖盐水中 500ml 中，于 12 小时内缓慢静脉滴注。儿童首次静脉滴注量为 0.25~0.5mg/kg，一般不超过 10mg。如出现呼吸抑制，则需停止注射，必要时加用呼吸兴奋剂。

2）地西泮加苯妥英钠：首先用地西泮 10~20mg 静脉注射取得疗效后，再用苯妥英钠 0.3~0.6g 加入生理盐水 500ml 中静脉滴注，速度不超过 50mg/min。用药中如果出现心律不齐或血压下降，应该减缓输注速度或停药。

3）苯妥英钠：部分患者可单用苯妥英钠，剂量和方法同上。

4）10% 水合氯醛：成人 25~30ml/d，儿童 0.5~0.8ml/kg，加等量植物油保留灌肠，适合于肝功能不全或者不宜使用苯巴比妥类药物者。

5）苯巴比妥：上述治疗有效后，可每日肌内注射苯巴比妥 0.1~0.2g，每日 2 次，巩固疗效。

问题与思考

患者爬山过程中突然烦躁不安、无明显诱因大叫后倒地，眼睑上翻，四肢肌张力增高、阵挛抽搐，口鼻分泌物明显增多，口唇发绀。持续 15s 后症状逐渐缓解，小便失禁，逐渐清醒，但醒后精神状态差、意识状态差。

1. 这种情况癫痫发作时周围亲属朋友能做什么？不能做什么？

2. 何时呼叫救护车？

（五）常用护理诊断/问题及措施

1. 有窒息的危险　与癫痫发作时意识丧失、喉痉挛、口腔和气道分泌物增多有关。

（1）保持呼吸道通畅：置患者于头低侧卧位或平卧位头偏向一侧；松开领带和衣扣，解开腰带；取下活动性义齿，及时清除口腔和鼻腔分泌物；癫痫持续状态者插胃管鼻饲，防止误吸；必要时备好床旁吸引器和气管切开包。

（2）加强病情观察：密切观察生命体征及意识、瞳孔变化，注意发作过程中有无心率增快、血压升高、呼吸减慢或暂停、瞳孔散大、牙关紧闭、大小便失禁等；观察并记录发作的类型、发作频率与发作持续时间；观察发作停止后患者意识完全恢复的时间，有无头痛、疲乏及行为异常。

2. 有受伤的危险　与癫痫发作时意识突然丧失、判断力失常有关。

（1）发作期安全护理：发作时立即平卧，防止外伤，切忌用力按压患者抽搐肢体，以防骨折和脱臼；癫痫持续状态、极度躁动或发作停止后意识恢复过程中有短时躁动的患者，应由专人守护，加保护性床档，必要时用约束带适当约束。遵医嘱立即缓慢静脉注射地西泮，注意观察疗效和不良反应。

（2）发作间歇期安全护理：创造安全、安静的休养环境，保持室内光线柔和、无刺激；安装带床档套的床档；床旁桌上不放置热水瓶、玻璃杯等危险物品。对于有癫痫发作史的患者，督促患者及家属做好预防工作。

3. 知识缺乏　缺乏长期、正确服药的知识。

向患者和家属强调遵医嘱长期甚至终身用药的重要性，以及少服或漏服药物可能导致癫痫发作、成为难治性癫痫或发生癫痫持续状态的危险性。介绍用药的原则、所用药物的常见不良反应和注意事项，在医护人员指导下增减剂量和停药。用药前进行血、尿常规和肝、肾功能检查，用药期间监测血药浓度并定期复查相关项目，及时发现肝损伤、神经系统损害、智能和行为改变等严重不良反应。

4. 焦虑、抑郁　与疾病突然发作，长期服药等有关。

癫痫需要坚持数年不间断的正确服药，部分患者需终身服药。抗癫痫药物均有不同程度的不良反应，长期用药加之疾病反复发作，为患者带来沉重的精神负担，易产生紧张、焦虑、抑郁、淡漠、易怒等不良心理问题。护士应仔细观察患者的心理反应，关心、理解、尊重患者，根据患者情况采取个体化的心理护理，督促患者坚持长期药物治疗。

（六）健康指导

1. 疾病预防指导 告知患者避免劳累、睡眠不足、饥饿、饮酒、便秘、情绪激动、妊娠与分娩、强烈的声光刺激、惊吓、心算、阅读、书写、下棋、外耳道刺激等诱发因素。给予清淡饮食，少量多餐，避免辛辣刺激性食物，戒烟酒。勿从事攀高、驾驶等在发作时有可能危及生命的工作；特发性癫痫且有家族史的女性患者，婚后不宜生育，双方均有癫痫，或一方有癫痫，另一方有家族史者不宜结婚。

2. 疾病知识指导 向患者和家属介绍疾病及其治疗的相关知识和自我护理的方法，告知患者坚持定期复查，一般于首次服药后 5~7 天复查抗癫痫药物的血药浓度，每 3 个月至半年抽血检查 1 次，每月检查血常规和每季检查肝、肾功能 1 次，以动态了解抗癫痫药物的血药浓度、EEG 变化和药物不良反应。告知患者如药物减量后病情有反复或加重的迹象，应尽快就诊。当患者癫痫发作频繁或症状控制不理想，或出现发热、皮疹时应及时就诊。平时随身携带示有姓名、住址、联系电话及疾病诊断的个人信息卡，以备发作时及时联系与急救。

（林蓓蕾）

第七节　重症肌无力

案例导入

患者，女，47 岁，因"吞咽障碍 3 个月，四肢乏力加重 7 天"为主诉入院。

病史评估：源于患者 1 年前无明显诱因出现双眼睑下垂，晨轻暮重，活动后加重，休息后缓解，未给予特殊治疗；3 个月前因"冠心病"抢救后出现吞咽困难，只能半流质饮食，医嘱给予"甲强龙 10mg/d"，症状改善不明显。近 1 周来症状明显加重，活动后呼吸困难、咳嗽无力并出现四肢乏力明显。

身体评估：T 36.2℃，P 72 次/分，R 18 次/分，BP 115/76mmHg。咽反射消失，眼球活动自如，伸舌居中，抬头耸肩无力，双上肢近端肌力 3 级，远端 4 级，下肢肌力 5⁻级，病理反射阴性。左侧肩胛部肌肉萎缩明显。

辅助检查：生化、甲状腺、肿瘤各项指标正常。新斯的明实验：阳性。疲劳试验：阴性。CT 检查可见胸腺区条索状阴影，肌电图提示右侧副神经低频刺激波幅呈递减现象。

请思考：该患者最可能的诊断及依据是什么？该患者最主要的护理问题及可能的并发症有哪些？如何实施护理干预？

重症肌无力（myasthenia gravis，MG）是一种神经-肌肉接头传递功能障碍的获得性自身免疫性疾病。主要是因为神经-肌肉接头突触后膜上乙酰胆碱受体（AchR）受损引起。临床表现为部分或全身骨骼肌无力和极易疲劳，活动后症状加重，休息和应用胆碱酯酶抑制剂治疗后明显减轻。

（一）病因和发病机制

重症肌无力与自身抗体介导的突触后膜乙酰胆碱受体损害有关。主要依据：①80%~90% 的 MG 患者血清中可检测到 AchR-Ab，进行血浆置换可改善肌无力症状。②将电鳗放电器官提纯的 AchR 注入家兔，可致家兔出现重症肌无力样表现，且其血清中可测到 AchR-Ab，突触后膜的 AchR 数目大量减少。③输入 MG 患者血清的小鼠可产生类 MG 的症状和电生理改变，患 MG 的母亲所生新生儿也可患病。④80% 的 MG

患者有胸腺肥大和淋巴滤泡增生,10%~22%的患者合并胸腺瘤,切除胸腺后70%的患者临床症状得到改善甚至痊愈。⑤常合并甲状腺功能亢进、系统性红斑狼疮、类风湿性关节炎等其他自身免疫性疾病。

(二)临床表现

可见于任何年龄,常见于20~40岁和40~60岁,40岁以前女性多见,40岁以后男性居多,且年龄大者多合并胸腺瘤,少数患者有家族史。常见诱因有感染、精神创伤、过度劳累、手术、妊娠和分娩等。

1. 临床特征

(1)骨骼肌病态疲劳:全身骨骼肌均可受累,以脑神经支配的肌肉更易受累。首发症状多为眼外肌麻痹,如上睑下垂、斜视和复视,甚至眼球固定,但瞳孔括约肌不受累。面部和口咽肌肉受累时出现表情淡漠、苦笑面容、咀嚼无力、饮水呛咳、吞咽困难和发音障碍。四肢肌受累以近端无力为主,表现为抬臂、梳头、上楼梯困难,腱反射不受影响,感觉正常。累及胸锁乳突肌和斜方肌时表现为颈软、抬头困难和耸肩无力等。休息后症状减轻或缓解;肌无力现象晨起正常或较轻,下午或傍晚明显加重,称为"晨轻暮重"现象。

(2)重症肌无力危象:累及口咽肌和呼吸肌出现咳嗽无力和呼吸困难,需用呼吸机辅助通气,是主要致死原因。心肌偶尔可受累,引起突然死亡。大约10%的患者会出现重症肌无力危像,多有诱发因素。

2. 临床分型

(1)成年型(Osserman分型)

Ⅰ眼肌型(15%~20%):病变仅限于眼外肌,出现上睑下垂和复视。

Ⅱa轻度全身型(30%):可累及眼、面和四肢肌肉,生活能自理,无明显咽喉肌受累。

Ⅱb中度全身型(25%):四肢肌群受累明显,眼外肌和咽喉肌麻痹,出现咀嚼、吞咽及构音困难,呼吸肌受累不明显。

Ⅲ急性进展型(15%):发病急,数周内发展至延髓肌、肢带肌、躯干肌和呼吸肌,有MG危象,需行气管切开,死亡率高。

Ⅳ迟发重症型(10%):病程达2年以上,常由Ⅰ、Ⅱa、Ⅱb型发展而来,症状同Ⅲ型。常合并胸腺瘤,死亡率高。

Ⅴ肌萎缩型:少数患者肌无力伴肌萎缩。

(2)儿童型:约占我国MG患者的10%。多数病例仅限于眼外肌麻痹,交替出现双眼睑下垂。约1/4可自然缓解,少数累及全身骨骼肌。

(3)少年型:多在10岁后发病,多为单纯眼外肌麻痹,部分伴吞咽困难及四肢无力。

(三)辅助检查

1. 疲劳试验(Jolly试验)　嘱患者用力眨眼30次后眼裂明显变小或两臂持续平举后出现上臂下垂,休息后恢复者为阳性。适用于病情不严重且症状不明显者。

2. 抗胆碱酯酶药物试验　常用新斯的明,新斯的明0.5~1mg肌肉注射,10~20分钟后症状明显减轻为阳性。为防止新斯的明的毒蕈碱样作用,一般同时注射阿托品0.5mg。

3. 重复神经电刺激　是常用的具有确诊价值的检查方法。重复低频电刺激后动作电位波幅递减程度为10%~15%,高频电刺激递减30%以上为阳性,支持诊断。90%的MG患者低频刺激为阳性,且与病情轻重相关。但此检查应在停用新斯的明12~18小时后进行,否则会出现假阳性。

4. AchR-Ab测定　对MG的诊断有特征性意义。80%以上患者AchR-Ab滴度增高。但眼肌型AchR-Ab升高不明显,且抗体滴度与临床症状的严重程度并不完全一致。

(四)治疗要点

1. 药物治疗

(1)胆碱酯酶抑制剂:抑制胆碱酯酶活性,使突触间隙Ach存活时间延长,改善神经-肌肉接头之间的传递,增加肌力。常用药物:溴吡斯的明60~120mg/次,3~4次/天,餐前30~40分钟服用,2小时达到高峰,维持 6~8 小时;溴新斯的明 15~30mg/次,3~4 次/天,餐前服用,30~60 分钟达到高峰,作用时间 3~4 小时。不良反应为毒蕈碱样反应如呕吐、腹痛等,可用阿托品 0.5mg 拮抗。

(2)肾上腺皮质激素:可抑制自身免疫反应,减少 AchR-Ab 的生成,适用于各种类型的 MG。冲击疗法适合于危重症患者、已行气管插管或应用呼吸机者,常用甲泼尼松龙 1000mg 静脉滴注,1 次/日,连用 3~5 日,随后使用地塞米松 10~20mg 维持,连用 7~10 日;症状改善后改为泼尼松(60~100mg/d)隔顿口服,症状明显减轻或消失,依个体差异可酌情减量,维持量一般在 5~20mg。用药时间一般至少 1 年以上。此外,小剂量递增法适合于避免早期病情加重。长期应用注意不良反应。

(3)免疫抑制剂:适用于不能耐受大剂量激素或疗效不佳的 MG 患者。选硫唑嘌呤,50~100mg,1 次/天,可长期应用。亦可选用环磷酰胺或环孢素 A。

2. 胸腺治疗　主要用于胸腺肿瘤、胸腺增生和药物治疗困难者。包括胸腺切除和胸腺放射治疗。前者适用于大多数患者,后者主要用于少数不能进行手术或术后复发者。

3. 血浆置换　适用于肌无力危象和难治性 MG。应用正常人血浆或血浆代用品置换患者的血浆,以去除其血液中 AchR-Ab。该治疗起效快,近期疗效好,但不持久,疗效维持 1 周~2 个月。血浆置换量平均每次 2000ml,1~3 次/周,连用 3~8 次。

4. 大剂量应用免疫球蛋白　外源性 IgG 可保护 AchR,一般 0.4g/kg.d,5 日为一疗程,作为辅助治疗缓解病情。

5. 危象处理　危象是指在某些因素作用下突然出现严重呼吸困难,甚至危及生命,须立即抢救。分为三种类型。

(1)肌无力危象:为疾病严重发展的表现,注射新斯的明后显著好转为其特点,抢救应加大新斯的明用量。

(2)胆碱能危象:系应用抗胆碱酯酶药物过量引起的呼吸困难,常伴瞳孔缩小、多汗、唾液分泌增多等。注射新斯的明无效,症状反而加重,应立即停用待药物排除后重新调整剂量。

(3)反拗危象:由于对抗胆碱酯酶药物不敏感出现呼吸困难,此时应该立即停用抗胆碱酯酶药物,待功能恢复后再重新调整剂量。

反拗危象是 MG 最危急状态,病死率 15.4%~50%。一旦发生呼吸肌麻痹,立即行气管切开,应用人工呼吸器辅助呼吸,并依危象的不同类型采取相应处理方法,同时保持呼吸道通畅、积极控制感染、应用肾上腺皮质激素。

(五)常用护理诊断/问题及措施

1. 生活自理缺陷　与全身肌无力致运动、语言等障碍有关。

(1)生活护理:指导患者充分休息,活动宜选择清晨、休息后或肌无力症状较轻时进行,并应自我调节活动量,以不感到疲劳为原则。评估日常生活活动能力,鼓励患者自理。伴有咀嚼无力、吞咽困难,重者吞咽动作消失,要调整饮食计划,安排患者在用药后 15~30 分钟药效强时进餐,重症者可鼻饲流质饮食。给予高维生素、高蛋白、高热量、富含营养的食物,必要时遵医嘱静脉营养。指导患者避免进食干硬、粗糙食物;进餐时尽量取坐位,当出现吞咽困难、饮水呛咳时,不能强行服药和进食,以免导致窒息或吸入性肺炎。

(2)有效沟通:鼓励患者采取有效方式向医护人员和家属表达自己的需求,耐心倾听患者的表述。为存在构音障碍的患者提供纸、笔、画板等交流工具,指导患者采用文字形式和肢体语言表达自己的需求。

2. 潜在并发症:重症肌无力危象

(1)病情观察:密切观察病情,注意呼吸频率、节律与深度的改变,观察有无呼吸困难加重、发绀、咳嗽无力、腹痛、瞳孔变化、出汗、唾液或喉头分泌物增多等现象;避免感染、外伤、疲劳和过度紧张等诱发肌无力危象的因素。

(2)症状护理:鼓励患者咳嗽和深呼吸,抬高床头,及时吸痰,清除口腔和鼻腔分泌物,遵医嘱给予氧气吸入。备好新斯的明、人工呼吸机等抢救药品和器材,尽快解除危象,必要时配合行气管插管、气管切开和人工辅助呼吸。

（3）用药护理:告知患者常用药物的服用方法、不良反应与用药注意事项,避免因用药不当而诱发肌无力危象和胆碱能危象。

1）抗胆碱酯酶药物:从小剂量开始,以保证最佳效果和维持进食能力为度。应严格掌握用药剂量和时间,以防用药不足或用药过量导致的肌无力危象或胆碱能危象。如出现恶心、呕吐、腹痛、腹泻、出汗、流涎等不良反应时,可用阿托品拮抗。患者发生感染等应激情况时,需遵医嘱增加药物用量。

2）肾上腺皮质激素:多从大剂量开始。用药早期(2周内)可能会出现病情加重,甚至发生危象,应严密观察呼吸变化,并作好气管切开和使用人工呼吸机的准备。长期服药者,要注意有无消化道出血、骨质疏松、股骨头坏死等并发症,可采取抗溃疡治疗、补充钙剂等,定期检测血压、血糖和电解质。

3）免疫抑制剂:定期检查血象,并注意肝、肾功能的变化,若出现血白细胞减少、血小板减少、胃肠道反应、出血性膀胱炎等患者应停药。加强保护性隔离,减少医源性感染。

（六）健康指导

1. 疾病预防指导　告知患者和家属疾病发生的相关病因,尤其是诱发和加重疾病的相关因素。指导患者建立健康的生活方式,规律生活,保证充分休息和睡眠,避免精神创伤、外伤,保持情绪稳定,勿受凉感冒。告知患者良好的心理状态和情绪对疾病治疗的重要性,保持乐观的生活态度。告知家属要理解和关心患者,给予精神支持和生活照顾,帮助患者树立战胜疾病的信心,减轻心理负担。育龄女性待病情好转后再计划妊娠。

2. 疾病知识指导　说明疾病的临床过程和治疗要求,介绍所用药物的名称、剂量、常见不良反应等,指导患者遵医嘱正确服用抗胆碱酯酶药物,避免漏服、自行停服和更改药量;避免使用影响神经-肌肉接头传递的药物如氯丙嗪、氨基糖苷类抗生素(新霉素、链霉素等)、奎宁及肌肉松弛剂如溴己氨胆碱等,以免加重病情。

（林蓓蕾）

第八节　神经系统疾病患者常用诊疗技术及护理

一、腰椎穿刺术

脑脊液(cerebrospinal fluid,CSF)是主要由侧脑室脉络丛产生的无色透明液体,充满在各脑室和蛛网膜下腔内,对脑和脊髓具有保护、支持和营养作用。腰椎穿刺术(lumbar puncture)是通过穿刺第3~4腰椎或第4~5腰椎间隙进入蛛网膜下腔放出脑脊液的技术,一方面通过测定脑脊液的压力、检查脑脊液的成分、了解椎管有无梗阻,用于中枢神经系统疾病的诊断和鉴别诊断;另一方面也可通过穿刺注入药物或放出炎性、血性脑脊液。

（一）适应证

1. 脑血管病、中枢神经系统感染性疾病和非感染性炎性疾病、脑肿瘤、脊髓病变、多发性神经根病变以及脑脊液循环障碍等,可通过脑脊液动力学改变及常规、生化、免疫学等检查,帮助确诊并追踪治疗结果。

2. 颅内出血性疾病、炎症性病变和颅脑手术后的患者,通过腰穿引流出炎性或血性脑脊液,可以缓解症状和促进恢复。

3. 鞘内注射药物可以控制颅内感染、减轻蛛网膜粘连、确定脑脊液循环障碍的部位。

（二）禁忌证

1. 穿刺部位有化脓性感染或脊柱结核者。

2. 颅内压显著增高或已有脑疝先兆，尤其是疑有后颅凹占位性病变者。

3. 有明显出血倾向或病情危重不宜搬动者。

4. 脊髓压迫症其脊髓功能处于即将丧失的临界状态者。

（三）术前护理

1. 评估与告知　评估患者的文化水平、合作程度以及是否做过腰椎穿刺检查等；告知患者了解腰椎穿刺的目的、特殊体位、过程与注意事项，消除患者的紧张、恐惧心理，征得患者和家属的签字同意。

2. 准备用物　备好穿刺包、压力表包、无菌手套、所需药物、氧气等，用普鲁卡因局麻时先做好过敏试验。

3. 嘱患者排空大小便，在床上静卧 15~30min。

（四）术中护理

1. 指导和协助患者保持腰椎穿刺的正确体位。

2. 观察患者呼吸、脉搏及面色变化，询问有无不适感。

3. 协助患者摆放术中测压体位，协助医生测压。

4. 协助医生留取所需的脑脊液标本，督促标本及时送检。

（五）术后护理

1. 卧位指导　指导患者去枕平卧 4~6 小时，告知卧床期间不可抬高头部。

2. 病情观察　观察患者有无头痛、腰背痛、脑疝及感染等穿刺后并发症。穿刺后头痛最常见，多在穿刺后 24 小时出现，可持续 5~8 天。头痛以前额和后枕部跳痛或胀痛多见，咳嗽、喷嚏或站立位症状加重，平卧时头痛减轻。可能为脑脊液量放出较多或持续 CSF 外漏所致颅内压降低。应指导多进饮料、大量饮水，必要时遵医嘱静脉滴注生理盐水。

3. 穿刺部位护理　保持穿刺部位的纱布干燥，观察有无渗液、渗血，24 小时内不宜淋浴。

二、数字减影血管造影

数字减影血管造影（digital subtraction angiography，DSA）是经肱动脉或股动脉插管，在颈总动脉或椎动脉注入含碘显影剂，分别在动脉期、毛细血管期和静脉期摄片，观察造影剂所显示的颅内血管的走行、有无移位、狭窄、闭塞和异常血管等。DSA 在判断血管狭窄的程度和范围、观察侧支循环情况、判断病变供应动脉的来源、数量等方面优于其他影像学检查，同时 DSA 也是血管内介入治疗不可缺少的技术，所有的介入治疗必须通过 DSA 检查明确病变的部位、供养血管、侧支循环和引流血管等。

（一）适应证

1. 脑血管病变颅内动脉瘤、动静脉畸形、动脉狭窄/闭塞、动脉痉挛等。

2. 自发性颅内血肿或蛛网膜下腔出血的病因检查。

3. 颅内占位病变的血供与邻近血管的关系及某些肿瘤的定性。

（二）禁忌证

1. 有严重出血倾向或出血性疾病者。

2. 对碘造影剂过敏者（不含碘造影剂除外）。

3. 严重心、肝、肾功能不全或病情危重不能耐受手术者。

（三）术前护理

1. 评估与告知　指导患者及家属了解脑血管造影的目的、注意事项、造影过程中可能发生的危险与并发症，消除紧张、恐惧心理，征得家属的签字同意和患者的合作。儿童与烦躁不安者应使用镇静药或在麻醉下进行。

2. 完善术前准备　①各项检查:如患者的肝肾功能,出、凝血时间,血小板计数;遵医嘱行碘过敏试验;②皮肤准备:按外科术前要求在穿刺侧腹股沟部位备皮;③用物准备:备好造影剂、麻醉剂、生理盐水、肝素钠、股动脉穿刺包、无菌手套、沙袋及抢救药物等;④其他准备:术前4～6小时禁食、禁水,术前30分钟排空大小便,必要时留置导尿管等。

3. 术前用药　术前30分钟遵医嘱用药(静脉滴注尼莫地平针或法舒地尔针等)。

（四）术中、术后护理

1. 术中观察与配合　密切观察意识、瞳孔及生命体征变化,注意患者有无头痛、呕吐、抽搐、失语、打哈欠、打鼾以及肢体活动障碍,发现异常及时报告、记录与正确处理;维持静脉通路通畅,及时准确给药。

2. 术后活动与休息　指导术后平卧,穿刺部位压迫止血30分钟后加压包扎,一般以1kg沙袋加压穿刺部位6～8小时;穿刺侧肢体制动(取伸展位,不可屈曲)2～4小时,一般于穿刺后8小时左右可行侧卧位;24小时内卧床休息、限制活动,24小时后可如无异常情况可下床活动。

3. 术后病情观察　密切观察双侧足背动脉搏动和肢体远端皮肤颜色、温度等,防止动脉栓塞;注意穿刺局部有无渗血、血肿,指导患者咳嗽或呕吐时按压穿刺部位,避免因腹压增加而导致伤口出血。

4. 协助生活护理及指导患者多饮水,以促进造影剂排泄。

三、脑血管内介入治疗

脑血管内介入治疗(cerebral intravascular interventional therapy)是指在X线下,经血管途径借助导引器械(针、导管、导丝)递送特殊材料进入中枢神经系统的血管病变部位,治疗各种颅内动脉瘤、颅内动-静脉畸形、颈动脉狭窄、颈动脉海绵窦瘘及其他脑血管病。治疗技术分为血管成形术(对狭窄的血管行球囊扩张、支架置入)、血管栓塞术、血管内药物灌注术等。相比常规的开颅手术,脑血管内介入治疗具有创伤小、恢复快、疗效好等特点。

（一）适应证

1. 颅内动脉瘤。

2. 脑动静脉畸形,如位于功能区或脑深部的动静脉畸形、血管畸形较大、手术切除困难或风险大者。

3. 动脉粥样硬化性脑血管病,如颈动脉狭窄>70%,患者有与狭窄相关的神经系统症状;双侧椎动脉开口狭窄>50%或一侧椎动脉开口狭窄>70%、另一侧发育不良或完全闭塞等。

（二）禁忌证

1. 凝血功能障碍或对肝素有不良反应者。

2. 造影剂过敏者。

3. 患者临床状况极差。

4. 动脉粥样硬化性脑血管病患者显示双侧颈动脉闭塞或双侧椎动脉闭塞、严重血管迂曲、狭窄部位伴有软血栓、严重神经功能障碍、3周内有严重的卒中发作或合并严重全身器质性疾病等。

（三）术前护理

1. 评估与告知　评估患者的文化水平、心理状态以及对该项治疗技术的认识程度;指导患者及家属了解治疗的目的、过程、可能出现的意外或并发症,征得家属的理解和签字同意;为患者创造安静的休养环境,解除心理压力。

2. 完善术前准备　①遵医嘱做好各项化验检查,如血型、血常规、出凝血时间等;②用物准备:注射泵、监护仪、栓塞物品或药品(甘露醇、天普乐新)等;③遵医嘱备皮、沐浴及更衣;④遵医嘱禁食、禁水和禁药:局麻者4～6小时,全麻者9～12小时。

3. 术前用药　建立可靠的静脉通路(套管针),尽量减少穿刺,防止出血及淤斑;遵医嘱术前用药、特殊情况留置导尿管。

（四）术中护理

1. 遵医嘱给药　调节和记录给药时间、剂量、速度与浓度，根据患者血管情况及时更换所需器械、导管或导丝。

2. 观察病情　①密切观察患者意识状态和瞳孔变化，若术中出现烦躁不安、意识障碍或意识障碍程度加重，一侧瞳孔散大等，常提示患者脑部重要功能区血管栓塞或病变血管破裂，必须立即配合抢救；②注意观察患者全身情况，如有无语言沟通障碍、肢体运动及感觉障碍，有无寒战、高热等不良反应，有无皮肤受压发红、水泡等，发现异常及时报告医生处理。

3. 遵医嘱输氧和心电监测。

4. 保持各种管道通畅。

（五）术后护理

1. 体位与休息　术后平卧，穿刺部位压迫止血 30 分钟后加压包扎，一般以 1kg 沙袋加压穿刺部位 6~8 小时；穿刺侧肢体制动(取伸展位，不可屈曲)2~4 小时，一般于穿刺后 8 小时左右可行侧卧位；24 小时内卧床休息、限制活动。

2. 病情观察

(1) 意识、瞳孔及生命体征：严密观察，及早发现颅内高压、脑血栓形成、颅内血管破裂出血、急性血管闭塞等并发症。

(2) 四肢活动及足背动脉搏动情况：观察双侧足背动脉搏动和肢体远端皮肤颜色、温度等，防止动脉栓塞；注意穿刺局部有无渗血、血肿。

(3) 监测凝血功能：使用肝素和华法林时注意有无皮肤、黏膜、消化道出血，有无发热、皮疹、哮喘、恶心、腹泻等药物不良反应。

3. 防止并发症　①指导患者咳嗽或呕吐时按压穿刺部位，避免因腹压增加而导致伤口出血；②术后休息 2~3 天，避免情绪激动、精神紧张和剧烈运动，防止球囊或钢圈脱落移位。

4. 鼓励患者多饮水，促进造影剂排泄。

第九节　神经系统临床思维案例

案例 9-1

病史：患者，男，68 岁。以"肢体活动不灵伴轻度意识不清 1 个小时余"为主诉入院。1 个小时前用力大便时突然感到右侧肢体麻木无力，伴有轻微言语不清，右侧口角下垂并伴有流涎，随后出现头晕、头痛、恶心，呕吐少许胃内容物。由急救车接入医院，入院时轻度昏迷。

既往史："高血压"史 30 余年，"糖尿病"史 15 年，血压最高时达 190/110mmHg，近 1 年来应用"厄贝沙坦"每日 1 片，血压基本控制在正常范围。近 1 月出现便秘，患者食欲差。5 年前因"胆囊结石"行"胆囊切除术"，无输血史。

个人生活史：生于原籍，无长期外地居住史，无烟酒等不良嗜好。适龄婚配，配偶体健，夫妻关系和睦。

家族史：父母已故，母亲曾患有脑梗死，父亲死因不详。有 1 姐，已故。育有 2 个孩子，1 儿 1 女，均体健，且在外地工作。

体格检查：体温 36.7℃，脉搏 78 次/分，呼吸 19 次/分，血压 152/95mmHg。专科检查：轻度昏迷，双侧瞳孔不等大等圆，左侧瞳孔稍大，且左侧瞳孔对光反射迟钝；右上肢肌力 0 级，右下肢肌力 0 级，肌张力降低，左侧上、下肢肌力和肌张力均正常，右侧眼睑下垂，鼻唇沟变浅，伸舌偏右。

辅助检查:血生化检查:总胆固醇6.13mmol/L,甘油三酯2.68mmol/L,低密度脂蛋白4.06mmol/L;颈部血管彩超示左右侧颈动脉壁增厚、粗糙,均可见少量斑块形成;CT检查显示左侧大脑半球可见一卵圆形的高密度区,边界清楚。

拟诊"脑出血"收住入院。问题:

1. 请归纳该病例的临床特点和该患者存在的高危因素。

病情进展

入院第2天,患者意识障碍加重,突然出现躁动不安、血压升高、呼吸不规则等症状。

2. 该患者目前最可能发生了什么并发症?该如何抢救和处理?

病情进展

经紧急脱水降颅压、利尿、镇静、控制血压等对症支持治疗后,病情逐渐得以控制。查体:体温37.2℃,脉搏80次/分,呼吸18次/分,血压146/88mmHg。

3. 为预防上述情况再次发生,病情观察的重点有哪些?

病情进展

经过积极治疗后,患者生命体征平稳,意识障碍逐渐减轻,并逐步清醒。但言语和吞咽功能尚存在障碍;左上肢肌力2级,左下肢肌力2+级,转当地医院继续康复治疗。

4. 针对患者制订个体化的出院指导。

（林蓓蕾）

案例9-2

患者,男,8岁,以"渐进性肌无力1天,加重2小时"为主诉入院。

病史:患者2周前上呼吸道感染后,病情持续未得以完全控制。昨日突然出现下床走路无力,卧床休息后未见缓解,反而加重,当天晚上21:00不想说话,并明显自觉呼吸费力,当晚即刻入院。

既往史:既往体健,无手术史,父母体健。

体格检查:神志清楚,对答正确,双侧瞳孔等大等圆,直径3mm,对光反应灵敏,伸舌居中,四肢肌力下降,双下肢肌力1级,双上肢肌力2级,深浅感觉缺失。

辅助检查:脑脊液检查可见白细胞计数基本正常,蛋白轻度升高,余未见明显异常;神经电生理检查可见神经传导速度明显减慢。

拟诊"吉兰-巴雷综合征"收住入院。问题:

1. 请归纳出该病例的临床特点和当前的处理要点。

病情进展

入院后患者呼吸困难明显加重,自主呼吸功能逐渐减弱且逐渐加重,随即转入ICU并紧急给予气管切开呼吸机辅助通气。

2. 如何对患儿进行呼吸道管理和护理?

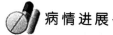 **病情进展**

进行免疫球蛋白冲击疗法,并辅以糖皮质激素、神经营养治疗,2周后患儿病情逐步稳定,呼吸困难症状逐步缓解但仍需依赖机械通气,双下肢肌力3级,上肢肌力4级。

3. 针对患者目前情况,如何对其及家庭进行健康指导?

(林蓓蕾)

案例 9-3

病史: 患者,女,81岁,初中文化,离休干部。因肢体抖动12年,加重伴步行困难1周就诊入院。患者于12年前无明显诱因出现左手抖动,静止不动时明显,活动及持物时减轻,继而逐渐出现左下肢和右侧肢体抖动。持续服用美多芭治疗,近年来疗效减退,肢体抖动加重,时有起步困难,行走发僵,小步碎步往前冲。近日感不能持物和起床活动,且进食缓慢、饮水呛咳,便秘。

身体评估: T 37.5℃,P 74次/分,R 20次/分,BP 138/82mmHg。专科情况:意识清醒,双侧瞳孔等大等圆,直径3mm,光反应灵敏;面部表情呆板、油脂多,进食时咀嚼和吞咽缓慢;能回答问题,但语音断续,语调低沉,语速慢。四肢肌力正常,肌张力增高呈齿轮样强直,左侧明显,可见手指"搓丸样"动作;不能扣纽扣和系鞋带,写字越写越小;步行时呈慌张步态;病理反射(-),腱反射(++)。

辅助检查血常规: 血红蛋白137g/L,红细胞 $5.25×10^{12}$/L,白细胞 $11.1×10^9$/L,血小板 $15.90×10^9$/L。血糖5.06mmol/L,三酰甘油1.54mmol/L、总胆固醇4.89mmol/L;大、小便常规正常。肝肾功能正常。心电图大致正常。

拟诊"帕金森病"收住入院。问题:

1. 请归纳该病例的临床特点,并做出解释。

 病情进展

入院第二天,患者不愿进食、少量饮水频繁呛咳,T 37.9℃,X线胸片示右下肺斑片状阴影,密度不均匀。

2. 患者为何发热?目前吞咽功能状态如何?怎样进行饮食护理?

 病情进展

入院第五天,患者起床时突感头晕,且起步困难、步态不稳,差点跌倒。

3. 该患者可能发生了何种并发症?怎样处理?

 病情进展

经过调整PD疾病修饰药物、积极抗感染治疗和综合护理干预,患者体温正常,血常规正常,能独立行走,吞咽功能二级,拟出院回家。

4. 请归纳该患者出院指导的要点。

(王耀辉)

1. 以觉醒度改变为主的意识障碍分类。

2. 帕金森病患者为何容易跌倒？ 如何预防？

3. Glasgow 昏迷评定量表内容。

4. 简述脑血管疾病的危险因素。 吸烟为什么会导致 CVD？

5. 简述颈内动脉系统 TIA 与椎基底动脉系统 TIA 的特征性表现。

6. 简述脑梗死的常见病因及临床表现。

7. 简述脑出血引起脑疝的先兆表现及防治。

8. 帕金森病患者康复指导主要包括哪些方面？

9. 癫痫持续状态的诱发因素。

10. 简述癫痫患者发作期护理。

11. 重症肌无力危象包括哪几种？ 有何特点？

第十章　传染病患者的护理

学习目标

掌握　传染病患者常见症状体征发热与发疹的护理；掌握病毒性肝炎、获得性免疫缺陷综合征、流行性乙型脑炎、狂犬病、肾综合征出血热、伤寒、细菌性痢疾、霍乱和流行性脑脊髓膜炎的临床表现、常见护理诊断/问题、措施及健康指导。

熟悉　传染病的临床特征；上述常见传染病的概念、流行病学、辅助检查和治疗要点；传染性疾病的临床思维分析方法。

了解　上述传染病的病原学及发病机制。

第一节　概述

传染病(communicable diseases)是由病原微生物(病毒、立克次体、细菌、螺旋体等)和寄生虫(原虫或蠕虫)感染人体后产生的有传染性的疾病,在一定条件下可在人群或动物中传播流行。随着医学技术水平的提高,许多经典传染病如天花、脊髓灰质炎、百日咳等已被消灭或得到控制。但是许多老的传染病仍广泛存在,而新发现的传染病,如获得性免疫缺陷综合征、高致病性禽流感等也逐渐开始流行。因此,传染病的防治工作仍不能松懈。传染病护理是防治传染病工作的重要组成部分,不仅关系到患者能否早日恢复健康,而且对控制传染病在人群中的传播也具有重要的意义。

一、传染病的特征和管理

(一)传染病的基本特征和临床特点

1. 基本特征　是传染病所特有的征象,也是传染病与其他疾病的主要区别。

(1)病原体:每一种传染病都是由特异性的病原体感染引起的,包括病原微生物和寄生虫,以病毒和细菌感染最常见。如伤寒的病原体是伤寒杆菌、疟疾的病原体是疟原虫等。

(2)传染性:所有传染病都有一定的传染性,这是传染病与其他感染性疾病的主要区别。传染性是指病原体能从一个宿主体内排出,通过某种途径感染另一宿主的特性。具有传染性的时期称为传染期,这在每一种传染病都相对固定,可作为患者隔离期限的重要依据。

(3)流行病学特征:传染病的流行过程在自然和社会因素的影响下表现出流行病学特征。流行性是一定条件下传染病在人群中广泛传播蔓延的特性,按其强度可分为散发、流行、大流行和暴发等。季节性则是传染病的发生和流行受季节影响,在特定季节发病率升高。如呼吸道传染病冬春季节发病率升高。

地方性是由于地理气候等自然因素和人们生活习惯等社会因素影响使某种传染病局限于特定地区发生的现象,这种传染病称为地方性传染病。如血吸虫病多发生在长江以南有钉螺存在的地区。此外,传染病发生率在不同人群(年龄、性别、职业)中的分布,也属于流行病学特征。

（4）感染后免疫:人体感染病原体后,无论显性或隐性感染,都能产生针对病原体及其产物(如毒素)的特异性免疫。不同病原体的感染后免疫持续时间长短和强弱不同。一般来说,病毒性传染病感染后免疫时间最长,往往可以保持终身,但有例外(如流行性感冒)。细菌、螺旋体、原虫性传染病感染后免疫时间较短,仅为数月至数年,但也有例外(如伤寒)。蠕虫感染后一般不产生保护性免疫。

2. 临床特点

（1）病程发展的规律性和阶段性:急性传染病从发生、发展到转归,其病程具有一定的规律性和阶段性,通常分为4期:①潜伏期:是病原体侵入人体起,至开始出现临床症状为止的时期。是病原体在体内繁殖、转移、定位、引起组织损伤和功能改变,导致临床症状出现前的时期。各种传染病的潜伏期都有各自一个相对不变的限定时间,呈常态分布。潜伏期是传染病的诊断、确定检疫期限的重要依据;②前驱期:从起病至症状明显开始为止的时期为前驱期。此期表现多为非特异性反应,如头痛、发热、乏力、食欲缺乏、肌肉酸痛等,一般1~3天,有较强传染性。起病急骤的传染病可无明显的前驱期;③症状明显期:急性传染病在前驱期后,患者绝大多数转入症状明显期。此期所有症状和体征充分表现,此期可分为上升期、极期和缓解期,传染性较强;④恢复期:机体免疫力增长至一定程度,体内病理生理过程基本终止,患者症状和体征基本消失,临床为恢复期,其传染性还可持续一段时间。

（2）毒血症状:病原体及其各种代谢产物可引起发热以外的多种全身中毒症状,如皮疹、全身不适,头痛、关节痛、意识障碍、呼吸、循环衰竭、肝、脾、淋巴结肿大等表现。这些毒血症状是多种传染病的常见共同表现。

（二）传染病的流行过程

病原体从传染源体内排出,经过一定的传播途径侵入易感者体内形成新的传染,在人群中发生、发展和转归的过程,称为流行过程。构成流行过程必须具备三个基本条件:传染源、传播途径和易感人群。

（1）传染源:是指体内有病原体生长繁殖,并不断向体外排出的人和动物。患者是重要传染源,在发病期其传染最强。其他传染源还有隐性感染者、病原携带者、受感染的动物等。

（2）传播途径:是病原体离开传染源后,再侵入另一个易感染者所经过的途径。由外界环境中的各种因素组成,常见传播途径包括呼吸道传播疾病,主要通过空气、飞沫、尘埃传播;消化道传播疾病,主要通过水、食物传播;日常生活接触传播疾病,主要通过手、用具、玩具等传播;生物媒介传播疾病,主要通过媒介昆虫传播,还有血液、血制品、体液和土壤也常作为传播媒介。

（3）人群易感性:对某种传染病缺乏特异性免疫力的人称为易感者。人群作为一个整体,对某种传染病容易感染的程度,称为人群易感性。

本书所列常见传染病的传染源、主要传播途径、人群易感性及流行特征见表10-1。

表 10-1　常见传染病的传染源、传播途径、人群易感性及流行特征

		主要传染源	主要传播途径	人群易感性	流行特征
病毒性肝炎	甲型肝炎	急性期患者和亚临床感染者	粪-口方式经消化道传播	抗HAV阴性者	散发性发病为主,有流行爆发,秋冬季高发
	乙型肝炎	急性、慢性患者和病毒携带者	经体液和血液传播,也经母婴传播	HBsAg阴性者	散发性发病为主,具有家庭聚集现象,无明显季节性
	丙型肝炎	急性、慢性患者和病毒携带者	经体液和血液传播	普遍易感	散发,无明显季节性

		主要传染源	主要传播途径	人群易感性	流行特征
病毒性肝炎	丁型肝炎	急性和慢性患者和病毒携带者	经体液和血液传播	普遍易感	南美洲、中东及我国西南地区高发,无明显季节性
	戊型肝炎	急性期患者和亚临床感染者	粪-口方式经消化道传播	普遍易感,尤以孕妇易感性高	亚洲和非洲呈地方性流行,雨季多发,流行爆发与食物和水源污染传播有关
获得性免疫缺陷综合征		患者和 HIV 无症状携带者	性接触传播为主要传播途径,血液、母婴均可传播	男性同性恋者、多个性伴侣者、静脉药瘾者和血制品使用者为高危人群	由北美、西欧转向亚、非、拉人口众多地区蔓延,我国局部地区和重点人群已呈现高流行
流行性乙型脑炎		感染了乙脑病毒的猪	蚊虫叮咬	普遍易感	严格季节性特征,集中在 7、8、9 月
狂犬病		携带狂犬病毒的病犬	咬伤、抓伤、舔触的皮肤黏膜侵入	普遍易感	散发
肾综合征出血热		含有汉坦病毒的鼠	多种传播途径:呼吸道、消化道、接触、母婴等	普遍易感	广泛流行于亚洲和欧洲,我国疫情最重,以男性青壮年农民和工人发病较多;有明显高峰季节,黑线姬鼠传播者以 11 月至次年 1 月,褐家鼠传播者以 3-5 月份,林区姬鼠传播者以夏秋季为流行高峰
伤寒		患者与带菌者	消化道传播	普遍易感	以热带、亚热带多见,流行多在夏秋季,儿童及青壮年发病率高
细菌性痢疾		急慢性患者及带菌者	消化道传播	普遍易感	集中在温带和亚热带,散发为主,以夏秋季多发
霍乱		患者和带菌者	消化道传播	普遍易感	霍乱大流行有外来性和沿海、沿江为主的地方性特点,有季节性特点,一般 7、8、9 月份为流行高峰
流行性脑脊髓膜炎		患者和带菌者	飞沫传播	普遍易感,6 个月至 2 岁婴幼儿发病率最高	有季节性,每年 3、4 月份为流行高峰

(三)传染病的预防管理

传染病的预防工作对于控制和消灭传染病的发生与流行有重要意义,应针对传染病流行过程的三个环节进行预防。

1. 管理传染源

(1)患者管理:要做到"五早"即早发现、早诊断、早报告、早隔离、早治疗。隔离期限由传染期或化验结果而定。传染病的报告按照《中华人民共和国传染病防治法》和《传染病信息报告管理规范》中的规定执行。

相关链接

根据《中华人民共和国传染病防治法》和《突发公共卫生应急事件与传染病监测信息报告》,将法定传染病分为甲、乙、丙 3 类:①甲类:共 2 种,包括鼠疫、霍乱;②乙类:包括传染性非典型肺炎、获得性免疫缺陷综合征、病毒性肝炎、脊髓灰质炎、人感染高致病性禽流感、麻疹、肾综合征出血热、狂犬病、流行性乙型脑炎、登革热、炭疽、细菌性和阿米巴性痢疾、肺结核、伤寒和副伤寒、流行性脑脊髓膜炎、百日咳、白喉、新生儿破伤风、猩红热、布鲁菌病、淋病、梅毒、钩端螺旋体病、血吸虫病、疟疾、人感染猪链球菌病、人感染 H7N9 禽流感;③丙类:为监测管理的传染病,包括流行性感冒(含甲型 H1N1 流感)、流行性腮腺炎、风疹、急性出血性结膜炎、麻风病、流行性和地方性斑疹伤寒、黑热病、棘球蚴病、丝虫病、除霍乱和阿米巴性痢疾、伤寒和副伤寒以外的感染性腹泻、手足口病。

传染病的报告制度是早期发现、控制传染病的重要措施。甲类传染病为强制管理的烈性传染病,发现甲类传染病和乙类传染病中的肺炭疽、传染性非典型性肺炎、脊髓灰质炎、人感染高致病性禽流感的患者或疑似患者时,或发现其他传染病和不明原因疾病暴发时,城镇要求在发现后2小时内通过传染病疫情监测信息系统上报,农村不超过6小时。未实行网络直报的责任报告单位应于2小时内以最快的通讯方式(电话、传真)向当地县级疾病预防控制机构报告,并于2小时内寄送传染病报告卡。乙类传染病为严格管理的传染病,城镇要求发现后6小时内网络直报,农村不超过12小时。丙类传染病为监测管理的传染病,要求发现后24小时内上报。

(2) 接触者及其携带物品:实施医学观察、留验、隔离、卫生检查和必要的卫生处理措施。

(3) 病原携带者:必须做好登记,加强管理,指导督促养成良好的卫生和生活习惯,并随访观察。必要时,调整工作岗位或隔离治疗。

(4) 动物传染源的管理:应根据动物的病种和经济价值,予以隔离、治疗或杀灭。

2. 切断传播途径　根据传播途径采取相应措施。对于消化道传染病,应加强饮食卫生、个人卫生及粪便管理,保护水源,消灭苍蝇、蟑螂、老鼠等。对于呼吸道传染病,应进行空气消毒,提倡外出戴口罩,流行期少到公共场合,教育群众不随地吐痰,咳嗽和打喷嚏时要用手帕捂住口鼻。对于虫媒传染病,应大力开展爱国卫生运动,采用药物等措施进行防虫、驱虫、杀虫。血源性传染病应加强血源和血制品的管理,防止医源性传播。

3. 保护易感人群　提高人群免疫力可通过增强非特异性免疫力和特异性免疫力两方面进行。增强非特异性免疫力的主要措施包括:加强体育锻炼、调节饮食、养成良好卫生生活习惯、改善居住条件、协调人际关系、保持心情愉快等。而特异性免疫力可通过隐性感染、显性感染或预防接种获得,以预防接种起关键作用。预防接种分为人工主动免疫和人工被动免疫。

(1) 人工主动免疫:有计划地将减毒或灭活的病原体,纯化的抗原和类毒素制成菌(疫)苗接种到人体内,使人体于接种后1~4周产生抗体,称为人工主动免疫。它通过计划免疫和儿童基础免疫方案实现,预防接种方案参见附录。绝大多数人预防接种后无反应或反应轻微,个别人出现严重反应,如局部的红肿热痛、全身不适、发热、头痛、食欲缺乏、恶心、呕吐等,以上反应轻微者,休息后可恢复,无须特殊处理,重者给予对症处理。也有少数表现晕厥和过敏性休克。晕厥多发生于空腹、疲劳及精神紧张状态下,故注射前应做好解释工作,缓解紧张心理。一旦出现心慌、虚弱感、胃部不适、恶心、手心发麻等表现,立即让患者平卧,保持安静,喂给糖水或温开水,针灸人中、十宣等穴位,一般不需服药。若出现面色苍白、手足冰凉、出冷汗、恶心、呕吐、血压下降等过敏性休克表现时,应立即报告医生,同时可静注高渗葡萄糖或皮下注射1:1000肾上腺素0.5~1.0ml(儿童0.01~0.03ml/kg)。

(2) 人工被动免疫:是将制备好的含抗体的血清或抗毒素注入易感者体内,使机体迅速获得免疫力的方法。常用于治疗或对接触者的紧急预防。对某些尚无特异性免疫力或免疫效果不理想的传染病,在流行期间可给予易感者口服预防药物。

(四)标准预防

1995年美国CDC将普遍预防和体内物质隔离的许多特点进行综合形成了标准预防(standard precautions,SP),是针对医院所有患者和医务人员采取的一组预防感染措施。1996年在全美实施,我国1999年引入。

1. 基本概念　①所有患者均被视为具有潜在感染性的患者,均需要隔离;②既强调防止疾病从患者传至医务人员,也要强调疾病从医务人员传至患者和从患者传至医务人员再传至患者,实施双向防护,防止疾病双向传播;③在标准预防的基础上,其隔离措施是根据各种疾病的传播途径而建立,包括接触隔离、空气隔离、飞沫隔离。

2. 对象　标准预防不仅是针对传染病患者,还是适用于医院所有患者和医护人员的基本措施。

3. 内容

（1）洗手:如下情况必须洗手或使用手消毒液洗手:接触血液、体液、分泌物、排泄物后;执行无菌技术前后;接触患者伤口后;发食物、药物及注射前;进出隔离室、接触不同患者间;脱手套后。当接触传染病患者分泌物后,必须消毒性洗手。洗手的正确方法,使用流动水、液体皂液,按6步洗手法执行。

（2）手套:接触患者血液、体液、分泌物、排泄物及破损的皮肤黏膜时应戴手套。两患者间要更换手套。戴手套不能替代洗手。

（3）面罩、护目镜和口罩:减少患者的体液、血液、分泌物等液体的传染性物质飞溅到医护人员的眼睛、口腔及鼻腔黏膜。

（4）隔离衣:为防止被传染性的血液、分泌物、渗出物、飞溅的水和大量的传染性材料污染时使用。接触不同病种患者应更换隔离衣。脱去隔离衣应立即洗手。

（5）隔离室:将可能污染环境的患者进行隔离。

（6）被服:污染的被服类物品应及时袋装处理,防止皮肤、黏膜暴露、污染衣物及污染环境。

（7）可重复使用的设备:当被血液、体液、分泌物、排泄物污染时,为防止皮肤、黏膜暴露危险和污染衣物或将微生物在患者和环境中传播,应及时处理并确保下次使用。

（8）其他预防措施:医院制订日常环境的清洁标准和卫生处置程序,应在彻底清洁的基础上,适当消毒;做好医护人员的职业安全防护,如处理所有锐器时应当特别注意,弃于锐器盒,防止被刺伤。

（五）传染病的隔离、消毒

1. 隔离的定义　隔离是指把处于传染期的传染病患者、病原携带者安置于指定地点,与健康人和非传染患者分开,防止病原体扩散和传播。隔离是预防和管理传染病的重要措施。

2. 隔离的种类　2009年国家卫生部发布的《医院隔离技术规范》规定了不同传播途径疾病的隔离和预防。标准预防的基础上将疾病分类隔离系统改为3种类型,即接触隔离、飞沫隔离、空气隔离。各类隔离需要在标准预防的基础上采用相应的隔离和防护。

（1）接触隔离:适用于经接触传播的疾病,如肠道感染、多重耐药菌感染、皮肤感染等。隔离措施:①限制患者活动范围;②减少患者转运,如需转运时,应采取有效措施减少污染。

（2）飞沫隔离:适用于经飞沫传播的疾病,如百日咳、白喉、流行性感冒、病毒性腮腺炎、流行性脑脊髓膜炎等。隔离措施:①限制患者活动范围,减少转运。当必须转运时,注意加强防护;②病情允许时,患者应戴外科口罩,并定期更换;③患者之间、患者与探视者之间相隔距离应1m以上,探视者应戴外科口罩;④病房加强通风或空气消毒。

（3）空气隔离:适用于经空气传播的疾病,如肺结核、水痘等。隔离措施:①尽快将患者转送至有条件收治呼吸道传染病的医疗机构,注意转运过程医务人员的防护;②病情允许时,患者应戴外科口罩,定期更换,并限制其活动范围;③应严格进行病房空气消毒。

3. 消毒的定义　消毒是通过物理、化学或生物学方法,消除或杀灭环境中病原微生物的一系列方法,是切断传播途径,阻止病原体传播,控制传染病发生、蔓延的重要措施。

4. 消毒的种类

（1）疫源地消毒:指对目前存在或曾经存在传染源的地区进行消毒,目的在于消灭由传染源排到外界环境中的病原体。疫源地消毒包括终末消毒和随时消毒。①终末消毒指当患者痊愈或死亡后多其原居地进行的最后一次彻底消毒,包括对患者所处环境、所接触物品和排泄物的消毒,也包括患者出院前的自身消毒或死亡后尸体的消毒处理;②随时消毒指对传染源的排泄物、分泌物及其污染物品及时消毒。

（2）预防性消毒:指虽未发现传染源,但对可能受到病原体污染的场所、物品和人体进行消毒。如对饮用水源、餐具、所食食物的消毒,也包括医院中对病房、手术室和医护人员手的消毒。

5. 消毒方法 各种物理化学消毒方法可分为灭菌、高效、中效和低效消毒法,根据医用物品的危险性分类,高度危险性物品必须选用灭菌方法处理,中度危险性物品一般情况下达到消毒即可,可选用中水平或高水平消毒法,低度危险物品一般可用低水平消毒方法,或只做一般的清洁处理即可,仅在特殊情况下,才做特殊的消毒要求。

二、护理评估

(一)病史评估

1. 生活史

(1)个人史:询问患者年龄、职业、籍贯、发病季节、居住与旅行地点、既往传染病史、输血史、密切接触史、是否集体发病、不洁饮食习惯及预防接种史等。

(2)生活方式:了解患者的生活、卫生、饮食习惯,有无吸毒、性乱淫等不良行为。

(3)饮食方式:平常饮食习惯及食欲,每天餐次,进食时间是否规律,有无生食习惯,食物品种组成及数量,有无特殊的食物喜好或禁忌等。

2. 患病及治疗经过 结合传染病的基本特征和流行过程特点进行评估。

(1)患病经过:了解患者发病起始时间,发病特点,有无明显诱因或接触史,主要症状、体征及其特点,症状加重有无诱发或缓解因素,有无伴随症状、并发症、后遗症及其特点等。

(2)检查及治疗经过:既往检查经过及结果,治疗经过及效果。是否遵从医嘱治疗。询问用药的种类、剂量、用法。有无特殊饮食医嘱及患者是否遵从,如伤寒患者应摄清淡、少渣软食,忌暴饮暴食,以防止肠出血或肠穿孔发生。

3. 目前病情及一般状况 目前患者的主要不适症状及病情变化。患病后患者饮食、睡眠、休息、大小便、体重等一般情况有无变化。

(二)身体评估

1. 生命体征 评估患者的生命体征,观察发热程度及热型、呼吸型态、心率、脉率、血压、神志等变化。

2. 营养状况 评估患者营养状况,病后体重是否减轻。观察皮下脂肪厚度,皮肤色泽和弹性,有无眼窝或前囟凹陷、指纹干瘪等脱水表现,判断脱水程度等。

3. 皮肤黏膜 观察皮肤黏膜有无皮疹、苍白、黄疸、出血点或淤斑。注意皮疹部位、性质、形态、分布,皮疹出现和消退时间及顺序,是否伴有瘙痒或并发感染。全身浅表淋巴结有无肿大、压痛。特殊阳性体征对协助诊断有重要临床意义,如病毒性肝炎患者的肝肿大、黄疸,伤寒患者的特殊中毒面容,恙虫病患者的焦痂、溃疡等。

4. 各系统检查 应对患者进行全面细致的全身体格检查。对不同疾病检查时应有所侧重。对有呼吸道传染病或有呼吸系统并发症的患者应注意呼吸频率、节律、深度、呼吸音是否正常等。对有败血症和感染性休克的患者应重点评估心率、血压变化,检查有无四肢皮肤冰冷,判断有无尿量减少等。累及消化系统的传染病应重点检查腹部有无压痛、反跳痛,评估腹痛的部位、性质、程度及其影响因素,肝脾大小、质地、有无压痛、腹水等。中枢神经系统感染性传染病应重点评估瞳孔大小及对光反射,有无脑膜刺激征、病理反射、肢体瘫痪等。

(三)心理-社会评估

1. 疾病知识 评估患者对疾病知识掌握情况。患者是否了解所患传染病的发生、发展、转归及传染性,有无所患传染病的诊断检查、治疗和预防方法的知识,遵医行为如何。确定患者的学习领会能力,患者及家属对该病知识的需求情况。

2. 心理状况 评估患者发病后的心理反应,观察患者有无焦虑、抑郁、沮丧、悲伤、恐惧等不良情绪,是否出现退缩、敌对、沉默、不合作等表现。出现焦虑、抑郁倾向者,需评估其程度。了解患者对住院及隔离治疗的认识,有无孤立无助、被约束、被抛弃感。评估患者有无因严重不良情绪导致食欲缺乏、睡眠障碍、过度换气、心动过速、头痛,甚至出现呼吸困难、心悸、窒息等表现。了解患病后工作、学习是否中断,日常生活能力是否下降,家庭生活是否受到影响,能否承担医疗费用等。

3. 社会支持系统　评估家庭成员对传染患者的关怀程度,被隔离患者有无亲属或朋友探望,所在社区是否能提供医疗保健服务、设施是否完善,患者是否享有医疗保障等。

三、常见症状体征的评估与护理

(一)发热

感染性发热是传染病最常见、最突出的症状。传染病的发热热型是其重要的特征之一。常见热型稽留热多见于伤寒、斑疹伤寒等极期,弛张热多见于伤寒缓解期、肾综合征出血热,间歇热多见于疟疾,回归热多见于布氏菌病。

1. 护理评估

(1)病史评估:①流行病学特点:注意患者发病的地区、季节、接触史等;②症状:询问患者发热的时间、程度、起病急缓、热型特点、持续时间、伴随症状及热退情况。

(2)身体评估:评估生命体征,检查患者面容是否潮红,观察皮肤颜色、弹性,有无伤口,有无皮疹,全身浅表淋巴结及肝脾有无肿大,其他重要脏器如心、肺、肾、中枢神经系统的检查是否异常,有无抽搐和惊厥。

(3)辅助检查:进行血常规检查、粪便检查和病原学检查,必要时结合病史行脑脊液检查、血清学检查、组织病理检查和影像学检查等。

2. 常用护理诊断/问题　体温过高:与病原体感染后释放内、外毒素致热原作用于体温中枢,导致体温中枢功能紊乱有关。

3. 护理目标　患者体温逐渐恢复正常。

4. 护理措施及依据

(1)严密监测病情变化:严密监测生命体征,重点观察体温变化,包括热型、持续时间、伴随症状、降温处理后变化等。

(2)采取有效降温措施:常用的物理降温方法及适用证参见《护理学基础》。降温注意:①避免局部冻伤,切勿长时间冰敷同一部位;②周围循环衰竭表现的患者禁用冷敷和酒精;③全身发疹或有出血倾向的患者禁忌酒精擦浴;④药物降温不可降得过快过低,以免大汗致虚脱;⑤冬眠疗法降温前,应补充血容量,避免搬动患者,观察生命体征,尤其是血压的变化,并保持呼吸道通畅。

(3)休息与环境:注意休息,高热患者卧床休息。保持病室适宜的温湿度,定期通风换气,注意避免受凉。

(4)饮食护理:注意补充营养和水分,给予高热量、高蛋白、高维生素、易消化的流质或半流质饮食,保证2000ml/d的液体摄入。必要时遵医嘱静脉输液补充水分。

(5)口腔、皮肤护理:指导患者在餐前后、睡前漱口,病情严重或昏迷者给予特殊口腔护理,避免感染。高热患者大量出汗后,及时温水擦拭,更换浸湿的衣被,以保持皮肤清洁干燥。

5. 评价　患者体温逐渐恢复正常,未发生并发症。

(二)发疹

发疹是许多传染病的特征性体征,包括皮疹(外疹)和黏膜疹(内疹)两大类。通常斑丘疹多见于麻疹、风疹、伤寒,出血疹见于败血症、登革热、流行性脑脊髓膜炎、肾综合征出血热,疱疹见于水痘、单纯疱疹,荨麻疹见于病毒性肝炎、血清病等。

1. 护理评估

（1）病史评估：①流行病学特点：注意患者发病的地区、季节、接触史等；②症状：询问患者皮疹出现的时间、顺序、部位、形态、持续时间、进展情况，有无伴随发热、乏力、食欲不振、恶心、呕吐等，出疹后患者的自觉症状变化情况，是否有并发症。

（2）身体评估：评估生命体征、神志及全身情况。注意皮肤黏膜有无红肿，浅表淋巴结有无肿大，心、肺、腹部检查是否异常。观察皮疹的形态、大小有无变化，有无融合或出现继发感染。观察皮疹消退后脱屑、脱皮、结痂、色素沉着等变化。

（3）辅助检查：进行血、尿、粪便检查，必要时行病原学检查等。

2. 常用护理诊断/问题　皮肤完整性受损：与病原体和（或）其代谢产物引起皮肤、黏膜损伤、毛细血管炎症有关。

3. 护理目标　患者皮疹消退，受损组织恢复正常，未发生继发感染。

4. 护理措施及依据

（1）观察出疹情况：注意观察皮疹的进展和消退，及消退后脱屑、脱皮、结痂、色素沉着等变化。

（2）休息与环境：卧床休息，保持环境整洁，避免强光刺激及对流风直吹。

（3）局部皮肤护理：①保持皮肤清洁：每日温水清洗皮肤，衣被保持清洁，勤换洗；②保护皮肤避免损伤：禁用肥皂水和酒精擦洗皮肤；翻身动作轻柔，不要拖、拉、拽而损伤皮肤；剪短或包裹患者指甲，以免抓破皮肤；有脱皮不完全处，不要用手撕扯，用消毒剪刀修剪；对大面积淤斑、坏死的皮肤，局部用海绵垫、气垫圈加以保护。

（4）口腔黏膜疹的护理：每日常规温水或复方硼砂含漱液漱口，进食后要清水漱口。溃疡者用3%过氧化氢溶液清洗口腔后，涂以冰硼散。

（5）眼部护理：观察有无充血、水肿，用4%硼酸水或生理盐水清洗眼部，滴氯霉素眼药水或眼药膏以防感染。

5. 评价　皮疹完全消退，受损组织恢复正常，未继发感染。

（蔡小霞）

第二节　病毒感染

案例导入

患者，男性，30岁，司机，因发热、乏力、消瘦半年入院。

病史评估：患者于半年前无明显诱因发热，多呈低热，不超过38℃，伴乏力、全身不适和厌食，大便每天2~3次，正常稀便，无脓血，无腹痛和恶心、呕吐，逐渐消瘦，不咳嗽。病初至医院检查：胸片及化验血、尿、粪便常规未见异常，遂服中药治疗，不见好转。半年来体重下降约8kg，睡眠尚可。

身体评估：T 37.5℃，P 84次/分，R 18次/分，BP 120/80mmHg。略消瘦，皮肤未见皮疹和出血点，右颈部和左腋窝各触及1个2cm×2cm大小淋巴结，活动无压痛。双肺叩清音，未闻及啰音，心界叩诊不大，心率84次/分，律齐，无杂音。腹软无压痛，肝肋下2cm，软无压痛，脾侧位肋下刚触及，移动性浊音（-），肠鸣音4次/分。

辅助检查：Hb 120g/L，WBC 3.5×10⁹/L，N 70%，L 30%，PLT 78×10⁹/L；血清抗HIV（+）。

初步诊断：AIDS。

请思考：该患者目前主要的护理诊断有哪些？针对该患者目前的护理问题，应采取哪些护理措施？

一、病毒性肝炎

病毒性肝炎(viral hepatitis)是由多种肝炎病毒引起的,以肝脏损害为主的一组全身性疾病。目前已确定的肝炎病毒有甲型、乙型、丙型、丁型、戊型,各型病原不同,但临床表现基本相似,以疲乏、食欲减退、肝大、肝功能异常为主要表现,部分病例出现黄疸。甲型及戊型主要表现为急性肝炎,而乙型、丙型及丁型可转化为慢性肝炎并可发展为肝硬化,且与肝癌有密切关系。目前病毒性肝炎尚缺乏特效治疗方法。甲型和乙型可通过疫苗预防。

(一)病原学和发病机制

1. 甲型肝炎病毒(hepatitis A virus,HAV) 属小 RNA 病毒科的嗜肝病毒属。60℃ 12 小时部分灭活,煮沸 5 分钟全部灭活,紫外线(1.1W,0.9cm 深)1 分钟,余氯 1.5~2.5mg/L,15 分钟,3%甲醛25℃ 5 分钟均可灭活。经口侵入人体后,经肠道入血,引起短暂的病毒血症。HAV 可能通过免疫介导,而不是直接引起肝细胞损伤。

2. 乙型肝炎病毒(hepatitis B virus,HBV) 属于嗜肝 DNA 病毒科。抵抗力很强,能耐受60℃ 4 小时及一般浓度的消毒剂,煮沸 10 分钟,65℃ 10 小时或高压蒸气消毒可以灭活。在血清中 30~32℃可保存 6 个月,−20℃中可保存 15 年。HBV 造成的肝细胞的损伤主要由于机体的免疫应答所致。慢性 HBsAg 携带者的发生机制可能与年龄、遗传等因素有关。

3. 丙型肝炎病毒(hepatitis C virus,HCV) 属黄病毒科丙型肝炎病毒属。氯仿(10%~20%)、甲醛(1∶1000)6 小时及 60℃ 10 小时可使 HCV 灭活。HCV 通过直接致病作用和免疫损伤引起肝细胞损伤。

4. 丁型肝炎病毒(hepatitis D virus,HDV) 是一种缺陷 RNA 病毒,必须有 HBV 或其他嗜肝 DNA 病毒辅助才能复制、表达。引起肝炎的发病机制多认为,与病毒诱发的免疫反应和对肝细胞的直接致病作用有关。

5. 戊型肝炎病毒(hepatitis E virus,HEV) 目前属于萼状病毒科,对高热、氯仿、氯化铯敏感。肝损害可能由免疫反应介导引起。

各型肝炎病毒均可造成不同程度的肝细胞坏死或肝硬化,导致一系列病理生理改变,主要有黄疸、腹水、肝性脑病、出血、急性肾功能不全、肝肺综合征等。

(二)流行病学

各型病毒性肝炎的传染源、传播途径、人群易感性和流行特征见表 10-1。

(三)临床表现

1. 潜伏期 甲型肝炎 5~45 天,平均 30 天;乙型肝炎 30~180 天,平均 70 天;丙型肝炎 15~150 天,平均 50 天;丁型肝炎 28~140 天;戊型肝炎 10~70 天,平均 40 天。

2. 临床分型及特点 甲型和戊型肝炎多表现为急性肝炎;乙、丙、丁型肝炎多表现为慢性肝炎。5 种肝炎病毒之间可重叠或协同感染,导致病情加重。

(1)急性肝炎:分为急性无黄疸型肝炎和急性黄疸型肝炎。

1)急性无黄疸型肝炎:远较黄疸型常见。主要表现为非特异性消化道症状,较黄疸型肝炎轻。

2)急性黄疸型肝炎:①黄疸前期:平均 5~7 天,甲、戊型起病较急,有畏寒、发热。乙、丙、丁型多起病缓慢,常无发热。此期表现可有病毒血症表现,如乏力、全身不适等,以及消化系统表现,如食欲减退、厌油、恶心、呕吐、腹胀等。部分病例也可出现尿黄;②黄疸期:黄疸前期自觉症状好转,但尿色更黄,巩膜皮肤黄染,1~2 周达高峰,持续 2~6 周。体检可见肝大,质软,有压痛及叩击痛,部分患者脾大。也有患者因肝内阻塞出现大便颜色变浅、皮肤瘙痒等阻塞性黄疸表现;③恢复期:持续 1~2 月,黄疸逐渐消退、肝脾回缩,肝功能恢复正常。

(2)慢性肝炎:慢性肝炎是指急性肝炎病程超过半年未愈者,见于乙、丙、丁 3 型肝炎。临床可有乏力、食欲缺乏、腹胀等症状，可伴有肝病面容、肝掌、蜘蛛痣、肝大、脾大及肝功能检查指标异常，如 ALT 反复升高、清蛋白/球蛋白比例异常、胆红素升高或凝血酶原活动度降低等。根据病情轻重可分为轻、中、重度。

（3）重型肝炎：是最为严重的临床类型，占全部病例 0.2%～0.5%，病死率高达 50%～80%。各型肝炎均可引起重型肝炎。

1）诱因：①病后未适当休息；②并发各种感染，如胆系感染、原发性腹膜炎等；③长期大量嗜酒或病后嗜酒；④服用对肝有损害的药物，如异烟肼、利福平等；⑤合并妊娠。

2）临床表现：主要为肝衰竭表现为：①黄疸迅速加深；②肝进行性缩小，有肝臭；③出血倾向；④迅速出现腹水、中毒性鼓肠；⑤精神神经系统症状（肝性脑病）；⑥肝肾综合征。

3）分型：重型肝炎按照起病急缓分为：急性、亚急性和慢性重型肝炎，以慢性重型肝炎最为常见。

（4）淤胆型肝炎：病程较长，一般 2～4 个月或更长，表现为肝内梗阻性黄疸，如皮肤瘙痒、粪便颜色变浅、肝大和梗阻性黄疸的化验结果等。

（5）肝炎后肝硬化：在肝炎基础上发展为肝硬化，表现肝功能异常和门静脉高压。

（四）辅助检查

1. 血清酶检测　ALT 在急性黄疸型肝炎常明显升高；慢性肝炎持续或反复升高；重型肝炎由于大量肝细胞坏死，ALT 随黄疸迅速加深反而下降，称为胆-酶分离。ALT 升高时，AST 也升高。其他血清酶，如 ALP、γ-GT 在肝炎时也升高。

2. 血清蛋白检测　慢性肝病可出现白蛋白下降、球蛋白升高和 A/G 比值下降。

3. 血清和尿胆红素检测　黄疸型肝炎尿胆原和尿胆红素均升高，淤胆型肝炎尿胆红素增加，而尿胆原减少或阴性。黄疸型肝炎血清直接和间接胆红素均升高，淤胆型肝炎以直接胆红素升高为主。

4. 凝血酶原活动度（PTA）检查　用于重型肝炎的临床诊断和预后判断。重型肝炎 PTA 常<40%，PTA 越低，预后越差。

5. 血氨检查　血氨升高提示肝性脑病。

6. 肝炎病毒病原学检测

（1）甲型肝炎：血清抗-HAV-IgM 阳性提示近期感染，是确诊甲型肝炎最主要的标记物。

（2）乙型肝炎：①HBsAg：阳性表示 HBV 感染；②抗-HBs：是保护性抗体，阳性提示预防接种乙肝疫苗后或过去感染并产生免疫力；③HBeAg：阳性是 HBV 复制活跃，传染性较强；④抗-HBe：阳性提示为 HBV 复制减少或停止，传染性减低。但在前 C 区基因变异时，仍可复制活跃；⑤HBcAg：主要存在于感染的肝细胞核内，检测到提示病毒有复制；⑥抗-HBc-IgG：提示过去感染或现在的低水平感染，高滴度抗-HBc-IgM 阳性则提示 HBV 有活动性复制；⑦HBV DNA：阳性提示 HBV 活动性复制，传染性较强。

（3）丙型肝炎：血清中抗-HCV 和 HCV RNA 阳性。

（4）丁型肝炎：血清或肝组织中 HDAg 和（或）HDV RNA 阳性有确诊意义。

（5）戊型肝炎：血清中抗-HEV-IgM 和抗-HEV-IgG 阳性。

（五）治疗要点

无特效治疗。治疗原则为综合性治疗，以休息、营养为主，辅以适当药物治疗，避免应用损害肝脏药物。

1. 急性肝炎　急性肝炎应卧床休息，辅以适当药物。如口服维生素类等。一般不主张应用抗病毒治疗，急性丙型肝炎以早期应用干扰素联合利巴韦林进行抗病毒治疗为宜。

2. 慢性肝炎　①一般保肝药物和支持疗法：如各种维生素类、葡醛内酯等；②降转氨酶的药物：甘草酸二胺、垂盆草制剂等；③抗病毒药：如干扰素、核苷类药物等；④免疫调控药物：如胸腺素、猪苓多糖等；⑤中医中药治疗。

3. 重型肝炎

（1）一般治疗及支持治疗：卧床休息，限蛋白饮食，减少肠道氨的来源，静脉输注白蛋白、血浆，维持水电解质平衡。

（2）促肝细胞再生：选用肝细胞生长因子等。

（3）并发症防治：①防治出血：使用止血药物，也可输注新鲜血浆或凝血因子复合物等；②防治肝性脑病：防治氨中毒，低蛋白饮食，口服诺氟沙星抑制肠道细菌，口服乳果糖酸化肠道，静脉滴注谷氨酸钠降血氨；静脉滴注左旋多巴取代假性神经递质；输入支链氨基酸维持氨基酸平衡；甘露醇静脉滴注，必要时加用呋塞米，防治脑水肿；③防治继发感染：感染后根据药敏试验选用有效抗生素；④防治肝肾综合征：注意避免诱发因素，如血容量过低、使用损害肾脏的药物、过量利尿、严重感染等。已有肾功能不全者给予相应处理。

（4）人工肝支持系统和肝移植：人工肝支持系统替代已丧失的肝功能，治疗重型肝炎，延长患者生存时间。肝移植主要用于晚期肝硬化及重型肝炎患者。

（六）常用护理诊断/问题及措施

1. **活动无耐力** 与肝功能受损、能量代谢障碍有关。

（1）休息与活动：急性肝炎、慢性肝炎活动期、重型肝炎应卧床休息，降低机体代谢，增加肝血流，利于细胞修复。肝功能正常1~3个月后可恢复日常活动及工作，但避免过度劳累和重体力劳动。

（2）生活护理：病情严重者需协助做好进餐、洗漱、如厕等生活护理。

2. **营养失调：低于机体需要量** 与食欲下降、呕吐、腹泻、消化和吸收功能障碍有关。

（1）合理饮食重要性介绍：向患者及家属介绍肝脏的营养代谢作用，让患者了解合理饮食改善患者营养状况对肝功能恢复的作用。

（2）饮食要求：①蛋白质：所需蛋白质1.0~1.5g/（kg·d），可选用乳类、蛋类、豆制品、鱼类、禽类等。重型肝炎或晚期肝硬化应限制蛋白质的摄入，并选择植物蛋白为宜，如豆制品，避免诱发肝性脑病；②糖类：一般每日摄入250~300g，或占总热量的60%~65%；③维生素：肝炎患者体内维生素代谢障碍，易发生维生素不足，故饮食要富含各种维生素。维生素C有促使肝炎恢复和解毒作用，可多食新鲜蔬菜和水果，以补充维生素C；维生素A、维生素D在动物肝、蛋、奶类、鱼肝油中较多；含维生素A的蔬菜有番茄、胡萝卜等；含维生素D的食物有豆类、酵母和蕈类。

（3）观察胃肠道症状合理调整饮食：饮食除了注意营养素的摄入要求，还要根据患者症状调整饮食，如肝炎急性期患者，有食欲不振症状者，不宜强迫进食，注意调节饮食的色、香、味，选择清淡、易消化、富含维生素的流质，必要时可静脉补充葡萄糖、脂肪乳和维生素。进入黄疸消退期，患者食欲好转后，可逐渐增加饮食，少食多餐，避免暴饮暴食，保证营养摄入。

如果患者消化道症状较重，尤其伴有中毒性肠麻痹所致的进行性腹胀，则提示病情重，需及时报告医生处理。

（4）营养监测：每周测体重，体重应维持在或略高于病前水平。评估进食量，监测有关指标如红细胞计数、血红蛋白水平等。

3. **潜在并发症：干扰素治疗的不良反应**

（1）用药前指导：向患者说明干扰素治疗的目的、意义和可能的不良反应，以及反应可能持续的时间，让患者有心理准备，配合治疗。

（2）用药期间护理：干扰素的不良反应和剂量密切相关，应严格遵医嘱用药，不能自行停药或加量，用药不当会降低疗效及加重不良反应。治疗过程应监测：①血常规：开始治疗第一个月，每1~2周检查1次，以后每月检查1次至治疗结束；②生化指标：如ALT、AST等，开始每月1次，连续3次后，每3个月1次；③病毒学标志；④其他：如甲状腺功能、血糖和尿常规等指标；⑤定期评估精神状态。

（3）常见不良反应及处理措施：①发热反应：一般在注射干扰素最初 3~5 次发生，以第 1 次注射后 2~3 小时发热最明显，低热至高热不等，随治疗次数增加逐渐减轻。应嘱患者多饮水，卧床休息，可在睡前注射，或在注射干扰素同时服用解热镇痛药；②胃肠道反应：如恶心、呕吐、食欲减退、腹泻等，可对症处理，严重者停药；③脱发：停药后可恢复；④肝功能损害：极少数患者发生。可出现黄疸、ALT 增高等，需酌情治疗或停药；⑤神经精神症状：极少数患者出现忧郁、焦虑等症状，严重者减量或停药；⑥血象改变：白细胞计数低较常见，若白细胞数低于 $3×10^9/L$ 或中性粒细胞 $<0.75×10^9/L$，或血小板低于 $50×10^9/L$ 时，需减量甚至停药，酌情应用升白细胞药物。

4. 潜在并发症：出血

参见第六章第三节"出血倾向"的护理。

（七）健康指导

1. 传染病预防指导　①切断传播途径：甲型和戊型肝炎应预防消化道传播，重点在于加强粪便管理，保护水源，严格饮用水消毒。乙、丙、丁型肝炎预防重点应在于防止血液和体液传播，做好血源监测，推广一次性注射用具，严格遵循医院感染管理的标准预防原则。注意公共场所消毒和个人卫生，避免通过共用物品传播；②保护易感人群：甲型肝炎流行期，易感者可接种甲型肝炎减毒活疫苗，接触者可接种人血清免疫球蛋白以防止发病。新生儿可按照预防接种计划接种乙型肝炎疫苗，母亲 HBsAg 阳性者，新生儿应出生后立即注射高效价抗 HBV-IgG（HBIG）和乙型肝炎疫苗。HBIG 对于暴露于 HBV 的易感者也适用。意外接触 HBV 感染者的血液和体液后，应立即检测乙型肝炎病毒血清学指标和转氨酶，未接种过乙型肝炎疫苗，或保护性抗体抗 HBs 抗体低于 10mIU/mL 或抗体水平不详，应立即注射 HBIG 及乙型肝炎疫苗。

2. 疾病知识指导　慢性乙型和丙型肝炎可反复发作，应向患者及家属宣传病毒性肝炎家庭护理和自我保健知识。同时抗病毒治疗者要给予用药指导和病情监测。

二、流行性乙型脑炎

流行性乙型脑炎（epidemic encephalitis B）简称乙脑，国际上又称日本脑炎，是由乙型脑炎病毒引起，以脑实质炎症为主要病变的中枢神经系统急性传染病。本病病死率高达 20%~50%。

（一）病原学和发病机制

乙型脑炎病毒（简称乙脑病毒）属虫媒病毒乙组，黄病毒科黄病毒属。病毒抵抗力不强，不耐热，对乙醚、酸等均很敏感，但耐低温和干燥。

感染乙脑病毒的蚊虫叮咬人或动物时，病毒侵入机体，当机体免疫力低下、病毒量多、毒力强时，病毒通过血-脑脊液屏障进入中枢神经系统，对神经组织直接侵袭及诱发免疫性损伤，引起脑炎。

（二）流行病学

乙脑的传染源、传播途径、人群易感性和流行特征见表 10-1。

（三）临床表现

潜伏期 4~21 天，一般 10~14 天。临床分期及特点如下。

1. 初期　起病急，体温 1~2 天内高达 39~40℃，伴头痛、恶心和呕吐，可有嗜睡或精神倦怠，也可有颈部强直及抽搐。此期持续 1~3 天。

2. 极期　初期症状逐渐加重，主要表现为脑实质受损的症状。

（1）高热：发热程度和病情平行。一般体温可高达 40℃ 以上，持续 7~10 天。

（2）意识障碍：程度不等，时间持续 1 周，重者也可达 4 周。表现出嗜睡、谵妄、昏迷或定向力障碍等。

（3）惊厥或抽搐：多见于病程第 2~5 天，先见于面部、眼肌、口唇的小抽搐，随后呈肢体阵挛性抽搐，重者出现全身抽搐、强直性阵挛，历时数分钟、数十分钟不等，均伴有意识障碍。频繁抽搐可导致发绀，甚至呼吸暂停。

（4）呼吸衰竭：多见于重症患者，为中枢性呼吸衰竭。特点为：呼吸节律不规则及幅度不均，可为双吸气、叹息样呼吸、潮式呼吸等，最后呼吸停止。此外，也可并发肺炎或脊髓受侵犯而出现周围性呼吸衰竭。呼吸衰竭是本病最严重的表现和主要死亡原因。

（5）颅内高压：表现为剧烈头痛、呕吐、血压升高和脉搏变慢。婴幼儿常前囟隆起，重者发展为脑疝。

（6）神经系统症状和体征：多在病程10天内出现。主要表现为深反射先亢进后消失，浅反射减弱、消失；大脑锥体束受损，病理征阳性；脑膜刺激征等。还可有病变部位相应的神经症状。

3. 恢复期　体温逐渐下降，精神、神经症状好转，一般2周左右可完全恢复。

4. 后遗症期　少数患者患病半年后仍有精神神经症状，称为后遗症。主要有意识障碍、痴呆、失语及肢体瘫痪、癫痫等。积极治疗可部分恢复。癫痫后遗症持续终生。

5. 并发症　发生率10%，以支气管肺炎最常见，其次为肺不张、败血症、尿路感染、压疮、上消化道出血等。

（四）辅助检查

1. 血常规　白细胞计数增高，常（10~20）×10^9/L，中性粒细胞达80%以上。

2. 脑脊液检查　为无菌性脑脊液改变。压力高，无色透明或微浊，白细胞数轻度增加，多（50~500）×10^6/L，中性粒细胞稍多，氯化物正常，糖正常或偏高。

3. 血清学检查　特异性IgM抗体测定阳性可作为早期诊断，补体结合试验多用于回顾性诊断或流行病学调查。

（五）治疗要点

目前尚无特效抗病毒药物，治疗主要为对症处理高热、抽搐和呼吸衰竭等危重表现，这是抢救乙脑患者的关键。

1. 对症治疗

（1）高热：物理降温为主，药物治疗为辅。持续高热伴反复抽搐者可加用亚冬眠疗法。

（2）惊厥或抽搐：去除病因，镇静解痉。去除脑水肿、高热、呼吸道梗阻、电解质紊乱等病因，脑实质炎症者及时应用镇静解痉药物。镇静解痉首选地西泮，预防抽搐可用苯巴比妥钠。

（3）呼吸衰竭：首先保持呼吸道通畅，如定时翻身拍背、体位引流、吸痰、雾化吸入化痰药物，必要时气管切开或辅以人工呼吸器。另外给予吸氧、呼吸兴奋剂等。中枢性呼吸衰竭还可应用血管扩张剂以改善脑内微循环、解痉和兴奋呼吸中枢。

（4）颅内压增高：脱水治疗。

2. 中医治疗选用安宫牛黄丸等。

3. 恢复期及后遗症处理　注意功能训练，并行理疗、针灸、体疗、高压氧治疗等。

（六）常用护理诊断/问题及措施

1. 体温过高　与病毒血症及脑部炎症有关。

参见本章第一节概述部分"发热"，患者应隔离至体温正常为止。

2. 意识障碍　与中枢神经系统、脑实质损害、抽搐、惊厥有关。

（1）休息与环境：卧床休息，避免各种刺激，如减少环境中的声、光刺激，减少医护操作对患者的刺激等。病房要设有防蚊设备和灭蚊措施。

（2）病情观察：观察脑疝早期的临床表现，如意识状态、瞳孔大小和对光反射、血压、呼吸等。观察惊厥发作先兆，如烦躁不安、口角抽动、指（趾）抽动、两眼凝视、肌张力增高等，以及发作次数、发作持续时间、抽搐的部位和方式。准确记录出入量。

（3）对症护理和治疗配合：去除病因的护理：①脑水肿脱水治疗，应用甘露醇快速静脉滴注，注意15~30分钟内滴完；②呼吸道分泌物多，应让患者取仰卧位，头偏向一侧，松开衣服和领口，如有义齿应取下，给予吸痰,保持呼吸道通畅。如有舌后坠阻塞呼吸道,可用缠有纱布的舌钳拉出后坠舌体,并使用简易口咽通气管,必要时气管切开。应用呼吸兴奋剂者,注意观察用药反应;③高热者给予物理降温,伴抽搐给予亚冬眠治疗,避免搬动患者;④脑实质炎症应用地西泮等镇静药时,注意药物对呼吸的抑制作用。

(4)生活护理:做好意识障碍患者的眼、鼻、口腔护理、防治压疮护理和安全护理。对吞咽困难或昏迷者的饮食护理,应以鼻饲或静脉输液方式补充足够水分和营养。早期以清淡流质饮食为宜,恢复期患者注意增加营养,防止继发感染。

3. 气体交换受损　与呼吸衰竭有关。

参见第二章第十二节"呼吸衰竭"。

（七）健康指导

1. 传染病预防指导　加强家畜管理,搞好牲畜饲养场所的环境卫生。可通过流行季节前对猪进行疫苗接种来控制乙脑的流行。加强开展灭蚊防蚊工作。认真开展针对乙脑的地鼠肾灭活疫苗预防接种,这种疫苗也适用于初次进入流行区的人员,保护率可达85%~98%。

2. 疾病知识指导　进行乙脑的疾病知识和防治知识宣教,使群众认识乙脑的临床特征,如发现高热、头痛、意识障碍,及早送院诊治。同时指导恢复期患者坚持康复训练和治疗,教会家属实行相应的康复疗法和护理措施。

三、获得性免疫缺陷综合征

获得性免疫缺陷综合征(acquired immunodeficiency syndrome,AIDS)简称艾滋病,是由人免疫缺陷病毒(human immunodeficiency virus,HIV)所引起的传染病。

（一）病原学和发病机制

HIV属于反转录病毒科慢病毒亚科,已知有两型,即HIV-1和HIV-2。两者均能引起艾滋病,均为单链RNA病毒。病毒在外界抵抗力不强,对热敏感,56℃ 30分钟能灭活,70%乙醇、0.2%次氯酸钠能灭活病毒。但对0.1%甲醛溶液、紫外线不敏感。

艾滋病的发病机制主要是直接侵犯辅助性T细胞及单核-吞噬细胞或间接作用于B细胞和NK细胞等,使多种免疫细胞受损,从而损害细胞免疫及体液免疫,导致免疫功能严重缺陷,易发生各种严重的机会性感染和肿瘤。

（二）流行病学

艾滋病的传染源、传播途径、人群易感性和流行特征见表10-1。

（三）临床表现

本病潜伏期较长,一般认为2~10年。HIV侵入人体后可分为四期。

Ⅰ期　急性感染期,原发HIV感染后部分患者可以出现发热、全身不适、头痛、厌食、恶心、肌痛、关节痛和淋巴结肿大,类似血清病的症状。此时检查可见血小板减少、血液中HIV阳性。一般症状持续3~14天后自然消失。

Ⅱ期　无症状感染期,本期可由原发HIV感染或急性感染症状消失后延伸而来。临床上没有任何症状,但血清中能检出HIV以及HIV核心蛋白和包膜蛋白的抗体,具有传染性。此阶段可持续2~10年或更长。

Ⅲ期　持续性全身淋巴结肿大期,主要表现为除腹股沟淋巴结以外,全身其他部位两处或两处以上淋巴结肿大。其特点是淋巴结肿大直径在1cm以上,质地柔韧,无压痛,无粘连,能自由活动。一般持续肿大3个月以上。

Ⅳ期　艾滋病期,本期临床表现复杂,易发生机会性感染和恶性肿瘤,可累及全身各个系统和器官,出现各种严重的综合病症。常有体质性疾病表现,如发热、乏力、不适、盗汗、厌食、体重下降,慢性腹泻和易感冒等症状。除全身淋巴结肿大外,可有肝脾大。肺部以肺孢子虫肺炎最常见,是本病机会性感染死亡的主要原因。消化系统以口腔和食管的念珠菌病及疱疹病毒和巨细胞病毒感染最常见,表现为口腔炎、食管炎或溃疡。也有神经系统症状、皮肤黏膜继发感染和肿瘤性病变及其他疾病表现,如慢性淋巴性间质性肺炎、巨细胞病毒性视网膜炎等。

(四)辅助检查

1. 常规检查　有不同程度贫血和白细胞计数降低。常发现尿蛋白。

2. 免疫学检查　T细胞绝对值下降,CD4$^+$T淋巴细胞计数下降。

3. 血清学检查　HIV抗体或HIV抗原出现阳性。

(五)治疗要点

目前艾滋病尚无特别有效的治疗方法。但一般认为早期抗病毒治疗是关键。

1. 抗病毒治疗　目前抗HIV的药物可分四大类。由于一种抗病毒药物易诱发HIV突变,并产生耐药性,目前主张采用联合用药。

(1)核苷类逆转录酶抑制剂:能选择性与HIV逆转录酶结合,并掺入正在延长的DNA链中,使DNA链中止,从而抑制HIV的复制和转录。首选齐多夫定(zidovudine,ZDV,AZT),其他有双脱氧胞苷、双脱氧肌苷、拉米夫定。

(2)非核苷类逆转录酶抑制剂:可使HIV逆转录酶失去活性,抑制HIV复制,迅速发挥抗病毒作用,但也易产生耐药株。主要制剂有奈非雷平。

(3)蛋白酶抑制剂:抑制蛋白酶来阻断HIV复制和成熟过程中所必需的蛋白质合成。此类制剂包括沙奎那韦、英地那韦、奈非那韦和利托那韦。

(4)整合酶抑制剂:抑制逆转录病毒复制过程,阻断催化病毒DNA与宿主染色体DNA的整合。主要制剂有拉替拉韦,埃替拉韦。

2. 抗机会性感染、肿瘤治疗。

3. 支持及对症治疗　包括输血及营养支持疗法。

4. 预防性治疗　①结核菌素试验阳性者,应接受异烟肼治疗1个月;②CD4$^+$T淋巴细胞少于0.2×10^{9}者,应接受肺孢子虫肺炎预防,可用喷他脒或复方磺胺甲硝唑;③医务人员被污染针头刺伤或实验室意外者,在2小时内应进行AZT等治疗,疗程4~6周。

(六)常用护理诊断/问题及措施

1. 有感染的危险　与免疫功能受损有关。

(1)隔离:执行血液/体液隔离同时实施保护性隔离。

(2)病情观察:观察机会性感染的表现,以便早发现早治疗。

(3)休息与活动:急性感染期和艾滋病期卧床休息,无症状感染可工作,但避免劳累。

(4)加强个人卫生:加强口腔护理和皮肤清洁。长期腹泻者注意肛周皮肤护理,于排便后温水清洗局部,用软布或纸巾吸干,并涂润肤油保护皮肤。

(5)用药护理:抗HIV药物ZDV有严重的骨髓抑制,早期可表现巨幼细胞性贫血,晚期可有中性粒细胞和血小板减少,亦可出现恶心、头痛和肌炎等症状。故用药者要查血型、做好输血准备,定期监测血象,当Hb≤60g/L或骨髓抑制时可输血,并遵医嘱减量。当中性粒细胞<0.5×10^9/L时,应报告医生停药。

2. 营养失调:低于机体需要量　与纳差、慢性腹泻及艾滋病期并发机会性感染和肿瘤有关。

(1)营养监测:评估患者的营养状态和食欲。

(2)饮食护理:应给予高热量、高蛋白、高维生素、易消化饮食,不能进食、吞咽困难者给予鼻饲,必要时静脉补充所需营养和水分。

3. 恐惧　与艾滋病预后不良、疾病折磨、担心受歧视有关。

（1）心理护理：多与患者沟通，善于倾听，关心体谅患者，注意保护患者隐私。

（2）社会支持：了解患者的社会支持资源状况及患者对资源的利用度，鼓励亲属、朋友给患者提供支持和帮助，解除患者孤独、恐惧。鼓励患者珍爱生命，指导充分利用社会资源和信息，积极治疗并融入社会。

（七）健康指导

1. 传染病预防指导　开展宣教使群众了解艾滋病的病因和感染途径，加强性道德教育，也要避免血液传播。对艾滋病感染者实施传染病管理，同时加强对高危人群的艾滋病疫情监测。对发生艾滋病病毒职业暴露的医务人员，应对局部紧急处理，并根据暴露级别和暴露源病毒载量水平尽早开始实施预防性用药方案。

2. 对患者的指导　教育患者充分认识本病的基本知识、传播方式、预防措施、保护他人和自我健康监控的方法。

医务人员发生艾滋病病毒职业暴露后的处理

一、紧急局部处理措施

1. 用肥皂液和流动水清洗污染的皮肤，用生理盐水冲洗黏膜。

2. 如有伤口，应当在伤口旁端轻轻挤压，尽可能挤出损伤处的血液，再用肥皂液和流动水进行冲洗；禁止进行伤口处挤压。

3. 受伤部位的伤口冲洗后，应用消毒液，如75%乙醇或0.5%聚维酮碘进行消毒，并包扎伤口；被暴露的黏膜，应当反复生理盐水冲洗。

二、医疗卫生机构进行暴露级别评估

1. 艾滋病、病毒职业暴露的三级

一级暴露：暴露源为体液、血液或者含有体液、血液的医疗器械、物品；暴露类型为暴露源沾染了有损伤的皮肤或黏膜，暴露量小且暴露时间较短。

二级暴露：暴露源为体液、血液或者含有体液、血液的医疗器械、物品；暴露类型为暴露源沾染了有损伤的皮肤或黏膜，暴露量大且暴露时间较长；或暴露类型为暴露源刺伤或者割伤皮肤，损伤程度较轻，为表皮擦伤或针刺伤。

三级暴露：暴露源为体液、血液或者含有体液、血液的医疗器械、物品；暴露类型为暴露源刺伤或者割伤皮肤，损伤程度较重，为深部伤口或割伤物有明显可见的血液。

2. 暴露源病毒载量水平分度

轻度：经检验，暴露源为艾滋病、病毒阳性，但效价低、艾滋病、病毒感染者无临床症状、CD_4计数正常者。

重度：经检验，暴露源为艾滋病、病毒阳性，但效价高、艾滋病、病毒感染者有临床症状、CD_4计数低。

暴露源不明：不能确定暴露源是否为艾滋病、病毒阳性者，为暴露源不明型。

三、预防性用药方案

预防性用药应当在艾滋病、病毒职业暴露后尽早开始，最好在4小时内实施。预防性用药方案分为基本用药程序和强化用药程序。基本用药程序为两种常规剂量的反转录酶抑制剂连续应用28天。强化用药程序为基本用药程序的基础上，加用一种常规剂量的蛋白酶抑制剂，连续应用28天。

1. 发生一级暴露且暴露源病毒载量水平为轻度时，可不使用预防性用药。

2. 发生一级暴露且暴露源病毒载量水平为重度，或者发生二级暴露且暴露源病毒载量水平为轻度时，使用基本用药程序。

3. 发生二级暴露且暴露源病毒载量水平为重度，或者发生三级暴露且暴露源病毒载量水平为轻度或重度时，使用强化用药程序。

4. 暴露源病毒载量水平不明时，可使用基本用药程序。

四、暴露后随访

　　在暴露后的第4周、第8周、第12周及6个月时对艾滋病、病毒抗体进行检测,对服用药物的毒性进行监控和处理,观察和记录艾滋病、病毒感染的早期症状等。

问题与思考

　　艾滋病是一种病死率极高的严重传染病,主要通过性接触、血液和母婴三种途径传播。在世界范围内,性接触是艾滋病最主要的传播途径。洁身自爱、遵守性道德是预防经性途径传染艾滋病的根本措施。宣传教育和改变危险行为也已被证明是预防艾滋病的有效措施。

　　1. 什么是健康性观念 ABC?

　　2. 什么是预防艾滋病健康教育处方?

四、狂犬病

　　狂犬病(rabies)又名恐水症,是由狂犬病毒引起的,以侵犯中枢神经系统为主的急性人畜共患传染病。

(一)病原学和发病机制

　　狂犬病毒属于弹状病毒科狂犬病毒属的一种嗜神经病毒。对理化因素抵抗力低,易被紫外线、碘液、高锰酸钾及乙醇等灭活,但可耐受低温。狂犬病毒自皮肤或黏膜破损处侵入人体,先侵入感染部位附近的外周神经,沿神经的轴索向中枢神经扩展。后又从中枢神经向周围神经及组织离心性扩散,导致非神经组织感染,出现相应症状。本病一般不进入血流形成病毒血症。

(二)流行病学

　　狂犬病的传染源、传播途径、人群易感性和流行特征见表10-1。

(三)临床表现

　　潜伏期5天~19年或更长,一般为1~3个月。临床分期及特点如下。

　　1. 前驱期　此期持续1~4天,症状多为非特异性类似感冒的症状,继而出现恐惧不安,烦躁失眠,对声、光、风等刺激敏感而有喉头紧缩感。最有意义的早期症状是愈合的伤口处及相应的神经支配区有痒、痛、麻及蚁走等异样感觉。

　　2. 兴奋期　此期1~3天,特点为高度兴奋,表情极度恐怖、恐水、怕风、发作性咽肌痉挛和呼吸困难,并可有体温升高(38~40℃)。恐水为本病特有的表现,患者虽渴但不敢饮水,饮后也无法下咽,甚至闻水声、看见水或提及饮水均可诱发全身肌肉阵发性痉挛。其他如风、光、声、触动等刺激,也可引起咽肌痉挛。严重发作时可出现全身肌肉阵发性抽搐,或因呼吸肌痉挛致呼吸困难和发绀。部分患者交感神经功能亢进,表现大量流涎、大汗淋漓,心率加快,血压上升。

　　3. 麻痹期　此期持续6~18小时。肌肉痉挛停止,全身迟缓性瘫痪,逐渐转入昏迷状态,最后因呼吸、循环衰竭而死亡。

　　本病全程不超过6天。

(四)辅助检查

　　1. 血常规检查　白细胞总数增多,中性粒细胞为主。

　　2. 脑脊液检查　细胞数和蛋白质稍增高。

　　3. 病原学检查　狂犬病的动物或人脑组织内格里小体检查可确诊。病毒中和抗体对未接种疫苗者有诊断价值。RT-PCR检测狂犬病毒RNA,灵敏度高,适用于血清学阳性但未能分离到病毒者。病毒分离对早期临床诊断意义不大。

（五）治疗要点

目前无特效治疗，以对症、综合治疗为主。应隔离患者，减少刺激，必要时应用镇静剂；维持呼吸和循环功能，保持呼吸道通畅，必要时行人工呼吸器辅助呼吸；脑水肿者脱水剂治疗。

（六）常用护理诊断/问题及措施

1. 皮肤完整性受损　与病犬、病猫等动物咬伤或抓伤有关。

（1）伤口处理：咬伤后迅速用20%肥皂水或0.1%苯扎溴铵（不能合用）反复冲洗至少30分钟，尽量去除狗涎和污血，之后局部70%乙醇和2%碘酊消毒。伤口较深者，清创后伤口底部和周围行抗狂犬病免疫球蛋白或抗狂犬病毒免疫血清局部浸润注射，伤口不宜缝合或包扎。狂犬病毒免疫血清应用前应进行皮肤过敏试验，阳性者要进行脱敏疗法。

（2）预防接种：凡被猫、犬抓、咬伤后，或皮肤破损处被狂犬或狂犬病患者的唾液沾染后，均应在2天内进行疫苗接种，国内多采用地鼠肾疫苗5针免疫方案，详见附录。

（3）病情观察：观察患者愈合伤口及相应神经支配区是否有感觉异常表现，如痒、痛、麻及蚁走感，若有，及时就诊。

2. 有受伤的危险　与患者兴奋、狂躁等精神异常有关。

（1）休息与环境：患者应卧床休息，实施接触隔离，防止唾液污染。对有狂躁、恐怖、激动或幻听、幻视患者，加床栏或适当约束，防止坠床或外伤。

（2）避免刺激：①保证患者休息的环境安静、避光；②避免医护操作对患者的刺激；③避免患者闻及水声，不提及"水"字，适当遮蔽输液装置等；④指导家属了解兴奋、狂躁的原因，嘱其避免刺激患者。

3. 有窒息的危险　与病毒损害中枢神经系统导致呼吸肌痉挛有关。

（1）病情观察：严密观察生命体征，尤其是呼吸，注意有无呼吸困难、发绀；记录抽搐部位、发作次数和持续时间。

（2）保持呼吸道通畅及吸氧：及时清除唾液及口鼻分泌物，有咽肌或呼吸肌痉挛时，给予吸氧和镇静解痉剂。

（3）急救配合：备好镇静剂、呼吸兴奋剂、气管插管及气管切开包、人工呼吸机等物品，以备抢救呼吸衰竭患者时应用。

（4）心理护理：患者因其症状异常痛苦，恐惧不安，应多关心安慰患者。

（七）健康指导

1. 管理传染源　严格犬的管理，尤其对狂犬、狂猫及其他狂兽，应立即焚毁或深埋。对家犬进行登记和预防接种，进口动物做好检疫。

2. 保护易感染人群　高危人群如接触狂犬病的工作人员、兽医、山洞探险者、动物管理员，应进行暴露前的疫苗接种。若被犬、猫等咬伤或抓伤，应进行全程预防接种。

五、肾综合征出血热

肾综合征出血热（hemorrhagic fever with renal syndrome，HFRS）既往也称流行性出血热，1982年WHO建议统称为肾综合征出血热。本病是由汉坦病毒引起的自然疫源性传染病。

（一）病原学和发病机制

汉坦病毒属布尼亚病毒科，在我国流行主要是Ⅰ型和Ⅱ型病毒。汉坦病毒不耐热、不耐酸，高于37℃或pH低于5.0易灭活，对紫外线及一般消毒剂如乙醇和碘酊均较敏感。本病发病机制至今仍未完全清楚，多数认为是病毒直接损害作用和病毒感染诱发的免疫损伤及细胞因子和炎性介质共同作用的结果。

（二）流行病学

肾综合征出血热的传染源、传播途径、人群易感性和流行特征见表10-1。

（三）临床表现

潜伏期4~46天，一般为1~2周。临床分期及特点如下。

1. 发热期

（1）发热：多持续3~7天，以稽留热或弛张热多见。发热和病情严重程度平行，但重症患者热退后反而症状加重。

（2）全身中毒症状：患者有"三痛"（头痛、腰痛、眼眶痛）、消化道系统和神经系统等异常症状。

（3）毛细血管损害征：表现出皮肤充血"三红"（颜面、颈部、胸部潮红），黏膜"三红"（眼结膜、软腭、眼部充血），有皮肤黏膜的渗出、水肿出血表现。少数患者内脏出血，有呕血、黑便、咯血等。

（4）肾损害：起病后2~4天出现，表现蛋白尿、血尿和尿量减少，重者有管型尿。

2. 低血压休克期　主要表现为低血压及休克。常发生与病程4~6天，持续1~3天。

3. 少尿期　是本病特征性的一期，发生于起病后5~8天，持续2~5天，其持续时间与病情成正比。本期特征表现为少尿或无尿、尿毒症、水电解质、酸碱失衡。

4. 多尿期　发生于起病后9~14天，持续7~14天。此期尿量增多，可达3000ml/d，仍可再次继发休克、急性肾衰竭及电解质紊乱。

5. 恢复期　尿量恢复，逐渐好转。可持续一至数月。

6. 并发症　内脏出血、肺水肿、ARDS、颅内出血、脑炎等。

（四）辅助检查

1. 血常规检查　白细胞计数增多，达(15~30)×10^9/L，以中性粒细胞为主，也有淋巴细胞增多及异型表现。

2. 尿常规检查　显著蛋白尿，少数可有颗粒管型和血尿。

3. 血生化检查　血尿素氮、血肌酐升高。

4. 免疫学检查　特异性抗原及抗体阳性有诊断价值。

5. 病原学检查　病毒分离和RT-PCR检测未广泛应用于临床。

（五）治疗要点

尚无特效治疗。治疗原则为"三早一就"，即早期发现，早期休息，早期治疗，就近治疗。主要注意防治休克、肾衰竭和出血。出现并发症者给予相应治疗。

（六）常用护理诊断/问题及措施

组织灌注无效：与全身广泛性小血管损害、血浆外渗、出血、后期并发DIC有关。

（1）休息：绝对卧床休息，以免加重血浆外渗和组织脏器出血。

（2）病情观察：①观察生命体征和意识状态；②观察充血、渗出、出血及低血压休克表现；③了解凝血功能，及早发现DIC；④记录24小时出入量。

（3）配合抢救，防治并发症：迅速建立静脉通路，快速扩容，纠正酸中毒，血管活性药物应用，以纠正低血压休克。扩容时，要注意观察心功能，有无急性肺水肿的临床表现。输入液体量合适与否的衡量指标是：收缩压达90~100mmHg，脉压>30mmHg，心率≤100次/分，微循环障碍的解除，红细胞、血红蛋白及血细胞比容接近正常。

（4）给予吸氧，注意保暖。

（5）各部位出血的护理：参见第六章第一节"出血或出血倾向"的护理。

（6）急性肾衰竭的护理：参见第五章第四节"急性肾衰竭"。

（七）健康指导

1. 传染病预防指导　加强卫生宣教，做好灭鼠防鼠，野外工作、疫区工作和动物实验工作时加强个人防护。改善卫生条件，防止鼠类排泄物的污染。对重点人群接种沙鼠肾疫苗（Ⅰ型汉坦病毒）和地鼠肾疫苗（Ⅱ型汉坦病毒）。

2. 疾病知识指导　指导患者出院后合理休息，适度活动，以恢复肾功能。

六、人感染高致病性禽流感

人感染高致病性禽流感（human avian influenza）简称人禽流感，是由甲型流感病毒某些感染禽类的亚型引起的人类急性呼吸道传染病。根据禽流感病毒致病性的不同，分为高致病性禽流感病毒、低致病性禽流感病毒和无致病性禽流感病毒。其中高致病性禽流感病毒感染最为严重，发病率和死亡率高，感染的鸡群死亡率可达100%。患者主要表现为高热、咳嗽、呼吸急促。

（一）病原学和发病机制

流感病毒属正黏病毒科甲型流感病毒属。其中 H_2 和 H_7 亚型毒株（以 H_5N_1 和 H_7N_7 为代表）能引起严重的禽类疾病，称为高致病性禽流感。目前由禽鸟传人的禽流感病毒主要有3种亚型：H_5N_1、H_7N_7 及 H_9N_2。其中感染 H_5N_1 的患者病情重，病死率高。

（二）流行病学

1. 传染源　主要为患禽流感或携带禽流感病毒的鸡、鸭、鹅等禽类，特别是鸡，但不排除其他禽类或猪、猫等作为传染源的可能。

2. 传播途径　主要通过呼吸道传播，也可通过密切接触感染的禽类及排泄物、分泌物，病毒污染的水等被感染。

3. 人群易感性　普遍易感。12岁以下儿童为主，且病情较重。与不明原因病死家禽或感染、疑似感染禽流感家禽密切接触人员为高危人群。

（三）临床表现

潜伏期一般在7天以内，通常为2~4天。急性起病，早期类似普通型流感，主要为发热，体温大多持续在39℃以上，热程1~7天，一般为3~4天，可伴有流涕、头痛和全身不适。部分患者可有恶心、腹痛、腹泻、稀水样便等消化道症状。

不同亚型的禽流感病毒感染人类后可引起不同的临床症状。感染 H_9N_2 亚型的患者通常仅有轻微的上呼吸道感染症状；感染 H_7N_7 亚型的患者主要表现为结膜炎；重症患者一般为 H_5N_1 亚型病毒感染，其感染后病情发展迅速，可出现肺炎、急性呼吸窘迫综合征、肺出血、胸腔积液、全血细胞减少、肾衰竭、败血症、休克及 Reye 综合征等多种并发症，可有肺实变体征。

（四）辅助检查

1. 血常规检查　白细胞计数一般不高或降低。重症患者多有白细胞计数及淋巴细胞减少，并有血小板降低。

2. 病毒抗原及基因检测　取患者呼吸道标本采用免疫荧光法（IFA）或酶联免疫法（ELASA）检测甲型流感病毒核蛋白抗原（NP）及禽流感病毒 H 亚型抗原。还可用反转录 PCR 检测禽流感病毒亚型特异性 H 抗原基因。

3. 病毒分离　从患者呼吸道标本（如鼻咽分泌物、咽部含漱液、气管吸出物或呼吸道上皮细胞）中分离禽流感病毒。

4. 血清学检查　发病初期和恢复期双份血清抗禽流感病毒抗体效价有4倍或以上升高，有助于回顾性诊断。

5. 胸部 X 线检查　重症患者可显示单侧或双侧肺炎征象，少数可伴有胸腔积液等。

（五）治疗要点

对疑似和确诊患者进行隔离治疗。应在发病48小时内应用抗流感病毒药物：神经氨酸酶抑制剂：奥司他韦（达菲）为新型抗流感病毒药物，对禽流感病毒 H_5N_1 和 H_9N_2 有抑制作用。成人剂量为每天 150mg，儿童 3mg/(kg·d),分 2 次口服,疗程 5 天。离子通道 M$_2$ 阻滞剂:金刚烷胺和甲基金刚烷胺可抑制甲型流感病毒复制。对症治疗及抗生素治疗参见"流行性感冒"。

(六)常用护理诊断/问题及措施

1. 体温过高　与病毒感染有关。

参照本章第一节概述部分"发热"的护理。

2. 气体交换受损　与肺部感染有关。

(1) 休息和活动:急性期应卧床休息,协助患者做好生活护理。

(2) 病情观察:观察患者的生命体征,观察有无高热不退、呼吸急促、发绀、血氧饱和度下降;观察有无咳嗽、咳痰,咳嗽的性质、时间、诱因、节律、音色;观察痰液的性质、量等。

(3) 对症护理:有咳嗽、咳痰、胸闷、气急、发绀等肺炎症状时,应协助其取半卧位,予以吸氧,必要时吸痰,并报告医生及时处理。必要时,予以呼吸机辅助呼吸。

(4) 用药护理:儿童应避免应用阿司匹林,以免诱发严重的 Reye 综合征。Reye 综合征又称脑病-肝脂肪变综合征,是甲型或乙型流感病毒感染肝脏、神经系统的并发症。近年认为可能与服用阿司匹林有关。临床表现为急性呼吸道感染热退后数日出现恶心、呕吐、嗜睡、昏迷和惊厥等神经系统症状,伴有肝大,肝功能轻度损害。金刚烷胺有一定的中枢神经系统不良反应,应密切观察用药后的疗效和不良反应。

(七)健康指导

1. 传染病预防指导　根据禽流感职业暴露人员防护指导原则规定做好职业安全防护。加强检测标本和实验室禽流感病毒毒株的管理,严格执行操作规范,防止实验室感染及传播。对病、死禽密切接触者及现场处理疫情的工作人员,可预防性服用神经氨酸酶抑制剂类药物。公众应避免与禽、鸟类及其排泄物接触,尤其是与病、死禽类的接触。不吃未经煮熟的禽肉及蛋类食品。加强对禽类的监测,如确定有禽流感流行,应及时销毁受感染家禽,进行彻底的环境消毒。禽流感流行时与禽类密切接触者,可口服金刚烷胺预防。

2. 职业防护　根据禽流感职业暴露人员防护指导原则规定,对禽流感疑似或确诊病例的密切接触者及病、死禽的密切接触者进行医学观察和流行病学调查的人员必须戴 16 层棉纱口罩(使用 4 小时后,消毒更换),穿工作服,进行预防性消毒的人员还应戴防护眼镜、穿长筒胶鞋、戴橡胶手套,每次实施防治处理后,应立即进行手清洗和消毒。

（蔡小霞）

第三节　细菌感染

案例导入

患者,男性,25 岁,因"发热、腹泻一周"入院。

病史评估:患者 1 周前与朋友在路边进食烤羊肉串,后出现腹疼、痢下赤白,里急后重感明显。曾自行服用抗生素药物治疗,症状未见好转。

身体评估:T 39.5℃,P 110 次/分,R 23 次/分,BP 106/70mmHg,神志清,精神差,面色不佳,腹部平软,左下腹有轻度压痛。

辅助检查:血常规 WBC 8.5×10^9/L,中性粒细胞 70%。大便镜检有少量脓细胞、红细胞及巨噬细胞。

请思考:该患者的诊断是什么? 该患者目前存在哪些主要的护理诊断? 如何护理?

一、伤寒

伤寒(tiphoid fever)是由伤寒杆菌(salmonella typhic)引起的急性消化道传染病。主要经粪-口途径感染发病,临床上以持续发热、相对缓脉、全身中毒症状、玫瑰疹、肝脾肿大及白细胞减少为特征。肠出血、肠穿孔为主要并发症。

(一)病原学和发病机制

伤寒沙门菌属于肠道杆菌沙门菌属 D 群。在自然界中生命力强,耐低温,在地面水可存活 2~3 周,在粪便中可存活 1~2 个月,冰冻环境可维持数月。但对阳光、热、干燥抵抗力差,阳光直射数小时死亡,加热至 60℃15 分钟或煮沸后即可杀灭。对一般化学消毒剂敏感,5%苯酚 5 分钟即可杀灭。

在机体胃肠道非特异性防御机制异常时,如胃酸分泌减少、口服碱性药物、胃动力异常、肠道菌群失调等,伤寒杆菌摄入量在 10^5 以上可引起发病。伤寒杆菌侵入肠道后经肠道淋巴系统入血,并在肝、脾、胆囊、骨髓等组织器官繁殖,引起菌血症,释放内毒素,产生临床症状。此外,伤寒杆菌可随血流进入胆系,随胆汁入肠,侵犯肠壁组织,造成损伤,形成溃疡,严重者可有肠出血、肠穿孔等。

(二)流行病学

伤寒的传染源、传播途径、人群易感性和流行特征见表 10-1。

(三)临床表现

潜伏期 3~60 天,一般为 10~14 天。临床分期及特点。

1. **典型伤寒** 病程 4~5 周,其经过可分为 4 期。

(1)初期:发病第 1 周。起病缓慢,发热是最早的症状,之前可有畏寒,少有寒战,出汗不多,随病情进展,体温呈阶梯形上升,5~7 天内达 39~40℃,可伴全身不适、头痛、乏力、四肢酸痛、食欲减退、腹部不适、咽痛、咳嗽等症状。

(2)极期:为病程第 2~3 周。出现伤寒特征性表现,可有肠出血、肠穿孔等并发症。①发热:呈持续高热,以稽留热型为主,少数为弛张热型或不规则热型,热程较长,持续 10~14 天;②消化道症状:腹部不适、腹胀、多有便秘,少数患者出现腹泻,右下腹压痛;③神经系统症状:出现特殊伤寒面容,精神恍惚、表情淡漠、呆滞、反应迟钝,耳鸣、听力减退,重者有谵妄、昏迷等精神神经症状,随病情改善和体温下降而逐渐恢复;④循环系统症状:常有相对缓脉或重脉。相对缓脉指脉搏与发热不成比例上升,即体温每增高 1℃,每分钟脉搏增加少于 15 次。并发中毒性心肌炎时,相对缓脉不明显。重脉指桡动脉触诊时,每一次脉搏感觉有两次搏动的现象。重症患者出现脉搏细速、血压下降、循环衰竭;⑤肝脾肿大:多数患者在 1 周末可有脾大,质软有压痛。部分患者有肝大质软,可有压痛。若患者出现黄疸或肝功能明显异常时,提示并发中毒性肝炎;⑥玫瑰疹:病程 7~14 天,在胸、腹、肩背等处皮肤分批出现直径 2~4mm 淡红色小斑丘疹,成为玫瑰疹,压之褪色,多 10 个以上,2~4 天消退;⑦其他:高热期可有蛋白尿,后期可有水晶型汗疹、消瘦及脱发。

(3)缓解期:为病程第 3~4 周。体温逐渐下降,各种症状逐渐减轻,由于小肠病理改变仍为溃疡期,因此仍可能发生肠道并发症。

(4)恢复期:为病程第 5 周。体温恢复正常,临床症状消失,约 1 个月左右完全康复。体弱、原有慢性疾病或出现并发症者,病程多较长。

2. **其他临床类型** 除上述典型表现外,伤寒可有轻型、暴发型、迁延型、逍遥型、顿挫型及小儿和老年型等多种临床表现。

3. **复发和再燃** 少数患者热退后 1~3 周,临床症状再现,血培养再度阳性,称为复发。见于抗菌治疗不彻底、机体抵抗力低下的患者。部分缓解期的患者体温下降还未恢复正常时,又重新上升,血培养阳性,持续 5~7 天后退热,称再燃,与菌血症仍未被完全控制有关。

4. **并发症** 肠出血是伤寒较常见并发症,多发生在病程第 2~4 周,可有粪便隐血至大量便血,大出血发生率为2%~8%。肠穿孔是最严重的并发症,发生率3%~4%,好发于回肠末端。其他并发症有中毒性肝炎、中毒性心肌炎、支气管炎和肺炎、急性胆囊炎、血栓性静脉炎等。

（四）辅助检查

1. 一般检查 血白细胞和中性粒细胞减少,嗜酸性粒细胞减少或消失。尿常规见轻度蛋白尿和少量管型。粪便检查可见少量白细胞,并发肠出血时粪便隐血试验阳性。骨髓涂片可见伤寒细胞。

2. 细菌学检查 血培养是最常用确诊方法。骨髓培养阳性率高于血培养,且持续时间长,对已用抗生素治疗、血培养阴性的患者尤为适用。粪便培养用于判断患者带菌情况。

3. 免疫学检查

（1）肥达试验（Widal test）:又称肥达反应,伤寒杆菌血清凝集反应,该试验应用伤寒杆菌"O"抗原和"H"抗原,通过凝集反应检测患者血清中相应抗体的凝集效价,对伤寒有辅助诊断价值。

（2）其他免疫学试验:对流免疫电泳、间接血凝试验、酶联免疫吸附试验、PCR 等,主要检测伤寒杆菌IgM、IgG 以及核酸。

（五）治疗要点

1. 病原治疗 第三代喹诺酮类药物是目前治疗伤寒的首选药物,但因其影响骨骼发育,孕妇、儿童、哺乳期妇女慎用。常用药物有诺氟沙星、氧氟沙星、环丙沙星等。第三代头孢菌素在体外有强大的抗伤寒作用,是儿童和孕妇的首选药。

2. 对症治疗 有严重毒血症状者,可在适量、有效抗生素治疗同时,加用糖皮质激素。兴奋、狂躁者可用镇静剂。

3. 慢性带菌者治疗 可选择氧氟沙星、环丙沙星、氨苄西林等。

4. 并发症治疗 肠出血和肠穿孔视患者情况选择手术治疗。

（六）常用护理诊断/问题及措施

1. 体温过高 与伤寒杆菌感染、释放大量内源性致热源有关。

（1）体温监测:观察发热程度和持续时间、体温升降特点、判断热型为诊断提供依据。注意监测体温变化,及时识别并发症、再燃和复发。

（2）对症护理:参见本章第一节概述部分"发热"的护理。注意擦浴要避免腹部加压,以免引起肠出血或穿孔。

（3）卧床休息:卧床休息至热退1周,以减少热量和营养的消耗,同时减少肠蠕动,避免肠道并发症出现。恢复期无并发症可逐渐增加活动量。

（4）保证液体入量:增加尿量有利于伤寒杆菌内毒素的排出,减轻毒血症状。鼓励多饮水,成人液体入量 2000~3000ml/d,儿童 60~80ml/（kg·d）。

（5）用药护理:遵医嘱使用抗生素,观察用药后疗效及不良反应。

（6）执行接触隔离措施:尤其预防经消化道途径的传播,隔离期间注意患者心理反应,减轻焦虑、孤独情绪反应。鼓励家属探视,关心患者,维持对患者的心理支持和社会支持。

2. 营养失调:低于机体需要量 与高热、食欲缺乏、腹胀、腹泻有关。

（1）介绍饮食控制的重要性:不当饮食可诱发肠道并发症,应指导患者及家属主动配合饮食管理,严格控制饮食。

（2）饮食护理:极期患者应给予营养丰富、清淡的流质饮食,少量多餐,避免过饱。有肠出血时应禁食,静脉补充营养。缓解期,可给予易消化的高热量、高蛋白、高维生素、少渣或无渣的流质或半流质饮食,避免刺激性和产气的食物,并观察进食后胃肠道反应。恢复期节制饮食,避免发生肠道并发症。

（3）营养监测:定期监测体重、血红蛋白,血清蛋白等变化。

3. 腹泻/便秘 与内毒素释放致肠道功能紊乱、中毒性肠麻痹、低钾、长期卧床等有关。

（1）便秘的护理：指导患者排便切忌过分用力，必要时用开塞露或生理盐水低压灌肠，忌用泻药。便秘引起腹胀者，可用松节油腹部热敷、肛管排气或生理盐水低压灌肠，但禁用新斯的明，避免剧烈肠蠕动诱发肠出血或穿孔。

（2）腹泻的护理：注意评估腹泻及检查大便隐血。监测水、电解质、酸碱平衡状况，遵医嘱补液。

4. 潜在并发症：肠出血、肠穿孔

（1）避免以下诱因：病程中过早下床活动或随意起床、过量饮食、饮食中含有固体及纤维渣滓较多、用力排便、腹胀、腹泻、治疗性灌肠或用药不当等。

（2）观察并发症征象：密切监测生命体征，血压下降、脉搏增快、体温下降、出冷汗、肠蠕动增快、便血提示肠出血征兆。如患者突发右下腹剧痛，伴有恶心、呕吐、面色苍白、体温和血压下降、腹肌紧张等提示有肠穿孔可能。

（3）肠出血和肠穿孔的护理：肠出血患者应绝对卧床休息，必要时应用镇静剂，同时禁食，严禁灌肠治疗。肠穿孔给予胃肠减压，做术前准备。

（七）健康指导

1. 传染病预防指导　加强公共饮食卫生管理、水源保护和粪便管理，注意个人卫生，消灭苍蝇、蟑螂，搞好"三管一灭"。高危人群定期普查、普治。

2. 疾病知识指导　教育患者养成良好的卫生与饮食习惯，坚持饭前便后洗手等。指导患者痊愈后检查粪便，有发热等不适，及时随访。指导患者及家属对污染的各种物品进行消毒。

二、霍乱

霍乱（cholera）是由霍乱弧菌所致的一种烈性肠道传染病，由霍乱弧菌污染水和食物而引起传播。临床上以剧烈腹泻、呕吐、排泄大量米泔样肠内容物、脱水及肌肉痉挛，循环衰竭伴严重电解质紊乱与酸碱平衡失调、急性肾衰竭等为特征。严重者可因休克、尿毒症或酸中毒而死亡。本病起病急，传播快，治疗不及时病死率极高。霍乱曾引起7次世界性大流行，属于国际检疫的传染病，在《中华人民共和国传染病防治法》中，被列为甲类传染病。

（一）病原学和发病机制

霍乱弧菌革兰氏染色阴性，菌体短小呈逗点状或弯形圆柱状，末端有一极端鞭毛，可见穿梭运动。霍乱弧菌属于兼性厌氧菌，耐碱不耐酸。能产生肠毒素、神经氨酸酶、血凝素及菌体裂解释放的内毒素。霍乱肠毒素（CT）不耐热，56℃30分钟即被破坏，是主要的致病力。

霍乱弧菌对干燥、热、酸和一般消毒剂（含氯制剂、碘制剂）均敏感，干燥2h，加热55℃30分钟或煮沸1~2分钟即可杀死。

霍乱弧菌侵入机体后，在胃酸缺乏时，如胃酸分泌减少、胃液稀释或感染的弧菌数量超过$10^{8~9}$时，未被杀死的弧菌就进入小肠致病。在小肠的碱性环境下，霍乱弧菌大量繁殖，产生霍乱肠毒素，可促使肠黏膜过度分泌水和电解质，形成特征性的剧烈水样腹泻及呕吐，随之出现各种脱水表现。

（二）流行病学

霍乱的传染源、传播途径、人群易感性和流行特征见表10-1。

（三）临床表现

霍乱潜伏期数小时到7天。少数患者有前驱症状，如头昏、腹胀和轻度腹泻等。典型霍乱临床分期及特点如下。

1. 分期

（1）泻吐期：大多病例以突起剧烈腹泻开始，继而呕吐，无发热、腹痛和里急后重。排便次数可从每天数次至数十次，甚至难以计数，且大便量多，每次可超过1000ml，初为泥浆样或黄色稀水样，有粪质，后迅速为米泔水样,这与失水导致胆汁分泌减少有关。少数出现肠出血,可呈洗肉水样粪便。呕吐常为喷射性,呕吐物初为胃内容物,继而呈米泔水样。多数患者伴腓肠肌痛性痉挛,而腹直肌痉挛可引起"腹痛"。此期持续数小时至1~2天。

（2）脱水期:本期病程的长短主要取决于治疗是否及时、正确,一般为数小时至2~3天。表现为不同程度的脱水、周围循环衰竭、肌肉痉挛、低钾综合征、代谢性酸中毒等。

（3）恢复期或反应期:此期随患者腹泻停止和脱水纠正,症状逐渐消失,体温、脉搏、血压恢复正常,尿量增多,体力逐步恢复。部分儿童患者可因残存肠内毒素继续吸收,出现反应性发热,一般在38~39℃,持续1~3天后自行消退。

2. 类型　本病轻重不一。接触带菌者或健康带菌者可无任何症状,仅呈排菌状态。罕见的有暴发型霍乱,以中毒性休克首发,病情急骤发展,未见腹泻已死于循环衰竭,故称"干性霍乱"。小儿霍乱表现不典型,腹泻呕吐少见,病情重,病死率高。

3. 并发症　最常见为急性肾衰竭,常引起霍乱患者死亡。也有并发急性肺水肿等。

（四）辅助检查

1. 一般检查　血液检查可见血液浓缩表现,白细胞计数可达（10~30）×10^9/L,血清钾、钠、氯化物、HCO_3降低。尿液检查呈酸性。粪便检查可见黏液,镜检可见少量白细胞和红细胞。

2. 血清学检查　主要用于流行病学追溯诊断和粪培养阴性可疑患者的诊断,感染后产生抗菌抗体和抗肠毒素抗体。

3. 病原学检查

（1）粪涂片染色:可见革兰氏阴性弯曲弧菌,呈鱼群状排列。

（2）直接悬滴及制动试验:作暗视野镜检,可见穿梭状运动活跃的弧菌。滴入相应多价免疫血清后运动停止,可作为初筛诊断。临床出现制动试验阳性反应时,需按霍乱诊断并治疗。

（3）粪培养:增菌培养和分离培养可作为明确诊断依据。

（4）核酸检测:是新近快速诊断霍乱的方法。

（五）治疗要点

治疗原则包括严格隔离、补液、抗菌和对症治疗。

1. 严格隔离　按甲类传染病严密隔离和消化道隔离。症状消失后6天,并隔天粪培养1次,连续3次阴性,可解除隔离。确诊病例和疑似病例分别隔离。

2. 补液治疗　是治疗霍乱的关键环节。

（1）静脉补液:应及早、快速、足量,先盐后糖,先快后慢,纠酸补钙,注意补钾。补液总量包括纠正脱水量和维持量。补液种类有541液、2:1溶液及林格乳酸钠溶液等。输液量和速度根据失水程度决定。

（2）口服补液:口服补液盐适用对象是轻度和中度的霍乱患者及经静脉补液休克纠正、情况改善的重症霍乱患者。

3. 抗菌治疗　是液体治疗的辅助措施。常用药物有多西环素、复方磺胺甲恶唑、喹诺酮类等。

4. 对症治疗　重症患者血压较低者可加用血管活性药物。对急性肺水肿和心力衰竭应暂停输液,给予强心、利尿治疗。急性肾衰竭者,给予纠正酸中毒和电解质紊乱治疗,必要时透析治疗。

（六）常用护理诊断/问题及措施

1. 腹泻　与霍乱肠毒素作用于肠道有关。

参见本章"细菌性痢疾"的护理。

2. 外周组织灌注无效　与频繁剧烈的呕吐或腹泻导致严重脱水、循环衰竭有关。

（1）病情观察:密切观察生命体征、尿量和神志变化;观察、记录呕吐物和排泄物的特点;严格记录24小时出入量;评估脱水程度;监测水、电解质和酸碱平衡情况。

（2）及时补液:迅速建立至少两条静脉通道,可作中心静脉穿刺,输液时监测中心静脉压。加压或快速输液时,应加温液体至37~38℃,注意观察患者有无急性肺水肿先兆,如烦躁、咳嗽、颈静脉充盈、肺部湿啰音等。还要观察输液效果。

（3）饮食护理:剧烈泻吐,应暂禁食。症状好转,可给予少量多次饮水,病情控制后逐步过渡到温热低脂流质饮食。

（4）生活护理:卧床休息,床边放置容器便于拿取,协助床边排便。加强臀部皮肤护理。呕吐时取头侧位,呕吐后协助患者温水漱口。患者的泻吐物应严格消毒。

（5）对症护理:肌肉痉挛时遵医嘱给予药物治疗,同时局部热敷、按摩等方法解除肌肉痉挛。

3. 恐惧　与突然起病、病情发展迅速、严重脱水导致极度不适,实施严密隔离有关。

（1）评估恐惧的原因。

（2）知识教育:向患者及家属解释本病的发生发展,说明严密隔离的重要性和期限。缓解隔离期患者的陌生感,有助于减轻恐惧。

（3）精神支持:护士应积极主动与患者沟通,倾听患者的情感表达,了解其顾虑和困难,精心护理,为患者创造清洁舒适的环境。

（七）健康指导

向群众宣传霍乱知识,教育群众养成良好的个人卫生习惯,以切断传播途径。严禁用未经无害化处理的粪便施肥,消灭苍蝇等传播媒介。加强传染源管理,严格执行疫情报告和隔离制度。加强卫生防疫,保护易感人群,霍乱流行时,有选择地对疫区人群接种霍乱菌苗。

三、细菌性痢疾

细菌性痢疾(bacillary dysentery)简称菌痢,是由痢疾杆菌(志贺菌属)引起的肠道传染病。本病以直肠、乙状结肠的炎症和溃疡为主要病变,以腹痛、腹泻、里急后重和黏液脓血便为主要表现,可伴有发热及全身毒血症状,严重者可出现感染性休克。

（一）病原学和发病机制

痢疾杆菌,又称志贺菌病,属肠杆菌科志贺菌属。我国以 B 群福氏志贺菌感染为主。本菌在体外生存力较强,温度越低存活时间越长,如在阴暗处一般能存活 11 天,潮湿土壤中生存 34 天,在瓜果、蔬菜及污染物上可生存 1~2 周。但对理化因素抵抗力较低,日光直接照射 30 分钟死亡,60℃ 10 分钟死亡,煮沸 2 分钟即被杀死,对各种化学消毒剂均敏感。

细菌致病力强或人体胃肠局部抵抗力弱,如致病力强的志贺菌少量(10 个)即可引起发病。痢疾杆菌进入消化道,侵入乙状结肠和直肠黏膜上皮增殖,引起发病,一般不侵入血流引起菌血症或败血症。但痢疾杆菌产生内、外毒素,内毒素可引起发热和毒血症状,外毒素引起肠黏膜细胞坏死、病初的水样腹泻和神经系统症状。

（二）流行病学

细菌性痢疾的传染源、传播途径、人群易感性和流行特征见表 10-1。

（三）临床表现

本病潜伏期 1~2 天。临床分期及特点如下。

1. 急性菌痢　根据毒血症状及肠道症状轻重分为 3 型。

（1）普通型(典型):起病急,高热,体温可达 39℃,伴畏寒、寒战,可有头痛、乏力、食欲缺乏等全身不适,消化系统早期表现有恶心、呕吐,继而出现阵发性腹痛、腹泻和里急后重。排便次数增多,每天十几次至数十次,量少,粪便性状开始为稀便,后迅速转变为黏液脓血便。常有左下腹压痛及肠鸣音增强。发热一般于 2~3 天后自行消退。腹泻常持续 1~2 周缓解或自愈,少数转为慢性。

（2）轻型（非典型）：一般无全身毒血症状，不发热或低热。肠道症状较轻，排便次数较少，每天3~5次，粪便糊状或稀便。病程短，3~7天可痊愈，亦可转为慢性。

（3）中毒性菌痢：多见于2~7岁体质较好的儿童。起病急骤，突起畏寒高热，以严重的全身毒血症状、休克和（或）中毒性脑病为主要表现，而肠道症状多不明显。按照临床表现可分为3型：①休克型（周围循环衰竭型）：较多见，以感染性休克为主要表现；②脑型（呼吸衰竭型）：最为严重。表现为脑膜脑炎，颅压增高，甚至脑疝，并出现中枢性呼吸衰竭；③混合型：预后最为凶险，病死率高达90%以上；常先出现惊厥，未得到及时处理则迅速发展为呼吸衰竭和循环衰竭。

2. 慢性菌痢　病程反复发作或迁延不愈达2个月以上，即为慢性菌痢。临床表现分为3型。

（1）急性发作型：有菌痢病史，常因进食生冷食物或受凉、过度劳累等因素诱发急性发作，可出现腹痛、腹泻和脓血便，发热常不明显。

（2）慢性迁延型：最为多见。急性菌痢发作后，迁延不愈，长期有腹痛、腹泻或腹泻与便秘交替、稀黏液便或脓血便的表现，常有左下腹压痛，部分患者可扪及增粗的乙状结肠。长期腹泻导致患者营养不良、贫血和乏力等。

（3）慢性隐匿型：较少见，1年内有菌痢史，而无临床症状。粪便培养可检出志贺菌，乙状结肠镜检可有异常发现。

（四）辅助检查

1. 一般检查　血常规急性期白细胞计数增高，中性粒细胞增高。慢性菌痢可有红细胞计数和血红蛋白含量的减少。粪便检查为黏液脓血便。

2. 病原学检查　大便培养出痢疾杆菌可确诊。粪便培养同时做药敏试验可指导临床合理选用抗菌药物。

3. 免疫学检查　检测细菌或抗原，具有早期快速的优点。

（五）治疗要点

1. 急性菌痢

（1）一般治疗：执行接触隔离措施，注意饮食，维持水、电解质、酸碱平衡。

（2）病原治疗：根据药敏试验，选择易被肠道吸收的口服药物，病情重或口服吸收不良时，加用肌内或静脉滴注抗生素。原则上疗程不宜短于5天。喹诺酮类是目前成人菌痢首选用药，因影响骨骺发育，故孕妇、儿童及哺乳期妇女慎用。

（3）对症治疗：高热给予退热药，腹痛剧烈可用解痉药如阿托品、颠茄合剂。毒血症严重可酌情加用糖皮质激素。

2. 慢性菌痢

（1）病原治疗：根据病原菌分离及细菌药敏试验选药，可联合应用2种不同类型的抗菌药物，疗程延长到10~14天，重复1~3个疗程。亦可用药物保留灌肠疗法，为提高疗效可加用小量糖皮质激素。

（2）对症治疗：肠功能紊乱可用镇静、解痉药物。肠道菌群失调者可用微生态制剂如乳酸杆菌或双歧杆菌制剂。

3. 中毒性菌痢　应及早诊断，及时采用综合抢救措施。

（1）病原治疗：有效抗菌药物静脉滴注，亦可两种药物联合应用。

（2）对症治疗：高热给予药物降温，伴躁动不安及反复惊厥者应用亚冬眠疗法。休克者积极抗休克治疗。脑水肿者给予脱水治疗，及时应用血管扩张剂改善脑血管痉挛。有呼吸衰竭者可用呼吸兴奋剂，必要时气管插管或应用人工呼吸器。

（六）常用护理诊断/问题及措施

1. 体温过高　与痢疾杆菌内毒素激活细胞释放内源性致热原，作用于体温中枢导致体温升高有关。

参见本章第一节"发热"的护理。

2. 腹泻 与肠道炎症、广泛浅表性溃疡形成导致肠蠕动增强、肠痉挛有关。

（1）隔离措施：严格执行接触隔离措施。解除隔离的要求为：急性期症状消失，粪检阴性，粪便培养连续两次阴性。

（2）腹泻的观察：密切观察排便次数、量、性状及伴随症状，慢性菌痢者还应注意观察一般状况，如体重、营养状况等。采集粪便标本，注意标本要含有脓血、黏液部分的新鲜粪便，及时送检。如尚未排便，怀疑中毒性菌痢患者，可用肛拭子采集标本。

（3）休息：急性期患者应卧床休息，频繁腹泻伴发热、疲乏无力、严重脱水者应协助患者床边排便，以减少体力消耗。

（4）皮肤护理：排便后应清洗肛周，并涂润滑剂减少刺激。每日温水或 1∶5000 高锰酸钾溶液坐浴，防止感染。

（5）饮食护理：严重腹泻伴呕吐者可暂禁食，使肠道得以休息。能进食者，以进食高热量、高蛋白、高维生素、少渣、少纤维素，易消化清淡流质或半流质饮食为原则，避免生冷、多渣、油腻或刺激性食物。病情好转可过渡至正常饮食。

（6）保持水电解质平衡：根据血液生化检查结果补充水及电解质。

（7）用药护理：注意抗菌药物消化道反应、肾毒性、过敏、粒细胞减少等不良反应。

3. 外周组织灌注无效 与中毒性菌痢导致微循环障碍有关。

（1）病情观察：对休克型患者应严密监测生命体征、神志、尿量，观察有无面色苍白、四肢湿冷、血压下降、脉搏细速、尿少、烦躁等休克征象，通知医生，配合抢救。

（2）休息及体位：患者应绝对卧床休息，专人监护。患者取卧位或休克体位，小儿去枕平卧，头偏向一侧。

（3）注意保暖。

（4）氧疗：给予吸氧，鼻导管给氧，氧流量 2~4L/min，必要时 4~6L/min。注意持续监测血氧饱和度。

（5）抗休克护理：建立静脉通路，记录 24 小时出入量，遵医嘱予以扩容、纠正酸中毒等抗休克治疗。扩容同时观察脉率、呼吸，注意有无呼吸困难、咳泡沫痰及肺底湿啰音，防止补液不当造成的肺水肿及左心衰竭。应用血管活性药物时，注意观察药物的疗效和不良反应。

4. 潜在并发症：中枢性呼吸衰竭 参见第二章第十二节"呼吸衰竭"。

（七）健康指导

1. 传染病预防指导 做好饮水、食品、粪便的卫生管理及防蝇灭蝇工作，改善环境条件卫生。养成良好的个人卫生习惯，餐前便后洗手，不饮生水，禁食不洁食物，把住"病从口入"关。在痢疾流行期间，易感者可口服多价痢疾减毒活菌苗，提高机体免疫力。

2. 疾病知识指导 菌痢患者应及时隔离、治疗，粪便消毒对于传染源的控制极为重要，应向患者及家属说明。嘱患者遵医嘱按时、按量、按疗程坚持服药，急性期彻底治愈，以防转为慢性菌痢。慢性菌痢者注意避免诱发急性发作的因素，如进食生冷食物、暴饮暴食、过度紧张和劳累、受凉、情绪波动等。

四、流行性脑脊髓膜炎

流行性脑脊髓膜炎（epidemic cerebrospinal meningitis，meningococcal meningitis）简称流脑，是由脑膜炎奈瑟菌（又称脑膜炎球菌）引起的化脓性脑膜炎。临床主要表现为突起高热，剧烈头痛，频繁呕吐，皮肤黏膜淤点、淤斑及脑膜刺激征，严重者可有败血症休克及脑实质损害，脑脊液呈化脓性改变。

（一）病原学和发病机制

脑膜炎球菌属奈瑟菌属。革兰氏染色阴性呈肾形或豆形，具有多糖荚膜。多数凹面相对排列，故又称脑膜炎双球菌。该菌仅存在于人体,可从带菌者鼻咽部及患者血清、脑脊液、皮肤淤点中发现。多数存在于中性粒细胞中,裂解时产生毒力较强的内毒素,是致病的重要因素。细菌对外界抵抗力弱,对干燥、寒冷、热及一般消毒剂和常用抗生素均敏感,温度低于30℃或高于50℃时皆易死亡。

病原菌借助菌毛黏附于鼻咽部的无纤毛上皮细胞表面而侵入鼻咽部后,当机体免疫力明显低下或细菌数量多、毒力强时,病原菌可侵入毛细血管和小动脉而讲入血液循环,形成暂时菌血症,可无症状或仅表现为皮肤出血点,极少数患者发展为败血症,通过血脑屏障侵犯脑脊髓膜,形成化脓性脑膜炎。

（二）流行病学

流脑的传染源、传播途径、人群易感性和流行特征见表10-1。

（三）临床表现

潜伏期1~10天,一般2~3天。临床分期及特点如下。

1. 普通型　最常见,占全部病例的90%以上。临床上可分为4期。

（1）前驱期(上呼吸道感染期):患者可表现为非特异性上呼吸道感染症状,持续1~2天。多数患者此期症状不明显。

（2）败血症期:起病急,突发寒战、高热,体温39~40℃,伴头痛、肌肉酸痛、食欲减退及精神萎靡等毒血症症状。婴幼儿常有哭闹、拒食、烦躁、皮肤感觉过敏和惊厥。70%~90%的患者于发病后数小时出现皮肤、眼结膜或软腭黏膜淤点或淤斑,大小1mm至2cm,鲜红色,后为紫红色,严重者淤斑迅速扩大,其中央因血栓形成而坏死,是本期特征性表现。多于1~2天发展至脑膜炎期。

（3）脑膜炎期:败血症期的毒血症症状及体征仍持续存在,高热持续不退,出现剧烈头痛、频繁呕吐,呈喷射状,烦躁不安等中枢神经系统症状,重者谵妄、神志障碍及抽搐。体格检查有颈项强直、凯尔尼格征及布鲁津斯基征阳性等脑膜刺激征。多于2~5天后进入恢复期。

（4）恢复期:经治疗后体温逐渐降至正常,淤点、淤斑消失。症状好转,神经系统检查也渐恢复正常,一般在1~3周内痊愈。部分患者出现脑神经功能损害、肢体运动障碍、失语、癫痫等后遗症。

2. 暴发型　起病急骤,病情凶险,儿童多见,病死率高。分为3型:

（1）休克型:除普通型败血症期表现外,循环衰竭是本型的突出特征,而脑膜炎的表现如脑膜刺激征及脑脊液改变可不明显。

（2）脑膜脑炎型:以脑膜、脑实质损害为主要表现。除高热、全身毒血症状、淤斑外,颅内高压为本型突出症状。血压升高、锥体束征阳性,严重者发生脑疝,出现中枢性呼吸衰竭。

（3）混合型:最严重的类型,同时有休克及脑膜脑炎的表现,病死率极高。

3. 轻型　发生于流行后期,病变轻微,表现为上呼吸道感染症状,皮肤有少量细小出血点及脑膜刺激征,脑脊液变化不明显,咽拭子培养可有病原菌。

4. 慢性败血症型　此型极为少见,可迁延数月。表现为间歇性寒战、发热、皮肤淤点或皮疹、多发性大关节痛,少数患者有脾大,每次发作可持续1~6天。易误诊,需反复多次血培养或淤点涂片检查。

（四）辅助检查

1. 血液检查　白细胞计数显著增高,多在$20 \times 10^9/L$以上,中性粒细胞80%以上,可出现中毒颗粒和空泡,并发DIC时血小板显著下降。

2. 脑脊液检查　脑脊液压力明显升高,外观变混浊如米汤样或呈脓样,白细胞数升高超过$1000 \times 10^6/L$,以中性粒细胞为主,蛋白含量增高,糖和氯化物明显减少。

3. 细菌学检查　是确诊的重要方法。

（1）涂片:皮肤淤点或脑脊液沉淀物涂片染色镜检有早期诊断价值。

（2）细菌培养:取血液、皮肤淤点刺出液或脑脊液检测,阳性率较低。培养阳性者应进行抗菌药物敏感试验。

4. 免疫学检查　用酶联免疫或放射免疫等方法测定流脑患者脑脊液中脑膜炎球菌特异多糖抗原和血清特异抗体,是目前的快速诊断方法,适用于已用抗生素治疗而细菌学检查阴性者。

(五)治疗要点

1. 普通型

(1) 一般治疗:执行呼吸道隔离,保证足够液体量及电解质平衡。

(2) 病原治疗:尽早、足量应用细菌敏感并能透过血脑屏障的抗菌药物。常用药物有青霉素、头孢菌素、氯霉素和磺胺类等。

(3) 对症治疗:高热时物理降温,惊厥者应用镇静剂,颅压高者应用脱水剂降颅压。

2. 暴发型

(1) 休克型:①抗菌治疗;②抗休克治疗。

(2) 脑膜脑炎型:减轻脑水肿,防治脑疝及呼吸衰竭。

(六)常用护理诊断/问题及措施

1. 体温过高　与脑膜炎球菌感染导致败血症有关。

参见本章第一节"发热"的护理。

2. 组织灌注无效　与内毒素导致微循环障碍有关。

参见本章第三节"细菌性痢疾"。

3. 潜在并发症:惊厥、脑疝、呼吸衰竭

(1) 观察并发症先兆:严密监测生命体征、意识状态、瞳孔是否等大等圆,对光反射是否存在,有无抽搐、惊厥先兆,记录 24 小时出入量。当患者出现意识障碍、烦躁不安、剧烈头痛、喷射性呕吐、血压升高等征象时,提示有颅内压增高。当患者呼吸频率和节律出现异常、瞳孔对光反射迟钝或消失、两侧瞳孔不等大等圆时,提示有脑疝的可能,此时应及时通知医生,配合抢救。

(2) 休息和体位:患者应绝对卧床休息,治疗护理操作要集中进行,尽量减少搬动患者,避免诱发惊厥。呕吐时,将患者头偏向一侧,防止误吸。颅内高压的患者理想的头位是头部抬高 15°~30°,且保持正位。腰椎穿刺患者,需协助去枕平卧 4~6 小时。

(3) 呼吸衰竭的护理:保持呼吸道畅通,及时吸痰,给予吸氧,准备好抢救物品和药品,如吸痰器、气管插管或气管切开包、呼吸兴奋剂等,作好抢救准备。出现呼吸衰竭时,遵医嘱使用呼吸兴奋剂。若患者呼吸停止,应配合医生行气管切开、气管插管,施行机械通气。切忌胸外按压。

(4) 用药护理:①抗菌药物用药护理:青霉素应用注意观察青霉素过敏反应。磺胺类药物应鼓励患者多饮水,每天至少饮水 2000ml,且保证尿量在 1000ml/d 以上,或遵医嘱使用碱性药物以碱化尿液,避免出现肾损害。定期复查尿常规。氯霉素治疗应注意有无胃肠道反应、骨髓抑制现象等;②脱水剂治疗护理:如甘露醇应用要注意观察呼吸、心率、血压、瞳孔、尿量的变化,颅内高压、脑膜刺激征表现有无改善,同时注意监测电解质平衡状况;③使用强心剂,要严格掌握给药方法、剂量、间隔时间,观察心率、心律的变化;④肝素治疗 DIC 时,注意观察疗效、有无过敏反应和出血情况等。

(5) 安全护理　意识障碍者,注意避免呕吐物误吸,使头偏向一侧。昏迷者注意观察有无尿潴留情况,及时给予排尿,以免患者躁动引起颅内压增高。烦躁不安者,应加床栏或约束四肢,防止坠床,必要时给予镇静剂。

4. 有皮肤完整性受损的危险　与内毒素损伤皮肤小血管引起出血致皮肤出现淤点、淤斑,及淤斑中央血栓形成致组织坏死有关。

(1) 皮肤观察:注意全身皮肤有无淤点、淤斑,其部位、范围、程度、进展或好转情况,以及早发现 DIC 先兆,及时处理。

(2) 皮肤护理:①皮肤清洁:保持床褥清洁、平整,勤换洗内衣裤,防止大小便后浸渍;应避免昏迷患者淤斑、淤点处皮肤黏膜受压;②皮肤保护:保护淤点、淤斑处皮肤,病变部位不宜穿刺;淤点淤斑处由于吸收常有刺痒感,应修剪或包裹指甲,以免抓破皮肤;③避免皮肤感染:水疱溃破处,用无菌生理盐水清洗,涂以抗生素软膏保护,以防止感染。

（七）健康指导

1. 传染病预防指导　开展卫生宣教,指导群众性的卫生运动,体质虚弱者做好自我保护。流行季节可对易感人群应用脑膜炎球菌多糖体菌苗进行预防接种,流脑流行单位的密切接触者及家庭内密切接触的儿童可应用复方磺胺甲硝唑,并医学观察7天。

2. 疾病知识指导　讲解流脑的临床过程及预后等,教育患者及时就诊,进行呼吸道隔离。同时指导患者和家属针对疾病的神经系统后遗症坚持功能锻炼,提高患者自我管理能力和生活质量。

（蔡小霞）

复习参考题

1. 简述传染病的4个基本特征。
2. 简述预防传染病的3个环节。
3. 简述标准预防和传染病隔离、消毒的定义。
4. 针对传染病发热"体温过高"的护理措施。
5. 针对传染病发疹"皮肤黏膜完整性受损"的护理措施。
6. 简述重型肝炎的临床表现和诱因。
7. 简述获得性免疫缺陷综合征的临床分期及表现。
8. 简述中毒性菌痢的临床特点。

参考文献

<<<<<< ［1］胡荣. 内科护理学[M]. 2 版. 北京：人民卫生出版社，2014.

<<<<<< ［2］尤黎明，吴瑛. 内科护理学[M]. 6 版. 北京：人民卫生出版社，2017.

<<<<<< ［3］尤黎明，吴瑛. 内科护理学[M]. 5 版. 北京：人民卫生出版社，2014.

<<<<<< ［4］陈灏珠，钟南山，陆再英. 内科学[M]. 8 版. 北京：人民卫生出版社，2013.

<<<<<< ［5］万学红，卢雪峰. 诊断学[M]. 8 版. 北京：人民卫生出版社，2013.

<<<<<< ［6］邹恂. 现代护理诊断手册[M]. 3 版. 北京：北京大学医学出版社，2004.

<<<<<< ［7］VOGELMEIER CF, CRINER GJ, MARTINEZ FJ, et al. Global strategy for the diagnosis, management, and prevention of chronic obstructive pulmonary disease 2017 Report [J]. Archiros de Bronconeumologla, 2017, 53（3）：557.

<<<<<< ［8］王辰. 呼吸治疗教程[M]. 北京：人民卫生出版社，2010.

<<<<<< ［9］李丹，冯丽华. 内科护理学[M]. 3 版. 北京：人民卫生出版社，2014.

<<<<<< ［10］葛均波，徐永健. 内科学[M]. 8 版. 北京：人民卫生出版社，2013.

<<<<<< ［11］ROKYTA R, HUTYRA M, JANSA P. 2014 ESC Guidelines on the diagnosis and management of acute pulmonary embolism. Summary document prepared by the Gech Society of Cardiology ［J］. Cor et Vasa, 2015：S0010865015000600.

<<<<<< ［12］支修益，石远凯，于金明. 中国原发性肺癌诊疗规范（2015 年版）[J]. 中华肿瘤杂志，2015，37（1）：67-78.

<<<<<< ［13］石远凯，孙燕，于金明，等. 中国晚期原发性肺癌诊治专家共识（2016 年版）[J]. 中国肺癌杂志，2016，19（1）：1-15.

<<<<<< ［14］中华人民共和国卫生部. 癌症疼痛诊疗规范（2011 年版）[J]. 中华危重症医学杂志，2012，17（1）：153-158.

<<<<<< ［15］中国抗癌协会肿瘤营养与支持治疗专业委员会. 中国肿瘤营养治疗指南[M]. 北京：人民卫生出版社，2015.

<<<<<< ［16］GORSKI L A. Infusion therapy standards of practice[J]. Home Healthc Now, 2017, 35（1）：10-18.

<<<<<< ［17］黄伟明. ECMO 实用手册[M]. 北京：人民卫生出版社，2014.

<<<<<< ［18］中华医学会呼吸病学分会危重症医学学组. 体外膜氧合治疗成人重症呼吸衰竭临床操作推荐意见[J]. 中华结核和呼吸杂志，2014，37（8）：572-578.

<<<<<< ［19］王吉耀. 内科学. 2 版（上册）[M]. 北京：人民卫生出版社，2011.

<<<<<< ［20］张永春，江智霞，罗礼容，等. 振动排痰仪与传统叩背排痰比较研究的 Meta 分析[J]. 中国实用护理杂志，2011，27（8）：64-65.

<<<<<< ［21］张景玲. 内科护理学（案例版）[M]. 北京：科学出版社，2012.

<<<<<< ［22］《中国高血压防治指南》修订委员会. 中国高血压防治指南：2010 年修订版. 北京：人民卫生出版

社，2012.

[23] 中华医学会心血管病学分会. 中国心力衰竭诊断和治疗指南2014[J]. 中华心血管病杂志，2014，42（2）：3-10.

[24] 中华医学会. 临床诊疗指南：消化系统疾病分册[J]. 北京：人民卫生出版社，2005.

[25] 柏树令，应大君. 系统解剖学[M]. 8版. 北京：人民卫生出版社，2013.

[26] 中国成人肾病综合征免疫抑制治疗专家组. 中国成人肾病综合征免疫抑制治疗专家共识[J]. 中华肾脏病杂志，2014，30（6）：467-474.

[27] 赖玮婧，刘芳，付平. 慢性肾脏病评估及管理临床实践指南解读——从K/DOQI到KDIGO[J]. 中国实用内科杂志，2013，33（6）：448-453.

[28] 陈香美，倪兆慧，刘玉宁，等. 慢性肾衰竭中西医结合诊疗指南[J]. 中国中西医结合杂志，2015，35（9）：1029-1033.

[29] 蔡金辉. 肾内科临床护理思维与实践[M]. 北京：人民卫生出版社，2013.

[30] 陈香美. 血液净化标准操作规程[M]. 北京：人民军医出版社，2010.

[31] 陈香美. 腹膜透析标准操作规程：2010版[M]. 北京：人民军医出版社，2010.

[32] 陈利芬，成守珍，李智英. 专科护理常规[M]. 广州：广东科技出版社，2013.

[33] 张之南，沈悌. 血液病诊断及疗效标准[M]. 北京：科学出版社，2008.

[34] 陈文彬，潘祥林. 诊断学[M]. 8版. 北京：人民卫生出版社，2013.

[35] 朱大年，王庭槐. 生理学[M]. 8版. 北京：人民卫生出版社，2013.

[36] 陈灏珠，林果为，王吉耀. 实用内科学[M]. 14版. 北京：人民卫生出版社，2013.

[37] 杨宝峰. 药理学[M]. 8版. 北京：人民卫生出版社，2013.

[38] 中华人民共和国国家卫生和计划生育委员会. 静脉治疗护理技术操作规范. 中华人民共和国卫生行业标准：WS/T 433—2013.（2013-11-14）[2017-10-05]. http://www.nhfpc.gov.cn/ewebeditor/uploadfile/2014/12/20141212142815390.PDF

[39] 黄晓军. 实用造血干细胞移植[M]. 北京：人民卫生出版社，2014.

[40] 姜小鹰. 护理学实验综合教程[M]. 北京：人民卫生出版社，2012.

[41] 马学毅. 胰岛素泵治疗糖尿病[M]. 北京：人民军医出版社，2008.

[42] 梁丽珍. 中英文对照常见疾病护理[M]. 武汉：湖北科学技术出版社，2012.

[43] 陈家伦. 临床内分泌学[M]. 上海：上海科学技术出版社，2011.

[44] 贾建平，陈生弟. 神经病学[M]. 7版. 北京：人民卫生出版社，2017.

[45] 吴江，贾建平. 神经病学[M]. 3版. 北京：人民卫生出版社，2015.

[46] 刘芳，杨莘. 神经内科重症护理手册[M]. 北京：人民卫生出版社，2017.

[47] 中华医学会神经病学分会帕金森病及运动障碍学组. 中国帕金森病治疗指南（第三版）[J]. 中华神经科杂志，2014（6）：428-433.

[48] 中华医学会神经病学分会神经肌肉病学组. 中华医学会神经病学分会肌电图及临床神经电生理学组. 中华医学会神经病学分会神经免疫学组. 中国吉兰巴雷综合征诊治指南[J]. 中华神经科杂志，2010，43（8）：583-586.

[49] 詹青，王丽晶. 2016 AHA/ASA成人脑卒中康复治疗指南解读[J]. 神经病学与神经康复学杂志，2017，13（1）：1-9.

[50] 杨新春.《2016年欧洲心脏病学会心房颤动管理指南》解读[J]. 中国介入心脏病学杂志，2016，24（11）：623-628.

[51] ZHAO J, LIU R. Stroke 1-2-0: a rapid response programme for stroke in China[J]. Lancet Neurology, 2017, 16（1）：27.

[52] 钟峰. 传染病护理学[M]. 北京：人民卫生出版社，2012.

索 引